全国中医药行业高等教育"十三五"规划教材

全国高等中医药院校规划教材（第十版）

中医基础理论专论

（供中医学、针灸推拿学、中西医临床医学等专业研究生用）

主　编

郑洪新（辽宁中医药大学）

副主编（以姓氏笔画为序）

马淑然（北京中医药大学）　　　　纪立金（福建中医药大学）

张安玲（山东中医药大学）　　　　孟静岩（天津中医药大学）

战丽彬（南京中医药大学）

编　委（以姓氏笔画为序）

王四平（河北中医学院）　　　　　卞　琴（上海中医药大学）

包素珍（浙江中医药大学）　　　　乔文彪（陕西中医药大学）

刘迎辉（长春中医药大学）　　　　李　净（安徽中医药大学）

张冰冰（辽宁中医药大学）　　　　林晓峰（黑龙江中医药大学）

敖海清（广州中医药大学）　　　　夏丽娜（成都中医药大学）

倪祥惠（贵阳中医学院）　　　　　曹继刚（湖北中医药大学）

中国中医药出版社

·北京·

图书在版编目（CIP）数据

中医基础理论专论 / 郑洪新主编 . —北京：中国中医药出版社，2016.9（2025.7 重印）

全国中医药行业高等教育"十三五"规划教材

ISBN 978 – 7 – 5132 – 3606 – 5

Ⅰ.①中… Ⅱ.①郑… Ⅲ.①中医医学基础—中医药院校—教材 Ⅳ.① R22

中国版本图书馆 CIP 数据核字（2016）第 210156 号

中国中医药出版社出版

北京经济技术开发区科创十三街 31 号院二区 8 号楼

邮政编码　100176

传真　010 64405721

廊坊市佳艺印务有限公司印刷

各地新华书店经销

开本 850 × 1168　1/16　印张 17.5　字数 430 千字

2016 年 9 月第 1 版　2025 年 7 月第 5 次印刷

书号　ISBN 978 – 7 – 5132 – 3606 – 5

定价　49.00 元

网址　www.cptcm.com

如有印装质量问题请与本社出版部联系（010-64405510）

服 务 热 线　010-64405510

购 书 热 线　010-89535836

维 权 打 假　010-64405753

微信服务号　zgzyycbs

微商城网址　https: //kdt.im/LIdUGr

官方微博　http: //e.weibo.com/cptcm

天猫旗舰店网址　https: //zgzyycbs.tmall.com

编写说明

中医基础理论，是关于中医学的基本理论、基本知识和基本思维方法的知识体系。中医基础理论研究具有先导性和引领性，是最具原始创新潜力的领域。《中医基础理论专论》教材以中医基础理论专题研究为主线，以培养高层次、研究型中医药人才为目标，力求能体现中医基础理论继承和发展的学术水平，为发展中医药理论体系、提高中医基础理论研究水平做出努力和贡献。

本教材编写注重中国原创思维对中医基础理论的指导作用，通过融会贯通，建立中医药学创新性思维，提高创新能力；注重适应研究生精英式的高层次人才培养特点，既考虑与本科教材的连续性，又考虑研究生教材的递进性，以专题研究为核心，不求面面俱到，但求理论的深度和高度；注重突出基本概念、基本知识和基本规律，以中医基础理论体系的重点、难点和疑点为中心，以63个关键科学问题形成专论。注重吸取新的中医基础理论研究成果纳入研究生教材，例如，中医原创思维、体质辨识、络脉理论、治未病等。注重中医基础理论与临床实践结合，突出中医基础理论的体系框架，体现学科内在规律，能够指导临床、服务于临床。

本教材由全国17所高等中医药院校的研究生导师参加编写。绪论、1、2、3、27论由郑洪新编写，4、5、6、7论由刘迎辉编写，9、10、11、12论由张安玲编写，13、14、15论由夏丽娜编写，16、17、18论由乔文彪编写，19、20、21论由包素珍编写，22、23、32、33论由战丽彬编写，24、25、26论由敖海清编写，28、29、30、31论由卞琴编写，34、35、37论由王四平编写，36、38、39论由张冰冰编写，40、41、42论由纪立金编写，43、44、45、46论由曹继刚编写，47、48、49、50论由孟静岩编写，51、52、53、54论由马淑然编写，56、57、59、63论由李净编写，58、60、61、62论由倪祥惠编写，8、55论由林晓峰编写。各章由分工副主编修改，经编委会会议统稿，最后由主编修改、定稿。

本教材综合和汲取了近30年《中医基础理论》教材、教学参考书及专著的精华，并注意到知识产权保护问题。在此，向多年来致力于《中医基础理论》教材建设和人才培养的专家学者表示敬意和谢意！

在编写过程中，全体编委会人员精心编撰，反复推敲，但仍可能有不妥之处，诚恳希望各位专家学者提出宝贵意见，以便再版时修订完善。

《中医基础理论专论》编委会

2016年7月

目 录

绪　论

　　中医基础理论，是关于中医学的基本理论、基本知识和基本思维方法的知识体系。中医基础理论研究是中医药学继承与创新的基石。中医基础理论研究是最具原始创新潜力的领域，具有先导性和引领性。中医基础理论关键科学问题研究的突破，将使人类对生命和疾病的认识得到进一步提高和创新，对中医药学理论体系的发展产生重大影响。

一、中医基础理论学科及其内涵外延

（一）学科与中医学、中医基础理论学科

　　1. 学科的概念及学科门类　根据中华人民共和国学科分类与代码国家标准（GB/T 13745–2009）引言中关于学科的含义：学科是相对独立的知识体系，这里"相对""独立"和"知识体系"三个概念是本标准定义学科的基础。"相对"强调了学科分类具有不同的角度和侧面，"独立"则使某个具体学科不可被其他学科所替代，"知识体系"使"学科"区别于具体的"业务体系"或"产品"。

　　人类的活动产生经验，经验的积累和消化形成认识，认识通过思考、归纳、理解、抽象而上升为成知识，知识在经过运用并得到验证后进一步发展到科学层面上形成知识体系，处于不断发展和演进的知识体系根据某些共性特征进行划分而成学科。

　　国家教育部将学科门类分为 12 门：01 哲学、02 经济学、03 法学、04 教育学、05 文学、06 历史学、07 理学、08 工学、09 农学、10 医学、11 军事学、12 管理学。

　　2. 中医学的学科属性　中医学，是以中医药理论与实践经验为主体，研究人类生命活动中健康与疾病转化规律及其预防、诊断、治疗、康复和保健的综合性科学。中医学是医学门类下属的一级学科。

　　中医学的学科属性是以自然科学知识为主体，与人文社会科学等多学科知识相交融的综合性医学科学知识体系。

　　3. 中医基础理论学科　中医基础理论学科是隶属于中医学的二级学科。根据《中华人民共和国国家标准·中医基础理论术语》（GB/T 20348–2006）：中医基础理论是研究中医学的基本概念、基本知识、基本理论、基本规律的学科。

　　学科建设的主要任务包括：学术创新、学科队伍、科学研究、人才培养、学科基地、学科管理六个方面。学科建设是体现学校在国内外发展水平的重要标志之一。

　　中医基础理论课程，与学科的概念不同。中医基础理论课程属于中医学及其相关学科的专业基础课和入门课，为继续学习中医诊断学、中药学、方剂学、中医临床医学、中医预防医学及中医经典著作奠定理论基础。中医基础理论课程的内容，主要包括中医学的哲学基础、中医学对人体生理的认识、中医学对疾病及其防治原则的认识三部分。

（二）中医基础理论学科的内涵与外延

学科内涵，是指构成学科的全部特征，能反映学科的特性和本质，使其区别于其他相关学科；学科外延，是指学科对应的可感知，或可想象到的任何专业知识领域的总和。

1. 中医基础理论学科的内涵

（1）中医基础理论学科的研究对象　中医基础理论学科的研究对象是"以人为本"，强调人与自然环境、社会环境的统一性，人体内部的形体、精神的高度和谐，重视养生在维护健康方面的作用；人体在疾病状态下的正气的主导作用包括自稳态、自调整、自修复以及邪正盛衰的动态变化，以及在防治疾病的过程中的"治病求本"的境界。

（2）中医基础理论学科的认识论　中医基础理论学科以象思维、系统思维、辩证思维作为原创思维方法，基于中国传统文化的哲学基础——气一元论、阴阳学说、五行学说，注重宏观观察，主张整体联系，强调功能特点；并结合现代科学技术的知识体系，形成古今结合、东西方文化相互渗透的认识方法。

（3）中医基础理论学科的研究内容　中医基础理论学科的研究内容，是关于人体生命、健康、疾病相关的基本概念、基本知识、基本理论、基本规律的知识体系。主要研究内容包括气论、阴阳、五行、藏象、精气血津液、经络、体质、病因、病机、养生、预防、治则和五运六气等内容。

2. 中医基础理论学科的外延

（1）中医临床诊治的基本原理　临床各科中所包含的对疾病与证候认识的沿革、疾病与证候相关的病因病机和治则治法研究等，属于中医基础理论学科的外延。从临床实践出发，在实践中提升和创新中医基础理论，又回归临床实践，对中医理论体系学术水平的提高具有重要的促进作用。

（2）中药方剂的基本理论　中医药学一脉相连、血肉相关，中药的性味、归经、升降浮沉理论，方剂的配伍、作用原理等皆来自中医基础理论知识体系，只有在中医基础理论的指导下，才会发挥中药方剂防治疾病的最大效能。

（3）中医学术流派和传承　从《黄帝内经》时代肇端，至宋金元时期、明清时期的中医各家学术流派，诸如"医经派""经方派""脾胃论""相火论""邪气发病""温疫论""瘀血论"等，百家争鸣，百花齐放，对推动中医基础理论的突破和创新做出了巨大贡献。

（4）多学科领域的交叉　《黄帝内经》以中国传统文化为底蕴，吸取天文、历法、物候、数学等当时先进的自然科学技术精华，与中医学理论和实践结合，堪称楷模。现代，引进多学科的理论体系及其研究方法，有效应用于中医基础理论的学术创新，促进学术进步，是中医基础理论科学研究的必然途径。

二、中医基础理论的传承与创新

中医基础理论的传承和创新，是国家医疗卫生保健事业、中医药学术发展和现代化、国际化的重大需求，是时代赋予的历史使命。传承中医药学理论体系和实践是学术创新的基础，创新要体现中医药学的优势与特色。以"继承与创新并重，中医中药协调发展，现代化与国际化相互促进，多学科结合"为基本原则，推动和促进中医药传承与创新的发展。

（一）中医基础理论研究的重大需求

1. 国家医疗卫生保健事业的需求 中医药学发源于中国，蕴含着中国传统文化的基本特征，并富于丰富的养生和防治疾病的经验，为中华民族繁衍生息做出了重要贡献。中医药学正在加快现代化步伐，进入国际化轨道。中医药学被列入国家中长期科学和技术发展和规划纲要的"人口与健康"部分，中医药传承与创新发展作为优先主题。加强中医基础理论研究，阐明藏象、气血津液、经络、体质、病因病机、养生、治则治法等关键科学问题，对于提高国民健康生活质量，提高中医药防治重大疾病、疑难病症，以及常见慢性疾病的疗效，提高中医药学理论体系的学术水平，具有重大需求和重要意义，必将对国家医疗卫生保健事业做出应有的贡献。

2. 中医药学术发展的需求 中医药学的传承和创新，需要中医基础理论在关键科学问题方面有所进步、有所发展、有所突破。科技创新是中医药学术发展的必然要求，是中医基础理论研究发展的动力。在加强科技创新方面的工作重点是进一步凝练研究方向，培植科研的新生长点；围绕研究方向，承担国家重大、重点科技研究项目，开展中医基础理论关键科学问题的研究，实现中医基础理论的自主创新；并紧密联系临床实践，提高中医理论对临床的指导作用、基石作用；获取标志性的科研成果，加速科技成果转化力度，尽快使科技成果转化为生产力。同时，促进中医基础理论的普及、教育、运用，发挥中医基础理论对教育、医疗、科研的指导、支撑和保证作用。

3. 中医药国际化的需求 近年，中医药学国际化进程的步伐越来越快，越来越多的国家和地区认可中医药的医疗保健作用。中医药国际化需要传播中医药学共同的基础理论，培育中医药国际化人才队伍，开展内容广泛、形式多样的国际合作研究和学术交流，形成国际科技合作网络体系，在中医药的国际及区域合作发展取得突破。

（二）中医基础理论传承与创新的立足点

1. 中国传统文化自觉、自信和自强 中医药学蕴涵中国传统文化的丰富内涵，在两千多年的历史进程中，中国传统文化的深刻影响，给予中医药学理论体系的形成以独具特色的原创思维，奠定自然观、社会观以及方法论的基础。道家关于世界和生命本原的认识、儒家关于"天人合一""以人为本"的观念，以及农家、兵家、墨家、杂家等流派的思想，特别是中国古代哲学思想精气、阴阳、五行等学说，对于构建中医基础理论体系框架结构，揭示生命、健康、疾病等一系列医学问题，具有重要指导作用。

现代，面临东西方文化的碰撞和冲击，面临现代科学技术的引进和影响，中医药学界的现代化和国际化步伐加快，必须清醒地认识到，坚持中国传统文化的自觉、自信和自强，才能始终保持和发扬中医药学理论的特色和优势，立足于中医药学自身的发展规律，实现中医基础理论科学内涵的归真，发挥在中医基础理论现代研究中的引领作用，使中医基础理论真正成为中医药学创造力的重要源泉、提高中医药学对健康维护和疾病防治作用的重要支撑。

2. 经典著作和学术流派的传承 《黄帝内经》《伤寒论》《金匮要略》《神农本草经》《温病条辨》等经典著作是中医理论的精髓，突出体现中国传统文化的思想，集古代先进的天文、气象、物候、历算、数学、农学等的精华，结合古代医家丰富的养生保健和防治疾病的经验，道经千载而不朽，给今人留下取之不尽的宝藏，值得深刻领悟和努力发掘。同时，又要与时俱进，敢于用科学的质疑精神，提出问题，深入分析，拓展知识，找出规律，才能有所创新。

NOTE

中医药学在发展过程中，由于所处时代背景不同，受传统文化流派的影响，形成迥异的学术风格；或师门授受，或私淑自通，各承其说，形成不同的学术流派。虽学术见解不同，各张其说，各抒己见，但却促进了学术繁荣和进步。例如"儒之门户分于宋，医之门户分金元。"金元四大家的学术流派对中医理论体系的创新起到里程碑式的重要作用。现代，从历代著名医家学术流派的积淀中，发掘其代表性、原创性的理论和学说，吸取来自真正人体试验之精华，阐发独具特色的临床经验与诊疗方法，总结提炼其独特的临床经验与辨证论治规律，对于中医药学理论体系的传承和自主创新，具有深远的历史意义和重要的现实意义。

3. 临床实践是理论的来源和回归 《黄帝内经》开创了中医药学基础理论与当时先进的科学技术相结合的先河，《伤寒杂病论》堪称中医药理论与临床实践结合的典范。中医药学的发展轨迹体现了理论来自生活、生产、临床实践，又指导养生保健、疾病防治实践。实践是理论的基础，是理论的出发点和归宿点，实践对理论起决定作用；理论必须与实践紧密结合，理论必须接受实践的检验，为实践服务，随着实践的发展而发展。

中医药学的生命力在于临床疗效。中医基础理论研究应注重基于临床实践，提出问题，科学设计，强化实践功底，从感性认识中提高理性思维水平。另一方面，也为基础研究成果的应用和转化建立新方法，开拓新途径。现代转化医学也提出，打破基础医学与药物研发、临床及公共卫生之间的固有屏障，建立从实验室到病床，把基础研究获得的知识成果快速转化为临床和公共卫生方面的防治新方法。可见，中西医学皆重视理论联系实践，实践出真知，乃殊途同归。

三、中医基础理论的科学研究方法

研究生教育是通过科学研究为主的学术活动，跟踪国内外相关领域的科技发展前沿，掌握分析问题与解决问题、独立获得知识的方法，养成创新性思维和从事研究的兴趣和探索的习惯，成为品学兼优、德才兼备、又红又专的中医药事业高级人才。

（一）理论研究方法

本文所述理论研究方法，是与文献研究、实证研究、临床研究相对而言，是有目的、有计划、系统全面收集古今文献资料，通过梳理、分析、归纳、概括、抽象等方法，将所研究的关键科学问题系统化、理论化、逻辑化，进而获得新知识的过程。

理论研究的第一要素是理论创新。理论研究方法首要在命题，命题即关键科学问题，应具有需求性、科学性、创新性。理论研究应注重：一是理论源流考证，如相关理论形成和发展的时代社会文化背景、学术传承、代表性著作等；二是理论创新研究，系统归纳相关理论的学术特色，重点发掘原创性的理论和学说等；三是理论应用价值，尤其是理论对临床实践的指导意义和应用现状及前景；四是理论研究科学意义，客观评价相关理论在中医发展历史中的学术贡献、国内外学术影响，以及理论研究的科学意义等。

中医基础理论研究可结合知识管理、数据挖掘、调查分析、实验研究等多学科方法和技术。深入探讨和揭示中医基础理论的关键科学问题、概念体系、术语内涵、基本原理、基本规律、临床应用等，有助于提高中医理论体系的学术水平，服务和应用于临床实践。

（二）文献研究方法

文献研究方法是搜集、鉴别、考核、整理文献，形成对事实的科学认识的方法。包括研究文字、音韵、训诂、目录、版本、校勘、考据、辑佚、辨伪、钩沉、辨章学术、考镜源流等多方面的工作。

梁启超总结朴学考据的学术特征，对于中医文献研究具有指导作用。原则有十：①凡立一义，必凭证据。无证据而以臆度者，在所必摈。②选择证据，以古为尚。以汉唐证据难宋明，不以宋明证据难汉唐；据汉魏可以难唐，据汉可以难魏晋，据先秦西汉可以难东汉。以经证经，可以难一切传记。③孤证不为定说。其无反证者姑存之，得有续证则渐信之，遇有力之反证则弃之。④隐匿证据或曲解证据，皆认为不德。⑤最喜罗列事项之同类者，为比较的研究，而求得其公则。⑥凡采用旧说，必明引之，剿说认为大不德。⑦所见不合，则相辩诘，虽弟子驳难本师，亦所不避，受之者从不以为忤。⑧辩诘以本问题为范围，词旨务笃实温厚。虽不肯枉自己意见，同时仍尊重别人意见。有盛气凌人，或支离牵涉，或影射讥笑者，认为不德。⑨喜专治一业，为"窄而深"的研究。⑩文体贵朴实简洁，最忌"言有枝叶"。

（三）实验研究方法

实验研究方法，是根据关键科学问题的本质、目标设计实验内容，控制某些环境因素的变化，使得实验环境比现实相对简单，通过对可重复的实验现象进行观察，从中发现规律的研究方法。

中医基础理论相关的实验研究，必须立足于中医基础理论的基本概念、基本原理和基本规律，遵循中医学的理论思维，以中医药理论为指导，以临床实践为基础，从整体、系统、器官、细胞、分子和基因水平进行多层次的深入研究，注意引进医学科学前沿领域，以及其他现代科学的理论、方法与技术，如系统生物学、网络药理学、循证医学和转化医学等新兴学科的原理及研究方法，推动中医基础理论的发展和创新。

必须注意要在中医基础理论指导下进行实验研究，避免脱离临床疗效的机制研究，避免盲目应用高新技术的倾向，避免以某中药复方或成分为"名"而无中医理论思维之"实"的实验研究。

（四）多学科结合研究方法

中医药具有自然科学和人文科学的双重属性，多学科结合是中医基础理论研究发展的必然途径。应大力提倡积极、有效、利用先进的多学科研究手段、技术、方法进行中医基础理论研究。例如，信息科学研究方法、生物科学研究方法、数学科学研究方法等，促进学科交叉，实现集成创新和引进、消化、吸收再创新。在人才培养方面，注意多学科复合型人才的培养，同时招收关注和热衷于中医学的基础理论研究生，引进多学科学缘关系的博士与博士后进入学科，开展中医基础理论研究工作。

有鉴于此，《中医基础理论专论》教材以中医基础理论的关键科学问题为主线，专论其理论内涵、学术源流、基本原理、临床意义及现代研究，为培养中医学的高层次、高素质"精英"人才，奠定理论基础，启发创新思维，开拓研究领域，做出应有的贡献。

第一章　中医原创思维

中医原创思维，是指植根于中国传统文化、体现中医药本质与特色、相对稳定的思维模式和方法。中医原创思维是中医学发展与进步的灵魂之所在。恩格斯说："一个民族想要站在科学的最高峰，就一刻也不能没有理论思维。"（《马克思恩格斯选集》第3卷，467页）中华民族是勤劳智慧的民族，在长期的生产实践和社会活动中，创造了璀璨的中国传统文化。中国传统文化，是中国古代思想家所提炼出的理论化和非理论化的、并转而影响整个社会的、具有稳定结构的共同精神、心理状态、思维方式和价值取向等精神成果的总和。在中国传统文化的范畴中，中国古代哲学的气、阴阳、五行学说，对中医原创思维的形成具有非常重要的影响。掌握和运用中医原创思维，对于中医学理论体系和临床实践活动，具有重要的指导意义和应用价值；对当代和未来中医学领域的科学研究创新具有极其重要的启示和促进作用。

1论　中医象思维论

【理论内涵】

中医象思维，是以直观的形象、物象、现象为基础，从意象、应象出发，类推事物规律，揭示中医学对生命、健康、疾病认识的思维模式。

中医象思维，主要包括以中医药学为特色的形象思维、意象思维和应象思维。中医形象思维，是依据生动、直观的自然物象、社会现象与人体解剖、生理、病机、疾病等形象、征象，从直观到类比、从感性到理性，以想象、联想、整合进行加工处理，形成中医理论和临证经验的思维模式。中医意象思维是从认识人体生命、健康、疾病等所获得的印象和回忆，抽取出共同的、本质性的特征，舍弃其非本质的特征，由具体到抽象，形成中医理论和疾病证候规律的思维模式。中医应象思维，是综合多种形象、物象、表象，运用取象类比、推演络绎等方式，反映人体与自然、社会的普遍联系及其规律性的思维方法。

中医象思维是中医药学的原创性思维，植根于中华传统文化的精华，又具有认识人类生命活动、诊断防治疾病、以及养生康复等中医药学的特点和优势。

【学术源流】

"象"，原为动物大象。见于《说文解字》："象，南越大兽，长鼻牙。"从汉字造字法而论，"象形"是汉字的主要构造法，除通常汉字造字以外，也源于对中医药学知识、实践的客观描摹，如"忄"，即是古人源于对心的解剖观察，而达到汉字与所指事物的形似或神似。从思维方法而论，中医象思维根源于中华传统文化，如《周易》作为五经之首，以"象"为基本观念，观察各类事物的不同形象、征象，而归纳为天下深邃之道理。如《易传·系辞上》："圣人有以见天下之赜，而拟诸其形容，象其物宜，是故谓之象。"《易传·系辞上》："见乃谓之象，形乃谓之器。"事物的外在形象、现象、表象、征象者，为象；有形可见之物，或虽无形可见但可感知之物者，为器。

中医学经典著作《素问》中"形"字有247处，有形体、形气、形能（态）、形肉、形藏、形志、形状、形色、身形、病形等合成词构成的术语。"象"字凡27见，有藏象、应象等术语。《素问·脉要精微论》："五色精微象见矣，其寿不久也。"从望诊面色枯槁暴露等现象，推断其病预后不良，属于形象思维。"形象"一词联用，见于隋杨上善《黄帝内经太素·设方·知要道》："是以针药正身，即为内也；用之安人，即为外也。内，譬日月水镜鼓响者也；外，譬光影形象音声者也。针法存身和性，即道德者也；摄物安人，即仁义者也。"

《黄帝内经》原创性提出"应象"一词，并以此命名篇章，《素问·阴阳应象大论》："惟贤人上配天以养头，下象地以养足，中傍人事以养五脏。"即以天地之阴阳，合于人体之阴阳，其象相应。《素问·宣明五气》："五脉应象：肝脉弦，心脉钩，脾脉代，肺脉毛，肾脉石，是谓五脏之脉。"论及"脉象"，即脉的位、数、形、势与自然界季节气象及物象相应。

《易传·系辞上》有"立象以尽意"之说，即从客观的物象、形象、现象等，经过主体抽象、虚拟想象和印象等创造出来的观念。《灵枢·本神》："心有所忆谓之意。"意，是将从外界获得的知识经过思维取舍，保留下来形成回忆的印象、想象、意念等。中医学"医者意也"，较早见于《后汉书·郭玉传》："医之为言意也，腠理至微，随针用巧，针至之间，毫芒即乖，神存于心手之际，可得解而不得言也。"说明针刺之术，有象可见，但又有"心手之际"的经验，甚至可以意会不可言传。"意象"一词，见于南北朝时期刘勰《文心雕龙·神思》："窥意象而运斤。"是指作者心中的物象，通过想象而获得。在中医古籍中"意象"联用则较少见。

历代医家皆重视临证过程的思维活动，如唐·孙思邈《备急千金要方·论大医精诚》强调："大医之体……省病诊疾，至意深心，详察形候，纤毫勿失，处判针药，无得参差。虽曰病宜速救，要须临事不惑，唯当审谛覃思。"清·程钟龄《医学心悟·自序》："凡书理有未贯彻者，则昼夜追思；恍然有悟，即援笔而识之。历今三十载，殊觉此道精微。思贵专一，不容浅尝者问津；学贵沉潜，不容浮躁者涉猎。"

【基本原理】

1. 象思维是中医原创思维之魂　中医象思维是认识人体生命、健康和疾病的重要思维模式。历代医学家在生活经历、生产活动，以及中医药学实践过程中，接触到自然、社会与人体的具体事物，如解剖人体而了解脏腑形象，防治疾病而掌握病变规律，采集药物而熟悉四气五味等，从感知大量事物的形象、现象和表象中，提升对人体健康、疾病、养生等的认识水平。

中医象思维是认识人体与自然环境、社会环境统一性的重要思维模式。自然环境、社会环境是人体赖以生存、发展的环境。中医学理论体系的基本特点正是基于中医象思维模式，强调"人以天地之气生、四时之法成"的天人相应，因此，中医基础理论核心内容"藏象"理论，不仅是认识人体脏腑生理功能的重要理论，也是认识人体与自然环境、社会环境统一性的重要理论。"藏象"一词，首见于《素问·六节藏象论》，该篇先论"六六之节，以成一岁"，说明自然环境的变化规律；以"天食人以五气，地食人以五味"转接"藏象如何"，进而以各脏腑的生理功能及其体表、官窍之外应，阴阳四时之通应，说明四时五脏阴阳的藏象一体观。《素问·灵兰秘典论》亦为阐述藏象理论的名篇，更以社会职官文化代入藏象结构，心为君主之官、肺为相辅之官、肝为将军之官等，形象、生动地说明藏象理论的组织结构、生理功能及其相互关系。

中医象思维是科学发现和创新的重要思维模式。如中医命门学说的创新，《黄帝内经》以目为命门，《难经》以右肾为命门，至明·赵献可著《医贯》，首创两肾之间的"命门之先天之火"为"脏腑之主、十二经之主"，生动、形象地"譬之元宵之鳌山走马灯，拜者、舞者、飞者、走者，无一不具，其中间惟是一火耳。火旺则动速，火微则动缓，火熄则寂然不动。而拜者、舞者、飞者、走者，躯壳未尝不存也，故曰汝身非汝所有，是天地之委形也"。对后世肾本质研究具有重要启迪作用。

2. 中医象思维的基本模式

（1）**以形象思维为根本** 形象思维来自形象认识，是能为感官所感知的图像、图形、图式，或象形符号。如心"状如莲蕊"、肺为"华盖"、脾"扁似马蹄"等之表象；太极图、河图洛书图之图像、图式；象形汉字之文字符号等。通过对客观事物的直接接触而获得的感性认识，常常是人们在实践中对客观事物的直接、生动的直觉反映。如中医望诊的"望而知之谓之神"。形象思维并不满足于对已有形象的观察和再现，更致力于对已有形象的类比推理，而获得新的形象，使形象思维具有创造性的优点。想象是人们在头脑里对已有的形象进行加工改造形成新的形象的过程。如应用阴阳、五行理论模式指导五脏气血阴阳的结构、功能和病变，乃至诊断和治疗的体现。形象思维可以同时运用感知的许多形象，或由一个形象跳跃到另一个形象，常可产生形象联想、灵感思维、发散思维、超前思维等。

（2）**以意象思维为特征** 意象思维的过程，首先是具象，即具体形象。意象思维离不开从众多不同事物的形象、现象、表象，"去粗取精、去伪存真、由此及彼、由表及里"提炼的思维过程。从众多的事物中抽取事物的本质特征，舍弃非本质的特征。如心、肝、脾、肺、肾，各有不同的形态结构和功能特点，但共同特征是"藏精气而不泻也，故满而不能实"，谓之"藏（臟、脏）"；胆、胃、小肠、大肠、膀胱、三焦，各有不同的形态结构和功能特点，但共同特征是"传化物而不藏，故实而不能满"，谓之"府（腑）"。中医药学经历大量的医药学实践，获取直接的感性认识和临床经验，领悟或顿悟其中深刻的本质或理论，"慧然独悟，昭然独明，若风吹云"。如唐·王冰《重广补注黄帝内经素问·移精变气论》注："标本不得，工病失宜，则当去故逆理之人，就新明悟之士，乃得至真精晓之人以全已也。"医者"就新明悟之士"，方为上医，乃得"至真精晓"之理。因而，从"立象尽意"到创新发展。如从外痈的"红、肿、热、痛"之"毒热"病因，到胃溃疡活动期的胃镜所见"潮红、充血、糜烂、溃疡"，创新"以痈论治"清热解毒、消痈生肌治法，取得临床良好的治疗效果。

（3）**以应象思维为法则** 中医应象思维强调，人与自然，其象相应，故称应象。如《景景室医稿杂存·以药治病关乎气化说》："人亦天地间万物之一，诞生以后，即吸受五气，得其平和以养生；而又吸受五气，造乎偏颇以成病……天地间金石草木鸟兽鱼虫亦得四时阴阳之气以生，唯皆偏而不纯，故取以为药，乃偏以治偏之法。以寒气之药化病气之热，以热气之药化病气之寒，我中华用气化以医病，其道本法乎天气、地气之变迁，病气、药气之制伏。是药之所以能治病者，其原理本乎四时阴阳而来，乃贯彻天人一致之学。"中医学善于从宏观、整体的角度，探求人与自然之间共同的、本质性的特征，如以"气化"解释天地之气、人体之气、生物之气的运动常变。应象思维以援物比类为基本方法，即根据某类事物的特性，将与其相近、相似、相同特性的物象、现象、具象，归纳为同一类别。如《素问·示从容论》："夫圣人之治病，循法守度，爱物比类，化之冥冥，循上及下，何必守经。""不引比类，是知不明也。"中医学取象比类的应象思维模式，以气化、阴阳、五行等特性为框架，对于解释天、地、生、人，其象相应，具有积极的意义。天地、人事等任何事物都受时间和空间的制约，并随着时间和空间的变化而变化。时间、空间为宇宙万物的两种基本属性。《尸子》："天地四方曰宇，往古来今曰宙。"宇宙是时间与空间的统一体。唐·王冰《重广补注黄帝内经素问·上古天真论》引庚桑楚曰："神全之人，不虑而通，不谋而当，精照无外，志凝宇宙，若天地然。"阐述养生之"至人"，顺应天地自然规律，人与宇宙应象，而生生不息。并且，应象思维具有动态、运动的特点。规律相同的运动，其象相应，可以相互感应。如元·朱丹溪《格致余论·相火论》："天主生物，故恒于动，人有此生，亦恒于动，其所以恒于动，皆相火之为也。"将自然界的龙、雷，喻为肝、肾之相火，"天非此火不能生物，人非此火不能有生"。

中医象思维，以形象思维、意象思维、应象思维为主，在思维过程中，又常常相互交叉、相互影响，对中医药学认识世界、认识人体、认识疾病等起到重要作用。

【临床意义】

1. 对临床辨证论治规律的把握　中医象思维对临床实践活动具有重要指导作用。辨证论治，是中医学认识疾病和治疗疾病的基本原则，并贯穿于预防与康复等医疗保健实践的过程。中医学辨证论治的过程可概括为："观物取象""立象尽意""取象比类"。辨证是以中医学理论对四诊（望、闻、问、切）所得的资料进行综合分析，明确病变本质并确立为何种证的思维和实践过程。中医审察的"象"涉及的范围非常广泛，其一，外在可观察之象，包括有形的"形象"以及无形的"气象"，如天象、气象（气候）、物象（物候）、病象（证候）等；其二，反映于外可感知之象，如舌象、脉象。推测自然气化可能对人体产生的影响，分析人体病象、藏象、脉象来判断内在的病情，即所谓"外揣"。进一步以医者之意"慧然独悟"。意，则"运用之妙，存乎一心"，即以既往的知识、经验积累为基础，以直觉感悟、思虑，演绎推理；从整体上把握事物表现出来的现象，以及这些现象之间的联系，尤重取象比类、特征聚类，提取主要病因病机，确立证候。王永炎院士在"完善中医辨证方法体系的建议"一文中提出了"证候"研究首要继承的是"以象为素，以素为候，以候为证"的理念，象即临床现象，素是由象而概括的"象素"，以象素构成病证"源候"，最后辨析为证候。

施治，则是根据辨证的结果确立相应的治疗原则和方法及方药，选择适当的治疗手段和措施来处理疾病的思维和实践过程。中医象思维指导论治选方择药则更是丰富多彩。《伤寒杂病论》著名处方大青龙汤、小青龙汤、白虎汤、真（玄）武汤等处方命名依据功能效用，以"天象"而定；《医醇賸义》"既济汤"，以"卦象"而定；《世医得效方》："玉屏风散"，以"形象"而定，等等，不胜枚举。

2. 对中药命名、性能、归经和炮制的影响　中医象思维是启发中药学命名、性能、归经和炮制等的重要思维模式。形象思维，"以象名之"，如根之形象如人形者，名曰人参；其形如参而色黑，名曰玄参；其形如参而色赤，名曰丹参。全株密生白色茸毛，状如白头老翁，名曰白头翁；形如乌鸦之头，名曰乌头。意象思维，"立象以尽意"，如树木耐冬，青翠不凋，如贞女之守操，名曰女贞子；善治女人胎产诸证，故名益母。应象者，"应于天地"之象，如冬季时冬虫夏草菌寄生于高山草甸土中的蝙蝠蛾幼虫，使幼虫身躯僵化，夏季条件适宜由僵虫头端抽生出长棒状的子座，即冬虫夏草。

古代医家还依据"以类相从""以象相应"进行归纳。如"以脏补脏"，如鸡肝、羊肝有补肝明目之功，猪腰、羊腰能补肾壮腰，猪胃、牛胃有健脾和胃作用，猪心、牛心能补心安神等；"以枝通肢"，如桂枝、桑枝善行上肢等；"以皮治皮"，如茯苓皮、大腹皮利水消肿；"以藤通络"，如络石藤、忍冬藤等具通络之功用。

根据药物的某些本质特性，推求其临床效用。如穿山甲以穿山打洞为最能，故有破癥通经之功；蝉其声清响，昼鸣夜息，故以蝉蜕治失音、小儿夜啼之症；全蝎、白花蛇等虫类善能走窜，具搜剔之性，大多具活血、祛风湿等功用等。

中药炮制，颇多象思维。酸属木行，应肝，故醋炙可增强疏肝止痛功效，如醋香附、醋元胡等；咸属水行，应肾，盐制可引药入肾，如盐黄柏、盐知母等；黄色属土行，应脾，故药物炒黄或土炒后多有健脾之功，如土炒白术、炒扁豆等；黑色属水，赤色属火，将药物炒炭后可增强止血作用，取水能克火之意。

【现代研究】

1. 唯象理论　"唯象理论"由现代著名物理学家钱学森、杨振宁提出，又称"唯象论"。"唯象理论"简单说来，即"知其然不知其所以然"的科学理论。唯象理论以"象"为第一性，是借助于现象或者直接从现象中来的理论，又被称作"前科学"，因为它们也能被实践所证实。钱学森先生所谓的唯象理论有点类似于波兰尼的个人知识、缄默知识的意味，即根据经验总结又被实践证明有效的一些理论和知识，无法用言语或文字表达出来，这种知识有时无法通过现代学校教育的方式有效获得，而必须采用学徒制的方式。杨振宁先生把物理学分为实验、唯象理论和理论架构三个路径，唯象理论是实验现象更概括的总结和提炼，但是无法用已有的科学理论体系做出解释。

钱学森先生认为："中医理论就是把几千年的临床经验用阴阳五行干支的框架来整理成唯象学理论。这个框架一方面有用，因为它把复杂的关系明朗化了；另一方面又有局限性，因为框架太僵硬了。你们搞中医唯象学就是一方面要发扬传统中医的优点，一方面补其不足。"（《钱学森书信选（上卷）》0402页，1988年11月4日致邹伟俊）

2. 中国象科学观　"中国象科学观"由现代著名哲学家、中国科学院哲学研究所刘长林提出。中西文化的本质差异主要归为不同的时空选择：中国象科学观渊源于中国传统文化的科学思想体系，"象科学"是中国思想的原点，象的存在离不开空间，但以时间属性为主，即以时间和整体为本位，表现出"观物取象"的特点，国画和所有中国艺术，皆以"象"为审美层面。西方文化的主流以"体"为取向，即研究形体层面规律，称为"体科学"或"物质科学"。"体科学"，以空间和组成为本位，追求实体求原的"还原论"，物理学、化学、生物医学、遗传工程等，皆重研究对象的形体、形质，以物质构成的性质解释对象的运动、变化、发展。

中医学是"象科学"的代表。中医学关于气、阴阳、五行的哲学基础，与天地相应的心身理论，精、气、神的人身结构模型，藏象、经络的生命本质和时间本质，治身、修道、经世三者统一等，皆体现出以"象"为认识层面的思维。因此，发展中医学的原则，是在保持人之生命作为自然的整体的前提下，利用和创造各种现代化手段，对人的生命现象进行观察、测量和辨析，总结新的规律。

象科学的意义决不限于中医学，其思维模式对于社会科学、自然科学，乃至思维科学的进步具有重要启迪作用，定将推动整个中国科学技术的前进车轮！

2 论　中医系统思维论

【理论内涵】

中医系统思维，是以天、地、生、人为对象作为系统，从系统和要素、要素和要素、系统和环境的相互联系、相互作用，综合地认识人的生命、健康、疾病及其与自然、社会环境整体性的思维方法。

【学术源流】

中国古代质朴的系统性原则，集中于《周易》。《易传·说卦》："乾为天，为圜。"王弼注释："乾既为天，天动地转，故为圜也。"圜同圆，说宇宙天体是呈圆形的，"天地运转"，宇宙和万物皆永恒地循着周而复始的环周运动，又称为"圜道"，即循环之道。《吕氏春秋·圜道》吸取了春秋战国时期的研究成果，进一步发挥《周易》的圜道观。圜道循环规律，是宇宙的普遍规律。天体运行，四时变化，生物的萌、生、长、大、成、衰、杀，以至人的生、长、壮、老、已，莫不符合圜道的规律。圜道运行的特点是"圜周复始，无所稽留"，如环无端，终而复始。

《黄帝内经》继承《周易》的圜道思想，涉及当时先进的哲学、生理学、病理学、心理学、天文学、地理学、物候学等多学科知识，并将这些复杂内容相互交叉，共同构建形成庞大系统。中医学的整体观念，即人是一个有机的整体，人与自然环境、社会环境的统一性，突出体现了系统思维的观念。

历代医家皆从宏观、整体、系统的观点出发，认识人的生命活动、脏腑的功能特点等，对临床实践起到重要的指导作用。

现代，西方科学的"系统论"进入中国。1932年，美籍奥地利人、理论生物学家 L.V. 贝塔朗菲（L.Von.Bertalanffy）创立系统论思想，奠定理论基础。20世纪60年代，系统论、控制论、信息论等更是促进系统思维的发展。1981年，著名科学家钱学森提出系统科学、思维科学和人体科学三大科学技术门类，并提炼出"开放的复杂巨系统"概念；并以系统论的观点，在社会系统、人体系统、人脑系统及地理系统实践的基础上，提出处理"开放的复杂巨系统"的方法论，即"从定性到定量综合集成方法"（Meta-synthesis）。科学家们注意到，中医学的发展历程显示出超越时代的智慧火花，其直观朴素的整体系统思维中所蕴含的整体、动态、层次、最优化和模型化等方法论特点，已然具备了现代系统思维的诸多特征，用现代的系统思维来阐释中医对生命现象与疾病本质的认知方式已成为现代中医继承与发展的必然要求。

【基本原理】

1. 系统思维为中医学之本　代表中医系统思维的整体观念，以气一元论、阴阳二元论、五行多元论为框架结构，解析五脏一体观、形神一体观、体用一体观的人自身完整性；阐述天人一体观的人与自然、社会环境之间的统一性；由此，形成四（五）时五脏阴阳的整体观念，是中医学用以认识和解释物质世界和人体生命活动发生、发展和变化规律的思维方法模式。

NOTE

（1）气一元论的系统结构　气，作为中国古代哲学的最高范畴，其本义是客观的、具有运动性的物质存在；其泛义是世界的一切事物或现象，包括精神现象，均可称之为气。"气一元论"的系统思维认为：其一，气是物质；其二，气是世界万物的本原（元素）；其三，由气的运动变化而形成一切事物和现象的发生、发展和变化。《素问·气交变大论》说："善言气者，必彰于物。"气与物是一个统一体，由于其极其细微，故谓之"无形"，但并非气不存在，只不过肉眼难辨而已。气的存在，可通过其运动变化及其产生的物质而表现出来。

中医学的经典著作《黄帝内经》全面汲取并应用"精气学说"的理论，以气为总纲，根据气的分布部位、功能作用的不同，命名了八十余种气，用"气一元论"统一说明自然现象、生理活动、精神意识、病理变化、临床诊断、针药治疗、养生保健等，从而说明了气是人体生命活动的总根源。

（2）阴阳二元论的系统结构　阴阳学说属于中国古代哲学范畴，其核心理论是阴阳一分为二的对立统一辩证观。阴阳表示着宇宙间一切事物和现象的对立统一关系，用二元论的思维方式说明事物和现象的发生、发展与变化。故《类经·阴阳类》说："道者，阴阳之理也。阴阳者，一分为二也。"

中医学的阴阳学说，是在阴阳概念基础上建立起来的中医学基本理论，认为阴阳交合感应、对立互根、消长转化的关系，贯穿于自然与人体等一切事物之中，是人体生理活动和病理变化的根源及规律。中医学运用阴阳学说，阐明生命的形体结构、功能活动、病理变化、诊断辨证、预防治疗、养生康复等，成为中医学的重要思维方法和理论基础。

（3）五行多元论的系统结构　五行学说是中国古代哲学思想影响最为广泛的重要理论，以五行多元的架构方式，力图阐明宇宙的根本秩序，强调事物之间的相互联系与影响。五行学说用木、火、土、金、水五种元素来阐明宇宙万物的起源、运动和多样性的统一。五行制化是在五行系统结构中，相生与相克作用的并存与互动所产生的统合、调节和控制作用。在五行系统结构中，任何两行之间的关系都不可能是单向的，而是双向互动的多路径调节与反馈机制。五行制化调节方式是相生与相克同时发生、反馈与调控同时进行的互动多向的有效机制。

中医学引入五行学说，以五脏为中心建立藏象系统结构，以此观点来观察、描述和记录人体结构及其功能，阐述人体结构及其功能的局部与局部、系统与系统单元等之间的复杂联系；以五脏系统与五运六气的相关性，揭示人体内环境与外环境之间的同一性，把生命看成是依赖于自然、社会人文环境而存在的整体现象，对中医学走向系统整体时代，以及中医基础理论的形成和发展，产生了巨大的推动作用。

2. 中医系统思维的基本模式　中医系统思维以系统论为思维基本模式。系统是由若干要素以一定结构形式联结构成的具有某种功能的有机整体，包括系统、结构、要素、功能四个概念，表明了要素与要素、要素与系统、系统与环境三方面的关系。系统论的核心思想是系统的整体观念。

（1）宏观与微观　宏观，是与"微观"相对而言，为哲学术语。不涉及分子、原子、电子等内部结构或机制。如宏观世界、宏观观察等。从大的方面、整体方面，研究把握的方法，称宏观方法。中医系统思维善于从宏观方法认识世界、认识人体、认识疾病。如《素问·气交变大论》："善言天者，必应于人；善言古者，必验于今；善言气者，必彰于物；善言应者，同天地之化；善言化言变者，通神明之理。"将时间、空间、环境、物质、人体等统一起来，探究天地万物的运动变化。中医学辩证地对待宏观与微观的关系，认为二者既有区别，又有联系。宏观变化来自微观，而微观变化与宏观密切相关。如《素问·灵兰秘典论》："恍惚之数，生于毫氂，毫氂之数，起于度量，千之万之，可以益大，推之大之，其形乃制。"恍惚，即宏观世界，模糊难辨；毫氂，即微观世界，可以度量。两者之间，以把握大方向为要，则"其形乃制"。

（2）整体与局部　整体观念，是中医学理论体系的重要特点之一，是中医学认识人体自身，以及人与环境之间联系性和统一性的学术思想。《黄帝内经》建立"天地人三才医学模式"，从中国古代哲学万物同源异构和普遍联系的观念出发，体现在人们在观察、分析和认识生命、健康和疾病等问题时，注重人体自身的完整性及人与自然社会环境之间的统一性与联系性，并贯穿于中医学的生理、病理、诊法、辨证、养生、治疗等各个方面。中医学根据"天人合一"思想，强调人类与自然界的整体和谐是生命活动健康的前提和条件，创造了最早的"治未病"理论，至今仍具有重要意义。中医学在分析和处理问题时，始终从整体来考虑，把思考指向全局和整体，把整体放在第一位；同时并不排斥局部，是在整体观念指导下使局部问题得到解决，以实现整体功能的最大限度发挥。

（3）功能与结构　中医系统思维，注重脏腑、经络、精气血津液的功能特点，从宏观、整体、大局出发来调整机体内部各部分的功能与作用，以及功能与功能之间的有机联系，使机体整个系统呈现出最佳态势。如功能与功能之间的相辅相成关系：如肺与心在气与血之间的相互影响、脾与心在生血与行血的相互协同、肝与心在行血与藏血以及精神情志调节的相互配合；肺与脾在气的生成与津液代谢相互为用等；功能与功能之间的相反相成关系：如心肾阴阳的水火既济、肝升肺降的升降协调、肝肾精气的藏泄互用、脾喜燥恶湿而胃喜润恶燥的燥湿相济等。同时，中医学注重形体结构，"解剖"一词即出自《黄帝内经》。形体结构是由整体各部分的脏腑、官窍、经络、五体、五华等构成，精气血津液灌注濡养，形成五脏系统及其有机联系。五脏系统由各部分组成，部分与部分之间的组合，以及相互关系，即系统内部的结构性是否合理，对系统有很大影响。中医学视功能与结构为整体，脏腑、官窍、经络、五体、五华等形体结构是相关功能活动产生前提条件，而脏腑、官窍、经络、五体、五华等功能活动又使形体结构得以生生不息。

（4）运动与有序　运动是自然界的根本规律，也是人体生命活动、健康、疾病等的表现形式。如《格致余论·相火论》："天主生物，故恒于动；人有此生，亦恒于动。"气机即气的升降出入运动是人体生命活动的根本，其基本形式包括升、降、出、入，由此以成生命过程的生、长、壮、老。故《素问·六微旨大论》说："出入废则神机化灭，升降息则气立孤危。故非出入，则无以生长壮老已；非升降，则无以生长化收藏。是以升降出入，无器不有。"自然界季节气候、昼夜晨昏，以及人体生命运动又呈有序状态。人与自然相应，运气变化必然影响人体的状态，人体与自然同频共振，有生有克，方能保持人体功能活动的最佳状态。另外，人体状态的有序性还受自身系统的调控，包括人体先天具有维持有序性的机制，以及通过各种后天的调节方法，或自身精神的调节，或外界药物等的干涉，调动人体的自愈机制，使人体保持健康有序状态或使之从疾病状态向健康状态转化，即从无序到有序，从阴阳失调到阴平阳秘的状态转变。

（5）定量与定性　定量是对数量特征、关系与变化的分析，定性是确定事物的成分或性质的分析。定性是定量分析的基本前提,没有定性的定量是一种盲目的、毫无价值的定量;定量分析使之定性更加科学、准确,可促使定性分析得出广泛而深入的结论。宏观研究多偏重定性,而微观研究多偏重定量,两者结合起来,采取综合集成的方法,对于中医学理论研究和临床研究行之有效。中医学注重定性研究,依据中医药学的理论与经验,直接抓住事物特征的主要方面,将同质性在数量上的差异暂时略去,如八纲辨证、脏腑辨证、中药四气五味等;同时注重定量研究,如关于疾病证候的实证研究等。定性、定量相结合的综合集成研究方法,既探求生理功能、病理机制、证候规律、方药配伍等的定性,又通过多水平、多层次若干客观指标的参数定量计算,将定性指标和定量指标有机地结合,或在定性的基础上加以量化,反复尝试论证,这样才能对生理功能、病理机制、证候规律、方药配伍等研究提出比较全面、比较确切的结论。

【临床意义】

1. 临床诊断的系统思维　中医学临床诊断,其实质就是辨证求因、鉴别诊断,对疾病模块进行辨识的过程。系统思维对临床诊断思维的指导作用体现在:其一,整体性原则,即整体、部分、环境三者的辩证统一。医生分析来自患者的信息,抽提出具有特征性的信息如症状、体征、实验室检查结果等,作为诊断线索,然后结合所得到的症状、体征、实验室结果、流行病学资料及社会、心理学资料等,进一步进行逻辑推理,如比较、分析、归纳、演绎、综合等,指导检查,做出诊断。如患者有发热、肝肿大、腹水等症状,以肝肿大为诊断线索,逐级进行逻辑判断,可以得出鼓胀(原发性肝细胞癌)的诊断,同样也可以发热或腹水作为诊断线索,得出相同的结论。其二,最优化原则,即从多种可能途径中,选择最优的系统方案,使系统处于最优状态,达到最优效果。以黄疸的诊断为例,《金匮要略》将其分为黄疸、谷疸、酒疸、女劳疸和黑疸等五疸;《伤寒论》提出阳明发黄和太阴发黄;元代罗天益《卫生宝鉴·发黄》明确湿从热化为阳黄,湿从寒化为阴黄,将阳黄和阴黄的辨证论治系统化。其三,动态性原则,即系统结构动态地得到调整和创新。现代医学发展日新月异,中医系统思维与时俱进。如中医学对胃溃疡活动期"胃毒热证"的研究,通过病例对照设计,581 例胃溃疡活动期 83.3% 为胃毒热证;266 例浅表性胃炎 13.3% 为胃毒热证,从而确证胃溃疡活动期"毒热"为多发、常见病因,通过多因素 Logistic 回归分析,辨证求因要点包括幽门螺杆菌(Hp)感染、胆汁反流、炎症因子增高、胃肠激素分泌异常等。经 300 例随机双盲双模拟多中心对照临床试验,消痛溃得康试验组证候积分愈显率 86.62%,胃镜愈显率 80.29%。

2. 临床辨证的系统思维　中医系统思维强调系统和要素、要素和要素的相互联系、相互作用。朱文锋教授提出"证素"概念,证素即辨证的基本要素,包括病性证素、病位证素。病性证素包括 31 项:(外)风、寒、暑、湿、(外)燥、火(热)、痰、饮、水停、虫积、食积、脓、气滞、(气)闭、血瘀、血热、血寒、阳亢等属于邪实类证素;血虚、气虚、气陷、气不固、(气)脱、阴虚、津(液)伤、亡阴、阳虚、亡阳、精(髓)亏,属于正虚类证素;动(内)风则既可为实,也可为虚。病位证素主要有 19 项:即脑(神)、心、肺、脾、肝、肾、胃、胆、小肠、大肠、膀胱、胞宫(精室)、胸膈(上焦)、少腹(下焦)、表、半表半里、经络、肌肤(皮肤、肌肉)、筋骨(关节)。证素包括相应的特征证候,证素间有一定的组合规则和重叠涵盖关系,由证素组合构成临床具体证候名称。

王永炎院士提出"证候要素及其靶位"理论,认为任一证候都是由若干证候要素和证候要素靶位组合而成。证候要素是对证候病因病机的表述，证候要素靶位是关于证候要素发生部位的厘定。构成证候的元素关键在于病因、病位、症状三个界面，证候要素主要着眼于病因，证候要素靶位着眼于病位，病因、病位分别与症状相联系。"973"国家重大基础理论研究课题组以具有代表性的证候规范及标准类成果（如行标、国标、国标代码等），以及古今著名医家的医案或医籍中的证候名称为依据，进行信息学数据处理，提取 6 类 30 个病机层面的证候要素，即外感六淫：风、寒、暑、湿、燥、火；内生五气：内风、内寒、内湿、内燥、内火；气相关：气虚、气滞、气郁、气逆、气脱气陷；血相关：血虚、血瘀、血脱、血燥、出血；阴阳相关：阴虚、阳虚、阴盛、阳亢；其他：毒、痰、水、石。中医系统思维指导下的证候要素相关研究，对于临床治疗具有重要的指导作用。

【现代研究】

1. 系统科学　1990 年初，钱学森和于景元、戴汝为共同发表"一个科学新领域——开放的复杂巨系统及其方法论"一文，1991 年钱学森学术报告"再谈开放的复杂巨系统"，经过多年的研究与探索，把对事物各种系统的研究，深入到开放的复杂巨系统的范畴，并提出解决、处理开放的复杂巨系统的方法论，使钱学森一贯倡导的系统科学获得了重要进展。钱学森先生将处理开放的复杂巨系统的方法定名为："从定性到定量综合集成法，把运用这个方法的集体称为总体设计部。"

作为中国原创的系统理论，开放的复杂巨系统和处理及解决有关开放的复杂巨系统的问题的方法论，是以人为主、人 – 机结合、综合集成方法。强调在解决复杂的问题时，要发挥人的心智和计算机的高性能，把两者结合起来，这样才既能够从宏观整体上看待要考虑的问题，又能够从微观上给予处理，应用计算机加以操作和实现。

通过从定性到定量综合集成研讨成体系，把各方面有关专家的理论、知识、经验、判断，各种有关的古今中外的信息、数据与计算机、多媒体技术、灵境技术、信息网络设备等，有机地结合起来，构成人 – 机结合的工作体系，同步快速地对各种类型的复杂事物（开放的复杂巨系统），进行从定性到定量的分析与综合集成，从而找出从总体上观察和解决问题的最佳方案和决策。"从定性到定量综合集成法"在中医学的理论研究、临床诊疗决策、名老中医经验传承方面具有一定的指导作用。关于"系统中医学"研究，钱学森早已经有过精辟论述，他认为研究中医学的观点与方法应该是系统观与系统科学，中医药学现代化就是在继承和发扬中医原有的特色与优势的基础上，充分利用现代科学技术的最新成就，"从多学科攻关，将传统的中医药学真正变成现代科学"。

2. 系统生物学　系统生物学是以研究生物系统组成成分的构成与相互关系的结构、动态与发生，以系统论和实验、计算方法整合研究为特征的生物学。20 世纪中叶贝塔朗菲定义"机体生物学"的"机体"为"整体"或"系统"概念，并阐述以开放系统论研究生物学的理论、数学模型与应用计算机方法等。1968 年国际系统理论与生物学（systems theory and biology）会议上定义为采用系统论方法研究生物学。系统生物学的理论和方法在医学领域的广泛应用形成了系统生物医学。

系统科学的核心思想是："整体大于部分之和。"系统生物学与基因组学、蛋白质组学等各种"组学"的不同之处在于，它是一种整合型大科学。《科学》周刊系统生物学专集中一篇题为"心脏的模型化——从基因到细胞、到整个器官"的论文，很好地体现了这种整合性。系生物学不同于以往仅仅关心个别的基因和蛋白质的分子生物学，在于研究细胞信号传导和基因调控网路、生物系统组成之间相互关系的结构和系统功能的涌现。

系统生物医学与中医学的基本理念具有内在一致性：前者是把生命体当作一个整体进行研究，其最终目标是获得对生命基本的、全面的和系统的理解；后者以整体观念、辨证论治、方剂干预为鲜明特色，以复杂的生命系统为对象，本质上具有系统科学的思想。沈自尹院士认为："中医学缺乏还原论的分析方法，而现代医学缺乏整体论的观点和思维。如此，在系统生物学的前提下，中、西医各自寻找所需，中西医的结合有了可能。"陈竺院士也提出："到了系统生物学时代，它们找到了共同语言。"

3 论　中医辩证思维论

【理论内涵】

中医辩证思维，是将自然界、社会、人作为一个整体，以相互联系、相互制约，从运动、变化和发展的观点，观察和研究生命现象、疾病诊断、预防养生研究等问题的思维方法。

【学术源流】

中医辩证思维来源于中国古代哲学。以《周易》为代表的"阴阳"的辩证思维，深刻地说明宇宙和人类社会事物的生成和变化的基本原理。"易"的本义，东汉·许慎《说文解字》诠释有二：其一，"易，蜥易，蝘蜓、守宫也，象形。"易指蜥蜴，取其善于变化之义。其二，"秘书说：日月为易，象阴阳也。"易作为日、月两字组合，取法阴阳。后世，唐·孔颖达《周易正义·论易之三名》："夫易者，变化之总名，改换之殊称。"郑玄所谓"易一名而含三义：易简，一也；变易，二也；不易，三也。"易简，是说明易卦阴阳变化规律本质的非神秘性而具有简明性；变易，是说明宇宙万物永恒的运动本质；不易，是说明事物运动可感知可认识的相对静止状态，以及宇宙发展规律的相对稳定性。

《周易》的基本原理为"一阴一阳之谓道"。爻是《易经》最基本的符号，也是阴、阳的符号表示。爻者，变也。《易传·系辞下》："道有变动，故曰爻。"由三爻构成八卦，即经卦；由六爻构成六十四卦，即别卦。《周易》以爻、卦的对待、互藏、交错、变化，解析天地、日月、动静、刚柔、水火、生化等，说明自然界所有事物存在着相互对立的两个方面；这种对立是相对而不是绝对的，如坎卦，坎为水，水为阴，然一阳藏于二阴中，阴中有阳；离卦，离为火，火属阳，而二阳处于一阴外，阳中有阴，说明互藏寓于对立之中。世界上所有事物之间，都存在着既相互对立又相互联系的问题。正是这种既相反又相成的运动变化，推动了事物的发生发展和运动变化。

道家思想也充满辩证思维。如《老子·第二章》："有无相生，难易相成，长短相形，高下相倾，音声相和，前后相随。"事物都是互相对立而出现，所以有和无由互相对立而诞生，难和易由互相对立而形成，长和短由互相对立而体现，高和下由互相对立而存在，音和声由互相对立而和谐，前和后由互相对立而出现。不仅如此，在事物的对立统一中，矛盾的双方可以相互转化。《老子·第四十章》："反者道之动。"为著名的辩证思维命题。循环往复的运动变化，是自然界的法则和规律。《庄子·天下》记载："一尺之棰，日取其半，万世不竭。"阐明物质的无限可分性，这些类似悖论式的命题，蕴含着某些辩证思想的内容。

《黄帝内经》将辩证思维应用于中医学，"近取诸身，远取诸物"，形成对人体的生理病理、诊断治疗、预防养生等规律的认识。如《素问·阴阳应象大论》："阴阳者，天地之道也，万物之纲纪，变化之父母，生杀之本始，神明之府也。"这是中医学关于阴阳概念的经典表述，即阴阳二气相反相成、对立统一的运动是物质世界乃至生命活动发生、发展、变化的法则、纲领、规律和内在动力。五行关系的"亢害承制"模式也体现辩证思维。如《素问·六微旨大论》："亢则害，承乃制，制则生化"自然界和人体的各种事物按五行特性归类，存在"比相生、间相胜"的生克关系，既有序资生、促进，又有序抑制、制约，从而维持自然界的生态平衡和人体的生理平衡。

【基本原理】

1. 辩证思维为中医学之道 中医辩证思维，在对生命、健康和疾病等感性认识进行思维加工时，运用观察比较、归纳演绎、分析综合、抽象具体等方法，实现由感性认识到理性认识的飞跃，从本质上认识天、地、生、人的普遍联系和运动变化。

（1）人与自然、社会的普遍联系 中医学的医学模式，是人–自然（环境）–社会（心理）的医学模式，在维护健康和防治疾病的过程中，需要医生"上知天文，下知地理，中知人事"（《素问·著至教论》），即建立人与自然、社会普遍联系的医学思维。

以阴阳学说为例，阴阳的普遍性，即宇宙间相互关联且又相互对立的事物或现象，或同一事物内部相互对立的两个方面，都可以用阴阳来概括分析其各自的属性。在自然界，凡是运动、外向、上升、弥散、温热、明亮、无形等属阳；相对静止、内守、下降、凝聚、寒冷、晦暗、有形等属阴。在人体，则五脏内藏精气为阴，六腑传导化物为阳；脏腑经络等功能活动，则推动、温煦、兴奋、升举等属阳，而宁静、凉润、抑制、沉降等属阴；生命物质，则气为阳，而精血津液为阴。人与自然界阴阳之气相参相应，天地阴阳之气的消长变化必然影响人的生理活动以及疾病变化。如脉应四时，春弦、夏洪、秋毛、冬石的规律性变化；一日分为四时，旦慧、昼安、夕加、夜甚的疾病规律性变化等。

阴阳的辩证思维，又具有相对性的特点，即"亦此亦彼"。如五脏为阴，而心肺在膈上，为阳；心属火，通于夏气，为阳中之阳；肺属金，通于秋气，为阳中之阴；肝脾肾在膈下，为阴；肝属木，通于春气，为阴中之阳；肾属水，通于冬气，为阴中之阴；脾属土，通于长夏，为阴中之至阴。

（2）生命活动的运动变化 中医学从运动变化的观点认识自然变化、生命活动、疾病演变。运动是物质的属性。阴阳对立统一的固有属性，又称"对待互藏"，是运动变化的前提条件。如《素问·阴阳应象大论》说："阴在内，阳之守也；阳在外，阴之使也。"指出阳以阴为基，阴以阳为偶；阴为阳守持于内，阳为阴役使于外，阴阳相互为用，不可分离。如王冰注《素问·生气通天论》说："阳气根于阴，阴气根于阳，无阴则阳无以生，无阳则阴无以化。"对待与互藏，各具特性，相互联系，又相互制约，相反相成，是阴阳学说的基本特性，由此派生消长、转化之量变和质变。

阴阳二气升降运动而引起的交感相错、相互作用，是宇宙万物发生发展变化的根源。如《素问·天元纪大论》："动静相召，上下相临，阴阳相错，而变由生也。"阴阳消长、转化是事物和现象发生、发展、变化的基本规律。"物生谓之化，物极谓之变"。消长，即在一定的限度内，阴阳处于不断的消减和增长的量变过程，在彼此消长的运动过程中保持着动态平衡。转化，即在一定的条件下，阴阳处于向其相反的方向转化的质变过程，在相互转化运动过程中维持事物或现象的发展变化。

中医学认为，整个自然界，整个人体，都处于永恒运动变化之中，如《格致余论·相火论》说："天主生物，故恒于动，人有此生，亦恒于动。"气的运动产生的各种变化，称为气化。气化，泛指宇宙万物的发生发展与变化。中医学所谓气化，主要是指由人体之气的运动而引起的精气血津液等物质与能量的新陈代谢过程，是生命最基本的特征之一。与"气化"相对，有"形化"，指气化而生万物之后，各物种的形体遗传。《二程遗书·第五》说："万物之始皆气化；既形然后以形相禅，有形化。"世界万物所发生的一切变化都是气化的结果，由气化产生形体，形体消亡灭散而复归于气。

气的运动形式概括为升、降、出、入。《素问·六微旨大论》说："故高下相召，升降相因，而变作矣。""故非出入，则无以生长壮老已；非升降，则无以生长化收藏。是以升降出入，无器不有。"自然界的春、夏、长夏、秋、冬阴阳之气的升降出入运动，形成生、长、化、收、藏的变化。人体气的升降出入运动，形成生、长、壮、老、已的生命过程。人体生命过程就是一个动态的相对的平衡状态，"阴平阳秘，精神乃治"。

2. 中医辩证思维的基本模式

（1）观察与比较　观察，即根据一定的研究目的，通过感官和辅助工具去直接观察被研究对象，从而获得资料的方法。观察是中国传统思维的起点，由现象以辨物是其重要观察方式。中医学传统的观察方法：生理上，重点观察人体的功能现象；病机上，重点观察临床表征以分析证候特点；临床上，重点以"司外揣内"考察脏腑经络的变化。现代的科学观察，具有目的性和计划性、系统性和可重复性。随着科学技术的进步，人们的观察已从宏观世界进入到微观世界，既立足于感官的观察，又借助于科学仪器，延伸感官的直觉观察，以弥补其不足。

比较，是用以区分事物之间相同点和不同点的逻辑思维方法。事物表现千差万别，具有各自的属性，但在特定的情况下和特定的环境中，又存在着某种共同的属性。将这些特定时期与环境中的两种或两种以上的事物进行比较，进而揭示出事物间的本质不同。中医学以比较法区别自然界与人体、人体内部生命活动的共性和个性，疾病证候"同病异证""异病同证"的变化规律等，从而指导中医学理论体系构建和临床实践活动。

（2）归纳与演绎　归纳，是从个别上升到一般，即从个别事实中概括出一般原理的思维方法。古代先民在生活、生产实践中，古代医家在临床实践过程中，与许许多多的具体事物和现象接触，获得这些个别事物的认识，然后在这些特殊性认识的基础上，概括出同类事物的普遍性知识，如气、阴阳、五行的归类；藏象、经络、体质理论、病因病机理论、治则治法理论的形成方法，等等。

演绎，是从一般到个别的方法，即从一般原理推论出个别结论。如事物属性的五行归类，就是根据五行一般特性，推演归纳其他相关的事物，从而确定个别事物的五行归属。如"木曰曲直"，肝具有生长、升发、条达、舒畅之性，故归属于木，而与肝密切相关的胆、目、筋、爪等，皆从之而推演络绎为木。

归纳和演绎反映事物本身固有的个性和共性、特殊和普遍的关系。归纳和演绎是方向相反的两种思维方法，两者互相依赖、互相渗透、互相促进。归纳是演绎的基础，演绎是归纳的前提。但是，归纳和演绎都具有局限性，单纯的归纳或演绎还不能完全揭示事物的本质和规律，需要结合运用其他思维方法。

（3）分析与综合　分析，是将研究对象的整体分解为各个部分、方面、特性、因素和层次等，并分别加以研究，找出各个部分的本质属性和相互之间的关系，从中找出事物本质的认识活动。综合，则是把分解的不同部分、方面按其客观的次序、结构组成一个整体，从而认识事物整体的认识活动。如中医学运用分析方法研究脏腑、经络、形体、官窍等各自的形态结构、生理功能和病理变化等，同时运用综合方法，将脏腑、经络、形体、官窍等组成整体，形成特有的五脏一体观。

分析和综合是相反相成的思维方法。分析是综合的基础，没有分析就没有综合；综合是分析的完成，离开综合就没有科学分析。分析和综合的统一是更深刻地把握事物本质的辩证思维方法。

（4）抽象与具体　抽象和具体是辩证思维的高级形式。抽象，是从众多的事物中抽取出共同的、本质性的特征，而舍弃其非本质特征。抽象思维，不是以人们感觉到、或想象到的事物为起点，而是以概念为起点去进行思维，进而再由抽象概念上升到具体概念，运用概念、判断、推理等思维方式，对客观现实进行间接的、概括的反映过程。具体，是实际存在的、真实的、个别而细微的事物。思维具体或理性具体是在抽象的基础上形成的综合，是在感性具体基础上经过思维的分析和综合，达到对事物多方面属性或本质的把握。抽象和具体是辩证的统一，由抽象上升到具体方法，就是由抽象逻辑起点经过一系列中介，达到思维具体的过程。如木、火、土、金、水是自然界具体的事物，古代哲学家、医学家将自然界众多事物和现象，抽取共同的、本质性的特征，形成五行概念，以木、火、土、金、水五类要素的生克制化规律，解析自然界的变化以及人体生命活动过程。

辩证思维方法，不仅是中医学传统的思维方法，并且是现代科学思维方法的方法论前提。辩证思维方法是实现经验知识向科学理论转化的必要工具，而且已成为沟通多学科研究的必要桥梁，为科学创新提供了理论支撑和动力。

【临床意义】

辩证思维是中医学临床思维的核心方法。辩证论治是中医学认识疾病和防治疾病的基本原则。辩证与辨证，文字不同，不可混淆。"辩证"非中国本土语言，源出希腊文 dialego，含义是进行谈话、进行论战。西方哲学家在辩论是把揭露和克服对方议论中的矛盾以取得胜利的艺术称为辩证法。"辨证"为中医学专业术语，辨者，分析、辨别之义。辨证论治，又称辨证施治，见于《三因极一病证方论·卷之二·五科凡例》："故因脉以识病，因病以辨证，随证以施治，则能事毕矣。"

中医学辨证论治过程，辩证思维一以贯之。辨证是在认识疾病的过程中确立证候的思维和实践过程，即将四诊（望、闻、问、切）所收集的有关疾病的所有资料，包括症状和体征，运用中医学理论进行归纳、分析、综合，辨清疾病的原因、性质、部位及发展趋向，然后概括、判断、抽象为证候的过程。临床常用的辨证方法有：八纲辨证、气血津液辨证、脏腑辨证、六经辨证、卫气营血辨证、三焦辨证、经络辨证等。以八纲辨证为例，体现辩证思维方法。八纲以阴阳为总纲，表、实、热为阳、里、虚、寒为阴，明·张介宾称"二纲六变"。八纲病证可互相兼见，如表寒里热，表实里虚，正虚邪实等。八纲病证可在一定条件下，向对立面转化，

NOTE

如阴证转阳、阳证转阴、由里出表、由表入里、由虚转实、由实转虚、热证变寒、寒证变热等。中医论治过程，则以辨证为依据，确立治则治法。治则治法理论以相互联系、相互制约的观点，揭示治疗过程中的矛盾运动、变化和发展。诸如扶正祛邪、标本缓急、协调阴阳、正治反治、因时制宜、因地制宜、因人制宜等治则，寒者热之、热者寒之、虚则补之、实则泻之、阳病治阴、阴病制阳、阳中求阴、阴中求阳、热因热用、寒因寒用、通因通用、塞因塞用等治法，无一不反映出辩证思维的特点。

【现代研究】

《自然辩证法》是德国哲学家弗里德里希·恩格斯一部尚未完成的手稿，是恩格斯多年来对自然科学研究的总结。《自然辩证法百科全书》指出："自然辩证法是马克思主义哲学的一个分支学科。"目前，在中国的学科体系中，自然辩证法专业的名称是科学技术哲学或科学技术学。

《自然辩证法》重点考察自然科学与哲学的相互关系。一方面哲学以自然科学为基础，自然科学的进步推动着哲学的发展。另一方面，以具体科学为基础的唯物辩证法，又给予自然科学以世界观和一般方法论的指导。恩格斯提出："经验自然科学已经积累了庞大数量的实证的知识材料，因而迫切需要在每一研究领域中系统地和依据其内在联系来整理这些材料，同样也迫切需要在各个知识领域之间确定正确的关系。于是，自然科学便进入理论领域，而在这里经验的方法不中用了，在这里只有理论思维才管用。"（《马克思恩格斯文集》第 9 卷，第 435 页）恩格斯明确地把"辩证法"归结为超越经验思维的"理论思维"。植根于人类生活的辩证法，不仅在对"生活"的反思中是不可或缺的，而且在科学研究中也具有特殊的重要意义。

哲学辩证思维具有辩证性、实践性和批判性特征以及强烈的问题意识。哲学辩证方法其对科学创新的意义在于：辩证性特征激活科学创新方法；实践性特征奠定科学创新的立场；批判性特征指引科学创新的过程；问题意识培养科学创新理念；人文精神引领科学创新的价值诉求。

第二章 人体生命观

生命科学成为 21 世纪的前沿研究领域。生命从哪里来？生命的本质究竟是什么？即使在人类基因组的测序和绘图已告完成的今天，生命科学仍然充满了许许多多奥秘有待探索、有待破解。中医学依据长期对自然界的认识、对人体生命活动的观察、对生活和生产实践的经验，以及中国古代哲学的思辨方法，来阐释生命的特征和生命活动的规律，形成独特的生命科学理论。

4 论 天人合一论

【理论内涵】

"天人合一"是中国古代哲学最基本的核心思想之一，是中华民族智慧的宝贵结晶，对我国古代的医学、农学等众多学术领域均产生了深远影响。"天"，指的是整个自然界；"人"，既包括人的精神意识，也包括了人的实践活动。"天人合一"，指的是天道与人道，自然与人类息息相通。

【学术源流】

"天人合一说"溯源于商代的占卜，把天（天帝）看作是天地万物的主宰，"天人"关系实质上是"神人"关系。前秦时期，道家思想中的"天"摒弃了宗教的神秘色彩，指的是大自然。《老子·第二十五章》说："人法地，地法天，天法道，道法自然。"认为"道"是宇宙万物的本源，天道、地道、人道"统归于一"。《庄子·齐物论》说："天地与我并生，而万物与我为一。"明确提出天地万物与人类共生一致的观点。儒家把"天"作为道德的本源，如《易传·文言》曰："夫大人者，与天地合其德，与日月合其明，与四时合其序，与鬼神合其吉凶，先天而天弗违，后天而奉天时。"并且提出"天、地、人"之"三才"论，见于《易传·系辞下》："有天道焉，有人道焉，有地道焉，兼三才而两之。"着重强调人与天地自然的密切关系。人的生命源于天地，天、地、人生生不息，人效法天地，德配天地，弘大天性，而发扬创造性的生命精神，发挥人的禀赋和潜能。

《黄帝内经》并未明确"天人合一"四字，但却明确提出了"人与天地相应"的观点，如《灵枢·岁露》云："人与天地相参也，与日月相应也。"《黄帝内经》将人置于"天地人一体"的大背景下考察生命活动的基本规律，奠定了中医学的独特医学模式，包含着极其丰富的科学内容。

据现代学者张岱年考证，"天人合一"的说法是由北宋张载明确提出的，《正蒙·诚明》说："儒者则因明致诚，因诚致明，故天人合一。"

中医学以"天人合一"论作为整体观念的重要组成部分，见诸历代医家的典籍记载。如清·唐大烈《吴医汇讲·人身一小天地论》云："人禀健顺之德，以生五行之气，隐于五脏，见于六腑。呼吸，即阴阳运输也；津液，即雨露灌溉也；光泽，即花木荣繁也；耳目，即日月晦明也。人身一小天地，信哉！"

【基本原理】

1. 人与自然同气　中国古代哲学认为"气"是构成宇宙万物的本源，自然界一切事物的发生、发展、变化、消亡都是阴阳二气相互作用的结果。先秦哲学家提出，人作为万物之一，也是由存在于宇宙之中的具有很强活力的极其精微的物质所构成。这种物质就是精气。正如《素问·宝命全形论》所说："夫人生于地，悬命于天，天地合气，命之曰人。"而人的体质强弱、生命的寿夭等均受到其所禀受的精气的影响。如东汉哲学家王充在《论衡·气寿》中说："夫禀气渥则体强，体强则其命长；气薄则其体弱，体弱则命短。"人类生存和繁衍于自然环境中，人体生命活动所需要的各种物质都来源于自然界，诚如《素问·六节藏象论》所述："天食人以五气，地食人以五味。五气入鼻，藏于心肺，上使五色修明，音声能彰。五味入口，藏于肠胃，味有所藏，以养五气，气和而生，津液相成，神乃自生。"

2. 人与自然同构　同构，指的是人与自然有相似的构成或相通的道理。人与自然同构，即天人同构，指的是人体结构与天地自然结构有着相同性或相似性。朱熹在《语类》中说："天人一物，内外一理；流通贯彻，初无间隔。"指的是天与人本是一种事物，它们外在的现象和内在的本质是同一的，两者之间没有本质区别。在我国古汉语词汇中，也反映出人与自然同构的关系，如"青春"一词，既可指自然界的春天，又表示人的青年时期。而"垂暮""夕阳"，本指白日将尽，又可以用来表示人的晚年。《黄帝内经》则采用比拟的方法阐释了这一命题。如《灵枢·邪客》云："天圆地方，人头圆足方以应之；天有日月，人有双目；地有九州，人有九窍；天有风雨，人有喜怒；天有雷雨，人有音声；天有四时，人有四肢；天有五音，人有五脏；天有六律，人有六府；天有冬夏，人有寒热；天有十日，人有手十指；辰有十二，人有足十指，茎垂以应之，女子不足二节，以抱人形……岁有十二月，人有十二节；地有四时不生草，人有无子。此人与天地相应者也。"此外，中医学还用周而复始的日月星辰的运行类比人体的气血循环，以木火土金水材质的不同类比人的体质区别。这种比拟的方法是我国古代人民常用的说理工具，尽管其与实际存在一定差异，不能等同于对事物机制的探讨，但是却强调了人与自然间具有同构性。

3. 人与自然同律　人与自然同律，是建立在人与自然同源及同构的基础之上的。由于人与自然具有相同的阴阳五行结构，所以人与自然界众多事物之间也具备了同样的阴阳消长和五行生克制化规律。《素问·金匮真言论》说："故曰：阴中有阴，阳中有阳。平旦至日中，天之阳，阳中之阳也；日中至黄昏，天之阳，阳中之阴也；合夜至鸡鸣，天之阴，阴中之阴也；鸡鸣至平旦，天之阴，阴中之阳也。故人亦应之。"说明人体的生理功能活动与自然界有着相同的阴阳变动节律。如《素问·生气通天论》云："平旦人气生，日中而阳气隆，日西而阳气已虚，气门乃闭。"说明人体的阳气在一日的消长规律就如同太阳在一天中的运动规律一样。又如《素问·脉要精微论》云："万物之外，六合之内，天地之变，阴阳之应，彼春之暖，为夏之暑，彼秋之忿，为冬之怒，四变之动，脉与之上下，以春应中规，夏应中矩，秋应中衡，冬应中权。"说明人体脉象的变化，是人体适应自然界阴阳消长的一种周期性变化，四时正常脉象的形成与四时气候的变化是相一致的。《素问·四气调神大论》还提出"春夏养阳，秋冬养阴"的理论，指出人们应顺应自然界四时阴阳的变化规律来调养形神的原则。《黄帝内经》把天地作为参照物，从中发现人体生命规律与自然规律之间的密切联系，并由此来探索疾病的防治规律，正如《素问·至真要大论》所说："天地之大纪，人神之通应也。"

【临床意义】

从发病原因来看，自然界异常的气候变化是导致人体发生疾病的主要原因。"天人和合"表示人与自然和谐相处，对于人体则是健康的象征；"天人失和"表示人与自然不能和谐相处，人体就会发生疾病。因此，"天人失和"是人体发生疾病的根本机制。

中医诊察疾病也必须联系自然界的变化。正如《黄帝内经》所说的诊察疾病必须"审察内外"，"谨候气宜，无失病机"。以中医望诊中的望色为例，《黄帝内经》认为四时各有主色，而五脏亦各有主色，五色、五季、五脏之间形成一个有机的整体。青色与春季、肝相联系，赤色与夏季、心相联系，黄色与长夏、脾相联系，白色与秋季、肺相联系，黑色与冬季、肾相联系。若外内相应者，为顺候，疾病预后良好；如外内不相应者，则为逆候，往往预后不佳。

中医治疗疾病亦强调因时因地制宜的原则，如《素问·疏五过论》所说："圣人治病，必知天地阴阳，四时经纪。"治疗疾病时，要根据季节气候、地理环境的特点，结合病机制订相应的治疗大法，体现中医辨证论治的精髓所在。《素问·六元正纪大论》说："用寒远寒，用凉远凉，用温远温，用热远热，食宜同法。"《医学源流论·卷下·五方异治论》说："人禀天地之气以生，故其气体随地不同。西北之人，气深而厚，凡受风寒，难于透出，宜用疏通重剂；东南之人，气浮而薄，凡遇风寒，易于疏泄，宜用疏通轻剂。"分别强调因时、因地制宜的原则。中医养生防病也以"天人合一"为首要准则，强调了养生应该"法于阴阳，和于术数"，即养生的关键是顺应四时变化，调节机体阴阳平衡。《素问·四气调神大论》中"春夏养阳，秋冬养阴"指的就是这个道理。

此外，中医学"天人合一"的思想，在临床上对于时令病及地方病的防治亦具有积极意义。四时气候的异常，人体脏腑经络之气在不同的时令亦各有衰旺，加之人们对不同气候的适应能力的差异性，导致多种时令病的发生。如春季气候温暖多风，易生风温病；夏季气候炎热，湿郁热蒸，易生暑热或湿热病；秋季气候干燥，易生燥病；冬季气候寒冷，易生寒病等。部分疾病的发生与流行，也与一定的季节气候有关，如麻疹、百日咳、感冒等，多发生在冬春季节，痢疾等多发生于夏秋季节。慢性支气管炎、支气管哮喘等呼吸系统疾病，高血压、心脏病、脑卒中、抑郁症等心脑血管疾病都是在秋冬季节高发。此外，月经病、青春期多囊卵巢综合征、不孕不育等男女生殖系统疾病以及糖尿病、恶性肿瘤、皮肤病、亚健康等各科疾病在发病上也受季节气候因素的影响。

疾病的发生与地域环境之间也存在着密切的联系。不同的地域环境，由于气候特点、水土条件、生活方式、文化习俗等差异，常可产生不同的病邪，或影响人体的正气，进而出现不同的常见病和多发病。如北方气候寒冷，易生寒邪致病，痹痛、哮喘等病多见；东南沿海，气候温暖多雨，易生湿热之邪，多病湿热、温病；江河流域、湖泊沼泽之地，地势低洼，水湿较盛，易生湿邪，易患风湿、湿阻等病证。有些地区，由于食物、饮水中缺乏人体必需的某些物质，常导致地方病发生。如远离海洋的内陆、山区，因其水土缺乏碘质，可致瘿瘤病（地方性甲状腺肿），如《诸病源候论·瘿候》说："诸山黑土中，出泉流者，不可久居，常食令人作瘿

NOTE

病。"指出瘿病的发生与水土有关。现代流行病学和地质学研究也表明，地壳表面元素分布的不均一性，在一定程度上影响着各地居民以及所有生物的生长发育和生理病理，使得一些疾病带有明显的区域性和地方性。如通过全国流行病学调查，中风病发病率有从南向北逐渐增高的趋势。某些恶性肿瘤的发病，也与地域环境关系密切。此外，人长期生活在某一较为稳定的环境中，便会产生对此种环境的适应性，因此不易生病；若环境突然发生变化，人在短时间内不能适应这种变化，就会容易感邪发病。

【现代研究】

1. 中医学"天人合一"理论与生态学理论息息相关 生态学萌芽于亚里士多德时代，是研究生命系统与环境之间相互关系的一门科学。生态学认为，生态系统是由多个个体组成的。个体之间相互作用，相互影响，构成了一个有机的整体。中医学以整体观念为主导思想，既强调人体自身的整体性，又强调人与环境（包括自然环境和社会环境）是一个有机的整体。"天人合一"指的就是人和自然环境之间的密切关系。"天人合一"理论与生态学都强调事物的整体性，尤其在强调整体动态平衡上不谋而合，两者之间存在着许多共同之处。

如生态学把人类生存的环境扩大到整个自然界，认识到包括人类在内的生物体和自然界是紧密联系的，生态系统是一个有机的整体，任何细小环节变化，都会影响到整个系统，进而引起连锁反应。"天人合一"观同样认为，"天地合气，命之曰人"，即认为人类是自然的产物，是自然界的一部分。自然界的各种变化对人体均有不同程度的影响，提示人类与自然界的密不可分。又如生态系统的种群结构和数量相对稳定，能量流动和物质循环之间的动态平衡，使生态系统处于一种相对平衡稳定的状态。而人体也是在不断地进行自身调整，以使其结构与功能保持相对稳定，阴阳双方达到一种动态平衡，即所谓"阴平阳秘"。因此从某种程度上说，中医学的本质也是一种"生态医学"。

我们赖以生存的生态系统是人类健康的基础。环境变化与人类健康之间的关系非常复杂，这种关系通常是间接的，并可随着空间和时间而发生变化，并取决于很多变化因素。当前，若想避免由于生态系统遭到破坏所导致的疾病和伤害，主要有两种方法：其一是预防、限制、管理环境破坏；其二是探索如何保护个体和群体免遭生态系统变化而受到伤害。中医学"天人合一"的理论，强调人与自然生态环境的和谐统一，人体在适应和改造自然环境的过程中，要保持机体内部及其与外环境之间的相对平衡协调。从生态文明的角度出发，人类应选择一种与自然和谐共处的发展方式，即可持续的发展方式，既能够使人类的发展需要得到满足，又可以使自然界的生态系统得到最大限度的保护。

2. 中医内稳态理论 稳态的概念是由法国生理学家贝尔纳首先提出的，他认为生命的机制在于保持内环境的稳定。1926年，美国生理学家沃尔特·坎农正式应用了内稳态这一概念，认为稳态是一种可变的且又可保持恒定的状态。

所谓内环境稳态是指正常机体在神经和体液因素的调节作用下，在不断变动的内外环境因素影响下，能够保持各系统机能和代谢的正常进行，维持内环境的相对稳定性。生物的内稳态是其进化发展过程中形成的一种更进步的机制，生物通过调控自身的体内环境，使其保持相对稳定，能够或多或少减少生物体对外界环境的依赖性。

中医学中并没有"内环境稳态"这一专业术语，但中医的阴阳平衡理论就蕴含了中医的稳态观。中医学认为，人体内存在着阴阳两种物质，且这两种物质之间既互根互用又相互制约，二者之间的相对平衡是维持人体内环境稳态的基础，"阴平阳秘"是机体最佳的稳态。这种稳态一旦被破坏，机体便出现疾病。

中医学"天人合一"的观点认为，"天人失和"是人体发生疾病的根本机制。现代医学的研究结果也同样证明，人体患病率显著增高的根本原因是人体的生理、心理与外界环境失去平衡所致。自然界中存在着很多对人体有害的致病因素，中医称之为"邪气"。自然界的"邪气"无处不在，可是却并不意味着人们一定都处于疾病状态，这是因为人体有"正气"存在。"正气"是指人体对外环境的影响和变化的适应能力，即免疫力。正所谓"正气存内，邪不可干"，"邪之所凑，其气必虚"。

人与天地相应，人类想要延年益寿，一方面要顺应自然，应积极适应自然而不是对抗自然，人与自然应和谐相处；另一方面，人们应以"天人合一"的整体观为指导思想，顺应自然界四时气候及地理环境的变化，主动摄生，调节机体的阴阳平衡，即维持机体内环境的稳态。这样，才有可能实现人人健康长寿，提升生命质量的千古之愿。

5 论　形神合一论

【理论内涵】

"形神合一"是中医学对于生命整体性的重要认识，即形体是精神活动的载体，精神活动是形体的生命体现，二者是不可分割的一个统一整体。"形"指的是形体，躯体。人体的"神"有广义之神和狭义之神的分别。广义之神是指人体生命活动的外在表现，包括表现于外的生理和病变征象；狭义之神，指的是人体的意识思维等精神活动。

【学术源流】

形神，是中国古代哲学的一对范畴。

对于形神之间的相互关系，先秦的诸子百家有着很多不同的观点。老子在《道德经》有"营魄抱一"的观点，庄子有"形体保神"的观点，而墨子则有"形与知处"的形神观。这些观点虽然没有解决形神先后的问题，并且在一定程度上还带有二元论的色彩，但却都强调了生命是形与神的结合体。

荀子提出"形具而神生"的观点，既明确形先神后的问题，肯定精神对形体的依赖关系，又强调了形神合一的生命整体性，这也使他成为"形神合一"一元论的先驱者。

中医形神观受先秦形神哲学思想的深刻影响，在长期医疗实践的基础上，通过对人体生理病理现象的观察和总结，从医学角度出发，建立的更具体、更科学、更客观的形神观，其思想观点主要体现在《黄帝内经》中。《素问·上古天真论》说："形与神俱，而尽终其天年，度百岁乃去。"从生命科学角度推进形神合一论的观点。

后世，中医学以"形神合一"的观点，用于解析生命活动、病理变化、诊断治疗以及养生康复等。如《冯氏锦囊秘录·杂症大小合参》说："然人之所生者神也，所托者形也，神大用则伤，形大劳则敝，形神离则死，故圣人重之。"辩证说明了形神关系：人的生命载体为形，生生不息为神，形神合一则生，形神相离则死。

【基本原理】

1. 神产生于形　《黄帝内经》受先秦"气一元论"哲学思想的深刻影响，认为"气"是构成宇宙万物的最基本物质，人也是由"气"所构成的。《灵枢·决气》说："精气津液血脉，余意以为一气耳。"气本无形，气化为精，始有形质可见。正如张介宾所言："形以精成，而精生于气。"关于"神"的产生，《灵枢·本神》说："故生之来谓之精，两精相搏谓之神。"《素问·六节藏象论》又提到："天食人以五气，地食人以五味。五气入鼻，藏于心肺，上使五色修明，音声能彰。五味入口，藏于肠胃，味有所藏，以养五气，气和而生，津液相成，神乃自生。"说明神本于先天之精而生，又依赖后天之精的濡养。此外，神的活动也以精气为物质基础。正如《灵枢·平人绝谷》说："胃满则肠虚，肠满则胃虚，更虚更满，故气得上下，五脏安定，血脉和利，精神乃居。故神者，水谷之精气也。"

2. 神依附于形　"形神合一论"认为，神不能离开形而独立存在。《素问·上古天真论》说："形体不敝，精神不散。"《景岳全书·治形论》也有形为"神明之宅"的论述。中医学认为，神藏于五脏之中，其中尤以心为主宰。《素问·宣明五气》说："心藏神，肺藏魄，肝藏魂，脾藏意，肾藏志。"神、魂、魄、意、志皆属于人身之神的范畴，其分别藏于五脏之中，故又称之为"五脏神"。因五脏皆可藏神，则又有"五神脏"之称。《素问·阴阳应象大论》也说："人有五脏化五气，以生喜怒悲忧恐。"由于血气与神之间的关系尤为密切，而"心主身之血脉"，故《素问·灵兰秘典论》称"心者，君主之官也，神明出焉"。《灵枢·邪客》说："心伤则神去，神去则死矣。"此外，"脑为元神之府"的作用也不容忽视。

形体的病变也可以诱发多种情志病变。如《灵枢·本神》有"肝气虚则恐，实则怒，心气虚则悲，实则笑不休"的说法。又如《伤寒论》说："太阳病不解，热结膀胱，其人如狂。""其人喜忘者，必有蓄血。"

中医学在形神关系上，否认脱离形体的精神实体的存在。人的一切精神活动都不能脱离形体，正如南朝范缜在《神灭论》所说："形存则神存，形谢则神灭。"

3. 神为形之主　早在三国时期，著名的思想家嵇康在《养生论》就提出"精神之于形骸，犹国之有君也"的观点，并提出"静志安神"的养生方法。《黄帝内经》进一步阐释了这一思想，不但认识到形是生命活动的载体，更强调了神对形的反作用，神乃生命活动的根本。正如《素问·五常政大论》所说："神去则机息。"指出神对人体气机运转起着主导作用。倘若人体失去神的主宰，则会出现脏腑功能紊乱，气化功能失常，精气则无从以化，身形无以得养。故张介宾《类经·摄生类》说："神虽由精气化生，但统驭精气而为运用之主者，又在吾心之神。"《素问·移精变气论》则强调了"得神者昌，失神者亡"。神对形的主宰作用主要表现在"心神"对脏腑的主导作用上。《素问·灵兰秘典论》说："心者君主之官也，神明出焉……主明则下安……主不明则十二官危，使道闭塞而不通，形乃大伤。"这说明尽管人体脏腑的功能活动是非常复杂的，但是在"心神"的调控作用下，这些复杂的功能活动能够相互协调，人体则成为一个有机的整体。若神受到损伤，调节机能失常，机体的整体性就会遭到破坏，人体便会出现相应的病理变化甚至死亡。正如张介宾《类经·针刺类》说："无神则形不可活。"故保养生命需要"积精全神"。

4. 形与神俱　《素问·上古天真论》说："上古之人，其知道者，法于阴阳，和于术数，食饮有节，起居有常，不妄作劳，故能形与神俱，而尽终其天年，度百岁乃去。"说明"形与神俱"是养生的至高境界，也说明形神之间的密切关系。神必须依附于形体而存在，神的生理功能也必须在形体健康时才能正常发挥出来，而神则是形的生命体现。正所谓：形者神之质，神者形之用；形为神之基，神为形之主；形存则神存，形灭则神灭。只有形与神俱，才能尽终天年。

【临床意义】

"形神合一论"是中医整体观的具体反映。几千年来，"形神合一"的思想始终贯穿于中医学的病因、病机、诊断、治疗及养生等各个领域，并指导着临床实践，是中医学理论体系中不可缺少的一个重要组成部分。形与神在生理上相互依存，在病理上亦相互影响，故临床辨证时不能将形神截然分开，诊神必观其形，而观神更要知其形变。

由于很多异常的精神变化皆可导致形体的病变，故医生在诊治疾病时，除了要关注其形体的痛楚，还要特别留意病人的精神状况。如《素问·疏五过论》说："凡欲诊病者，必问饮食居处。暴乐暴苦，始乐后苦，皆伤精气。精气竭绝，形体毁沮。暴怒伤阴，暴喜伤阳。厥气上行，满脉去形。"《灵枢·官能》提出"用针之要，无忘其神"的观点，是指在治疗疾病的时候，无论是针灸按摩，还是处方用药都要"无忘其神"。

反之，很多躯体疾病又可以导致精神活动的异常。如脑卒中、高血压病、慢性胃炎、糖尿病、肿瘤等，常伴有失眠、健忘、烦躁、焦虑、抑郁等病症。因此，善治形体疾病者，亦当同时调摄精神。

由此可见，从"形神合一"理论发展而成的中医"心身医学"，在临床上对治疗多种内外科疾病及疑难杂症均有重要研究意义和应用价值。

《素问·上古天真论》提出"余闻上古有真人者，提挈天地，把握阴阳，呼吸精气，独立守神，肌肉若一，故能寿敝天地，无有终时，此其道生"的养生观。其中"独立守神，肌肉若一"指的是在养生保健中既要"调神"，又不能忽视"调形"，这正是"形神合一"思想是中医养生学的精华所在。

【现代研究】

"形神合一"与心身医学的关系

"心身医学"（psychosomatic medicine）是20世纪初诞生的现代医学的一个新的分支，它着重研究精神和躯体之间的相互关系，研究并阐明心理、社会、生理三方面因素对保持和增进健康以及在疾病发生发展过程中的作用及其相互关系的一门新兴学科。

伴随着人类社会的迅猛发展，精神因素在发病原因中所占的比重日益加大，心身医学也越来越受到重视。我国是心身医学思想的主要发源地之一，中医研究心身医学有着悠久的历史、鲜明的特色和丰富的经验。早在1992年召开的国际心身医学大会上，权威人士就已宣告："世界心身医学应向中国的中医学寻找智慧。"

《黄帝内经》有"精神内伤，身必败亡"，"怒伤肝""思伤脾""恐伤肾""喜伤心""忧伤肺"，"喜则气缓""怒则气上""悲则气消""思则气结""恐则气下""惊则气乱"等相关论述，这些都是中医学关于心身疾病病因病机的早期认识，不仅为后世情志致病理论的形成奠定了基础，同时也对研究现代心身疾病的病因病机有着重要的指导作用。中医学"形神合一论"，正是中医心身医学思想的集中体现。中医学认为，人们只有"形与神俱"，才能"尽终其天年，度百岁乃去"，健康的人应是"形"与"神"的统一体。在病理情况中，形病可以导致神病，

NOTE

如《景岳全书·治形论》说："内形伤则神气为之消靡。"神病亦可引起形病，如《灵枢·本神》说："心怵惕思虑则伤神，神伤则恐惧自失……毛悴色夭，死于冬。"现代医学研究认为，当人体情志发生异常后，由于控制情志活动的中枢与包括下丘脑在内的边缘系统和自主神经中枢紧密联系，因此可以引起人体脏腑功能紊乱，进而出现多种的躯体症状。可见，中西医学的认识不谋而合。

中医治疗心身疾病的主要原则在于"调理脏腑、疏导情志、心身并治"。"调理脏腑"，是针对心身疾病的主要病机及所伤脏腑的不同，临床上有从脑、肝、脾等脏腑进行论治者。"疏导情志"，则强调在治疗时要重视对病患进行心理方面的疏导治疗。"心病还须心药医"，对病人应"告之以其败，语之以其善，导之以其变，开之以其苦"。"心身并治"，则是强调"形神合一"。现代"心身医学"的研究也同样认为，人们具有高度的自我调节、自我改善的功能，能经过有意识的训练，做到用意志来影响或控制内脏器官的功能，从而对抗由于各种因素所引起的生理功能紊乱。

中医学"形神合一"的心身观，始终将"形"与"神"作为相互联系的一个有机整体，将心理现象置于心身整体联系的背景上来研究，不同于西方习惯将心理现象作为孤立现象来研究的方法。因此，积极构建中医心身医学具有积极的现实意义。

6论　生命周期论

【理论内涵】

生命周期的概念有广义和狭义之分。狭义的"生命周期"是生命科学术语，指的是生物体从出生、成长、成熟、衰退到死亡的全部过程。广义的"生命周期"则是其本义的延伸和发展，泛指自然界和人类社会各种客观事物的阶段性变化及其规律。

人体生命周期，是指人体从生殖之精的结合开始，到生命终止的一个完整的生命过程，包括生长期、发育期、成熟期、衰退期、死亡的全部过程。

人类生活在自然界中，自然界与人体之气相参相应。在人类生命活动的周期性规律中，又有年节律、月节律和日节律等。

【学术源流】

中医学有关人体生命周期的理论，是在中国古代哲学思想及相关的天文历法知识基础之上建构起来的。

《黄帝内经》论述了人体"生长壮老已"的生命过程。如《素问·上古天真论》说："女子七岁，肾气盛，齿更发长……七七，任脉虚，太冲脉衰少，天癸竭，地道不通，故形坏而无子也。丈夫八岁，肾气实，发长齿更……八八则齿发去。"《灵枢·天年》："人生十岁，五脏始定，血气已通，其气在下，故好走。二十岁，血气始盛，肌肉方长，故好趋……百岁，五脏皆虚，神气皆去，形骸独居而终矣。"分别以"女七男八"和"十"为基数阐述人体生命活动的规律性。

《黄帝内经》很多篇章论及自然界的年、月、日周期性节律的变化与人体生命活动的关系，如"六节藏象论""阴阳应象大论""八正神明论""九宫八风"等。主要体现五运六气学说的七篇大论，更是以运气变化的周期性规律，阐述人体生命活动的生理、病机、诊断、治疗，乃至养生等。

宋金时期，中医学对"运气学说"的研究有长足的进展，对"子午流注"针法的创立，突破了以往仅通过类比自然界变化来认识人体生命节律的方法。通过临床实践认识并总结探讨人体生命活动的周期性节律，将人体生命周期的理论更加系统化，为解析人体生命活动规律做出重要贡献。

【基本原理】

1. 精气盛衰之理　《黄帝内经》将人体生命活动的周期概括为三个阶段，分别为：生长期、壮盛期和衰老期。

《素问·上古天真论》以肾中精气盛衰的变化规律，以女七男八为基数，阐述人体生命活动周期的过程。生长期：女子七岁至二七阶段，丈夫八岁至二八阶段，肾中精气逐渐充盛，生理特征是骨骼、牙齿、头发生长发育较为迅速，产生"天癸"，月经时至，精气溢泻，初步具备了生殖功能。壮盛期：女子三七至四七，丈夫三八至四八阶段，肾中精气最为充盛，生理特征是长出智齿，筋骨劲强，肌肉丰满，生殖功能发育成熟，男女相合则有子。衰退期：女子五七、丈夫五八之后，肾中精气的逐渐衰退，生理特征是面憔皱纹，发鬓斑白，牙齿松动，天癸竭，绝经，精少，不再具有生殖功能。以此而论，则生、长、壮、老取决于肾，齿、骨、发、生殖功能等为肾中精气盛衰的外候。

2. 五脏气血盛衰之理　《灵枢·天年》以五脏气血盛衰变化规律，以"十"为基数，阐述人体生命活动的周期规律性。生长期：二十岁之前，五脏气血逐渐充盛，"人生十岁，五脏始定，血气已通，其气在下，故好走。二十岁，血气始盛，肌肉方长，故好趋。"壮盛期：二十到四十岁之间，五脏气血充盛，"三十岁，五脏大定，肌肉坚固，血脉盛满，故好步。四十岁，五脏六腑，十二经脉，皆大盛以平定，腠理始疏，荣华颓落，发鬓斑白，平盛不摇，故好坐。"衰退期：四十岁以后，五脏气血渐衰，从肝开始，按五脏相生规律，依次为心、脾、肺、肾的生理功能衰退，出现衰老之征，"五十岁，肝气始衰，肝叶始薄，胆汁始减，目始不明。六十岁，心气始衰，苦忧悲，血气懈惰，故好卧。七十岁，脾气虚，皮肤枯。八十岁，肺气衰，魄离，故言善误。九十岁，肾气焦，四脏经脉空虚。百岁，五脏皆虚，神气皆去，形骸独居而终矣。"以此而论，则生、长、壮、老取决于五脏气血盛衰变化，在生命不同阶段，体现不同的生理特征。

3. 营卫盛衰之理　营卫之气是人体重要的气，来自水谷之精气，由脾胃运化功能而生成。如《灵枢·营卫生会》："人受气于谷，谷入于胃，以传于肺，五脏六腑，皆以受气。其清者为营，浊者为卫，营在脉中，卫在脉外。"营卫之气亦与心肺关系密切。如《难经·三十二难》："心者血，肺者气。血为荣，气为卫，相随上下，谓之荣卫。"营气具有化生血液、营养全身的功能，为血中之气；卫气具有护卫肌表、温养脏腑肌肉皮毛、调节腠理开合、调控汗液排泄的功能，为气中剽悍。正如《类经·营卫三焦》："人身不过表里，表里不过阴阳，阴阳即营卫，营卫即血气。"

人体在生理状态下，营卫气血运行始终处在一个动态平衡中，即"阴平阳秘"。自然界四时的寒暑更替，营卫昼夜循环，正常情况下均处在一个动态平衡的过程。如《灵枢·五乱》："四时者，春秋冬夏，其气各异，营卫相随，阴阳已和，清浊不相干，如是则顺之而治。"

营卫二气，运行全身，具有周期性特点。《灵枢·营卫生会》说："卫气行于阴二十五度，行于阳二十五度，分为昼夜，故气至阳而起，至阴而止。"营卫二气有规律的运行，卫气昼行于阳，夜行于阴，行于阳则寤，行于阴则寐，从而产生并维持人体正常的睡眠周期。当营卫和谐平衡，互根互用，才能促进人体的生长发育并逐渐强壮。正如《灵枢·天年》说："五脏坚固，血脉和调，肌肉解利，皮肤致密，营卫之行，不失其常，呼吸微徐，气以度行，六府化谷，津液布扬，各如其常，故能长久。"

营卫之气的运行与盛衰与生命活动有关。壮盛期，营卫运行和谐，气血充盛而络脉通畅，是生理功能正常的基础。如《灵枢·营卫生会》："壮者之气血盛，其肌肉滑，气道通，营卫之行不失其常，故昼精而夜瞑。"衰退期，若营卫之气和调，则虽老而不衰。如《灵枢·天年》："使道隧以长，基墙高以方，通调营卫，三部三里起，骨高肉满，百岁乃得终。"若营卫之气不足，或运行失常，则表现为衰老之象。如《灵枢·营卫生会》说："老者之气血衰，其肌肉枯，气道涩，五脏之气相搏，其营气衰少而卫气内伐，故昼不精，夜不瞑。"

4. 阴阳消长之理　《黄帝内经》基于四时变化而确定人体生命活动的年节律性周期。《素问·六节藏象论》说："五日谓之候，三候谓之气，六气谓之时，四时谓之岁。"一年之中，伴随着阴阳二气的消长运动，出现春温、夏热、长夏湿、秋燥、冬寒的变化，自然界的万物出现了生长化收藏的改变，人体也出现了一系列与之相通应的脏腑气血阴阳的消长变化。如春夏人体气血趋向于表，秋冬人体气血趋向于里，脉应四时出现春弦、夏洪、秋毛、冬石的规律性变化。人体经脉之气和五脏的气血盛衰也体现了这种年节律性的变化，如《灵枢·五乱》："经脉十二者，应以十二月。十二月者，分为四时。四时者，春秋冬夏，其气各异。"《素问·脏气法时论》："病在肝，愈于夏，甚于秋，秋不死，持于冬，起于春。"以肝为例，说明五脏之气旺于本脏所主的时令，衰于其所不胜之时令，在生我之时令脏腑之气得到加强而生长，而在我生之时令则功能逐渐低下。

月有盈亏虚实的变化，对人体有一定影响，人体生命活动具有月节律性周期。如《素问·八正神明论》："月始生，则血气始精，卫气始行；月廓满，则血气实，肌肉坚；月廓空，则肌肉减，经络虚，卫气去，形独居。"阐述伴随着三种不同月相，人体气血的生化规律。《素问·缪刺论》提出"月生一日一痏，二日二痏，渐多之，十五日十五痏，十六日，十四痏，渐少之"的针刺方法。月满之时人体经脉气血相对旺盛，针刺的次数可以适当增加；月亏时人体经脉血气相对衰减，针刺次数则要逐日减少。

人体生命活动的日节律性周期，也是自然界阴阳二气作用的结果。伴随着一日之中昼夜晨昏的交替，自然界的阴阳二气也随之出现消长变化，而人体也随之发生同样的节律性改变。如《灵枢·顺气一日分为四时》："一日分为四时，朝则为春，人气始生；日中为夏，人气盛长；日入为秋，人气始衰；夜半为冬，人气入藏。"疾病在一日之内的变化趋势为"夫百病者，多以旦慧、昼安、夕加、夜甚"。人体经脉之气每一周次的循环也体现节律性，如《灵枢·痈疽》："经脉留行不止，与天同度，与地合纪。"

【临床意义】

1. 生命周期论在发病与病机中的应用　由人体生命周期理论发展而来的中医时间医学，具有悠久的历史和丰富的内涵，可用以说明疾病的病理变化和发展趋势。如《素问·咳论》："五脏各以其时受病。"《素问·金匮真言论》具体指出一年四季的发病规律："春善病鼽衄，仲夏善病胸胁，长夏善病洞泄寒中，秋善病风疟，冬善病痹厥。""旦慧、昼安、夕加、夜甚"则概括出人体的病情随昼夜变化而轻重有所不同。又如《素问·气交变大论》描述："岁水太过，寒气流行，邪害心火。民病身热烦心燥悸，阴厥上下中寒，谵妄心痛，寒气早至，上应水星。岁火不及，寒乃大行，长政不用，物荣而下，凝惨而甚，则阳气不化，乃折荣美，上应水星。民病胸中痛，胁支满，两胁痛。"晋·王叔和在《伤寒例》中说："凡时行者，春时应暖，而复大寒；夏时应大热，而反大凉；秋时应凉，而反大热；冬时应寒，而反大温。此非其时而有其气，是以一岁之中，长幼之病多相似者，此则时行之气也。"指出气候的异常变化与人体发病之间的密切关系。而《素问·脏气法时论》说："病在肝，愈于夏，夏不愈，甚于秋，秋不死，持于冬，起于春，禁当风……病在心，愈在长夏，长夏不愈，甚于冬，冬不死，持于春，起于夏，禁温食热衣。"结合四时变化，运用五行生克理论，揭示了五脏疾病的变化规律。

2. 生命周期论在诊断辨证中的应用 生命周期理论还可以应用于疾病的诊断，根据不同的时间节律来诊察疾病的方法，称之为时间诊断学。疾病的发展是一个动态的过程，四时的变化影响着人体的生理状态、疾病的发展变化和病证特点。正如《灵枢·寿夭刚柔》："谨度病端，与时相应。"《素问·病能论》解释："度者，得其病处，以四时度之也。"体现诊断疾病要考虑四时因素。《素问·脉要精微论》说："诊法常以平旦，阴气未动，阳气未散，饮食未进，经脉未盛，络脉调匀，气血未乱，故乃可诊有过之脉。"强调诊脉的最佳时间是清晨，此时人体内外环境相对稳定，患者气血未受干扰。《素问·热论》将发病时间在"夏至日"前后作为诊断温病和暑病的关键："先夏至日者为病温，后夏至日者为病暑。"《素问·热论》说："伤寒一日，巨阳受之，故头项痛腰脊强。二日阳明受之，阳明主肉，其脉侠鼻，络于目，故身热目痛而鼻干，不得卧也。三日少阳受之，少阳主胆，其脉循胁络于耳，故胸胁痛而耳聋。三阳经络，皆受其病，而未入于脏者，故可汗而已。四日太阴受之太阴脉布胃中，络于嗌，故腹满而嗌干。五日少阴受之。少阴脉贯肾，络于肺，系舌本，故口燥舌干而渴。六日厥阴受之。厥阴脉循阴器而络于肝，故烦满而囊缩。"概括伤寒病六经辨证的发病规律与时间密切相关。

3. 生命周期论在疾病防治中的应用 在疾病防治方面，中医学研究按时施针、择时用药、依时防病和依时养生等内容，这种"因时制宜"的原则是中医时间医学的生动体现。如《灵枢·百病始生篇》所说："察其所痛，以知其应，有余不足，当补则补，当泻则泻，毋逆天时，是谓至治。"指的是治疗疾病时不论采取何种具体方法，都应注意"顺应天时"。《素问·刺疟论》说："凡治疟先发，如食顷可以治，过之则失时也。"强调治疗疾病要善于抓住时机。在治疗标本的先后顺序上，同样要考虑到时间因素。正如《灵枢·师传》说："春夏先治其标，后治其本；秋冬先治其本，后治其标。"《素问·六元正纪大论》提出的"用寒远寒，用凉远凉，用温远温，用热远热"的用药规律也体现了"因时制宜"的治疗原则。金元时期的李东垣也强调因时立法的原则，主张"必本四时升、降之理，汗、下、吐、利之宜。大法：春宜吐，象万物之发生，耕、耨、科、斫，使阳气之郁者易达也。夏宜汗，象万物之浮而有余也。秋宜下，象万物之收成，推陈致新，而使阳气易收也。冬周密，象万物之闭藏，使阳气不动也。"李时珍在《四时用药病例》中也主张"春月宜加辛温之药薄荷、荆芥之类，以顺春升之气；夏月宜加辛热之药香薷、生姜之类，以顺夏浮之气；长夏宜加甘苦辛温之药人参、白术之类，以顺化成之气；秋月宜加酸温之药芍药、乌梅之类，以顺秋降之气；冬月宜加苦寒之药黄芩、知母之类，以顺冬沉之气。"

根据中医生命周期理论发展起来的时间医学，临床研究的热点主要集中在心脑血管、内分泌、免疫及肿瘤等多个领域，对治疗高血压病、心脏病、肿瘤、脑血管意外、系统性红斑狼疮、类风湿关节炎、哮喘、月经失调、发热、五更泄等疾病，均有一定的疗效。

【现代研究】

1. "生长壮老取决于肾"与神经－内分泌－免疫网络　国家"973"计划项目"基于'肾藏精'藏象理论的基础研究"，根据《素问·上古天真论》关于"生长壮老取决于肾中精气"的理论，以辽宁、天津、上海三地为多中心，采用前瞻性的流行病学调查方法，以23项神经－内分泌－免疫网络（NEI）为观察指标，探讨"肾藏精"藏象理论与生长壮老相关性的生物学机制和科学内涵。结果表明：在生、长、壮、老的生命过程中，NEI网络的去甲肾上腺素、肾上腺素、5-羟色胺、血管活性肠肽、ACTH、皮质醇、雌激素、睾酮、生长激素、γ-干扰素、CD4+/CD8+T淋巴细胞比值、IL-2等具有曲线变化趋势，生长发育期和衰退老年期比较，有显著性差异。结果提示，中医学"生长壮老取决于肾中精气"的生物学机制与神经－内分泌－免疫网络系统密切相关。

2. 人体生命周期与细胞分裂　美国科学家海弗利克指出，人体大约由500亿个细胞组成，这些细胞大都从胚胎开始，大约分裂50次后便停止分裂而死亡。依此推算出人类平均寿命应是120岁。这个结果与我国古代医学家普遍认为的人的自然寿命应在百岁到一百二十岁之间基本一致。我国古代早就有"女子以七为纪，男子以八为纪"之说，前苏联科学家经过20余年的研究也证实，人体的生命运动过程中，有生命活动高潮期及低潮期，这个节律以平均7或8年为一周期。

3. 四时五脏阴阳理论与生命节律　"四时五脏阴阳"是北京中医药大学程士德教授提出的关于藏象研究的命题，将人体的五脏系统与自然界的四时阴阳变化统一起来，体现了中医学的整体观念。

"四时五脏阴阳"一词，首见于《素问·经脉别论》："食气入胃，散精于肝，淫气于筋……饮入于胃，游溢精气，上输于脾……合于四时五脏阴阳，揆度以为常也。"指的是饮食精气的生成输布，气血津液的生成运行，均可从测度脉象的变化而得知，在分析时还要结合四时阴阳和五脏阴阳的变化，进行综合分析判断。

研究以生命节律为切入点，通过自然界四时气候变化对人体脏腑生理，以及某些疾病季节性发病现象入手，探讨其机理，并与五脏功能活动的系统调控相联系。该命题所研究的内涵非常丰富，不仅包括脏腑与四时的相应，还包括脏腑的日节律、月节律、双月节律等内容，丰富了时脏相应的内涵，从不同层次揭示脏腑生命节律的实质。并通过观察大鼠一日四时内单胺类神经递质的变化，发现单胺类神经递质具有节律性变化；通过对季节性精神病单胺类神经递质的变化规律研究，发现了单胺类神经递质具有季节性变化，为这类疾病的季节性发病规律提供了物质基础。

4. 人体的生物钟与生命活动调控　宇宙中的任何生物都有其自身的生物节律性。生物体为了适应环境的节律变化，在其进化过程中，逐渐发育分化出一个特殊的器官即生物钟，并逐渐形成了一种具有高度时间节律的活动特性，即"生物钟"现象。生物钟是生物节律发生的结构基础，而生物节律则是生物钟功能的具体表现形式。生物钟既包括与昼夜相适应的"日钟"，也包括与地球公转相适应的"年钟"。

美国康奈大学生物钟研究室在《科学》杂志上指出，人体生物节律的机能并非受大脑控制，也不受眼部视觉神经的控制，而是受人体感光细胞所控制。大量实验证实，人体膝盖后方集中了大量的感光细胞，它能收集光线信息并调整作息。若用强光照射膝部，则能前后调整人体生物钟约 3 个小时。因而可以采用这种方法对长途飞行者、季节性情绪低落及睡眠习惯混乱者的生物钟进行调节治疗。

也有研究证明，生物钟是受大脑的下丘脑"视交叉上核"（SCN）控制的，人类有昼夜节律的睡眠、清醒和饮食行为都归因于生物钟作用。下丘脑分泌的褪黑素，作为调节昼夜节律的新化合物。褪黑素主要由松果体产生的激素，其释放表现出明显的昼夜波动，其在夜间生产的数量是白天的 50 ～ 100 倍。中医学在"肾应冬"的研究中发现，肾主生殖方面的调控机制，是肾中精气随季节的变化，以松果体为中介，通过影响睾丸的 c-fos 和 c-jun 的 mRNA 表达来调节季节性生殖方式，从而验证了中医"肾应冬"理论具有客观物质基础，以及"以时测脏"的科学性。

7 论　生命健康论

【理论内涵】

中医学将健康人称为"平人"，将健康的状态定义为"阴平阳秘"。中医学提倡"形神合一""天人合一"，以及"亢害承制"的健康观。世界卫生组织将健康定义为"健康不仅是没有疾病，而且包括躯体健康、心理健康、社会适应良好和道德健康。"由此可见，健康是人身体、心理、社会适应性和道德的完好状态，是人体生命活动正常的标志。

【学术源流】

中国文字很早就有"健""康"的表述，唐以前，"健康"二字常分开运用。"健"指一种"强有力"的状态，可包括人的身体和精神两方面，如《易·乾》："天行健，君子以自强不息。""康"指精神安乐，如《尔雅·释诂》："康，安也。"《疏》："孙炎曰：康，乐也，交会乐道也。"《黄帝内经》未见"健"字，"康"即健康之意，见于七篇大论，如《素问·气交变大论》："上临厥阴，流水不冰，蛰虫来见，脏气不用，白乃不复，上应岁星，民乃康。"

至唐代出现"康健"一词。如《备急千金要方·卷第二十七·居处法》："以康健便为常然，常须安不忘危，预防诸病也。"

直到明代，"健康"一词才见于《东里续集》《篁墩文集》等书籍中，表达身体健康之意。见于明代医家中医著作记载，如《医宗必读·心腹诸痛》："以八味丸料煎饮，不十日而健康如常。"《医学入门·食治门》论及中药以助健康："栗味咸温浓胃肠，耐肌益气火煨良，生干补肾坚腰脚，嚼署能除箭刺疮，栗楔专医筋骨痛，钩栗令人体健康。"

中国古代的儒家著作《周易》强调"中和"的思想，认为人体得"中和"则吉，失"中和"则凶。道家的理论元点为"冲气以为和"，在人体，可以解析为关于健康的基本精神。

中医学继承儒、道二家，以"平"与"和"作为健康的基本精神。如《素问·生气通天论》："阴平阳秘，精神乃治。"以阴阳和谐平衡为人体精气与神气正常的保证，是中医学对生命健康的总体概括。并且，以气血调和、五脏调和、形神和谐、天人和谐为人体生命健康的关键。

张仲景《伤寒论·辨太阳病脉证并治中》说："凡病，若发汗、若吐、若下，若亡血、亡津液，阴阳自和者，必自愈。"即便患病，治疗目的为恢复健康，"阴阳自和"为病愈康复之要。

历代医家皆以维护生命健康为己任，以保养生命为医学最高境界，所谓"上医医未病之病，中医医欲病之病，下医医已病之病"（《备急千金要方·诊候第四》）。

【基本原理】

中医学是一门研究人体生命健康的科学。"和谐"是中医健康观的核心理念。"气血调和""阴阳自和""五脏调和""天人和谐""形神和谐"的生命健康观都强调"和"。人体生命健康的本质就是机体内外环境变化都处于"和谐"的生理状态。反之，若机体内外环境失去平衡协调就会出现"失和"的病理状态。

1.阴阳自和　《素问·宝命全形论》说："人生有形，不离阴阳。"中医学运用阴阳交感、对立、互根、消长、转化的规律，说明人体的解剖结构、生命物质、生理功能、病理变化、诊断辨证、治则治法、养生康复等，特别是用以阐述人体内外环境的阴阳和谐平衡是生命健康的根本保证。

《素问·生气通天论》阐述："生之本，本于阴阳。""阴平阳秘，精神乃治。"以阴阳和谐平衡概括人体生命健康的根本。以生命物质论，精血津液为阴，以濡养、滋润机体为主，故"藏精而起亟"；气为阳，以推动、温煦机体为主，故"卫外而为固"。以脏腑功能论，五脏主"藏而不泻""满而不实"为阴，六腑主"泻而不藏""实而不满"为阳。五脏又内涵阴阳，心阴、肺阴、肝阴、脾阴、肾阴，主滋润、宁静、抑制、成形作用；心阳、肺阳、肝阳、脾阳、肾阳，主温煦、推动、兴奋、气化作用；而肾之阴阳为五脏阴阳和谐平衡之本，"五脏之阴气，非此不能滋；五脏之阳气，非此不能发"（《景岳全书·命门余义》）。如此等等，《素问·生气通天论》总结为："凡阴阳之要，阳密乃固。两者不和，若春无秋，若冬无夏。因而和之，是谓圣度。"阴阳和谐平衡之要点在于阳气致密于外，阴气固守于内。"能于阴阳而和之，是圣人陈阴阳之法度"（《内经吴注》）。即保养生命之法度。

当人体阴阳之间的动态平衡受到破坏，或人体内外环境之间的阴阳平衡失调时，人体就会处于非健康、亚健康或疾病的状态。因此，"阴阳失调"是中医病机学的总纲，主要包括：阴阳偏盛偏衰、阴阳互损、阴阳格拒、阴阳转化。若阴阳亡失，则会出现"阴阳离决，精气乃绝"的危证，严重时可以导致人的死亡。基于"阴阳失调"的基本病机，中医治疗疾病的基本原则就是"谨察阴阳所在而调之，以平为期"，保持阴阳的平衡协调是治疗关键所在。张仲景所谓"阴阳自和"，即是此意。

2.气血调和　中医学气血理论最早溯源于《黄帝内经》。气血是构成和维持人体生命活动的基本物质，如《素问·调经论》："人之所有者，血与气耳。"《难经·二十二难》提出"气主煦之，血主濡之"的观点，阐述气血的主要生理功能。气血调和，包括气和血各自发挥生理功能，如气的温煦、推动、防御、固摄、气化等生理功能，血的濡润营养全身、为精神活动的主要物质基础。气和血的相辅相成的关系，如气为血之帅，即气能生血、行血、摄血；血为气之母，即血能养气、载气。气血调和为人体健康之根本。如《灵枢·天年》："血气已和，荣卫已通，五脏已成，神气舍心，魂魄毕具，乃成为人。"

气血失和是发生疾病的基本病机之一，如《素问·调经论》："血气不和，百病乃变化而生。"因而，《黄帝内经》总结出"调和气血"的基本治则，如《素问·至真要大论》："谨守病机，各司其属，有者求之，无者求之，盛者责之，虚者责之，必先五胜，疏其血气，令其调达，而致和平，此之谓也。"

3. 五脏调和　中医藏象理论是以五脏为中心的整体观，五脏系统各自的功能活动，以及"生克制化"的相互关系，实现生理功能的平衡协调，是维持机体内环境相对稳定，亦即维持生命健康的重要因素之一。如《灵枢·脉度》说："肺气通于鼻，肺和则鼻能知臭香矣；心气通于舌，心和则舌能知五味矣；肝气通于目，肝和则目能辨五色矣；脾气通于口，脾和则口能知五谷矣；肾气通于耳，肾和则耳能闻五音矣。"说明五脏的生理功能活动，通过相关官窍的嗅、味、视、听觉等而表现于外。《素问·玉机真脏论》提出："五脏相通，移皆有次。"阐述五脏之气相互通应，其脏气输移，皆有次序。《素问·阴阳应象大论》说："东方生风，风生木，木生酸，酸生肝，肝生筋，筋生心……心生血，血生脾……脾生肉，肉生肺……肺生皮毛，皮毛生肾……肾生骨髓，髓生肝。"《素问·五脏生成论》云："心之合脉也……其主肾也。肺之合皮也……其主心也。肝之合筋也……其主肺也。脾之合肉也……其主肝也。肾之合骨也……其主脾也。"具体指出五脏之间脏气的相互输移通过五行之间的生克制化而实现。并且，还与脏腑相合理论以及气机升降理论存在密切关系。如《灵枢·本脏》："肺合大肠，大肠者，皮其应。心合小肠，小肠者，脉其应。肝合胆，胆者，筋其应。脾合胃，胃者，肉其应。肾合三焦膀胱，三焦膀胱者，腠理毫毛其应。"说明五脏与六腑之相合，以及五脏与五体的外候。《素问·刺禁论》说："肝生于左，肺藏于右，心部于表，肾治于里，脾为之使，胃为之市。"重点阐明脏腑气机升降出入的相对、动态平衡，是生命健康的重要保证。

病理情况下，五脏之间通过相乘、相侮以及母子相及关系进行传变，如《素问·玉机真脏论》："五脏受气于其所生，传之于其所胜，气舍于其所生，死于其所不胜。病之且死，必先传行至其所不胜，病乃死。"

4. 形神和谐　"形神合一"是中医学对于生命整体性的重要认识，形神是不可分割的一个统一整体。如《类经·针刺类·八正神明泻方补圆》："形者神之体，神者形之用；无神则形不可活，无形则神无以生。故形之肥瘦，营卫血气之盛衰，皆人神之所赖也。故欲养神者，不可不谨养其形。""形神和谐"是人体生命存在和身体健康的基本特征之一。中医学认为，"形俱而神生"，如《灵枢·本神》："故生之来谓之精，两精相搏谓之神。"神依附于形而存在，如《素问·上古天真论》说："形体不敝，精神不散。"形与神关系密切，不可分离。《黄帝内经》所倡导的养生之道，谓之"积精全神""呼吸精气，独立守神"。

若人体七情内伤，则会影响脏腑气机，继而则会出现脏腑形体损伤；若人体形体有病变，脏腑经络失养，久之也会出现精神情志的异常。故中医学强调"形神和谐"的健康观，《素问·上古天真论》强调的"形与神俱"是养生的至高境界。

5. 天人和谐　中医学认为，人生活在天地之间，人体的健康状况与自然界的气候变化、昼夜晨昏、水土方宜等因素存在密切关系。如《灵枢·岁露论》："人与天地相参也，与日月相应也。""天地之间，六合之内，其气九州九窍，五脏十二节，皆通乎天气。"《素问·宝命全形论》："人生于地，悬命于天，天地合气，命之曰人。"人体生命健康的基本规律为"人以天地之气生，四时之法成"。因此，人们若想拥有健康的体魄，必须要顺应天地四时阴阳的变化而防病治病，即如《素问·四气调神大论》所说："天气清净，光明者也……唯圣人从之，故身无奇病，万物不失，生气不竭。"

《素问·上古天真论》所论"真人""至人""贤人""圣人"，都是深得养生之道、善于摄生之人。尽管称呼不同，但究其养生的基本原则皆不外是"提挈天地""调于四时""法则天地，象则日月""处天地之和，从八风之理"。即主张"天人合一"，人与自然和谐相处，适应自然、保护自然就是在保护自身的生命健康。反之，若人类违反大自然的规律，人为地破坏自然环境，就会损害自身健康，甚至会危及生命。

【临床意义】

中医学在维护机体生命健康方面，强调"防治结合，以防为主"的理念。正如《素问·四气调神大论》所论："是故圣人不治已病治未病，不治已乱治未乱，此之谓也。"中医学重视养生保健，主张"未病先防"，"已病防变"，要做到遵循自然界的法则，顺应四时阴阳变化的规律，时刻注意保持平和的心态，及时调理机体的阴阳平衡，使人与自然之间、人的形神之间、人与人之间都能够保持一种和谐的健康状态。正如《灵枢·本神》说："故智者之养生也，必顺四时而适寒暑，和喜怒而安居处，节阴阳而调刚柔，如是则僻邪不至，长生久视。"

中医健康医学广泛地应用于临床各科疾病的防治，并对调摄人体亚健康状态具有积极意义。亚健康状态是一种介于健康与疾病之间的第三状态，是人体由健康向疾病转化过程中的一个过渡阶段，此阶段虽没有明确的疾病，但机体却出现了精神活动和适应能力下降的表现，如果这种状态不能及时得到纠正，就容易引起各种疾病。因此，丰富中医健康医学的理论体系具有积极意义。

【现代研究】

1. 世界卫生组织关于人体健康的衡量标志 世界卫生组织提出了衡量人体健康的10条具体标志，分别为：①精力充沛，能从容不迫地应付日常工作和生活；②处事乐观，态度积极，乐于承担任务而不挑剔；③善于休息，睡眠良好；④应变能力强，能适应各种环境；⑤对一般感冒和传染病有一定的抵抗力；⑥体重适当，体型匀称，头、臂、臀比例协调；⑦眼睛明亮，反应敏锐，眼睑不发炎；⑧牙齿清洁，无缺损，无疼痛，牙龈颜色正常，无出血；⑨头发光泽，无屑；⑩肌肉、皮肤有弹性，走路轻松。

中医健康医学认为，人体健康包括：其一，生理健康，如《灵枢·寿夭刚柔》："形与气相任则寿……皮与肉相果则寿……血气经络胜形则寿……形充而皮肤缓则寿……形充而大肉䐃坚而有分者肉坚，肉坚则寿矣。"其二，心理健康，如《素问·上古天真论》："志闲而少欲，心安而不惧，形劳而不倦，气从以顺，各从其欲，皆得所愿。"其三，人与自然环境、社会环境的和谐。如《素问·上古天真论》："故美其食，任其服，乐其俗，高下不相慕，其民故曰朴。是以嗜欲不能劳其目，淫邪不能惑其心，愚智贤不肖不惧于物，故合于道。所以能年皆度百岁而动作不衰者，以其德全不危也。"

由此可见，尽管相距2000多年的历史，但中医学关于健康的评价标准依然鲜活、生动和准确。

2. 健康相关生命质量（HRQOL） 医学界将生命质量（Quality of life，QOL）和健康观念结合起来，形成了健康相关生命质量（Health-related QOL，HRQOL）。HRQOL的提出是医学模式由生物医学模式向生物 - 心理 - 社会医学模式转变的结果，与人们健康观念的改变有关。HRQOL 最初是用于对乳腺癌患者进行化疗前后的健康评价，现在其已广泛应用于临床医学、预防医学、药学、卫生管理等领域。HRQOL 使通常意义上健康测量内容进一步全面化，是健康评价发展的新方向。中医学历来重视养生保健，强调健康是生命的数量与质量的结合体，这与 HRQOL 理念不谋而合。中医健康医学有着深厚的理论和实践基础，将 HRQOL 评价标准结合自身的理论特点，可以总结出更加适合中医健康医学的评价标准，这将对中医学理论体系的发展具有更深远的意义。

8 论　养生之道论

【理论内涵】

养生一词，又称为摄生、卫生、道生等，意指保养生命。养生就是通过各种调摄保养，使机体的生命活动过程处于阴阳协调的最佳状态，从而延缓衰老的进程。

中医养生是在中医理论指导下，综合运用情志调摄、运动导引、起居保养、饮食调养、药物调理等方法来保养身体、增进健康、延年益寿的保健活动。中国传统养生理论内容丰富，涉及社会、文化、宗教、医药、饮食以及武术多种人文领域，其具体内容包括养生之道和养生之术两方面，旨在最终达到中正平和，天人合一的养生最高境界。

【学术源流】

"养生"一词最早见于《庄子·养生主》，书中指出"养"，即保养、调养、补养、护养之意。"生"，即生长、生命之意。养生即保养生命之意。

战国时期诸子著述中有很多有关于养生内容，战国初期还有最早的石刻医学文献《行气玉佩铭》，所载为古之"道（导）引"，描述了吸气与呼气的全过程，亦即后世所谓气功养生之法。道家老子、庄子崇尚自然，《庄子·养生主》谈养生，是养生论的鼻祖，认为养生要做到返璞归真，动中有静，静中有动，形神兼养，推崇呼吸导引养生。儒家孔子、孟子重视精神调摄和饮食卫生，且多讲求"中和"之法。

中医学经典著作《黄帝内经》认为，养生之道为"法于阴阳，和于术数，食饮有节，起居有常，不妄作劳"，既要求对内的自我调摄，也要求对外顺应自然的行为标准。东汉时期，我国现存最早的炼丹学著作《周易参同契》问世，称为"丹经之祖"，可见当时养生服用丹药已是蔚然成风。张仲景《伤寒杂病论》论述养生，指出饮食宜调和五味，勿使偏失。

晋隋唐时期，中医养生学有了长足发展，其理论集儒、释、道、医于一体，养生学说内容更为丰富。晋·葛洪著有《抱朴子·养生论》，对养生学发展产生了深远影响。梁·陶弘景《养性延命录》全面记载了与养生有关的饮食调理方法。唐·孙思邈《备急千金要方》"孙真人养生铭"养生认识更加全面，内容涉及养性、服气、调气、居处和房中养生等，并对妇女幼儿的养生保健尤为关注。

宋金元医家更为重视老年养生，不断寻求新的老年保健方法，宋·陈直《奉老养亲书》是现存第一部老年医学专书，对老年人的生理病理特点进行了全面总结，完善了老年人的治疗保健原则与方法，促进了老年医学的发展。元·忽思慧《饮膳正要》阐发了饮食卫生、营养疗法以及食物中毒的防治，并附录版画 20 余幅，为我国现存的第一部完整的饮食卫生类专著，同时也是一部价值颇丰的古代食谱。各家学术流派争鸣，不仅丰富和发展了前人的养生理论、原则与方法，并且对老年病学的防治和摄生保健有了卓越发展，形成了比宋代更为完备的理论体系。中医养生学发展至此，理论已渐趋完整，方法也随之日益丰富。

明清时期，医家勤于实践、勇于创新，编撰很多较有影响的养生学著作。如万全《养生四要》、胡文焕《摄生集览》、徐文弼《寿世传真》等，使中医养生内容更加丰富。此时，老年人的养生和长寿问题备受关注，出现了多部养老专著，如《安老怀幼书》、《老老恒言》等。这一时期中医养生保健专著大量问世，中医养生学发展成为既有理论，又有实践的较为系统的专门学说，堪称步入了养生学史的鼎盛阶段。

现代，随着社会的进步，中医养生学也得到较大发展。特别是近年来随着医学模式的转变，医学科学研究的重点已从单一的临床医学逐渐转向治疗与预防和康复并重的多维医学，传统养生保健得到迅速发展，在社会生活中具有非常重要的地位和意义。

【基本原理】

养生之道，即养生的法则和规律。《素问·上古天真论》高度概括中医养生之道："上古之人，其知道者，法于阴阳，和于术数，食饮有节，起居有常，不妄作劳，故能形与神俱，而尽终其天年，度百岁乃去。"

1. 天人合一，顺应自然　《黄帝内经》认为人类生命活动与自然界息息相通，如《灵枢·岁露》："人与天地相参也，与日月相应也。"《灵枢·邪客》称为"人与天地相应。"人类生存于自然界中，是天地的产物，应服从自然界的普遍规律。在自然界变化中，存在着以四时、朔望、昼夜为标志的年月日周期性节律变化，并由此产生了气候和物候变化所呈现出的生长化收藏的生命规律。人类在长期的进化过程中，形成了与之近乎同步的生理节律和适应外界变化的自我调适能力。正如《吕氏春秋·仲春纪》所述："故古之治身与天下者，必法天地也。"法天地，就是顺应自然规律。若违逆自然，则各种生理功能节律紊乱，适应外界变化和防御抗邪能力减弱，而易罹患疾病。如《素问·四气调神大论》："故阴阳四时者，万物之终始也，死生之本也。逆之则灾害生，从之则苛疾不起，是谓得道。"人与自然界是不可分割的整体，自然界的变化会影响到人体的各个方面，人体必须适应这种变化来维持生命活动。阴阳四季的演变，不仅是万事万物的根本规律，也是人体生命的根本规律。生物通过与自然环境同步演化形成了生物周期，凡与自然不相协调的人类身心活动，皆可影响人体的脏腑气血运行而致病。顺应自然成为中医养生学的重要原则之一。马王堆简书《十问》说："君若欲寿，则察天地之道。"中国自古讲求天人合一，重视人与自然、人与社会的和谐统一。其旨在要求人们掌握自然规律的基础上，主动采取各种综合措施来顺应变化，使人体生理活动与自然变化节律同步，保持机体内外环境的协调统一，以避邪防病，保健延衰。

2. 守神全形，形神共养　中医养生，除了强调人与自然环境、社会环境的协调外，还讲究人的心理与生理协调一致，人体内部的阴阳调和与气化正常，即所谓"形神合一"。《素问·上古天真论》提出的形神共养理论，是以形神统一的生命观为理论基础。形体为生命的基础，形俱而神生。五脏及其所藏的精气是产生"五神"活动的物质基础。《灵枢·天年》说："血气已和，荣卫已通，五脏已成，神气舍心，魂魄毕具，乃成为人。"阐述了人体形与神的关系，强调神依赖于形。神乃形之主，为生命的主宰。人体脏腑的功能活动、气血津液的运行，都受神的主宰和影响。如张介宾《类经·古有真人至人圣人贤人》："虽神由精气而生，然所以统驭精气而为运用之主者，则又在吾心之神。"强调神可以反作用于精和气，影响甚至调控整个生命过程。形神合一是生命的基本特征。中医养生特别强调形神共养，"淳德""静神"是内养，"导引""动形"是外养。《类经·八正神明泻方补圆》论及："形者神之体，神者形之用。无神则形不可活，无形则神无以生。"养形以全神，调神以安形，最终达到"形与神俱，而尽终其天年"之目的。

3. 仁德必寿，中和为本　健康的含义包括身体健康、心理健康和良好的社会适应状态，其中心理健康和良好的社会适应状态与个人的道德修养息息相关。世界卫生组织曾经给健康下定义是要身心健康，还有社会适应力，并增加道德的完善。养生重在养神，养神需注重道德的培养。儒家《礼记·中庸》概括为："大德必得其位，必得其禄，必得其名，必得其寿。"道家《庄子·天地》论述："执道者德全，德全者形全，形全者神全。神全者，圣人之道也。"中医学以中国传统文化为底蕴，故《素问·上古天真论》论及古时圣人："所以能年皆度百岁而动作不衰者，以其德全不危也。"孙思邈《备急千金要方·养性》认为"德行不克，纵服玉液金丹，未能延寿"，若有德者，"不求寿而自延，此养生之大旨也"。心存善念，就会与人友好相处，心中就常有愉悦、轻松之感；与人为善，就会与人为乐，乐于助人，心中就常有欣慰之感。这种心理状态能使气血通畅，阴阳调和，从而提高了机体的抗病能力。《灵枢·本神》谓之："天之在我者，德也；地之在我者，气也。德流气薄而生者也。"德是与生俱来一种天然本性，符合本性就叫有德。孔子就特别强调人要有"德"，而最高的德就是"仁"，强调人与人之间要有爱心，"仁者爱人"。《素问·上古天真论》对此论述为："淳德全道，和于阴阳，调于四时，去世离俗，积精全神。"只有保持天然的真气、本性的仁德，才能做到身心健康。正如董仲舒《春秋繁露·循天之道》所言："故仁人所以多寿者，外无贪而内清净，心和平而不失中正，取天地之美以养其身，是其且多且治。"这些论述都深刻地揭示了"仁者寿"的内涵。

"中和"是不偏不倚，无太过与不及的最佳状态。儒家注重以中和之德养生。《礼记·中庸》认为："喜怒哀乐之未发，谓之中；发而皆中节，谓之和。中也者，天下之大本也；和也者，天下之达道也。致中和，天地位焉，万物育焉。"董仲舒《春秋繁露·循天之道》曰："中者，天下之所终始也；而和者，天地之所生成也。"历代养生家把顺应自然、阴阳调和所形成的境界称之为"和"，过则犹如不及，养生要遵循适可而止及循序渐进的原则。如《素问·上古天真论》："和于阴阳，调于四时"的养生原则，《素问·至真要大论》："谨守病机，各司其属，有者求之，无者求之，盛者责之，虚者责之，必先五胜，疏其血气，令其调达，而致和平。"皆为中和之意。陶弘景《养性延命录·教诫》："能中和者，必久寿也。""致中和"是摄生之要，衣食住行不过其节，立身行事合乎中道，方可益智延寿。《黄帝内经》认为智者养生正是遵循了中庸之道，如《灵枢·本神》："智者之养生也，必顺四时而适寒暑，和喜怒安居处，节阴阳而调刚柔，如是则僻邪不至，长生久视。"其中，如"顺""适""节""调"等，皆与中庸行为相关。中医养生的任务就是运用阴阳平衡规律，通过各种养生手段的调养，协调机体的太过和不及，适应自然界变化，达到内外和谐平衡的中和状态，从而获得健康和长寿。中医养生理念和方法融入了和谐平衡观，保持人体阴阳的协调平衡是最重要的养生原则。

【临床意义】

1. 养生的根本在于保全正气　正气在人之生长壮老已的生命过程中起着重要作用，是赖以维持生命、维护健康的物质，具有防御、抗邪、调节、康复等作用。所谓"正气存内，邪不可干"，"邪之所凑，其气必虚"，强调正气是影响身体健康的内在因素，因此，保全正气是养生的根本。保全正气需要形神共养：养形方面应做到饮食合理有节、起居有常，以及适当的运动导引；养神方面应做到凝神定志，少私寡欲，心静神闲，七情调和。其中导引养生引起了众多医家的重视，实验研究证实古人创造出的五禽戏、八段锦等导引养生功法不仅可以使气血通畅、提高脏腑功能、增强身体素质，而且对于调畅情志、宁神静气也有积极的影响。

2. 养生应该辨证施养 《黄帝内经》指出人在生长壮老的过程中，可以出现体质方面的差异。这种差异正是辨证养生的出发点和依据。中医学认为，人体体质是由先天和后天的共同作用的结果，禀受于先天，长养于后天。先天的体质在后天条件作用下会有变化。如《灵枢·寿夭刚柔》所说："人之生也，有刚有柔，有弱有强，有短有长，有阴有阳。""形有缓急，气有盛衰，骨有大小，肉有坚脆，皮有厚薄，其以立寿夭。"因此形成"个体化养生"的辨证养生理论。辨证养生先要辨体质，在养生时应首先全面了解人的社会生活、精神状态，注意区别体质的肥瘦、强弱，不能一概而论的进行养生活动。中医辨证养生强调遵从养生规律，因时、因地、因人施用不同的养生方法。在养生中尤其注重人的个体差异，强调"因人施养"，如按阴阳分、按五行分、按脏腑虚实分、按寒热分、按地理位置分等，因人而异，不可强求一致。如《医理辑要·锦囊觉后》说："要知易风为病者，表气素虚；易寒为病者，阳气素弱；易热为病者，刚气袭衰；易伤食者，脾胃必亏；易劳伤者，中气必损。"有效地预防疾病，亦必须了解个体体质的差异，在此基础上进行有针对性的养生措施，应遵守顺乎自然变化依从四时养生。重视地理环境与养生的关系；据性别、年龄差异进行分阶段养生等，即《素问·四气调神大论》强调："是故圣人不治已病治未病，不治已乱治未乱，此之谓也。""治未病"就应该把重点放在辨证养生上，调畅情志，调节饮食，采取主动措施，防止疾病的发生。

中医养生方法丰富多彩，诸如精神养生、运动养生、起居养生、饮食养生、针灸养生、按摩养生、药物养生等。中医辨证养生的方法充分体现了中医辨证施养的养生思想，所以有针对地选择相应的摄生保健方法，才能有益于机体的身心健康，达到益寿延年的目的。

【现代研究】

在中医学养生之道指导下，养生之术的现代研究成为热点，取得丰硕成果。健康生存、延年益寿为人们所追求的共同目标。

1. 顺时养生 顺时养生是以"天人一体"的整体观为理论基础，依据自然变化规律而进行调摄的养生方法。现代研究表明，顺时养生对于治疗与防治疾病方面皆有很好的效果。如春季锻炼应着重养肝。有研究练习春季健肝走可以通过有效改善中老年女性的身体形态、心肺功能、肩关节柔韧性，进而可以明显提高中老年女性的生活自理能力，改善其生活质量；可以明显提高中老年女性的血脂代谢水平，预防动脉粥样硬化和心血管系统疾病的发生，以及增强其肝脏功能，特别是改善肝脏亚健康状况。

2. 饮食养生 药食同源是中国传统医学的理论之一，很多既是食物也是药物，食物和药物用之得当，可以达到养生保健的目的。研究证实，天然植物用于药物和食物种类繁多，成分十分复杂，它们除含有各自特有成分外，还含许多共性成分。如枣、山楂、大蒜、生姜、核桃、刺梨、猕猴桃等许多食物均可增高机体超氧化物歧化酶（SOD）水平，降低过氧化脂质（LPO）水平，并富含多种维生素、矿物质和微量元素。故合理膳食对养生极为重要。

3. 运动导引 运动导引在中医传统养生方法中占有重要的地位，也是很多医者的养生建议。研究表明，运动导引不仅对于治病防病与延年益寿方面有较好的疗效，而且对中老年人群的心理情绪有一定的积极影响。以中国传统导引健身术易筋经、五禽戏、六字诀和八段锦等四种导引养生功法为例，对中老年人进行为期 3 个月的实验干预。研究结果表明，四种导引养生功对中老年人心理情感均有积极的影响，但侧重有所不同。在预防抑郁方面，易筋经效果最好；在抗焦虑方面，六字诀效果最好；在自测健康方面，八段锦效果最好。

4. 药物养生　随着人们对于养生越加重视，药物养生也逐渐进入到人们的日常生活中。从应用单味中药到采取复方，在减轻疾病以及延缓衰老方面都显示出较好的疗效。现代研究显示，人参、黄精、决明子、徐长卿、红花均有降血脂或降低血清胆固醇作用。而中药复方制剂通过提高对自由基损伤的防御能力、调节内分泌系统、调节免疫、调节中枢神经系统、促进物质代谢、补充微量元素等机理，防治高脂血症、心脏疾病、老年肿瘤等老年病，进而达到延缓衰老的目的。

5. 针灸养生　针灸养生在治病防病、抗老延年方面具有悠久的历史，经过几千年的临床实践，已具备其独特的理论基础和丰富经验。临床研究报道，针刺俞穴有一定程度的降压作用，针刺心俞、厥阴俞、内关等穴，可以治疗冠心病，缓解心绞痛及心肌梗死急救等。50 例高血压病人针后收缩压下降 4.5kPa，舒张压下降 2.6kPa，结果总有效率为 94.6%。针刺治疗冠心病心绞痛患者，心悸症状减轻，心电图期前收缩完全消失，心律稳定 66 次 / 分。针刺在防治感冒和支气管炎，改善肿瘤症状，提高肿瘤病人的免疫力，延长生存率等方面具有较好的效果。文献还有关于艾灸通过不同途径抑制或消除多种疾病的致病因素及用于中风、高血压等病的预防。如艾灸流行性出血热（RSHF）大鼠模型肾俞穴的结果，说明艾灸能提高其血中 EHFV 特异性抗体效价，纠正体液因素分泌和代谢的紊乱，对病毒有抑制作用。对脑血栓病人施以足三里灸，发现血浆纤维蛋白原和纤维蛋白降解产物（FDP）高于正常者，灸后明显下降（$P < 0.001$），半年后复查 FDP，与治疗前比较仍显著降低（$P < 0.001$），说明其有降低血液凝聚的作用，从而消除血栓再次形成。艾灸内关穴可使脑血管扩张，脑血流增加，改善脑部的血液循环等。

NOTE

第三章 精神气血津液

中医学精神气血津液学说，是研究人体内精、神、气、血、津液各自的内涵、来源、分布、功能及其相互关系，以及与脏腑经络等组织器官联系的系统理论。中医学中精、气、神的概念与古代哲学范畴中的精、气、神的概念有着密切的联系，它的形成与古代精气学说的影响和渗透有着密不可分的关系，中医学将其精髓与自身的医学理论与实践相结合，创立了中医学精气神学说。在古代哲学范畴中，精气神是关于宇宙的发生、发展与变化的概念；而中医学中，精气神则是关于人体生命的产生、发展及消亡的认识。前者较为抽象，后者比较具体。因此两者在概念上又有一定的区别。

9 论 精 论

【理论内涵】

精，指藏于体内的精华物质，是生命的本原，构成形体和维持人体生命活动的基本物质。精有广义、狭义之分。广义泛指包括精、气、血、津液和水谷精微等人体一切有形精微物质；狭义指与气、血、津液并列之"精"，包括先天之精、后天之精、生殖之精、脏腑之精。人体之精主要藏于脏腑，是化气生神的物质基础。

【学术源流】

"精"范畴有哲学与中医学区别。古代哲学之"精"，见于《易传》和《管子》等。《管子·内业》："凡物之精，比则为生。""精也者，气之精者也。"《管子·心术》："一气能变曰精。"《易传·系辞上》："精气为物，游魂为变。""精"，即"精气"，泛指气。是极其细微的、运动变化的、无形的物质，是宇宙万物包括人类的生成本原；有时专指气中的精粹部分，"精气为人"（《淮南子·精神训》）。两汉时期，精气学说进一步发展，逐渐形成气学理论。

中医学对精的认识，源于古人对生殖过程的观察体悟。《素问·上古天真论》："丈夫……二八肾气盛，天癸至，精气溢泻，阴阳和，故能有子。"男女生殖之精相合，构成一个新的生命。《黄帝内经》对精的内涵、生成、藏泻和作用有详细的论述，既有禀受于父母的先天之精，《灵枢·本神》："生之来，谓之精，两精相搏谓之神。"又有来自后天所化水谷之精，《素问·经脉别论》："食气入胃，散精于肝。"以及"肾藏精""精化为气""积精全神"等丰富记载。《黄帝内经》构建精的理论，对中医学独特的生命观、疾病观、诊治及养生思想的形成产生了重要影响。所论"精""精气"多指藏于体内的精华物质，"精"与"气"是两个独立的概念。

【基本原理】

1. 生命本原于精　"精"与"粗"相对，本义指米中之上等者。《说文》释："精，择也。"引申为物质中精粹、精华、精细、纯净的部分。人体之精即指藏于机体脏腑的精华物质，人的生命起源于精。《灵枢·决气》："两神相搏，合而成形，常先身生，是谓精。"人之始生，是父母的生殖之精结合，而有其身并产生生命活力。生殖之精将父母的特质遗传给胎儿，使后代形成个体体质强弱、形体特征，乃至影响寿命长短。《景岳全书》："以人之禀赋言，则先天强厚者多寿，后天薄弱者多夭。"父母身体健康，精气充沛，则子女体质良好；父母精气亏虚，可使子代先天不足，体质较差，形成胎弱。

精是构成新的生命个体的本原物质，它来自先天，禀受于父母，与生俱来，称为先天之精。先天之精藏于肾，是人类繁衍生命的原始物质。人在生长发育过程中，随着肾精充盛，天癸发育成熟，女子二七冲、任脉通盛，月经按时来潮；男子二八出现"精气溢泄"的生理现象，具有了生育能力，男女精气相合而成胎孕。

2. 生命物质之精　精极细极微且有形，因此是构成一切生命物质的基础。

（1）**精是形体构成的基础**　先天之精构成胚胎，并发育成脑髓、骨骼、筋脉、肌肉、皮肤、毛发、脏腑器官而成人形。《灵枢·经脉》："人始生，先成精，精成而脑髓生，骨为干，脉为营，筋为刚，肉为墙，皮肤坚而毛发长，谷入于胃，脉道以通，血气乃行。"人出生之后，吸入自然界的清气和摄入饮食水谷化生的水谷精气合为后天之精，与先天之精相合成一身之精，是形体发育成长的物质基础。肾藏先天之精，又受五脏六腑之精而藏之，肾精充盛，则发长齿更，骨骼生长，肌肉丰满，髓海充盈，身体发育长高；若先天禀赋不足，肾精亏虚，不能生髓养骨化齿，致小儿牙齿生长缓慢，骨软难立，脑髓空虚，囟门不合等形体发育障碍。脾主运化水谷之精，充养肌肉营养四肢，使肌肉丰满四肢强壮。

（2）**五脏藏精**　一身之精分布于五脏为五脏之精。五脏的形态结构是由父母生殖之精结合形成的，五脏形态结构的发育，是因不断接受水谷之精滋养。随着五脏精气盈满，五脏形态结构发育完善。五脏之精输注于六腑、五体、五窍等，以维持五脏为核心的整体结构的完好。

（3）**精是气血津液化生的本原**　精是构成人体的基本物质，气血津液等生命物质亦由精化。"精化为气"（《素问·阴阳应象大论》）。张介宾《类经》释曰："精化为气，谓元气由精而化也。"指出先天之精是化生元气的物质基础；《素问·经脉别论》："食气入胃，散精于肝，淫气于筋。食气入胃，浊气归心，淫精于脉，脉气流经，经气归于肺……"水谷之气是由摄入的饮食物中的营养物质，即水谷之精或水谷精微所化生。水谷之精是人赖以维持生命的基本物质，人出生之后，从母乳中获取营养以发育成长，能食时则依赖自身摄入饮食物通过脾胃化生水谷精微化气充形，所谓"人之所受气者，谷也"（《灵枢·玉版》）。精是化生血液的重要物质。《灵枢·决气》说："中焦受气取汁，变化而赤，是谓血。""受气"即接受饮食水谷，"取汁"指脾胃将食物中营养成分转化为精微物质，通过心肺气化成为血液。《明医指掌·诸血证二》说："血者，水谷之精也……生化于脾。"肾藏精，精生髓，精髓亦是化血的物质。《景岳全书·血证》说："血即精之属也。"《侣山堂类辨·辨血》说："肾为水脏，主藏精而化血。"水谷精微之清稀者为水精，即津液。《素问·经脉别论》说："饮入于胃，游溢精气，上输于脾，脾气散精，上归于肺，通调水道，下输膀胱，水精四布，五经并行。"描述水谷精微生成津液流行布散的过程。五脏之精输注空窍化生五液，即汗、泪、涕、唾、涎，是津液的重要组成部分。

3. 生命活力之精　人的生命活力，是以生生不息的机能活动和精神活动为特征。精是产生生命活力能量的物质，生命活力依赖精而生。

生命机体的活力是通过饮食消化、呼吸吐纳、二便排泄、生殖机能及视听言动等体现出来，精作为构成人体和维持生命活动的精微物质，其维持、推动生命活动的形式之一，就是精化气的转化过程。肾藏精，肾精所化之气为肾气。肾气推动和调控全身之气的气化的活动，表现为推动人的生长发育，使人具备生殖机能，并能调节全身水液代谢，主司二便，以及协助肺之呼吸维持其一定深度。肾气分肾阴肾阳，为人身阴阳之根本，推动、调节全身脏腑气化。《医原·五行生克论》提出："肾中真阳之气，氤氲煦育，上通各脏腑之阳；而肾中真阴之气，即因肾阳蒸运，上通各脏腑之阴。"《景岳全书·命门余义》则说："五脏之阴气，非此不能滋；五脏之阳气非此不能发。"精分藏于脏腑，则为脏腑之精。脏腑之精充足，则脏腑之气充盛，推动、调节各脏腑机能，维持机体正常生命活动。如心精化为心气，心气是推动调控心脏搏动、脉管舒缩、血液运行的基本动力。脾气由脾精所化，脾气是运化水谷精微和津液，布散全身的动力，饮食消化吸收能力取决于此。肝精所化之肝气，具有升发条达之性，能调畅气机，促进血和津液运行；调节脾胃气机升降，促进胆汁分泌排泄，有助于饮食物消化吸收；男子泄精、女子月经皆与肝精气化调节有关。肺精化生肺气，肺气宣发肃降，调控呼吸运动，调节全身气机及水液的输布、血液的运行。五脏之精化气上出清窍，出于耳能闻五音；上注于目为精明；通于舌窍成音声之机；通于鼻窍以辨香臭。水谷之精化生营卫之气，内灌溉脏腑推动气化；外抵御邪侵为正气之用。

神是生命活动的主宰，既可概括上述生命体的机能活动和生命征象，又包括人的精神意识思维活动。得神则生，失神则死。精为生神之根，常与神并称。"精神"二字体现了以精为本，以神为用的关系。《黄帝内经》将男女媾精而形成的具有生命力的人迳命为神。精是构成生命的本原物质，"人始生，先成精"，"两精相搏谓之神"。有了形体始能生神，形与神俱而成为有生命力的人。精为神的物质基础，是神依附之基。神是精活动的外在表现，精足则神明，积精可以全神。《灵枢·平人绝谷》说："神者，水谷之精气也。"水谷精气不断滋养有形之躯体，源源不断地供应维持生命代谢的物质和能量，维持了生命活动也就支持了人体之神。五脏藏精而生神魂魄意志五神，五脏之精气运动变化形成喜怒思忧恐五志。《灵枢·本神》所述意识思维活动亦是以精为物质基础的。《灵枢·天年》："百岁，五脏皆虚，神气皆去，形骸独居而终矣。"说明精作为构成人体和维持人体生命活动的基本物质，神由此而生，因其盛而彰，随其衰而亡。

4. 精的封藏疏泄　精虽极细极微，但却是有形之质。精有形，是众多医家的一致认识。

精气宜藏而不宜妄泄。人体精气宜宁静谧藏，流行于脏腑组织之间，发挥其濡润滋养之功。而精为人体精华物质，不当妄泄，一旦妄泄便是病态。精藏之于肾，故曰肾为"封藏之本"；精亦藏之于五脏，五脏主藏精，故曰"藏而不泻""满而不实。"

精气宜流行而不宜凝滞。精气以藏为主，这种藏是与六腑的通泻相对而言的。由于精在脏腑之间相互交换、不断充实、不断更新，因此，精宜流动不息，最忌凝聚不行。

精气宜满，满则能泄。精气藏于五脏，以满为宜，满是精气充盈的代名词，也是精气发挥其生理功能的基本条件，因此，精气宜满。满而能泄，则是精气正常生理功能的表现形态，由是才有男精女血发育成熟的生理现象。因而，精满自溢是生殖功能趋向成熟的外在表现。生殖之精的疏泄在肝，故曰："主闭藏者肾也，司疏泄者肝也。"（《格致余论·阳有余阴不足论》）肝的疏泄功能正常，则维持男性排精与女性排卵行经的生理功能正常。

【临床意义】

先天之精亏虚或异常，会影响胚胎形成，使子代先天不足，体质较差，形成胎弱。水谷之精不足，导致五脏精少。肾精不足，则小儿生长发育迟缓，青壮年生殖机能低下或减退，老年人出现早衰等现象，治以补肾填精。心精不足，不能化气生血心神，可见心悸、气短、怔忡、健忘、少寐、神疲、目眩、面色萎黄、舌淡、脉细弱等症，当补益心精气血。肺精不足，失于濡养，可见呼吸运动失常、皮肤粗糙、毛发枯槁稀疏、声音嘶哑、肠燥便秘等表现，当益肺养精；脾精不足，肌肉瘦削，软弱无力，甚则萎废不用，补脾胃生精气是治疗痿证的基本原则。肝精不足，可见头昏眼花，夜盲，甚至出现肢体震颤等症，治以补肝精益肝血。

养精固精是生命健康的基础。《类经·摄生类》："善养生者，必保其精，精盈则气盛，气盛则神全，神全则体健，体健则病少，神气坚强，老而益壮，皆本乎精也。"保养精气一要饮食营养丰富而无偏嗜，精气不断得到充养；二要房事有节，防止过度耗精；三要调脏腑和阴阳，使精气内守。肾主藏精，故养生总以保肾护精为基本原则。

【现代研究】

1. 精与干细胞　五脏藏精与干细胞的关系。中医藏象理论认为，五脏主藏精，精是极细极微隐而不现的生命物质。有学者通过对干细胞与中医藏象的研究，发现二者有相通之处：干细胞群为"藏"，主藏精，隐藏于内，可产生与自己相同的子代，对保持生命的内稳定性有重要作用。有文献提出，脏腑之精的功能体现在干细胞不同发育阶段的后代参与自身的更新以维持稳定状态，将藏象精气由宏观延展至微观细胞层面的实质。

肾精与干细胞具有同一性。现代研究表明胚胎干细胞是最原始干细胞，由受精卵分裂出胚泡的内细胞群，内细胞群的细胞可分化、分裂为身体各种组织的细胞，因此称为全能干细胞。中医学肾藏先天之精，是生命的本原、胚胎构成的基本物质，在后天之精的充养下，肾精不断充盛，使各脏腑组织器官形体发育及功能保持正常，可见与全能干细胞在来源和作用是相通的。

2. 精气缺陷与疾病　先天精气的异常，称之为精气缺陷。而由于精气缺陷所导致的疾病称为精气缺陷性疾病。精是构成生命的本原物质，禀于父母，如果父母一方或双方的精气具有某些缺陷，那么这种缺陷就不可避免地会遗传给后代，使后代发生缺陷性疾病成为可能。精气缺陷可以导致胎儿发育异常，或在出生后的生长、发育过程中逐渐显现出来。前者在出生之前就已经存在着脏腑组织形体结构的异常，同时也难免存在先天精气的缺陷；后者则主要是决定于生长、发育和生殖功能的先天精气的缺陷。精气缺陷所引起的疾病主要可以分为两类。其一，先天性疾病，由于父母之精的缺陷或父母媾精之后所形成的胚胎受到损害，从而导致胎儿发育的异常，出现胚胎脏腑组织结构的异常，由此所形成的疾病，称为先天性疾病或称之为胎传。其二，遗传性疾病，由于父母精气缺陷导致胎儿出生之后的生长、发育异常或迟滞，以致不能达到正常的结构与功能状态，或者在未成年或成年之后又逐渐出现与之相关的病理变化。如癫痫，其发病则与先天不足或胎中损伤有关。进行性肌营养不良症、神经源性肌萎缩等都是由于遗传因素所引起的。假性肥大型肌营养不良的产生，是父母精血亏损，或染邪毒，致子代"先

NOTE

身生"之精缺陷，肾精枯涸，肾气不充所致。痴呆可以是因为先天精气缺陷，或胎中受邪所造成的。抑郁症、精神分裂症等。有关抑郁症遗传病因学的研究认为，情感障碍包括抑郁症在内，已确立与人类遗传因子有明显关系，但并非是一种遗传性疾病。近期抑郁症的病因学研究最新进展是染色体定位研究。Egeland（1978）在英国自然杂志上发表论文，提出人类 DNA 第八号染色体短臂是情感障碍的易罹基因，这种片段是传递遗传信息的基因。

10 论　神　论

【理论内涵】

神是人体生命活动的总概括。人体的生命活动可以分为两个方面：一是机体脏腑经络等组织的功能活动；另一方面则是指人的精神活动包括意识思维状态和各种复杂的心理活动，这是人与其他生命现象的根本区别所在。因此，人体之神，从广义言，概括了机体表现出的全部生命现象，既包括了精神心理活动现象，也包括了以物质、能量代谢为主的功能活动现象；从狭义而言，指人的精神活动。人是形与神的统一体，形是神产生的物质基础和居舍，神是生命的主宰和表现，神与形体是可分而不可离的。

【学术源流】

"神"字，由示、申构成。"示"，甲骨文写作"Ｔ"象代表祖先灵魂之居舍的一块石形，到小篆演变为"示"，《说文解字》释为："天垂象，见吉凶，所以示人也。从二。三垂，日月星也。观乎天文，以察时变。示，神事也。"申，甲骨文象闪电之形，本义为"电"，是阴阳激耀而产生的光亮闪烁之形。从神的字形结构来看，古人对于天地日月星辰、闪电雷鸣等自然现象及生命现象感到神秘莫测，将这一切的主宰者归之于"神"。《说文解字》说："天神，引出万物者也。"所以，神的本义，是天地万物的主宰和创造者。在此基础上，先贤从哲学角度对神的内涵进行诠释，如《易传·系辞上》："阴阳不测之谓神。"以阴阳阐释神的本质，并进一步把阴阳看成是天地万物运动变化的内在规律和动力，故《素问·阴阳应象大论》说："阴阳者，天地之道也，万物之纲纪，变化之父母，生杀之本始，神明之府也。"

《黄帝内经》将神的概念纳入到医学领域，阐释人的生命活动规律，是为人身之神。人身之神内涵丰富，其一，生命活动的主宰和总规律。如"根于中者，命曰神机，神去则机息"（《素问·五常政大论》）。"失神者死，得神者生"（《灵枢·天年》）。"志意者，所以御精神，收魂魄，适寒温，和喜怒者也"（《灵枢·本脏》）。其二，生命现象。人体精气血及脏腑等功能活动表现皆是，称之"神明"。如"血气者，人之神"（《素问·八正神明论》）。"夫色之变化，以应四时之脉，此上帝之所贵，以合于神明也"（《素问·移精变气论》）。其三，概括人的精神活动，包括五神、七情五志，即意识、思维等。

【基本原理】

1. 神主宰生命活动　《黄帝内经》构建了以五脏为中心、精气血津液为基质、经络为通路的生命系统，并且用"神"阐释这个系统内所存在的固有的复杂的活动规律及自我调控机制。

其一，以"神机"作为生命体内的主宰。如《素问·五常政大论》："根于中者，命曰神机，神去则机息。"神机，即造化之机，在人而言是生命的发生和生生不息之机。"生之来谓之精，两精相搏谓之神"（《灵枢·本神》）。父母之精相合而成新的生命之形，因神气舍心、魂魄毕具乃成为有生命力的人。人之神有序和谐则生机旺盛；逆之则病甚则夭亡，故"神转不回，回则不转，乃失其机"（《素问·玉机真脏论》）。所以"形与神俱，而尽终其天年"。

其二，神对人体生命活动的调控。《黄帝内经》认为人的生命自身是有着自我调控机制的整体，以五脏为中心，精气血津液为物质基础，经络为联系通路，通过神来调节控制整个系统。主要体现在两个方面：一是通过心神对五脏六腑功能活动的协调。"心者，君主之官，神明出焉……主明则下安。主不明则十二官危。"指出心神是人体生命功能的控制中枢。二是通过志意对人体发挥调控作用。《灵枢·本脏》："志意者，所以御精神，收魂魄，适寒温，和喜怒者也。"志意属于神的范畴，驾驭人的精神活动，发挥主观能动作用，对人的思维、心理、情绪乃至脏腑气血等产生影响。故"志意和则精神专直，魂魄不散，悔怒不起，五脏不受邪矣"。控制意识思维等精神状态、本能及行为和谐有序，可调节人的喜怒哀乐适度而不过激，保持脏腑气血和调，增强对外环境适应调节能力而避免邪气侵害。

2. 神概括生命现象　在形神合一的生命系统中，神是生命活动的主宰，又是生命体功能活动的概括，包括机体脏腑经络的功能、精气血津液的代谢，及其表现于外的各种征象。

（1）五脏藏神　神分藏五脏，心藏神、肝藏魂、肺藏魄、脾藏意、肾藏志。故《素问·六节藏象论》说："神脏五。"是从"神"的角度阐释五脏生理活动。因为精神活动是人类特有的生命现象，以象测藏是中医藏象理论形成的主要方法，神由五脏藏精气化生，是五脏的生理功能的表现。《素问·六节藏象论》说："心者，生之本，神之变也……肺者，气之本，魄之处也……肝者，罢极之本，魂之居也。"五神藏不但是心肝脾肺肾的生理功能，还指其病理变化。《素问·调经论》："神有余则笑不休，神不足则悲……志有余则腹胀飧泄，不足则厥。"明确指出五神失常即反映了五脏病变。

（2）气血之神　《黄帝内经》把神又称为"水谷精气""血气""正气"。"神者，水谷之精气也"（《灵枢·平人绝谷》）。"此所受气者，泌糟粕，蒸津液，化其精微，上注于肺脉，乃化而为血。以奉生身，莫贵于此……血者，神气也"（《灵枢·营卫生会》）。"血气者，人之神"（《素问·八正神明论》）。"两精相搏谓之神"（《灵枢·本神》）。人的生命是一个复杂的过程，精气血津液的在体内生化运行规律难以测知，故概之为"神"。张介宾："血由化而赤，莫测其妙，故曰血者神气也。"人体正气能御邪防病、祛邪愈病的功能也亦称为"神"。如《灵枢·小针解》："神者，正气也。"因此，治疗疾病时，针石施治于外，毒药攻其内，必得神气内应，或升或降直达病所而取效；若形弊血尽、精气衰败，此神气已去，则治之无功，是"神不使"。

（3）经络之神　经络在人体具有行血气、营阴阳、沟通全身上下内外、感应传导作用，即经气，是经络系统自身固有的活动规律，《黄帝内经》亦称为"神气"。经络系统功能活动和谐有序，反应在气口脉和缓均匀，不疾不徐，即为"脉神"。针刺治疗中的"行气""得气"，是神气的反应，上工"守神"，即"守人之血气有余不足，可补泻也"（《灵枢·九针十二原》）。补虚泻实、调理气血就是守神。

（4）神明征象　脏腑经络精气血津液显露于外的征象，即"神明"。明，彰显昭著也。"有诸内必形诸外"，生命体内在脏腑经络精气血津液的活动规律可概括为"神气"，这些活动必然会通过多种方式反映于在外的体表、官窍，于人的言、听、视、动、肌肤色泽、思维情感诸方面出现相应的变化。《灵枢·大惑论》说："目者，五脏六腑之精也，营卫魂魄之所常营也，神气之所生也。"《灵枢·忧恚无言》指出："横骨者，神气所使，主发舌者也。"脏腑精气血津液功能活动正常，经气充盈，则见于外之征象为意识清晰，思维敏捷，双目炯炯，面色红润，语言流畅，形态端正，动作灵活，皆体现神的表征作用。《素问·阴阳应象大论》："人有五脏化五气，以生喜怒悲忧恐。"喜怒哀乐也是脏腑气化活动的外部表现形式之一。诸如此类可以表现在其他方面，如舌象、脉象，都以有神为常，失神为病，无神为危。

3. 神概括精神活动 人的精神活动，包括意识、思维、情志、感知觉等，属于狭义之神的范畴。

（1）人的意识思维 人类的意识思维活动是最高级的精神活动。从广义上说，人的意识思维活动可以概括为对客观事物的全部认识过程，以及学习、记忆、观察、想象、思考、判断等各方面的能力，同时还包括由此而产生的有目的的意识行为，如意志、语言、随意运动等。《黄帝内经》将其概括为"五神"即神魂魄意志。

心藏神，是五神之首，"总统魂魄，兼该志意"（张介宾注《素问·举痛论》）。心神是人类精神活动最高层次，思维活动的主导、聪明智慧的本源、情志变化的发动等，莫不由此。《类经·藏象类》："分言之，则阳神曰魂，阴神曰魄，以及意志思虑之类皆神也。合言之，则神藏于心，而凡情志之属唯心所统，是为吾身之全神也。"神、魂、魄、意、志虽分属五脏，但总以心为主宰，发于心神。故心神失常则会殃及他脏致诸神的变动，所以"悲哀愁忧则心动，心动则五脏六腑皆摇"（《灵枢·口问》）。由此说明心神和五脏神在生理和病理上有着规律性联系。

心神主人的意识思维活动过程。《灵枢·本神》说："所以任物者谓之心，心有所忆谓之意，意之所存谓之志，因志而存变谓之思，因思而远慕谓之虑，因虑而处物谓之智。"描述了整个的认知过程从"所以任物"开始，经过一系列的心理活动之后，又回归到"因虑处物"之"物"。强调了人的认知过程上从"物"到"物"，而且以心为"任物"之物质基础，心神是对客观事物存留的印记进行综合、概况、抽象、判断和处理的中枢。从现代心理学的观点来认识《灵枢·本神》所描述的思维活动过程，主要包括了感知、记忆思考、想象和判断等认识过程，是从对物的认识开始的唯物论。

肝藏魂，"随神往来者谓之魂"（《灵枢·本神》）。魂是神活动中低一层次潜意识，如睡眠与夜梦称之梦魂。《类经·藏象类》："魂之为言，如梦寐恍惚，变幻游行之境皆是也。"随意运动也与魂有关，"人之运动，皆神魂之所为，肝藏魂，故为罢极之本"。魂在后天发育过程中成为意识思维等精神活动。"肝藏血，血舍魂"，说明魂与肝的功能有着密切关系。故肝血足、肝气条达则魂的表现正常。魂受神的统领，故神昏则魂荡。

肺藏魄，"并精出入者谓之魄"（《灵枢·本神》）。魄是与生俱来的本能，包括形体动作及感知觉等。《类经·藏象类》说："魄之为用，能动能作，痛痒由之而觉也。""神气舍心，魂魄毕具，乃成为人。"表明魄是心神统领调控的支配人之肢体动作的灵活性、感触觉的灵敏性等本能活动的功能。"肺藏气，气舍魄"，伴随者肺气的充盛，魄神逐渐发育完善。

脾藏意，"心有所忆谓之意"（《灵枢·本神》）。意是思维过程中关键的一环，是对客观存在产生认识的初始阶段，即感觉、想法或念头等。《说文》："从心察言而知意也。"意发于心，是神对认知对象做出选择性记忆贮存等意向。"脾藏营，营舍意"。脾为后天之本，气血生化之源，气血是思维活动的物质基础。

肾藏志，"意之所存谓之志"（《灵枢·本神》）。志，是意的专注持续状态，即对既往储存的记忆形成意念、志向或目标，并能调节、支配思维及行为的心理过程。"意已决而卓有所立者，曰志"（《类经·藏象类》）。"肾藏精，精舍志"。精不但是生命之源，强身之本，又是志向形成的基础。反之，"肾盛怒不止则伤志，志伤则喜忘其前言"（《灵枢·本神》）。意志发自心，是后天形成的高级的精神活动。

（2）人的感知觉　根据现代心理学对人认识过程的划分，感知觉是人类认识活动的初始阶段，同时，对其他心理活动都有影响。简言之，感觉是人体对客观事物的个别属性的感受与反映，是人类最简单、最基本的心理过程；知觉则是在感觉基础上的对客观事物整体的反映，它构成了对对象的较完整的反映，所以两者合称为感知觉。"所以任物者谓之心"（《灵枢·本神》），心是感知客观事物的处所，心神是认识活动的中枢，而感觉的产生分别是相应感官与对应脏腑神气活动的结果。"肺气通于鼻，肺和则易能知臭香矣；心气通于舌，心和则舌能知五味矣；肝气通于目，肝和则目能辨五色矣；脾气通于口，脾和则口能知五谷矣；肾气通于耳，肾和则耳能闻五音矣"（《灵枢·脉度》）。五脏精气滋养五官，五脏神气主司五官产生视、听、嗅、味等感觉。经络是脏腑与感官联系的通道，将外界信息反应于心，神气经"使道"传递五脏，迅速准确地把感觉反映到相应感官。反之，神昏则出现"目盲不可以视，耳闭不可以听"等感觉异常。

机体对外界刺激产生的痛痒寒热等感觉，也是神的作用。"心部于表"（《素问·刺禁论》），"皮者，脉之部也"（《素问·皮部论》）。外界的刺激作用于皮部可通过经络系统传导至心，心神便能做出相应的痛痒反应。如各种外伤或六淫邪气袭表导致的形体受邪病位疼痛瘙痒等，故曰"诸痛痒疮皆属于心"。心主血脉，"血者，神气也"。经脉不通，营卫不行，肌肤失养，心神不能接受刺激也无法做出反应，则会出现感觉迟钝，麻木不仁。各种精神创伤、情志刺激所致疼痛更与心神密切相关。"悲哀忧愁则心动，心动则五脏六腑皆摇"，这种疼痛可以通过经络系统传导至身体的各个部分，疼痛部位及程度常随患者的情绪而发生变化。所以说"痛由心所生"，疼痛是心神对致痛刺激的感知。

（3）人的情志活动　情志活动是人类情绪、情感活动和表现，是人的精神活动的一种，也属于神的范畴。"五神"，是构成人体精神意识活动系统的主体，是情志产生的基础。人类在认识客观事物的过程中，既能认识事物的属性、特性及其关系，又能产生对事物的态度的内心体验，如肯定的或否定的，并通过一定形式表达，这就是情绪或情感，中医学称为情志，概括为喜、怒、忧、思、悲、恐、惊七情和喜、怒、思、悲、恐五志。

五脏精气血津液是情志活动发生的物质基础，《素问·阴阳应象大论》说："人有五脏化五气，以生喜怒悲忧恐。"所以当人受到外界刺激，或自身脏腑精气发生变动时，就会表现出不同情绪变化。如"精气并于心则喜，并于肺则悲，并于肝则忧，并于脾则畏，并于肾则恐"（《素问·宣明五气》）。情志活动不但是脏腑精气的反映，情志过激还能反作用与脏腑，影响脏腑气机，耗伤脏腑精气。

心主神明，是感知活动的中枢，主宰调节人体各脏腑功能及精神情志活动，"故忧动于心则肺应，思动于心则脾应，怒动于心则肝应，恐动于心则肾应，此所以五志惟心所使也"（《类经·疾病类·情志九气》）。由此可见人类对于相同事物的内心体验可有不同的情绪反映，这主要取决于心神的状态及志意的约束。心神明志意和，则情感和情绪波动在一定范围且可很快平复。所以有人喜笑怒骂不拘于形，有人则喜怒不形于色。

【临床意义】

神的病变是以脏腑精气血津液的失调为基础，其临床表现见诸多端，既有精神方面失常，亦可有形体官窍诸症。精神方面的失常主要有意识、思维、情志、感知觉等方面。如烦躁不安、失眠多梦、暴怒暴喜易于激动等精神亢奋的表现；或萎靡不振、少言倦怠、反应迟钝、易悲善忧、健忘等精神衰退表现；或狂越、谵语、衣被不敛、骂詈不避亲疏、痴呆等精神错乱的表现；甚则瘖瘂神昏不知人等。神病及形，可见形体消瘦、面色憔悴无泽等。

在诊断疾病时，"有神""少神""失神""假神""神乱"等，对判断疾病轻重顺逆具有重要的意义。人的两目、气色、神情、体态、脉象等都体现了神的变化。如望面色，明润含蓄为有神，虽病易愈；若晦暗枯槁无泽为少神或失神，预后不佳为逆。诊脉神之有无，可知脏腑精气盛衰、胃气之强弱。所以，神的有无得失是疾病病理变化的表现，"得神者生，失神者死"。神的有无成为临床治疗的依据。"凡刺之法，先必本于神"。"治神"在疾病治疗中具有重要地位，对指导针刺、药物、心理等治疗都有一定的应用价值。

养生以"调神"为要。《素问·上古天真论》："恬淡虚无，真气从之；精神内守，病安从来。"强调在日常生活中注意对精神情志的调节，减少过度的欲望，避免强烈的情绪波动，顺应四时阴阳变化，保持心态平和，达到"形与神俱"的养生最高境界，得以延年益寿。

【现代研究】

1. **"神"的内涵及意义**　"神"是中华民族传统文化中十分重要的范畴和命题。中医学全方位地吸纳了中华民族传统文化中神的科学内涵与合理内核，将神分为人文社科和自然科学两大支系。其中人文社科支系之神有民族信仰、宗教崇拜、人类对某些可感知的状态、某些超常非凡的才能、效果，或者技艺以及具有此类本领的人等方面的评价；自然科学支系之神又有自然界万事万物固有的变化规律和人类生命规律两大分支。其中，神所表达的人类生命规律又有生命总规律（即广义神）、人体自身调控制律，如心藏神、主神明对整体生命的调节规律、魂魄调节规律、志意调节规律，五脏藏神调节规律和人类特有的心理活动规律（即狭义神），以及神所表达生命规律在临床诊治疾病中的应用等。

2. **魂魄与人格特质**　中医学"魂魄"属于神活动的范畴。以现代心理学人格特质理论与"魂魄"比较，人格是中医"魂魄"的核心部分。人格在现代心理学分为气质和性格。气质更多地体现了人格的生物属性，性格更多地体现了人格的社会属性。"魄"并先天之精而出入，依赖精的滋养，主内，主静，属阴。与气质的属性比较类似，比较稳定，是人格内在生物属性。"魂"随神往来，得自于遗传，依从于情志心理活动而产生，依赖气的滋养，主外，主动，属阳，与性格的属性比较类似，根据社会心理活动产生的性格特征，是外在的表现，具有可塑性。如"魂"是外在的，主动的，与精神活动同步表现出来的，类似弗洛伊德"自我"，荣格的"外向型人格特质"，卡特尔的"表面特质"。"魄"是内在的，主静的，来自于先天之精，与弗洛伊德"本我"，荣格的"内向型人格特质"，卡特尔的"根源特质"类似。中医"魂魄"理论与现代心理学人格特质理论在认识人精神意识活动的层面具有一定的相似，是古代哲学家探讨和研究心理学的重要成果。

11 论　气　论

【理论内涵】

气，是中国古代哲学的一个重要范畴，也是中医学的一个重要概念。

古代哲学气概念的内涵主要有：①气是存在于宇宙之中无形可见的极细微物质，虽无形可见，但却客观存在。如《庄子·至乐》："察其始而本无生，非徒无生也，而本无形；非徒无形也，而本无气。杂乎芒芴之间，变而有气，气变而有形，形变而有生。"②气是宇宙万物的生成本原。《易传·系辞上》："精气为物，游魂为变。"表明精气生万物的观点。王充的《论衡》认为气即元气，元气是宇宙的最初本原。气之聚合形成天地万物，凝聚为人。《论衡·论死》："气之生人，犹水之为冰也。水凝为冰，气凝为人。"③气运动不息，推动了宇宙万物的发生发展和变化。充满宇宙中的气不是静止的，"气块然太虚，升降飞扬，未尝止息……为风雨，为雪霜，万品之流形，山川之融结，糟粕煨烬"（《正蒙·太和》）。天地万物生灭终始皆是气之升降聚散运动的表现。

中医学之气概念的内涵：气是构成人体和维持人体生命活动的基本物质。气具有极强的活力且运行不息，先天之精所化之气，与后天吸入清气和水谷之气相合成一身之气，升降出入于各脏腑组织器官，激发和调控机体的新陈代谢，推动人体的生命进程。

【学术源流】

"气"字早在甲骨文中已出现。气的字义有古今演变：其一，气为云气。《说文解字》说："气，云气也，象形。"其二，气为"氣"。《说文解字》："氣，馈客之刍米也。从米，气声。"指赠送客人的谷物，后世以"氣"代"气"，现代又简化为"气"。其三，气为"炁"，表示元真之气，这是古代养生家所造之"气"字。

有关气的哲学认识，如《老子·四十二章》："道生一，一生二，二生三，三生万物。万物负阴而抱阳，冲气以为和。"先秦诸子皆以气（精气）为哲学范畴，至东汉又衍生为"元气一元论"观点，以气、精气、元气作为宇宙万物的本原，并以其运动变化解释宇宙万物形成及变化规律的哲学概念。

《黄帝内经》将气的概念引入到医学领域，构建了中医学气理论。中医学气理论与古代哲学的气学说所研究的范围、对象不同。《黄帝内经》中有关气的论述非常丰富，《素问》《灵枢》记载"气"字约2952次，内涵主要包括：其一，构成宇宙万物的本原。如"气合而有形""人以天地之气生"等古代哲学的气范畴；其二，自然之气。如"天食人以五气"、风寒暑湿燥火六气、四时之气等；其三，人体之气。《黄帝内经》所谓"人气"，包括"阴气""阳气""真气""正气""宗气""营气""卫气""经气"等，是构成人体和维持人体生命活动的基本物质；其四，药物、饮食之气。如中药之温热寒凉之气，指药性而言。《黄帝内经》基于医学角度对气的概念进行诠释，论述了人体之气的概念、来源、分类、功能等，形成具有独特中医学内涵的气学理论，与古代哲学的气学说所研究的范围、对象不同。

其后，《难经》提出"原气（元气）"说，以"原气"是为生气之原，开创元气论。继《黄帝内经》《难经》之后，历代医家言必称气，许多著名的医学家都本着《黄帝内经》的基本观点阐述人的生命活动，探讨生命现象。例如，李东垣之论"胃气"，汪机之论"营卫之气"，张介宾以阳气"为性命之本"，喻昌之论"大气"，吴又可之论"杂气"等，都从各自不同的角度进行了专题发挥，丰富《黄帝内经》气的理论内涵，使之不断发展，日趋完善。

【基本原理】

1. 人体之气的构成　人体之气的最高层次是"一身之气"，又称"元气""真气""人气""正气"；先天之精所化生的元气，水谷精微和自然界清气化生的宗气、营气和卫气，为第二层次；一身之气分布到不同脏腑经络所形成的脏腑之气、经络之气，是第三层次。

（1）一身之气（元气）　一身之气是人体所有的气的总称，为构成人体和维持生命活动的基本物质，具有推动和调节机体各脏腑组织功能活动、推动和调控精血及津液等生命物质代谢的功能。一身之气，又称"元气"。中医元气论秉承"气一元论"的哲学思想，以元气为生命活动的原动力，"五脏六腑之本，十二经脉之根，呼吸之门，三焦之原"（《难经·八难》）。元气以父母的先天之精气为基础，根源于肾（命门）；又受后天水谷之气的补充和培育。故李东垣以真气为元气，谓之"元气，乃先身生之精气也，非胃气不能滋之"（《脾胃论·脾胃虚则九窍不通论》）。一身之气，相对天气、地气而言，又称"人气"。如《素问·六微旨大论》："天枢之上，天气主之；天枢之下，地气主之；气交之分，人气从之，万物由之。"相对邪气而言，一身之气，又称"正气"，特指人体具有抗病祛邪、调节修复等功能的物质。

《黄帝内经》未见元气之说，论及真气凡21见，常以真气替代人身之气而论，如《素问·上古天真论》："虚邪贼风，避之有时；恬惔虚无，真气从之；精神内守，病安从来？"并且，以真、邪并举名篇，多真、邪相对而论，可见，真气在人体中的重要性。

真气，是否与"元气"相同，学术界有不同观点。真气，出于《灵枢·刺节真邪》："真气者，所受于天，与谷气并而充身也。"将此文解析为真气来源于先天之气，又与后天水谷之气结合而成，则真气即元气；解析为真气乃吸纳自然界之清气，又与后天水谷之气结合而成，则真气非元气。各执一说，见仁见智。

一身之气由先天之精所化之气与后天脾胃运化的水谷之气、肺吸入自然清气相合而成。一身之气分阴阳，可分为阴气、阳气；根据分布部位和生理功能的不同，可分为宗气、营气、卫气、脏腑之气、经络之气等。

（2）宗气、营气、卫气　宗气，出于《黄帝内经》。宗气来源于后天，《灵枢·邪客》："五谷入于胃也，其糟粕、津液、宗气分为三隧。故宗气积于胸中，出于喉咙，以贯心脉而行呼吸焉。营气者泌其津液，注之于脉，化以为血，以荣四末，内注五脏六腑……卫气者出其悍气之慓疾，而先行于四末分肉皮肤之间……行于五脏六腑。"言明宗气是饮食水谷所化生的精微之气的总称，其积于胸中与清气相合为气海，"其下者注于气街，上者走息道"（《灵枢·刺节真邪》）；其常行周身运行不息的为营卫之气。《读医随笔·气血精神论》："宗气者，营卫之所合也，出于肺，积于气海，行于气脉之中，动而以息往来者也。"宗气的作用，其一，循咽贯膈、布胸中，呼则出，吸则入，司呼吸，为音声之枢机，语言声音的强弱亦与宗气的盛衰有关。其二，贯注心脉，协助心气推动血液的运行，起到助心行血之用，可通过心跳的强弱、节律、心率和脉象等方面反映出来。

营卫之气，主要由水谷精微化生，在人体循行不止、环周不休、与天同纪。营气，又称"荣气"，是富有营养的、行于脉中环周不休之气。据《素问·痹论》："荣者，水谷之精气也。"

营气是脾胃运化的水谷精气之"清"者，即富有营养的精华部分，所谓"独得行于经隧，命曰营气"（《灵枢·营卫生会》），入脉中化而为血，故《难经·三十二难》谓"血为荣"。营气之行自手太阴而始，循十二经脉流行；另从足厥阴肝经别出，经督、任二脉复入手太阴肺经。在人身行二十八脉一周，漏水下二刻；一昼夜行五十周，漏水百刻，应天二十八宿，"行于经隧，常营不已，终而复始"（《灵枢·营气》）。

卫气由水谷精微生成，其性质与营气有所不同，为"水谷之悍气"（《素问·痹论》）、"浊者为卫"（《灵枢·营卫生会》）。卫气的运行分布，《黄帝内经》有三种表述，其一，昼行于阳，夜行于阴。昼行于阳，其始于足太阳，循阳经而行二十五度；夜入于阴，"常从足少阴分间行于五脏六腑"，其所行始于肾，经心、肺、肝、脾，复注于肾为一周，共二十五度《灵枢·卫气行》。其二，营卫相偕而行。卫气以其"剽悍滑疾"之性，"直出上焦，循太阴之分而行，还至阳明，上至舌下足阳明，常与营俱行于阳二十五度，行于阴亦二十五度，一周也"，即营在脉中，卫在脉外。"阴阳相贯，如环无端"（《灵枢·营卫生会》）。其三，行于脉外。"卫者，水谷之悍气也"，其流动疾速，不受脉道约束，"出其悍气之慓疾，而先行于四末分肉皮肤之间而不休者也"（《灵枢·邪客》），外行布散于皮肤腠理；内则"熏于肓膜，散于胸腹"（《素问·痹论》）。

（3）脏腑之气、经络之气　脏腑之气是一身之气在脏腑的体现。《灵枢·本神》："五脏主藏精者也。""精化为气"（《素问·阴阳应象大论》），脏腑之气由脏腑之精所化。脏腑之精来源有二，一是肾精输泻于脏腑，肾精包含先天之精和后天之精；二是饮食物化生水谷之精，使脏腑之精得以充盛。可见脏腑之气的组成既有先天成分，也有后天部分。后天水谷之精是脏腑之气化生的主要物质基础。如《素问·五脏别论》："五味入口，藏于胃，以养五脏气。""谷不入，半日则气衰，一日则气少"（《灵枢·五味》）。脏腑是一身之气升降出入的场所，脏腑之气又体现了一身之气的运动规律，如心肺之气下降，肝肾之气上升，脾胃之气斡旋于中。同时脏腑之气又推动和维持脏腑经络功能活动，如心气行血，肺气推动呼吸，肝气疏泄气机，脾气运化水谷，三焦气化行水等。

经络之气是一身之气运行分布于经络的部分，"真气者，经气也"（《素问·离合真邪论》）。《黄帝内经》称为"经气""脉气""络气"等。经络之气的作用：一是推动脉中血液及精微的流行布散全身。"脉气流经，经气归于肺，肺朝百脉，输精于皮毛，毛脉合精，行气于腑，腑精神明，留于四脏"（《素问·经脉别论》）；二是感受和传导体内各种信息的中介。内脏精气盛衰通过经气在相应体窍彰显，如《灵枢·脉度》："心气通于舌，心和则舌能知五味矣。"经气是针刺产生治疗作用的关键。"刺之要，气至而有效"（《灵枢·九针十二原》），针刺中的"得气""行气"即是通过经气传递信息至病所而达到治疗效应。经气是药物到达病所的载体。药物受纳胃中，以其气味不同，分入各脏腑经脉，随经气升降浮沉，使之升则升，使之降则降，直达病所，发挥治疗作用。

2. 气的运动与变化　气虽有聚有散，但总以运动不息，流行不止，为其基本的特性。无论天地之气或人体之气，都是按照一定规律运动变化着。《灵枢·脉度》说："气之不得无行也，如水之流，如日月之行不休……如环之无端，莫知其纪，终而复始。其流溢之气，内溉脏腑，外濡腠理。"人体之气以其运行不息而激发和调控机体的新陈代谢，推动人体的生命进程。气的运动止息，机体气化过程因而停止，则标志着生命过程的终止。

（1）气机　气运动变化机枢，称为气机。机，原指古代弩箭上的发动机关，引申为事物之枢要、关键。事物发生、发展和变化是气的不同运动形式体现。天地之气升降聚散是万物化成的枢机，故曰"清阳者，薄靡而为天；重浊者，凝滞而为地"（《淮南子·天文训》）。人身之气的升降出入犹如生命活动过程中的枢纽，主导生命生长壮老衰的变化，故曰"根于中者命曰神机"（《素问·五常政大论》）。气的运动一旦停止，人的生命活动也就终止了。故《素问·六微旨大论》说："出入废，则神机化灭；升降息，则气立孤危。"

升降出入是人体气机的一般形式。天气下降，地气上承，天地气交而化生万物，人位其中。人类生活在自然界中，与天地息息相通，人体的气机运动亦以升降出入为基本表现形式。所以《素问·六微旨大论》说："上下之位，气交之中，人之居也。""气交之分，人气从之，万物由之，此之谓也。"人体正是由于气的不断升降出入运动，才能吐故纳新，清升浊降，生化不息，维持正常的新陈代谢及生命活动。

气机升降在人体生命活动中的体现。人体内部生生化化及人与自然界的气化出入，都是通过气的升降出入来完成的。"根于中者命曰神机，神去则机息；根于外者，命曰气立，气止则化绝"（《素问·五常政大论》）。在机体生理活动中，升降主要表现为脏腑气机升降而形成的气化过程；出入则侧重于人体与外环境之间的物质交换。升降出入相互配合协调共同完成生命活动的基本过程，人体的各种生理活动，如呼吸运动、饮食物的消化吸收、津液代谢、气血运行等，皆是气升降出入运动的具体体现。

脏腑经络是气机升降的场所。脏腑经络是人体之气升降出入的场所，"升降出入无器不有"；气的升降出入运动又是通过脏腑功能活动表现出来。

肺居膈上，为五脏六腑之华盖，其位最高，主治节，对全身气机具有重要的调节作用。肺气的运动特点是宣发和肃降，是肺气运动相反相成的两个方面，宣发有助于肺气的清肃下行，肃降则利于宣发的畅达。因此，宣发和肃降是升降出入的对立统一。凡呼吸出入、吐故纳新，通调水道、化津行水，辅助心脏、推动血行，皆赖于肺气宣降的推动和调节。《类经·藏象类》："肺主气，气调则营卫脏腑无所不治。"《红炉点雪·肺痿肺痈》："盖肺体清虚，本燥，主乎气，金气清肃，则一呼一吸之间，脏腑经络，四体百骸，无往不之，其动静之为，靡不藉以司用。"由于肺位最高，故肺气又以清肃下行为顺。肺气的清肃下行与肝气升发相互协调，对维持全身气机升降具有重要的调节作用。可见肺气运动形式升降出入具全，但以肃降为主要特性。

心位于胸中，为五脏六腑之大主，统领精神意识思维活动。心气是推动血液运行的基本动力，心气推动血液循经脉流行全身，升已而降，降已而升，周而复始，以濡养脏腑形体官窍。心属上焦，其气以下降为主要特点。心火下降与肾水上腾协调互济，是保证心肾功能正常的重要环节。

肝位于腹中，阴中之阳脏，主疏泄，对全身气机具有重要的调节作用。《杂病源流犀烛·肝病源流》说："肝为五脏独使，为将军之官……故一阳发生之气，起于厥阴，而一身上下，其气无所不乘。肝和则生气，发育万物，为诸脏之生化。"肝气升发，犹春之发生万物，在人体生命活动过程中起着促使阴精阳气生发，启陈出新的作用。肝气之升降，使全身气机畅达，血和津液布散，疏泄胆汁，促使饮食水谷的消化吸收。肝之气机升降是以升发为主。肝升与肺降是人体气机升降协调的重要环节，"肝生于左，肺藏于右"（《素问·刺禁论》），而"左右者，阴阳之道路也"（《素问·阴阳应象大论》），肝为阴中之阳，气从左升；肺为阳中之阴，气从右降，升降上下运转全身气机。

肾居下焦，为先天之本，元气之根，内寓真阴真阳，是脏腑阴阳的本根。元气发于肾，通过三焦升腾，行于周身；肾主摄纳，将肺吸入之清气下归丹田；肾主水，升清降浊，清者上输脾肺布散，浊者下行膀胱排泄；此外，肾与其他脏在气机升降方面都有着配合关系。肾之气机升降是以上升为特性，心肾阴阳水火升降是一对对立统一体。

脾胃同居于中焦，为后天之本，气血生化之源。脾胃共主饮食物的消化吸收，其生理功能体现了脾胃气机的升降运动。脾主升清，将水谷转化为精微，并上输布散；胃主降浊，受纳传化，下泄浊气。升降有序，纳运协调，化精泄浊，是机体物质代谢的中心环节。脾宜升则健，胃宜降则和，脾胃升降不仅是保证饮食物消化吸收正常的前提，而且是人体脏腑气机升降的枢纽。

在脏腑气机升降运动中，以肺、脾（胃）、肾三脏最为重要。肺位于上焦，肺气宣降对全身气机具有调节作用，宣发以助心气推动血行，肃降以利肝气升发，转输脾胃水谷精气，调水道助肾行津液。脾胃居中焦，为气机升降的枢纽。心肺在上其气主降，肝肾在下其气主升，升已而降，降已而升，赖脾胃中气斡旋方能升降有序。故曰："中气者，阴阳升降之枢轴。"《医学求是·血证求原论》则更明确指出："脾以阴土而升于阳，胃以阳土而降于阴。土位于中，而火上水下，左木右金，左主乎升，右主乎降，五行之升降，以气不以质也。而升降之权，又在中气……升则赖脾气之左旋，降则赖胃土之右转也。故中气旺，则脾升而胃降，四象得以轮旋。中气败，则脾郁而胃逆，四象失其运行矣。"肾位于下焦，是气机升降的根本，尤为重要。肾为脏腑阴阳根本，肾中元气为脏腑功能活动的原动力，也是调节脏腑气机升降运动的根本。脾胃阳气根于肾，肾阳升腾，中焦脾胃得化，腐熟水谷共为生命之本；肾水上承，心阳始运，行血养神；肾气闭藏，肺吸入清气下纳于肾而充全身之气。所以说一身脏腑气机升降本乎肾，肾精充盛，阴阳和调，则脏腑升降出入有序，吐故纳新，从外界摄取食物，通过脏腑气化升清降浊，精微充养自身，代谢产物排泄体外，维系生命运动得以正常进行。

经络气机升降规律。经络与脏腑同样是气机升降的主要场所，气循经络上下升降，出入内外，可以感受来自人体内外环境的各种信息，并将其传递到相应的脏腑组织，反映或调节其功能状态，起着协调功能平衡的作用，维持人体内外环境的相对平衡状态。经络的这种调节作用是通过气机升降实现的。经络气机升降有一定规律，它与经脉在人体的分布有着密切的联系。经络系统中十二经脉和奇经八脉为主干，其循行路线多呈上下纵行，尤其是十二经脉内与脏腑络属，外而通达四肢，循行规律与气机升已而降，降已而升相符。如足三阳经由头至足下行，足三阴经由下向上而行；十二经脉分属一脏或一腑，其循行规律又与所属脏腑之气的升降特点相应。如心肺位于上焦，其气主降，心肺经脉由胸中出循上肢下行至手指端；肝肾位于下焦，其气主升，肝肾经脉起于足趾端，沿下肢上行至胸腹。脏腑相表里，所属阴阳表里经脉之气升降相悖。如脾升胃降相为表里，脾经起于足大趾端，上行入腹至胸；胃经起于鼻旁，由头面下行至足。手三阴属脏，由胸下行到手，手三阳属腑，由手上行到头；足三阳属腑主降，足三阴属脏主升。由此可见，经络与脏腑密切联系不可分割，经络内属脏腑，又是脏腑与外周组织联系的通路，其循行规律与脏腑气机升降规律基本一致。

（2）气化 《黄帝内经》最早将气化理论用以解释人体生理和病理，如《素问·灵兰秘典

NOTE

论》说："膀胱者，州都之官，津液藏焉，气化则能出矣。"中医学关于气化的含义，概括为两个方面：

一是指五运六气的变化，其主要内容是研究气候变化及对自然界生物所产生的影响，它以自然界六气变化对生物的影响为主要形式，通过风、寒、暑、湿、燥、火六气的变化，反映自然界气候的变化规律，并根据自然界气候变化规律来阐释对人的生命活动及其病理变化的影响。如《素问·天元纪大论》说："夫变化之为用，在天为玄，在人为道，在地为化，化生五味，道生智，玄生神，神在天为风，在地为木，在天为热，在地为火，在天为湿，在地为土，在天为燥，在地为金，在天为寒，在地为水。故在天为气，在地成形，形气相感而化生万物矣。"

二是指人体内气的运动变化。气化在人体的作用有两个方面：一是精、气、血、津液化生及相互间的转化，这在《黄帝内经》中多有论述。如《素问·六节藏象论》说："天食人以五气，地食人以五味……气和而生，津液相成，神乃自生。"《灵枢·决气》说："中焦受气取汁，变化而赤是谓血。"《灵枢·痈疽》说："中焦出气如露，上注溪谷而渗孙脉，津液和调，变化而赤为血。"指出机体不断从自然界摄取各种生命活动所需物质，通过气化作用转变为自身及赖以维持生命的物质过程。而机体生命物质相互之间发生着转化，如《素问·阴阳应象大论》所说的"形归气""气生形""精归化""化生精""精化为气"等，亦是气化之所为。二是说明脏腑的功能。《素问·灵兰秘典论》把气化理论用于说明脏腑的生理功能，其论述大肠、小肠和膀胱在饮食物残渣转化为糟粕排泄、津液化为尿液排泄的过程所发挥的作用，就是脏腑气化的表现形式。通过人体气的运行变化，来说明机体内外的交通、体内物质之间的相互转化、物质与功能之间的转化，揭示人体生、长、壮、老、已的生命规律。

（3）气机与气化　气机是气化的前提。气化离不开气机，气机的正常与否直接影响气化活动。人体通过气的升降出入，才能吐故纳新，清升浊降，生化不息，维持正常的代谢及其生理活动。《素问·灵兰秘典论》论脏腑气化，有小肠受盛化物、大肠传导变化、膀胱气化排泄等，是通过胃气下降、小肠泌别清浊及肾气的蒸腾气化升清降浊等脏腑之气的升降运动而完成。气机运动又是物质转化的基础，如《素问·经脉别论》说："饮入于胃，游溢精气，上输于脾，脾气散精，上归于肺，通调水道，下输膀胱，水精四布，五经并行。"可见气机升降出入存在于物质代谢过程中，能量的转化亦由气的运动。气的运动必然会引起气的变化，气化作用通过气机的升降出入运动而实现。

气化寓于气机。人的生命活动过程就是气化过程，气化正常，才能推动和激发人体的各种生理活动，脏腑之气的升降出入才能协调平衡。如人体气化过程中，水谷精微不断分化生成营气、卫气、宗气，升降出入各行其道运行全身，发挥各自作用，推动机体的各种功能活动；另一方面，脏腑气化对气的运行产生影响，在脏腑气化过程中，又有脏腑之气自身的升降出入运动。脏腑部位、功能特点的不同，表现为不同气化形式，形成对气的运行影响。如心肾两脏，一为阳脏，一属阴脏，心火下降，肾水上升，阴阳升降上下交感完成心肾相交的气化过程，在这一过程中体现了心肾对气运行的影响。可见，在气化过程中包含了气的运行并对其产生影响。

气机与气化可分不可离。气机与气化虽然都是对物质运动形式的分析和说明，但两者的内涵不同，对物质运动考察的着眼点也不同。气机以气的运动为核心，升降出入为主要表现形式；气化则以气所引起的变化为主题，以物质形态所发生的种种转化为内容。"升降出入无器不有。故器者，生化之宇"。人身是气化活动的场所，而升降出入是气运行的方式。人体气化，流行不息在脏腑之中，激发各种生命活动，使之化生不已，生命不息。在新陈代谢的生命过程中，由于气化作用而进行的精、气、血、津液的代谢和相互转化是生命的基本特征，气聚则成形，只有通过气化，将摄入的自然界清气和水谷之气与先天精气相合，生成人体之气，并使之不断壮大，流行于脏腑之中，生理功能得以发挥，新陈代谢得以正常进行。若气化不利，机体代谢平衡失调，气的化生和运行皆受影响。而脏腑经络气机的升降出入又是体内物质发生变化的根本原因，气机升降出入的有序又保证气化的正常。人的生命因气化而生生不息，然而言气化必然离不开气机，所以气机与气化的统一是生命活动的根本所在。

3. 人体之气的特性

（1）生命活力　气是具有活力很强的生命物质。人的生命活动依赖不断摄取自然界清气和谷气，转化为人身之气，以为生身之本。《素问·六节藏象论》说："天食人以五气，地食人以五味。五气入鼻，藏于心肺，上使五色修明，音声能彰。五味入口，藏于肠胃，味有所藏，以养五气，气和而生，津液相成，神乃自生。"清气和谷气进入人体，经过气化而成为机体的生命物质，同时不断进行自我更新，以保持生命活动的生生不息。精神活动是生命活力最高级的表现形式，人的精神意识思维活动常以"神"概括，气可化神，气充则神明。故神的产生也是气化作用的一种表现。《素问·阴阳应象大论》说："人有五脏化五气，以生喜、怒、悲、忧、恐。"《灵枢·平人绝谷》说："神者，水谷之精气也。"气作为构成人体和维持人体生命活动的基本物质，形因气而有生机活力，神明由气化而彰，人生所赖，惟气而已。生命活力是气的根本标志，气是生命的象征。

（2）运行不息　气的最基本性质是运行不息。人体之气，升降出入，流行不息。运动是一切物质的属性，在人体就体现为气化活动。气化活动是以气的升降出入运动为前提，气在人体流行出入，时刻推动、激发人体各种生理活动，维持生命活动的进行。人体之气的运行也有一定规律，吸清排浊、清升浊降是气化的基本规律，而"升降出入，无器不有"；各脏腑气机升降又表现出不同特点，上者下降，下者上升。脏气主升，腑气主降。升中寓降，降中寓升。气散行全身，各行其道：宗气出喉咙贯心脉，注丹田走气街；营气入于脉循脉上下，卫气行于脉外，营卫相偕，昼行于阳夜行于阴，日夜五十度而会。人身之气，合则为一，分则有元气、宗气、营气、卫气、脏腑经络之气等，各按其特有规律运行，但相互之间协调一致，构成整体升降出入的统一规律。

（3）无形可征　气具有无形可见，但可循其征的特性。气是一种极其细微的物质，用肉眼难以观察到，只有通过它的运动而表现出气的存在。故《素问·气交变大论》说："善言气者，必彰于物。"气虽难以视及，却有种种生命征象可见，如呼吸之气"呼吸微徐，气以度行"（《灵枢·天年》）；宗气"出于左乳下，其动应衣"（《素问·平人气象论》）；五脏精气可反映于面，"夫精明五色者，气之华也"（《素问·脉要精微论》）；气之变动还可通过脉象表现出来，如《素问·脉要精微论》对气之盛衰变化在脉象上的反映有着形象具体的描述。这些都说明人体生命物质的气，是一种流动着的细微而难以觉察的物质，与形相对而言称为无形，但通过生命活动的种种征象、脏腑经络器官等组织的生理功能可把握气的存在及其运动变化。

NOTE

【临床意义】

《类经·疾病类》说："气之在人，和则为正气，不和则为邪气。"强调气在任何疾病的发生、发展过程中都占据极为重要的地位。各种致病因素均可导致人体气机紊乱、气化失常，或损伤正气而致气虚，使脏腑经络功能活动失调，诸病丛生。如外感病邪扰卫气，营卫失和形成表证；内伤情志或饮食劳逸所伤致气机失调，或气郁或气逆，或伤气耗气导致气虚等，诸病由生，故《素问·举痛论》说："百病皆生于气。"

治病以调气为要。如《灵枢·卫气失常》："夫病变化，浮沉深浅，不可胜穷，各在其处，病间者浅之，甚者深之，间者小之，甚者众之，随变而调气，故曰上工。"外感病祛邪调气，如调和营卫、发汗解表；情志病当重调气，兼顾脏腑辨证；杂病调气为先，顺气可化痰，行气能活血，调气以利水等，"疏其血气，令其条达，而致和平"（《素问·至真要大论》）。

【现代研究】

1. 气的科学内涵　气的基本概念随着中医理论研究的不断深入，对气的认识有物质说、功能说、物质功能两义说到物质与功能统一的观点演化过程。①物质说：气为物质说的代表首推当代已故名医秦伯未氏，其《黄帝内经知要浅解》认为血是物质，气也应该是物质，气所发生的作用，就是所谓能力。②功能说：罗石标在 20 世纪 60 年代初期提出：气的含义应是"气是一切物质运动变化的作用"，"实质上气的概念，只能与功能活动有关，并不包含其他概念"。对人体来说，它是反映人体生理的、病理的变化作用的概念，它是由形体所产生的。气与物质既有区别又有联系，在概念上不能混淆的。③物质与功能两义说：危北海认为气的意义有两方面："一方面是指实质性的物质，另一方面是指功能性的活动。""气的意义既可以指功能，又可以指物质。"这一观点被 20 世纪 60 年代出版的《黄帝内经讲义》及 70 年代全国统编教材《中医学基础》所采纳。④功能与物质统一说：李德新教授认为："气这个概念常常同时具有生命物质和生理概念两种含义，但并不是认为除物质性的气之外，还存在一种非物质的纯概念之气。因为气是极其细微的物质，其形态之小，目力难以视及，至多能觉察其混沌的云雾状态（如水汽等）。只有通过它的运动表现，才能表现出气的存在。""人体生命物质的气，是通过人体脏腑组织的功能活动而表现出来的。"因此，中医学中的气，不仅有生命物质的含义，而且也常常有功能的含义。

2. 气的生物学基础

（1）气与生命物质　有学者认为，生命的基本物质应包括蛋白质、糖、脂肪，以及其他一些必需的元素和维生素之类，因此，气与生命物质有关。生命活动的物质基础是核酸（DNA、RNA），核酸与生命活动的基本特征——遗传与新陈代谢息息相关，是构成整体机能的最基本因素。因此认为，中医气化基础可能是核酸代谢。有文献指出，神经介质、体液、多肽类、激素以及细胞内 cAMP、cGMP 等，是物质之气的基础。也有学者以红细胞膜的 ATP 酶活性检查，作为探讨气的客观指标。

有学者提出，Ca^{2+} 与人体之气由先天之精化生及自然清气、水谷之气相合而成的来源相似，与气的生成密切相关。Ca^{2+} 是人体内必需的元素之一，精子和卵子中都含有 Ca^{2+}，受精卵中的 Ca^{2+} 是从精子和卵子中获得，并在受精过程中起着重要作用。来自食物中的钙，以 Ca^{2+} 形式被肠上皮吸收，在体内甲状腺素、维生素 D_3 和降钙素的调节作用下，实现钙的平衡。Ca^{2+} 浓度变化可引起呼吸肌群的收缩和舒张，对肺的通气产生影响。Ca^{2+} 具有促进成骨作用，还可以促进细胞的增殖和分裂；作为第二信使，它能把细胞表面的刺激信号传递到细胞核内，启动一系列细胞内反应，引起基因表达，细胞增殖分化，从而增加免疫细胞的吞噬活性；Ca²⁺参与血小板聚集过程等，与气的推动、防御、固摄等作用有诸多相同点。具有补气作用的中药中一般钙元素含量比较高，如太子参、白术、甘草等。微量元素 Ca²⁺ 与气的微妙关系对气本质的研究打开新的思路。

（2）气与能量代谢　有文献提出，气在有生命的机体内起到力量或能量的作用。气的推动作用主要是以动能；温煦作用主要是以热能；固摄、气化作用主要是以化学能、渗透能、电能等能量形式表现出来。这些能量的释放、转移与利用，直接形成了脏腑组织的功能活动。

（3）气与信息转导　有学者提出，气的运动变化，体现信息传递、交换、贮存的过程。气的运动形式，也就是系统反馈联系中信息的转输和处理过程。广义的针灸等各种理化刺激向经络输入的本质是气，也就是信息。气血运行就是信息的传递。有些药物不直接起生化或杀菌作用，而是起携带信息的作用。某些训练有素的气功师通过运气，把自身"内气"发放出来，通过仪器分别接收到了微粒流信息、红外电磁波信息、静电信息、磁信息等，有些部门还制造了信息模拟仪，用来治疗疾病。

12 论　血　论

【理论内涵】

血，即指血液，是流动于经脉之中的富有营养的红色液体，是构成人体和维持人体生命活动的基本物质。血与气相比较而言，有形属阴，而主静谧。血以脾胃为化源，以气为动力，以脉为血府，内濡养脏腑组织，外润泽肌肤官窍，是神活动的主要物质基础。

【学术源流】

《灵枢·决气》说："中焦受气取汁，变化而赤是谓血……血脱者，色白，夭然不泽，其脉空虚，此其候也。"《灵枢·营卫生会》则进一步指出："此所受气者，泌糟粕，蒸津液，化其精微，上注于肺脉，乃化而为血。"明确血的化生及形态特征。"夫脉者，血之府也"（《素问·脉要精微》），脉是血液循行的通道。据《灵枢·营气》《灵枢·经脉》《素问·骨空》等篇记载，血液循十四经脉循环流注，运行分布于全身。血的功能在《黄帝内经》中也有丰富的记载，如"以荣四末，内注五脏六腑""血者，神气也"等。

《难经·二十二难》以"血主濡之"概括血的这种营养和滋润作用。《景岳全书·藏象别论》："血者，水谷之精也，源源而来，而实生化于脾，总统于心，藏受于肝，宣布于肺，施泄于肾，而灌溉一身。"阐释血的生化、循行、功能与脏腑的密切关系。

【基本原理】

1. 血液生成的物质基础

（1）水谷精微，生血原料　水谷精微是化生血液的最基本、最重要的物质。《济阴纲目·调经门》说："故虽心主血，肝藏血，亦皆统摄于脾，补脾和胃，血自生矣。"水谷精微是生成血液的基本物质，而脾胃是化生水谷精微的关键脏腑，所以历来就有脾胃为"气血生化之源"的说法，突出了脾胃的纳化在气血生成过程中的重要作用。血液化生于水谷精微，水谷精

NOTE

微源于饮食水谷，化于脾胃，从这一角度认识血的生成，就必然涉及两个重要方面。一是饮食水谷的质量，即营养价值。《医门法律·虚劳论》说："盖饮食多自能生血，饮食少则血不生。"这里饮食多少，应当包括饮食的质和量两方面的内容。二是脾胃的纳化是否正常，直接影响血液的生成。脾胃纳化功能旺盛，不断化生水谷精微，为血液的生成提供充足的原料，则血液源源不断生成。

（2）营气津液，组成血液 营气与血共行于脉中，具有营养作用，是血液的组成部分。《灵枢·邪客》说："营气者，泌其津液，注之于脉，化以为血。"《读医随笔·气血精神论》说："营气者，出于脾胃，以濡筋骨、肌肉、皮肤，充满推移于血脉之中而不动者也。"又说："夫生血之气，营气也。营盛即血盛，营衰即血衰，相依为命，不可分离者也。"营为水谷之精气，化生血液则是其重要的生理功能之一，故常营血并称。津液与血液皆属于有形而流动的液体，二者同源于饮食水谷，以津液为最多，产生最为迅速，为构成人体阴液的基本成分。血液需要不断地得到津液的补充才能维持其流动不滞的特性。《灵枢·痈疽》说："中焦出气如露，上注溪谷，而渗孙脉，津液和调，变化而赤为血。"《读医随笔·气血精神论》说："津亦水谷所化，其浊者为血，清者为津，以润脏腑、肌肉、脉络、使气血得以周行通利而不滞者也。凡气血中不可无此，无此则枯槁不行矣。"

（3）精能生血，源头在肾 《景岳全书·血证》："血即精之属也。"《侣山堂类辨·辨血》："肾为水脏，主藏精而化血。"皆表明精与血之间密切相关，《张氏医通·虚损》更明确指出："血之源头在乎肾。"肾为先天之本，性命之根，主藏精气，精气为生命发生之源头，又是构成人体的基本物质，因此是生血之根本。精与血的关系大致有三个方面：一是肾藏精，精生髓，精能生血，精血互化。二是肾中所藏先后天之精互为滋养，互为支持，是保证精血互生源源不断、生生不息的基础。三是肾中精气为各脏腑生发活动之动力，肾精充盈，则诸脏腑机能生发活泼，是化生血液的重要保障。

2. 血液生成与五脏相关 五脏是推动血液生生不息的动力。人体功能活动以五脏为中心，血液的生成同样也离不开五脏的功能活动。

（1）血之生化在脾 中焦脾胃与血的化生关系最为密切，这主要体现为化生血液的基本物质都与脾胃纳化功能密切相关。①脾胃化生水谷精微，而水谷精微是化生血液的基本物质。《景岳全书·血证》："血者，水谷之精也，源源而来，生化于脾。"②营气源于中焦，为水谷精气所化，脾为营之本。③津液生成于中焦，脾胃是化生津液的主要脏腑，《素问·经脉别论》说："饮入于胃，游溢精气，上输于脾，脾气散精，上归于肺。"肺朝百脉，使津液注于脉而为血。④精能生血，而先天之精非后天之精滋养则不能生长壮大，脾为后天之本，化生水谷精气，滋养先天，肾精充足为化血之源泉。不难看出，脾所化生的精微物质是生成血液的基础，可以说，脾与血液生成之间有着千丝万缕的联系，而脾为气血生化之源，正是对这种联系的全面概括。

（2）血之源头在肾 肾与血液生成的关系有以下几个方面：一是肾藏精，精能生髓，而精髓则是化生血液的基本物质。肾通过藏精生髓来完成对血液生成的调节作用，精足则髓充，髓充乃能生血。二是肾精肝血相互化生，完成了精能化血的过程。三是肾为五脏六腑之根本，肾中元气推动全身脏腑气化活动，肾气旺，一身气化活动旺盛，则化血之物质源源而来，为生成血液的基本保证。

（3）血之发生在肝　肝藏血，同时肝脏还参与化生新血的活动。血液由水谷精微与肾中精髓结合而化生，二者皆与肝有着密切关系。饮食水谷之精微是血液的基本成分，肝之疏泄功能有助于脾胃的受纳腐熟，对水谷精微的化生具有重要作用。《血证论·脏腑病机论》说："木之性主于疏泄，食气入胃，全赖肝木之气以疏泄之而水谷乃化。"精髓是化生血液的基本物质，肾精藉肝脏的作用而化生血液，故水谷精微与肾中精气汇聚于肝，在肝脏滋荣生发之气的推动鼓舞下，生成血液。《张氏医通·血证》说："血之与气异名同类，虽有阴阳清浊之分，总由水谷精微所化，其始也混然一区，未分清浊，得脾气之鼓运，如雾上蒸于肺而为气；气不耗，归精于肾而为精；精不泄，归精于肝而化清血。"故水谷精微与肾中精髓得肝阳温化，生成血液。正如《素问·六节藏象论》所说："肝……其充在筋，以生血气。"

（4）血之化赤在心　心主血脉，其用有三：其一，心主行血，通过心阳、心气的推动鼓舞以行血，从而能输送营养物质，使周身各脏腑都能获得充足的营养，维持各自正常的功能活动，当然也包括血液的化生。其二，直接参与血的生成，其过程是中焦产生的水谷精微，通过脾的转输升清作用，上输心肺，在肺呼浊吸清之后，复注于心脉化赤而为血。故《素问·五运行大论》说："心生血。"《侣山堂类辨·辨血》："血乃中焦之汁，流溢以为精，奉心化赤而为血。"《血证论·阴阳水火气血论》："食气入胃，脾经化汁，上奉心火，心火得之，变化而赤是谓血。"其三，心阳属火，下暖中焦，脾胃阳气旺盛乃能化生水谷精微，生成血液。

（5）血之气化在肺　肺主一身之气，肺气旺则一身之气亦皆随之而盛，气盛则能推动血的化生。《灵枢·营卫生会》说："中焦亦并胃中，出上焦之后，此所受气者，泌糟粕，蒸津液，化其精微，上注于肺脉，乃化而为血。"《素问·经脉别论》说："食气入胃，浊气归心，淫精于脉，脉气流经，经气归于肺，肺朝百脉，输精于皮毛。"肺通过主持一身之气，朝百脉、主治节来调节全身的气机和气化活动，参与血的运行与生成。诚如《医学真传·气血》所说："人之一身，皆气血之所循环。""气非血不和，血非气不运。"肺对血的生成有两方面的作用，一是水谷精微、营气、津液等化生血液的物质，凝聚于肺，气化而生新血；二是周身之血，凝聚于肺，通过肺的司呼吸，吐故纳新，而变成新鲜血液，贯心肺以营周身。

基于上述，水谷精微、津液、精髓是化生血液的基本物质，而脏腑气化特别是五脏功能活动是化生血液的动力。五脏功能活动中主要是脾（胃）肾的气化活动过程中产生了血液赖以产生的物质基础——水谷精微、营气、精髓、津液；同时，诸脏腑又成为化生血液的场所，使诸般生血之物在五脏气化活动的推动下，不断化生新血。

3. 血液循行之调控原理

（1）血液循行，如环无端　血行于脉，脉为血之府，脉管是一个相对密闭的管道系统。血液在脉中运行不息，周流布散于全身，环周不休，从而发挥营养作用。《灵枢·决气》说："壅遏营气，令无所避，是谓脉。"血液生成于脏腑，注于脉中，循脉而行，流布全身。《素问·经脉别论》所说的："食气入胃，散精于肝……食气入胃，浊气归心，淫精于脉，脉气流经，经气归于肺，肺朝百脉，输精于皮毛，毛脉合精，行气于府，府精神明，留于四脏，气归于权衡。"大致上描述了水谷精微自产生后的运行方向，同时还明确地指出了水谷精微入血脉，随血液而循环周流，心、肺和脉构成了血液循环系统。

维持正常的血液循环应当具备以下两个条件，一是脉管系统的完整性，即相对的密闭性；二是全身各脏腑发挥正常的生理功能，从而给血液的循环以推动和约束作用。

（2）血液循行，动静和谐　血液循行，如水之流，如日月之行，如环无端，周而复始。血液之行，以动为主，流动而不息，为气之推动力；血行脉中，动中有静，静谧而不外逸，为气之固摄力。推动力和固摄力的协调平衡，关键在于五脏气机。

心主血脉。心阳、心气的推动是血液循行的主要动力。血液循行于经脉之中，在心的推动下循经脉而行于一身之上下。而心、脉管和血液构成一个相对独立的血液循环系统，一身之血液皆赖心脏的鼓舞搏动，才能通过经脉而循行全身，发挥其濡养作用。

肺朝百脉。心肺同居上焦，心主身之血脉，肺主一身之气，气能行血。肺通过主气司呼吸的作用，调节管理全身气机，辅助心推动和调节血液的循行。

脾主统血。血液畅行脉中而不妄溢，依赖于脾的统摄作用。脾生血、统血的功能与脾气的健旺密切相关。脾气健运自能化水谷而生气血，气血旺盛，则能统摄血液安行于脉而无妄溢之害。

肝主藏血。具有根据人体的活动状态而贮藏血液和调节血量的作用。《济生方·崩漏论治》说："肝为血之库府。"肝主藏血，是通过其疏泄功能调节气机，气行则血行，血液循环有度，既不瘀血，又不致妄行。

肾主闭藏。血为人体之精华，肾参与血之封藏。一般而言，肝藏血，脾统血，而能统摄血液使不妄泄，又赖于肾气闭藏。《医学入门·脏腑条分》说："肾纳气、收血、化精而为封藏之本。"肾失闭藏之职，则血不能内藏，每易发生尿血、崩漏。《景岳全书·妇人规》提出："养肾气以安血之室。"血室乃藏血之所，而肾司封藏血室之职。

五脏在维持血液循行的过程中，主要体现出两种功能：即鼓动血液沿脉管循行的推动力与调节控制血液安行于脉管之内的约束力。推动力是促进血液循行不休的动力，这主要体现在心肺和肝的疏泄功能对血液循行的影响，通常所说的"心主血脉""肺朝百脉""气行则血行"等，均指此而言。约束力，或称固摄力主要是保障血液安行脉中而不致外溢，如脾之统血、肝之藏血、肾之闭藏即是。两者共同作用，协调平衡是维持血液正常循行的基本保证。推动力不足则血行缓慢，或瘀滞不行；约束力减退则血液妄溢脉外。

4. 血液清浊的代谢机制　《黄帝内经》有 3 处论及"血之清浊"，见于《灵枢·根结》《灵枢·经水》《灵枢·逆顺肥瘦》。对于针刺血出，观察细微。如《灵枢·血络论》："血气俱盛而阴气多者，其血滑，刺之则射；阳气蓄积，久留而不泻者，其血黑以浊，故不能射。"并论及体质因素与"血之清浊"有关，如"瘦人""脂者"多"血清气滑"；壮士"此人重则气涩血浊"。

血液不断化生，又不断消耗。化生之血为新血、清血，而经过血液循行，发挥营养作用后的部分血液则失去生理活性，可称为"浊血"。《备急千金要方卷·第二十五》有"清血莫出，浊血莫扬"之论。

人身五脏六腑，凡生化之器无时不在吐故纳新，血液亦不能外之。十二经脉循行始于手太阴肺，而终于足厥阴肝。肝乃化浊之重要器官，肺输清血于百脉，至肝则为"受脏腑经脉浊气改变之血"（王新华《中医历代医话选》）。血为人身之精华，又受纳脏腑经脉之浊气，此浊气于机体有害而无益，故必须消除。这一祛浊过程主要是在肝脏进行的，同时还得到新血的补充，即血在肝脏弃浊成新而上归于肺。人身之血营周不休，至卧血归于肝，其浊气借肝以外泄。肝的功能正常，经脉中浊血得以及时排除；反之，其清除瘀血、浊血的功能减退，又使肝脏的负担加重，进而造成对肝的损害。

5. 血液的生理功能

（1）血主濡之，营养全身　血液以水谷精微、营气、津液、精髓为化生之基质，这些物质皆以滋润、营养为主要功能。《难经·二十二难》用"血主濡之"来概括血的这种营养和滋润作用。《灵枢·邪客》说："营气者，泌其津液，注之于脉，化以为血，以荣四末，内注五脏六腑，以应刻数焉。"

血能营养周身。人身之脏腑经脉、四肢百骸、五体九窍皆赖血液的营养和滋润，方能发挥各自的生理功能。耳能听，目能视，鼻能嗅，手能握物，足可任步等，都是通过血的滋养而完成。故《金匮钩玄》说："目得之而能视，耳得之而能听，手得之而能摄，掌得之而能握，足得之而能步，脏得之而能液，腑得之而能气。"血液的营养作用既可以从脏腑器官功能活动的正常与否反映出来，还可以由肌肤色泽、毛发荣枯而现于外。面色红润、肌肉丰满坚实、肌肤和毛发光泽荣润，是血的营养作用正常的表现。而当血的营养、滋润功能减退时，则机体的功能低下，同时还会出现面色无华或萎黄，肌肤干燥，毛发不泽，肢体或肢端麻木、活动不灵等。

（2）血脉和利，精神乃居　精神活动是脏腑机能活动的最高形式，而血液是人体精神活动赖以产生的物质基础。人的精神活动极为复杂，但以心主神明为最高形式，而血液养心是其根本。《灵枢·平人绝谷》说："血脉和利，精神乃居。"《灵枢·营卫生会》说："血者，神气也。"《素问·六节藏象论》说："心者，生之本，神之变也，其华在面，其充在血脉……"人的精神充沛，神志清晰，感觉灵敏，思维敏捷，活动自如，均有赖于血液的充盈、畅达、和调。血液供给正常，是精神活动正常的根本保证。

（3）血为气室，涵纳阳气　血属阴，气属阳；阴主静，阳主动；静则为藏，动则为泄。血之质阴柔而滋润，但血之性是温热而流动。为其阴柔故赖阳气的推动鼓舞、温煦长养；阴在内为阳之守，血液能涵气纳阳，如此始能达到"气血并行"的生理状态。《读医随笔·瘀血内热》说："盖人身最热之体，莫过于血。何则？气之性热，而血者气之室也，热性之所附丽也。"血为气室，正是血液涵纳阳气的简洁表述。由此，才有了临床常见的血虚发热、血去气伤、气随血脱的病理改变。

【临床意义】

《素问·调经论》："血气不和，百病乃变化而生。"血是维持生命活动的最重要的物质，脏腑组织得其濡养方能发挥作用；血是神志活动的物质基础，血充则神明。当体内血液发生了异常变化，对全身各个脏腑组织器官都会产生一定的影响，从而导致人体发生不同的疾病。如血虚则失于濡养，导致脏腑机能减退，因心主血、肝藏血，对此两脏影响最为明显。若血行迟缓，甚则停滞形成瘀血，进一步可导致气滞、津停等病理变化。血不循经溢于脉外可致各种出血病证。

气为血之帅，故血病治疗总以调气为先。益气可以生血，补气行气能活血化瘀，固气可以摄血。因血的生成、运行关系多个脏腑，治疗血证又应注重脏腑辨证。如血虚当以调脾胃为重，补其化源；血行异常则以调理心、肺、肝为务，使血行畅达；出血可据证健脾益气摄血，或平肝降逆止血等。

【现代研究】

1. 血液概念的中西医比较研究　中医血概念及其特征在《灵枢·决气》《灵枢·营卫生会》《灵枢·痈疽》有详细说明，血是中焦化生的水谷精微经过心肺作用而形成的具有营养功效的赤色液状物。西方医学之父希波克拉底强调四体液学说。《希波克拉底文集》（Hioopcratic Collection）认为，人体内有血液、黏液、黄胆汁和黑胆汁。"四体液说"配"四行"，气、火、土、水。其中体液血，配"气"，对应木星，在季为春，合脏器为心，性情自信、乐观。与《黄帝内经》以阴阳五行之法建立的藏象学说，均属于宏观整体的医学范畴，注重人与自然的整体性和内外环境的统一性，但仍有不同。西方近现代医学是以"物质"事实为依据的，这是现代医学最根本的特征，血作为基本概念之一也充分体现了这一特征。一是它的基础物质性。西医血的概念是具象的，可定性、定量观察。二是血的理论线性发展。西医血作为一个独立的单元，其下又可细分出多个亚概念，大的学科包括血液学、血清学、血液流变学、血流动力学等。传统中医和现代西医血概念的内涵也有一定的交汇之处。一是血的物质属性，血液流变学中关于微循环障碍的研究，显示相当于中医血概念中气血关系、脾统血功能、宗气强弱、血与络脉等多个相关因素。实验数据对中医血运行的生理病理状态如血虚、血瘀、出血等有科学指导意义。二是营养全身的功能；三是血的循行。从血的中西医比较来看，中医"血"的内涵属于传统医学范畴，其内容虽远较西方传统医学丰富，但在传统医学逐渐被现代科学技术取代的今天，学术发展是必要的，立足于中医基本理论，用现代科学验证中医的理论体系，是中医跨文化发展的必然。

2. 肝不藏血机制研究　肝藏血的记载见于《黄帝内经》，但对肝不藏血的机制未有阐释。有文献研究，通过系统检索、分析、归纳以"肝藏血"理论为指导论治出血性疾病的现代文献报道，探讨了与"肝"相关的出血性疾病的病机。认为"肝不藏血"发生的机制可概括为：①肝失疏泄，调节失司，或郁而化火，或血液瘀滞；②肝（肾）阴血不足，虚火妄动，或肝气升发太过；③肝失疏泄，肝旺克土，脾不统血等方面。为进一步认识"肝藏血"的含义及其与"主疏泄"的关系，以及指导临床辨证论治提供了一定依据。

13 论　津液论

【理论内涵】

津液，是津与液的总称，指机体内一切正常水液，包括各脏腑组织的内在体液及其正常的分泌物和代谢产物，如胃液、肠液和汗液、尿液、涕、泪、唾、涎等。

津液是构成人体和维持生命活动的基本物质之一，具有滋润濡养、充养血脉等主要功能，还能调节机体的阴阳平衡。

津液学说，是指机体内津液的概念、生成、输布、排泄及其与脏腑、精、气、血之间关系的理论。

【学术源流】

津，原指水之滨；液，原指汁、流质。《黄帝内经》将津液合称，并赋予其医学意义，又把津、液二者加以区别，如《灵枢·决气》："腠理发泄，汗出溱溱，是谓津……谷入气满，淖泽注于骨，骨属屈伸，泄泽补益脑髓，皮肤润泽，是谓液。"《灵枢·五癃津液别》："水谷皆入于口，其味有五，各注其海，津液各走其道。故三焦出气，以温肌肉，充皮肤，为其津，其留而不行者，为液。"

后世，历代医家皆宗《黄帝内经》之论，如清·周学海《读医随笔·气血精神论》："津之质最轻清。""津亦水谷所化，其浊者为血，清者为津，以润脏腑、肌肉、脉络，使气血得以周行通利而不滞者此也。""液者清而晶莹，浓而凝结，是重而不浊者也。""液者，淖而极厚，不与气同奔逸者也，亦水谷所化，藏于骨节筋会之间，以利屈伸者。"

对于津液代谢过程，《素问·经脉别论》有高度概括，千古传承。《景岳全书·肿胀》："盖水为至阴，故其本在肾；水化于气，故其标在肺；水惟畏土，故其制在脾。"对津液代谢相关主要脏腑之论，更是一语中的。

【基本原理】

1. 津液之名，同源异流 津液是机体内一切正常水液的总称，主要包括三部分：①各脏腑的内在体液，如脑髓、肺津、肾水、胃肠液；②机体正常的分泌物，如泪液、唾液、胃液；③代谢产物，如汗液、尿液。津液同源水液之精微，可以相互补充转化，故常常相提并论。由于形状、分布、功能的不同，津、液又存在差别。如《类经·藏象类·精气津液血脉脱则为病》："津液本为同类，然亦有阴阳之分。盖津者，液之清者也；液者，津之浊者也。津为汗而走腠理，故为阳；液注骨而补脑髓，故属阴。"津者，质地清稀，流动性大，既能够布散于体表孔窍、皮肤和肌肉，又能渗入脉管，与营气相合，形成血液；液者，质地浓稠，流动性小，不能入于脉，但可以注入脑、髓、骨节、脏腑等。分布于全身脏腑组织，具有营养之功者，以津为主；分布于局部脑、髓、骨节、脏腑，有滋润濡养之效者，以液为主。

2. 津液之化，源于水谷 津液生成的物质基础：属于液态物质，水为其最主要的组成成分，可以直接从摄入之水饮中获得；津液又包涵溶解于水中的精微物质，具有濡润营养之功，主要来自于脾胃化生的水谷精微，如《灵枢·本脏》："六腑者，所以化水谷而行津液者也。"

生命物质中的精、血与津液具有同源互化的关系。津液中的精微物质由精所化生，血液中的液体成分即为津液，故有"精归化""津血同源"之说。气化作用是精、血、津液相互转化的动力。如《灵枢·邪客》："营气者，泌其津液，注之于脉，化以为血，以荣四末，内注五脏六府，以应刻数焉。"《灵枢·痈疽》："中焦出气如雾，上注溪谷，而渗孙脉，津液和调，变化而赤为血。"

津液生成相关的脏腑功能：津液生成除需要有一定的物质基础外，还与脏腑功能有关，其中最为密切的为脾胃、大肠、小肠。如《素问·六节藏象论》："脾、胃、大肠、小肠、三焦、膀胱者，仓廪之本，营之居也，名曰器，能化糟粕，转味而入出者也。"脾胃为后天之本，受纳腐熟水谷，吸收输布水谷精微，如《灵枢·邪客》："五谷入于胃也，其糟粕、津液、宗气分为三隧。"故脾胃功能的正常与否是津液生成的关键。"小肠分清别浊"，对从胃腑下传的食糜进一步消化，分为清浊两部分，将清者上输于脾，浊者下传大肠。清者，即水谷精微和津液。如《类经·藏象类·十二官》："小肠居胃之下，受盛胃中水谷而厘清浊，水液由此而渗于前，糟粕由此而归于后，脾气化而上升，小肠化而下降，故曰化物出焉。"大肠为传导之官，接受小肠下传的食物残渣，并对其中的水分再次吸收，形成粪便。"小肠主液、大肠主津"，《脾胃论·大肠小肠五脏皆属于胃胃虚则俱病论》："大肠主津，小肠主液。大肠、小肠受胃之荣气，乃能行津液于上焦，溉灌皮毛，充实腠理。若饮食不节，胃气不及，大肠、小肠无所禀受，故津液涸竭焉。"阐明小肠、大肠吸收津液，上输于肺，发挥灌溉濡润作用之机理。

在疾病状态下，脾胃功能失常，脾不散精，津液生化无源，如《冯氏锦囊秘录·杂证大小合参》："脾不散精，则肺金少养而大肠之腑涸。"小肠泌别清浊功能失常，津液生成不足，或清浊不分，以致肠鸣泄泻，如《灵枢·经脉》："小肠手太阳之脉……是主液所生病者。"大肠传导功能失常，津液吸收障碍，或燥化过度，或水留大肠，则泄泻、便秘由生。如《灵枢·经脉》："大肠手阳明之脉……是主津液所生病者。"

3. 津液四布，五经并行　《素问·经脉别论》论述："饮入于胃，游溢精气，上输于脾，脾气散精，上归于肺，通调水道，下输膀胱，水精四布，五经并行。"此段文字是对于津液代谢的高度概括。

津液的输布，主要依靠肺、脾、肾、肝及三焦等脏腑共同调节。至于排泄，《灵枢·五癃津液别》："天暑衣厚则腠理开，故汗出……天寒则腠理闭，气涩不行，水下留于膀胱，则为溺与气。"可见，津液排泄的主要形式为尿液、汗液，故与肺、膀胱关系密切，亦与大小肠相关。

肺主行水。肺为华盖，其位最高，肺气的宣发肃降能调节全身水液。肺之宣发，可以向上向外地布散脾气所转输而来的较轻清的部分，使头面及全身得养，同时在到达体表皮肤的津液，在气的作用下，可形成汗液，从汗孔排出；肺之肃降，可以向下向内地输送脾气所转输而来的较浓稠的部分，使其他脏腑得以濡养。故《脾胃论·卷中》提出：黄芪人参汤"滋肺气以补水之上源"。《丹溪心法·消渴》谓之"肺为津液之脏"。

脾主运化，运化水液。脾对水液的运化体现为两个方面：其一，"脾气散精，上归于肺"。在脾气升清的作用下，将吸收的津液上输于肺；胃主降浊，将水液之废液下输小肠、大肠，故脾胃升降，是津液输布之枢纽。其二，脾气散精，"以灌四傍"。如《素问·玉机真脏论》："脾脉者土也，孤藏以灌四傍者也。"通过脾的转输作用，将津液布散到全身各个脏腑、四肢百骸。如《素问·太阴阳明论》："四肢皆禀气于胃，而不得至经，必因于脾，乃得禀也。"

肾主津液，出于《素问·逆调论》："肾者水藏，主津液。"肾对于津液代谢起到主宰作用。其一，肺将脾转输的津液，通过肃降作用，下达于肾，经肾气的蒸腾气化，升清降浊，清者复归于全身，以濡润全身；浊者化为尿液，排出体外。其二，肾中阴阳为一身阴阳之根本，主宰津液代谢，调控肺、脾、三焦、膀胱诸脏腑相关水液代谢的功能，从而对津液生成、输布和排泄发挥重要作用。

肝主疏泄，调畅气机，促进津液代谢。肝气以条达为本，可以调畅全身的气机，促进津液的运行输布，协调脾胃之气的升降。"气行则津布"，气可以推动津液流动，故肝气调畅与否可影响津液代谢功能。

心主血脉，为五脏六腑之大主。心与津液代谢的关系非常密切。其一，心统率调控其他脏腑的功能。如心与小肠相表里，心阳循经下温小肠，小肠得以温煦才能正常发挥受盛化物，分清泌浊的作用。心火可以助长脾阳，火旺生土，脾之运化，得以温养，《医学衷中参西录·医方·敦复汤》："君火发于心中，为阳中之火，其热下济，大能温暖脾胃，助其消化之力，此火一衰，消化之力顿减。"心阳又可下暖肾水，心肾君相，君火宣明，相火得温，则肾之气化有助。其二，津血同源，血行津布，如《景岳全书·血证》：血"灌溉一身，无所不及……津液得以通行。"其三，汗为心之液，见于《素问·宣明五气》："五脏化液，心为汗。"汗为津液排泄的形式之一，如《医宗必读·汗》："心之所藏，在内者为血，在外者为汗。"《证治准绳·杂病·自汗》说："心为主阳之脏，阳乃火也，气也，凡五脏六腑表里之阳，皆心主之，以行其变化。是故津者，随其阳气所在之处而生，亦随其火扰所在之处泄出为汗，其汗尽由心出也。"古有"汗血同源"之论，故《素问·营卫生会篇》称："夺血者无汗，多汗者无血。"

三焦为运行津液之通道，出于《素问·灵兰秘典论》："三焦者，决渎之官，水道出焉。"津液在体内运行以三焦为水道。若三焦不通，津液必然流行不畅，如《类经·藏象类·十二官》说："上焦不治则水泛高原，中焦不治则水留中脘，下焦不治则水乱二便。三焦气治，则脉络通而水道利。"

膀胱所藏津液，即为尿液，也是津液代谢产物排出体外的重要形式。《素问·灵兰秘典论》说："膀胱者，州都之官，津液藏焉，气化则能出矣。"顾世澄《疡医大全·内经纂要》注释：膀胱"位当孤腑，故谓都官。居下而藏津液。若得气海之气施化，则溲便注泄，故曰气化则能出矣。"膀胱得肾气之助，发挥气化作用，开合有度，排出尿液。如《血证论·脏腑病机论》："经所谓气化则能出者，谓膀胱之气载津液上行外达，出而为汗，则有云行雨施之象。故膀胱称为太阳，谓水中之阳，达于外以为卫气，乃阳之最大者，发热恶寒。"

4. 津液之功，滋润濡养　津液属阴，其功能主要体现于三个方面：滋润濡养、充养血脉和代谢废物。

（1）灌精濡窍　津液濡养滋润全身，对于生命活动的正常进行至关重要。如《素问·六节藏象论》说："五味入口，藏于肠胃，味有所藏，以养五气，气和而生，津液相成，神乃自生。"《灵枢·天年》："五脏坚固，血脉和调……六府化谷，津液布扬，各如其常，故能长久。"津者清稀，流动性大，属阴中之阳，滋养全身，乃至皮毛、肌腠；液者浓稠，流动性小，属阴中之阴，濡养脏腑、脑髓、官窍、关节，如《灵枢·口问》："液者，所以灌精濡空窍者也。"

（2）化赤为血　津血同源，津液也是血液的组成部分。如《灵枢·痈疽》："中焦出气如露，上注谿谷，而渗孙脉，津液和调，变化而赤为血。"津液渗入血络之中，与营气相合，在心肺的作用下，变化而赤，成为血液。并且，津液以调节血液浓度，当血液浓稠，流之不畅时，津液入脉，稀释血液，滑利血脉；当津液不足时，血中津液渗出脉外，补充所需。

（3）去菀陈莝　津液，不仅可濡养滋润脏腑经络、四肢百骸，也可以将各脏腑代谢所产生的杂质废物，汇集于膀胱，以小便形式排出，抑或汇于汗孔，通过汗液排出，从而保证了机体生命活动能得以正常。津液作为载体，排出机体代谢产物的功能，可称为"去菀陈莝"，出自《素问·汤液醪醴论》："平治于权衡，去菀陈莝。"本义是指水肿治法，即除去菀陈久积水液。此处以喻津液排泄可去杂质废物之功能。

【临床意义】

津液生成、输布或排泄障碍，称为津液代谢失常。津液代谢失常，包括津液不足及津液停聚以致水湿痰饮的病理变化。

1. 津液病机辨证　津液代谢失常，导致津液生成、输布或排泄的障碍，可见津液不足及津液代谢障碍的病理变化。

（1）津液不足——伤津脱液　津液不足，是指津液量的亏少，导致内则脏腑，外而孔窍、皮毛，失于濡润滋养，产生一系列干燥枯涩的病理变化。津液不足证候，又可分为伤津、脱液。伤津病机以水分丢失为主，常见于大汗、剧烈吐泻之后。脱液病机以水分与精微并失为主，常见于热病后期或久病耗液。辨证要点：津液不足轻者，可见口干舌燥，小便短少，大便燥结，皮肤干涩等症；重者，可见目眶深陷，小便全无，精神委顿，小腿转筋；或形瘦骨立，大肉尽脱，肌肤毛发枯槁；或手足震颤、肌肉瞤动，舌光红无苔或少苔等动风之兆；甚者，可见面色苍白、四肢不温、脉微欲绝之危象。

（2）津液代谢障碍——水湿痰饮　津液的输布和排泄障碍，停滞留聚，导致湿浊困阻证、痰饮凝聚证、水液潴留证等多种病变。

湿浊困阻证，多因脾失健运，津液不布，聚为湿浊。"诸湿肿满，皆属于脾"。湿性重浊黏滞，易于阻遏中焦气机，可见胸闷、脘痞、呕恶、腹胀、便溏、苔腻等症。

痰饮凝聚证，多因脾、肺、肾等脏腑功能失调，津液停而为饮，饮凝成痰。痰随气升降，无处不到，"百病多由痰作祟"，形成多种复杂疾病。饮停之部位较为局限，如停于胸膈、胸胁、肠间、皮肤等，形成支饮、悬饮、痰饮、溢饮等病变。

水液贮留证，多由肺、脾、肾、肝等脏腑津液代谢功能失调，津停气阻，贮留于肌肤或腹腔，发为水肿或腹水。

2. 津液病变治则

（1）留得一分津液，便有一分生机　历代医家皆重视津液的存亡，《伤寒杂病论》张仲景所谓"扶胃气、存津液"，之治疗原则，对后世具有重要指导作用。六经病治疗主方中，皆有顾护津液之品，如麻黄汤有甘草，桂枝汤有大枣、甘草，白虎汤有粳米、甘草，白虎加人参有人参、粳米、甘草，小柴胡汤有人参、大枣、生姜；理中汤有人参、甘草；四逆汤有甘草；乌梅丸有人参等。故陈修园《长沙方歌括·劝读十则》提出：《伤寒论》一百一十三方，是以'存津液'三字为主。"温病学家更是着重津液，如王孟英《温热经纬·内经伏气湿热篇》："留得一分津液，便有一分生机。"温病治疗名方沙参麦门冬汤之滋养肺胃、生津润燥，增液汤之滋液养阴、润燥通便等。

（2）化湿祛痰利水，必兼调气顺气　对于湿浊困阻、痰饮凝聚、水液贮留，自当以化湿、祛痰、利水为主。但历代医家皆重视调气、顺气的功效。如《灵枢·卫气失常》："夫病变化，浮沉深浅，不可胜穷，各在其处，病间者浅之，甚者深之，间者小之，甚者众之，随变而调气，故曰上工。"《丹溪心法·痰》："善治痰者，不治痰而治气，气顺则一身之津液，亦随气而顺矣。"津液代谢障碍，调气则肺、脾、肾气化功能恢复正常；顺气则气行津布，水湿可祛，痰饮可蠲。"血不利则为水"，对于血瘀水停，又当化瘀行水，可用桃仁、芍药、水蛭、地鳖虫。

【现代研究】

1. 津液与免疫　津液，属于人体正气的一部分，与精气血同样，所谓"正气存内，邪不可干"。津液来源于饮食物，通过"脾气散精"达到全身，转化而成血液、汗液、胃液、唾液、肠液、泪液、涕液、髓液、精液等，此被称为"津液链"。现代研究认为，"津液链"中的每种物质都存有许多免疫活性物质，尤其是分泌型IgA（Secretory IgA，SIgA），作为主要的免疫球蛋白，可以抑制细菌生长，凝聚抗原，中和毒素，保护局部黏膜组织等等，是机体抗感染的重要屏障。如唾液，其中含有多种免疫球蛋白、乳铁蛋白、唾液黏糖蛋白、唾液溶菌酶等物质，其SIgA的含量比血清高100倍，能够抵御口腔的细菌、病毒感染，还有抗龋作用，而且唾液中有HIV抗体，故艾滋病不会通过唾液传播。再如泪液，现代研究发现，其除了机械性冲洗清洁润湿眼睛外，还包括许多免疫物质，如免疫球蛋白SIgA、IgG、IgM，补体C3、C4，泪液溶菌酶，泪液乳铁蛋白等，可以协同局部眼组织的免疫反应。对沙眼、细菌性眼感染、单纯病毒性角膜炎、干性角膜炎、春季卡他性结膜炎、过敏性结膜炎等眼科疾病都有一定的防御作用。

2.津液与自由基 自由基，是机体生化反应中产生的性质活泼、具有极强氧化能力的原子或原子团，其为机体正常代谢的中间产物。受控的自由基是有利的，若产生过多或清除发生障碍时，则会导致过氧化反应对机体产生伤害。现代研究发现，津液代谢失常会影响自由基的清除率，尤其是形成痰浊，痰邪致病的机理主要是对血脂、免疫、自由基代谢的影响。有学者认为，自由基完全是体内代谢积累下来的"痰浊"，自由基被清除的数量、时间，其吸附在干细胞壁上的时间、能力和数量，都能反应体内痰浊的多少。有研究发现，脂质过氧化物（Lipid peroxide，LPO）活性和含量的升高是引起心肌缺血再灌注损伤的主要危险因素，这又与超氧化物歧化酶（Superoxide dismutase，SOD）活性下降，不能及时消除氧自由基有关。

3.津液与血压、血脂 津液渗入脉道而为血，使血液流利有度。若津液代谢障碍，在内不能入于脉，血液浓稠，则会发生血瘀，在外不能到达肌肤百窍，聚于一处，形成痰浊。有研究表明，痰、瘀二者，与血压的正常与否密切相关。经流行病学研究发现原发性高血压病痰瘀互结证的发病率位居第二，早、中、晚期每个阶段都可能存在痰瘀阻络的病机变化。有学者认为，高脂血症是痰浊的生化物质基础，瘀血与血黏度、血液流变及微循环等息息相关。此外，痰瘀相兼还与脑血流量减缓有关。

4.津液与水通道蛋白 水通道蛋白（Aquaporin，AQPs）是存在于各种组织中的膜蛋白，能够选择性转运水，使水通过浆膜，从而维持水的吸收、分泌。研究发现，津液在体内的转运与AQPs密切相关。已经表明，AQP1分布于各涎腺腺泡的基膜、导管基膜、毛细血管内皮、睫状体非色素上皮、虹膜基质等处；AQP2分布于涎腺腺泡的顶膜、分泌管；AQP4在胃黏膜中部、结肠全段等为阳性；AQP5主要分布于角膜上皮、泪腺、黏液性腺泡的顶膜、基侧膜和浆液性腺泡的基侧膜等。由此得出，在可分泌津液的部分，都有AQPs的存在。现在也有证据显示，AQPs与津液的生成、输布及排泄都存在联系，推测其异常与水、湿、痰、饮等病理产物的出现相关，可能是导致津液病的分子学基础。

第四章　藏　象

藏象，是指藏于体内的脏腑及其表现于外的生理、病理现象，并与自然环境相通应的事物和征象。在汉字演化过程中，藏象，又作"臟象"，现代则简化为"藏象"。

藏象理论研究，是以五脏功能系统为关键科学问题，研究相关基本科学内涵、脏腑形态结构及其生理、病理现象；探讨脏腑之间关系、脏腑与形体官窍、精神气血津液的关系及其与自然环境之间的相互关系。藏象理论是中医学理论体系的核心，对养生防病、疾病诊治与康复具有极其重要的指导意义。

14 论　五脏系统论

【理论内涵】

五脏系统，是指心、肺、脾、肝、肾五个生理系统。五脏系统主要依据五行学说而构建，以五脏为中心，配合六腑，将精神、情志、形体、外荣、官窍、津液、季节进行归类，形成天人合一、形神合一、时空结合的生理系统。五脏系统的主要结构：心系统：心－小肠－神－喜－脉－舌－面－汗－夏；肺系统：肺－大肠－魄－悲－皮－毛－鼻－涕－秋；脾系统：脾－胃－意－思－肉－口－唇－涎－四时（长夏）；肝系统：肝－胆－魂－怒－筋－目－爪－泪－春；肾系统：肾－膀胱－志－恐－骨髓－耳、二阴－发－唾－冬。五脏系统通过经络相连、气血相通，相互为用，功能协调，从而维持人体的生命活动；同时，与自然界相参相应，以四时五脏阴阳基本特点，体现五脏系统内外环境的高度一致性。

【学术源流】

五脏系统理论，来源于《黄帝内经》，后世皆宗此论。

《素问·六节藏象论》概括五脏与神志、形体、生命物质的系统联系："心者，生之本，神之变也，其华在面，其充在血脉……肺者，气之本，魄之处也，其华在毛，其充在皮……肾者，主蛰，封藏之本，精之处也，其华在发，其充在骨……肝者，罢极之本，魂之居也，其华在爪，其充在筋，以生血气，其味酸，其色苍……脾胃大肠小肠三焦膀胱者，仓廪之本，营之居也……其华在唇四白，其充在肌，其味甘，其色黄。"

五脏所藏、五精所并、五脏所主、五脏化液、五味所入、五脉应象等出自《素问·宣明五气篇》："五脏所藏：心藏神，肺藏魄，肝藏魂，脾藏意，肾藏志。""五精所并：精气并于心则喜，并于肺则悲，并于肝则忧，并于脾则畏，并于肾则恐。""五脏所主：心主脉，肺主皮，肝主筋，脾主肉，肾主骨。""五脏化液：心为汗，肺为涕，肝为泪，脾为涎，肾为唾。""五味所入：酸入肝，辛入肺，苦入心，咸入肾，甘入脾。""五脉应象：肝脉弦，心脉钩，脾脉代，肺脉毛，肾脉石。"

五脏相音，出自《素问·五脏生成篇》："五脏相音，可以意识。"《素问·金匮真言论》详细记载："肝……其音角。心……其音徵。脾，其音宫。肺……其音商。肾……其音羽。"角、徵、宫、商、羽，谓之五音。五脏相音，即是五脏与五音的密切关系。

五脏主时，出自《素问·脏气法时论》《素问·金匮真言论》等篇，"五脏应四时，各有收受。"心主夏，肝主春，脾主长夏，肺主秋，肾主冬。五脏主时是五脏的年周期变化，五脏生理机制与外界季节变化有着同步的相应变化，在不同季节分别主持人的整体功能。此外，《素问·太阴阳明论》论述："脾者土也，治中央，常以四时长四脏，各十八日寄治。"春夏秋冬四季之末十八日为脾所主。五脏功能活动在相应的季节较为强盛。

脏腑之间又有经脉络属关系：手少阴经属心络小肠，手太阳经属小肠络心；手太阴经属肺络大肠，手阳明经属大肠络肺；足太阴经属脾络胃，足阳明经属胃络脾；足厥阴经属肝络胆，足少阳经属胆络肝；足少阴经属肾络膀胱，足太阳经属膀胱络肾，故《素问·血气形志篇》论："足太阳与少阴为表里，少阳与厥阴为表里，阳明与太阴为表里，是为足阴阳也。手太阳与少阴为表里，少阳与心主为表里，阳明与太阴为表里，是为手之阴阳也。"

由此可得出，五脏系统是以整体观念为基础，根据人体结构、生理病理现象归纳而成的以五脏为中心的系统理论，且每个系统并不是独立存在，而是与其他四个系统相互关联、相互作用。

【基本原理】

1. 具有时空特征的五脏系统

（1）以时间为特征的五脏系统 "四时五脏阴阳"是由《黄帝内经》建立的藏象理论的核心，整本《黄帝内经》几乎可说是"时脏阴阳"的注脚。由于自然界从时间上有年、日、时的周期推移，因而五脏系统也与之相应。

①与四时相应 "五脏应四时"，四时与五脏相收受、通应，其活动共同遵守阴阳五行法则。其中，肝系统，"罢极之本，魂之居也，其华在爪，其充在筋……其味酸，其色苍，此为阳中之少阳，通于春气"；心系统，"神之变也，其华在面，其充在血脉，为阳中之太阳，通于夏气"；脾系统，"其华在唇四白，其充在肌，其味甘，其色黄，此至阴之类，通于土气"；肺系统，"魄之处也，其华在毛，其充在皮，为阳中之太阴，通于秋气"；肾系统，"精之处也，其华在发，其充在骨，为阴中之少阴，通于冬气"。

②与日相应 古人以干支记日，而天干与五行有对应关系。推及五脏，则五脏系统也与干支相关，在特定的天干日，相应的五脏之气较盛。其中：肝，"其日甲乙"；心，"其日丙丁"；脾，"其日戊己"；肺，"其日庚辛"；肾，"其日壬癸"。

③与昼夜相应 五脏之气一日活动的盛衰，原文主要用以解释五脏病在一天之内的"慧、甚、静"变动，而其生理变化则从原文内容中可反推得出。肝气长于夜半，旺于平旦，衰于下晡；心气长于平旦，旺于日中，衰于夜半；脾气长于下晡，旺于日昳，衰于日出；肺气长于夜半，旺于下晡，衰于日中；肾气长于下晡，旺于夜半，衰于四季（辰、未、戌、丑四时）。

（2）以空间为特征的五脏系统

①以五方为特征的五脏系统 中医藏象理论受到古代哲学思想的深刻影响与渗透，注重"天人相应""取象比类"。根据五脏的生理特性，将其与五方一一相对应，以说明五脏系统的

生理功能特性。如《素问·玉机真脏论》所说："肝也，东方木也。""心也，南方火也。""肺也，西方金也。""肾也，北方水也。""脾脉者，土也。"肝系统，具生长升发之性，所谓东方木；心系统，具在上温煦之性，所谓南方火；肺系统，具收敛清肃之性，所谓西方金；肾系统，具在下滋润之性，所谓北方水；脾系统，具受纳生化之性，所谓中央土。

②以气机升降为特征的五脏系统　《素问·刺禁论》云："藏有要害，不可不察。肝生于左，肺藏于右，心部于表，肾治于里，脾之为使，胃为之市。"此论五脏方位，非脏腑所在位置，乃气机升降出入之意。气机升降，像日月之行，左（东）升右（西）降，肝气升发，肺气肃降，故谓之"肝生于左，肺藏于右"。心为火居上，火性炎散，肾为水居下，水性润下，但升已而降，降已而升，则水能升而火能降，一升一降，无有穷已，故谓之"心部于表，肾治于里"。脾主升清，运化水谷，如信使之运行不息，胃主降浊，受纳水谷，如市之百物汇聚，故谓之"脾之为使，胃为之市"。

③以职官地位为特征的五脏系统　五脏系统是人体生命活动的物质结构基础，各自具有不同的功能特点。因此，《黄帝内经》将人之生命比作国家，将脏腑的功能以当时统治阶级的职官作比，形成脏腑功能的空间特征。五脏中，"心者，君主之官也，神明出焉；肺者，相傅之官，治节出焉；肝者，将军之官，谋虑出焉……脾胃者，仓廪之官，五味出焉……肾者，作强之官，伎巧出焉"。六腑中，"胆者，中正之官，决断出焉……大肠者传道之官，变化出焉；小肠者，受盛之官，化物出焉……三焦者，决渎之官，水道出焉；膀胱者，州都之官，津液藏焉"。

2. 具有整体特征的五脏系统　藏象学说以五脏为中心，与六腑、精神、情志、五体、官窍、外荣、津液等密切联系，形成五脏生理功能系统。以五脏生理功能系统为中心的人体自身的整体性，是维持人体生理活动协调平衡的必要保证。五脏生理功能系统结构，对于阐明生命活动、解析病机变化、指导疾病诊治和养生康复，具有重要理论意义。

（1）心之生理功能系统　心之生理功能系统，简称心系统，包括：心-小肠-神-喜-脉-舌-面-汗-夏。心与小肠具有阴阳表里相合的关系；心藏神，主宰生命活动和意识、思维等精神活动；心在志为喜，喜则气和志达，营卫通利，促进血气运行；心主脉，脉为血府，心气推动血液在脉中运行，脉道完整通畅是血液运行的重要前提条件；舌为心之苗，心之经别系舌本，舌无表皮覆盖，可候血脉之盈虚；舌之味觉和语言，有赖于心主血脉和藏神的生理功能；心其华在面，全身血气皆上注于面，面部暴露而血络丰富，面部色泽，可以反映心之气血盛衰及其功能强弱；汗为心之液，汗血同源，汗液生成与心主血脉有关，生成和排泄又受心神的主宰与调节；夏季炎热属火，心为火脏，同气相求，故心与夏季相通应。

（2）肺之生理功能系统　肺之生理功能系统，简称肺系统，包括：肺-大肠-魄-悲-皮-毛-鼻-涕-秋。肺与大肠具有阴阳表里相合的关系；肺藏魄，"随神往来者谓之魄"，魄是与生俱来的感知觉和运动能力；肺在志为忧悲，适度忧悲为肺气收敛的生理形式；肺外合皮毛，肺气宣发，将水谷精微和津液外输于皮毛，以发挥其濡养、滋润的作用，将卫气外输于皮毛，以发挥其温分肉，充皮肤，肥腠理，司开阖及防御外邪的作用；鼻为肺窍，鼻通过喉咙、气管与肺相连，鼻的通气和嗅觉功能，依赖肺津滋养和肺气宣发；涕为肺之液，鼻涕由肺津所化，有赖于肺气宣发和固摄；秋气肃杀收敛，与肺同气，五行属金，故肺与秋季相通应。

（3）脾之生理功能系统　脾之生理功能系统，简称脾系统，包括：脾-胃-意-思-肉-

口－唇－涎－四时（长夏）。脾与胃具有阴阳表里相合的关系；脾藏意，"心有所忆谓之意"，意是意念、注意和记忆，有赖于脾运化而成的营气提供物质基础；脾在志为思，思虑由脾精、脾气化生；脾主四肢肌肉，四肢肌肉依赖水谷精微的营养滋润，才能壮实丰满，发挥运动功能；脾开窍于口，其华在唇，口主接纳和咀嚼食物，口唇受脾精、脾气及其化生的气血的濡养，食欲、口味和口唇色泽均可反映脾精、脾气的盛衰及其功能的强弱；涎为口津，由脾气布散脾精上溢于口而化生，具有保护口腔、润泽口腔的作用；长夏多雨而潮湿，有助生化，与脾同气，五行属土，故脾与长夏相通应。又有"脾不主时"论，由于脾居中焦，象土居中央，"常以四时长四脏"，四时之末各十八日，为脾所主，故仲景有"四时脾旺不受邪"之说。

（4）肝之生理功能系统 肝之生理功能系统，简称肝系统，包括肝－胆－魂－怒－筋－目－爪－泪－春。肝与胆具有阴阳表里相合的关系；肝藏魂，"随神往来者谓之魂"，魂与神的生成和消亡同在，有赖于肝血而成的人的知觉和意识活动；肝在志为怒，怒的适度发泄有助于肝之疏泄；肝藏血而主筋，爪为筋之余，筋得所养而发挥运动功能，爪得所养而能荣润；肝血充足，筋力强健，运动灵活，则能耐受疲劳，故又称肝为"罢极之本"。肝开窍于目，目得肝血而能视；泪为肝之液，泪从目出，由肝气推动和固摄，以濡润眼球和保护眼睛；春季，阳气始生，生机萌发，与人体之肝气升发疏泄，喜条达而恶抑郁，同类相求，故与春气相通应。

（5）肾之生理功能系统 肾之生理功能系统，简称肾系统，包括：肾－膀胱－志－恐－骨髓－耳与二阴－发－唾－冬。肾与膀胱具有阴阳表里相合的关系；肾藏志，"意之所存谓之志"，肾藏精，肾中精气是意志、志向的物质基础；肾在志为恐，适度恐惧是人体自身的生理性保护性机制；肾藏精，精生髓，髓充骨，"齿为骨之余"，肾精充足，则髓充骨健，发挥支撑人体和运动功能，牙齿坚固而光泽；肾开窍于耳与二阴，耳得肾精上荣而听觉灵敏；前阴司排尿和生殖，后阴主排泄粪便。前阴的排尿与生殖机能，为肾所主；粪便排泄，与肾气及肾阴、肾阳的作用有关；发为血之余，精血同源，发之色泽有赖于肾中精气；唾为口津，由肾精化生，以润泽口腔，滋润食物；冬季属水，万物收藏，肾为水脏而蛰藏精气，故与冬气相通应。

五脏系统的生理功能活动之间，既相互资生，又相互制约，生中有制，制中有生，从而维持人体生理功能的动态平衡。

【临床意义】

1. 五脏系统的时间发病观 季节与五脏发病：共同规律为病发起于该脏所主时令，在子脏所主时令好转甚至痊愈；如果不能痊愈，则随季节迁延，加重于"所不胜"一脏所主时令，再继续迁延至本脏当季之时，主要论述于《素问·脏气法时论》。①肝病随季节变化发展规律："病在肝，愈于夏；夏不愈，甚于秋；秋不死，持于冬；起于春，禁当风。"②心病随季节发展规律："病在心，愈于长夏；长夏不愈，甚于冬；冬不死，持于春；起于夏，禁温食热衣。"③脾病随季节发展规律："病在脾，愈在秋；秋不愈，甚于春；春不死，持于夏；起于长夏，禁湿食、饱食、湿地、濡衣。"④肺病随季节发展规律："病在肺，愈在冬；冬不愈，甚于夏；夏不死，持于长夏；起于秋，禁寒饮食、寒衣。"⑤肾病随季节发展规律："病在肾，愈于春；春不愈，甚于长夏；长夏不死，持于秋；起于冬。禁犯焠热食温炙衣。"

日节律与五脏发病：古人以天干记日，同时通过五行，将日与五脏相配，于是形成了与季

NOTE

节的五脏发病规律相似的五脏发病日节律，其论述主要仍在《素问·脏气法时论》中。①肝脏发病日节律："肝病者，愈在丙丁；丙丁不愈，加于庚辛；庚辛不死，持于壬癸；起于甲乙。"②心脏发病日节律："心病者，愈在戊己；戊己不愈，加于壬癸；壬癸不死，持于甲乙；起于丙丁。"③脾脏发病日节律："脾病者，愈在庚辛；庚辛不愈，加于甲乙；甲乙不死，持于丙丁；起于戊己。"④肺脏发病日节律："肺病者，愈在壬癸；壬癸不愈，甚于丙丁；丙丁不死，持于戊己；起于庚辛。"⑤肾脏发病日节律："肾病者，愈在甲乙；甲乙不愈，甚于戊己；戊己不死，持于庚辛；起于壬癸。"

昼夜节律与五脏发病：总的规律为"夫百病者，旦慧、昼安、夕加、夜甚。"其中，五脏发病的昼夜节律在遵从总规律前提下，各自又有细微差别："肝病者，平旦慧，下晡甚，夜半静……心病者，日中慧，夜半甚，平旦静……脾病者，日昳慧，日出甚，下晡静……肺病者，下晡慧，日中甚，夜半静……肾病者，夜半慧，四季甚，下晡静。"

2. 五脏系统的病脉证治观　五脏发病的关联性：临床上，由于五脏系统的相互关系，一脏病变常累及他脏，故常表现为两脏或多脏同病，即同时或先后出现脏腑的病变症状，如《素问·示从容论》说："夫伤肺者，脾气不守，胃气不清，经气不为使，真脏坏绝，经脉傍绝，五脏漏泄，不衄则呕。"若心脾两虚者，常见心悸、多梦、健忘之类的血不养心和心神之象，同时有食少、腹胀、大便不成形、疲倦乏力之属的脾气不足之征；再如"木火刑金"，患者多面红耳赤，急躁易怒，情绪激动时，可见咳逆喘气，甚则咯血。又如肺脾功能障碍，可以表现为气虚、呼吸无力、神疲乏力、倦怠懒言、食少腹胀等，也可为水液代谢失常，水肿、咳吐痰液、形成包块、舌苔白腻等，还可两者同见。肺气不足，失于宣降，壅塞不行，不能助心行血，可致血瘀，导致心脉瘀阻，表现为胸部刺痛、舌有瘀斑瘀点、脉涩等。临证应注重辨证，定准病位，分清病机。

五脏系统疾病治疗用药原则：①肝病："肝苦急，急食甘以缓之……肝欲散，急食辛以散之，用辛补之，酸泻之。"②心病："心苦缓，急食酸以收之……心欲耎（软），急食咸以耎之，用咸补之，甘泻之。"③脾病："脾苦湿，急食苦以燥之……脾欲缓，急食甘以缓之，用苦泻之，甘补之。"④肺病："肺苦气上逆，急食苦以泄之……肺欲收，急食酸以收之，用酸补之，辛泻之。"⑤肾病："肾苦燥，急食辛以润之……肾欲坚，急食苦以坚之，用苦补之，咸泻之。"

【现代研究】

1. 五脏系统的现代形态学基础　研究发现，中医五脏系统与西医组织器官有一定的密切关系。如心系统最相关的是心脏和大脑皮质，其次是甲状腺、消化管、肝、肾。肺系统与呼吸系统和相应的神经系统直接相关，此外，皮肤、甲状腺、食管、心脏、肝脏、胃、泌尿系统、免疫系统、血液有间接关系。脾系统与消化系统最相关，还与大脑皮质、垂体前叶、甲状腺、甲状旁腺、肾上腺皮质、免疫器官也密切相关。肝系统直接相关为下丘脑、网状结构、边缘系统、视器、视觉传导路、本体觉传导路、听觉系统、支配肝、胆、胃、食管、脾曲结肠、胰腺、肺、胸膜的内脏感觉神经等，生殖系统的神经与中医肝也有一定关系。肾系统与泌尿系统、生殖系统及对应的神经系统直接相关，耳、甲状腺、呼吸系统、肾上腺、腰骶部的骨和软组织也和肾关系密切。从形态学看，五脏系统之间有诸多交集，这证实了系统之间的联系。

2. 五脏系统与下丘脑－垂体－甲状腺轴　下丘脑－垂体－甲状腺轴，是存在正负反馈机制的神经－内分泌－免疫系统轴之一。其中甲状腺与五脏关系密切，从而影响该轴的调节。对心而言，甲状腺激素可以促进心血管系统，使心搏有力、心率加快、心脏输出量增多，总体看是引起心主血脉功能增强。同时，甲状腺激素与精神状态成正相关，甲亢者表现为兴奋，甲减者则表现为抑制，即与心藏神也有关；对肺而言，甲状腺功能低下时，可因换气不足导致机体缺氧，引起高碳酸血症，即影响了肺主气司呼吸；对脾而言，甲状腺功能亢进，会使胃排空加快，但小肠转化时间缩短、蠕动增加，故人体食多易饥但消瘦，即影响了脾胃腐熟吸收水谷；对肝而言，肝主疏泄，调节冲任，促进女子月经和男子排精，而甲状腺激素增多，会导致性激素分泌抑制，女性月经紊乱，激素不足时，对性腺发育及功能产生障碍，影响了肝主疏泄；对肾而言，甲状腺激素会影响中枢神经系统，正常情况下可维持神经系统的生长和发育，过多过少都会出现异常，类似肾藏精生髓的功能，此外甲状腺激素有利尿和调节体温中枢的作用，这又和肾主水、肾主一身阴阳有关。

3. 五脏系统与现代疾病 每个西医疾病基本都涉及中医多个系统，如慢性阻塞性肺病，中医认为病位首先在肺，继至脾胃，病久及肾，其中慢性咳喘病，肺气壅滞，在发展中，心脾之气损耗，肝失疏泄，有痰、瘀等病理产物形成，治疗多采用肺脾同治、肺肾同治或肺脾肾同治。再如糖尿病并发症，有研究其按脏器分为 16 类：心脏、中枢系统、末梢神经、末梢血管、眼、肺、肝、胆、胰腺、消化道、皮肤、血液、骨、关节、生殖器官、泌尿系统，且常为多器官同时病变。

15 论　五脏精气血阴阳论

【理论内涵】

五脏精气血阴阳理论，是指肝、心、脾、肺、肾五脏各具精、气、血、阴、阳，以具有物质性和功能性的双重属性和体用合一为基本特点；五脏之精、气、血、阴、阳既具有共同的生理功能，又各自发挥不同的生理效应；既各自相对独立，又相互联系和有机配合，从而构成和维持五脏的生理功能活动。

【学术源流】

五脏之精气血阴阳理论来源于《黄帝内经》。《灵枢·本脏》云："五脏者，所以藏精神血气魂魄者也。"故五脏之中，皆有精气血。五脏之精，在《素问·上古天真论篇》首先提出："肾者主水，受五脏六腑之精而藏之。"五脏之气，首见《素问·脏气法时论篇》，其有言："五行者，金木水火土也，更贵更贱，以知死生，已决成败，而定五脏之气。间甚之时，死生之期也。"五脏之血，从《灵枢·邪客》可以看出，五脏皆含有血，"营气者……化以为血，以荣四末，内注五脏六腑。"

至于五脏阴阳，有三种含义：①脏分阴阳，如《素问·金匮真言论篇》说："背为阳，阳中之阳，心也；背为阳，阳中之阴，肺也。腹为阴，阴中之阴，肾也；腹为阴，阴中之阳，肝也；腹为阴，阴中之至阴，脾也。"②脏气分阴阳，如心阴、心阳；肺阴、肺阳；肝阴、肝阳；脾阴、脾阳；肾阴、肾阳；③气血精津分阴阳，如《素问·阴阳应象大论篇》言："阳化气，阴成形。"

五脏之气之名称，最早确立。心气、肺气、肝气、脾气、肾气，皆出自《黄帝内经》。

心精、脾精、肾精（肾之精）之名称，出于《黄帝内经》。如《素问·大奇论篇》："脉至如火薪然，是心精之予夺也，草干而死。"《素问·示从容论篇》："四肢解堕，此脾精之不行也。"《素问·解精微论》："水宗者积水也，积水者至阴也，至阴者肾之精也。"明确提出肺精、肝精，则见于《黄帝内经太素·卷第二十七》杨上善注释："肺精主气，气之精为白眼。""肝精主筋，筋气以为精之黑眼也。"

心血之名，见于《难经集注·经脉诊候第一》："心主血，今则心血枯，不能荣于五脏六腑也。"肝血之名，见于《黄帝内经太素·卷第二十四》："肝血有余于肝，所以嗔怒；肝血不足于目，所以多悲也。"脾血之名，见于《三因极一病证方论·息积证治》："治心脾疼痛，呕吐酸水，丈夫小肠气，妇人脾血气。"肺血之名，见于《本草纲目拾遗·草部上》三七"能治肺血劳损"。肾血之名，见于《明医杂著·卷之五·惊后目动切牙》："生地黄凉心血，故导赤散宜用之；熟地黄补肾血，故地黄丸宜用之。"

肾阴、肾阳之名，见于《黄帝内经太素·卷第二十六》："手足热厥之人，数经醉酒及饱食，酒谷未消入房，气聚于脾藏，二气相搏，内热于中，外遍于身，内外皆热，肾阴内衰，阳气外胜，手足皆热，名曰热厥也。"《黄帝内经太素·卷第十五》："诊得石脉急甚者，是谓寒气乘肾阳气走骨而上，上实下虚，故骨癫也。"

心阴、心阳之名，见于明代。如《类经·十三卷·疾病类》："心液伤而心血虚，心以阴为体，心阴不能济阳，则心阳独亢，心主言，故谵语不休也。"

肺阳之名，见于《黄帝内经太素·卷第十五》："肺以恶寒弦急，即是有寒乘肺，肺阳与寒交战，则二俱作病，为肺寒热也。"肺阴，则见于《医垒元戎·卷第四》："小便不通，一切利小便药不效，以其服附子太过，消尽肺阴，气所不化，师用黄连芩解毒而得通。"

肝阳之名，见于《素问玄机原病式·六气为病》："然肾水冬阴也，虚则当热；肝木春阳也，虚则当凉。肾阴肝阳，岂能同虚而为冷者欤？或通言肝肾之中，阴实阳虚，而无由目昧也。"肝阴，则见于《温热经纬·叶香岩三时伏气外感篇》："柴胡劫肝阴，葛根竭胃汁。"

【基本原理】

1. 五脏之精为生命之基

（1）五脏之精的来源、贮藏与功能　精有先天、后天之分，先天生后天，后天养先天，二者合为"一身之精"。各个脏腑皆藏有先、后天之精。先、后天之精充盛，则五脏之精充盛，五脏之体得养，生理功能才能正常发挥，心才能"荣色"、肺才能"荣毛"、肝才能"荣爪"、脾才能"荣唇"、肾才能"荣发"。气、血、津液皆属精的广义范畴，经过气化作用，又皆可化为精。故黄元御《素灵微蕴·藏象解》说："水谷入胃，脾气消磨……津入于肺，液入于心，血入于肝，精入于肾，是谓五脏之精。"

五脏之精藏于相应之脏，成为心精、肺精、脾精、肝精、肾精，如《素问·五脏别论》："五脏者，藏精气而不泻也，故满而不能实。"同时，又藏之于肾，如《素问·上古天真论》："肾者主水，受五脏六腑之精而藏之，故五脏盛乃能泻。"肾藏精与五脏藏精，互为根本，对精的盛衰具有重要作用。

五脏之精，即"脏精"，是构成五脏和维持生理功能的物质基础，其性静谧，主闭藏，具有滋润、濡养的功能活动，又具有化气、化血、化神之用。如《侣山堂类辨》："五脏主藏精也，是三阴之气（即五脏之气）生于五脏之精。"《张氏医通·诸血门》记载："精不泄，归精

NOTE

于肝而化清血。"《证治准绳·第六册·大小腑门》："藏精神为五脏之宗主……变而分之,是谓五志,遂有五神脏之名。"

（2）五脏之精各自的生理功能　心精,是一身之精分藏于心的部分,是心主血脉、藏神等生理功能的物质基础。《素问·经脉别论》："惊而夺精,汗出于心。"王冰注释："惊夺心精,神气浮越,阳内薄之,故汗出于心也。"可见,大惊伤心,即可损及心精,导致神志异常、汗出等症状。

肺精,是一身之精分藏于肺的部分,是肺主气、通调水道、朝百脉而主治节等生理功能的物质基础。肺精依靠肺气的宣发与肃降运动而上布头面诸窍,向外输精于皮毛。如《类经·藏象类·食饮之气归输脏腑》："精淫于脉,脉流于经,经脉流通,必由于气,气主于肺,故为百脉之朝会。皮毛为肺之合,故肺精输焉。"

肝精,是一身之精分藏于肝的部分,是肝主疏泄、藏血功能活动的物质基础,又是化生胆汁（精汁）的本原。肝精化血以濡目窍,濡养筋爪。故《理瀹骈文·脏腑》："精者,身之本……如肝精不足,目眩无光。"

脾精,是一身之精分藏于脾的部分,是脾主运化、统血功能活动的物质基础。脾精,更重要的是水谷之精。如《素问·脉要精微论》："脾气散精,上归于肺"。其他脏腑所藏的后天之精皆是由脾气转输的水谷之精。脾精不足,皆与脾失健运有关,可见四肢懈惰,甚或痿软不用。如《医学入门·脏腑》："轻则怠惰,重则瘫痪,皆脾精不行,阴道不利,筋骨肌肉无气以生,故不用焉。"

肾精,是一身之精分藏于肾的部分,是肾藏精、主水、纳气功能活动的物质基础,又是主骨、生髓、荣脑的基本物质。肾精来源于先天者,又称"元精"。肾藏精,包括先天之精、后天之精、五脏六腑之精;肾精随年龄不断充盛,到一定年龄,"天癸至",则生成生殖之精。肾对精的封藏作用极其重要,故"精者,身之本"。肾精亏虚,五脏六腑之精不足,则身体日衰,骨枯髓减,髓海空虚,耳鸣耳聋。如《医方考·虚损劳瘵门》："肾主精,精主封填骨髓,肾精以入房而竭,则骨髓日枯矣,故背难俯仰。"

2. 五脏气血为生命之本

（1）五脏气血的来源、贮藏与功能　五脏之气由五脏之精所化生。肾精所藏先天之精,化生先天之气,为元气的物质基础。由肺吸入的自然界清气,与脾运化所产生的水谷精气,结合为宗气,即后天之气。后天之气不断补充和培育先天之气,两者相合则为"一身之气"。一身之气分布于五脏,形成调节五脏生理功能的极细微物质,即五脏之气,故脏气具有"同源性";但由于各自所在之脏及生理功能有所不同,又有"特异性"。五脏之气的生理功能,以推动、气化作用为主,推动和促进各脏的功能活动,促进五脏所藏的精气血津液的生成和输布。

五脏之血,同源于水谷精微化生的营气、津液和肾精所化之血,在各个脏腑的协同作用下,以血脉为通路,运行周身,外达肢节,内至脏腑,如环无端。《素问·上古天真论篇》强调："人之所有者,血与气耳。"张介宾也在其《景岳全书·藏象别论》中阐明"五脏皆有气血"。五脏之血皆同,以滋润、濡养作用为主;由于所藏之脏不同,其作用则因脏而异。

（2）五脏气血各自的生理功能　心气,为一身之气分布到心并发挥特定作用的精微物质,是推动心脏搏动、血液运行及振奋精神的动力。心气充沛则心脏搏动有力,血运通畅,精神振奋,思维敏捷。心血,是指心所主之血,涵养心脏,是充养血脉、上荣舌面的主要物质。心血在心气的推动下，流注全身，发挥营养和滋润作用，亦是神志活动的物质基础。在心主血脉方面，心血靠心气的推动得以正常运行。虽然推动血液运行的直接动力是心气，但心血充盈是血液得以正常运行的前提条件。在心藏神方面，心血又为神志活动的物质基础，故《灵枢·营卫生会》说："血者，神气也。"心神活动，消耗心血。只有心血充盈，才能神思敏捷。

肺气，为一身之气分布到肺并发挥特定作用的精微物质，得吸入之清气的补充，发挥正常主宣肃、司呼吸、调节水液输布和血的运行的作用，即肺功能活动的动力。肺气调控气机升降出入，而以清肃下降为顺。肺以气为主，故肺血很少论及。其实，肺朝百脉，全身的血液都流经于肺，通过肺的呼吸进行气体交换，是血之清浊的关键环节。手太阴肺经起于中焦，血气入于寸口，不仅为寸口诊脉奠定基础，也为五脏六腑之诊提供依据。

脾气，为一身之气分布到脾并发挥特定作用的精微物质，以水谷之气的补充尤为重要，是推动运化水谷、运化水液、升清功能的动力，又是统血功能的固摄力。脾气以升为用，对于水谷精微之输布心肺和腹腔内脏位置的相对恒定具有重要作用。脾为气血生化之源，脾血较少论及。其实，脾能运化、统血的功能，虽以脾气功能活动为主，但脾血作用不可轻视。如《格致余论·脾约丸论》："脾弱则土亏矣，必脾气之散，脾血之耗也。"

肝气，为一身之气分布到肝并发挥特定作用的精微物质，为肝主疏泄和主藏血的功能活动的动力。肝气以调达舒畅为用，主升、主动、主散，通而不滞，散而不郁，升发有度，则肝的各种功能皆能正常进行。肝血，是肝所藏之血，是滋养肝脏、充养筋脉、上荣眼目、濡润爪甲的主要物质，并能涵养精神情志，柔软肝体，制约肝气，防止太过。后世医家对肝有"血海"（《医学入门·脏腑》），"血室"（《伤寒来苏集·阳明脉证》）之称。

肾气，为一身之气分布到肾并发挥特定作用的精微物质，为促进机体的生长、发育和生殖，主水、纳气以及气化等功能活动的动力。肾为元气之根，故肾气在五脏之气中居于重要地位。肾精、肾气贵在封藏，不宜浮动外越。肾血，虽提及较少，但精血同源，精又生髓，定能化血而涵于内。张介宾称"肾为精血之海"（《景岳全书·虚损》）；《医学入门·脏腑条分》也阐述："肾有两枚……纳气、收血、化精，为封藏之本。"

3. 五脏阴阳为生命之用

（1）五脏阴阳的来源与功能　五脏阴阳，来源于中国古代哲学对于事物对立统一属性的认识。阴阳，是中国古代哲学对自然界相互关联的某些事物或现象对立属性的概括，具有"至大无外""至小无内"（《庄子·天下》）的特点。世界万物皆可分为阴阳的观点影响及中医学，诚如《素问·阴阳应象大论》所论："阴阳者，天地之道也，万物之纲纪，变化之父母，生杀之本始，神明之府也。"阴阳学说对阐明人体结构、生理功能、病理变化、诊断辨证、养生康复等具有重要指导作用。

五脏阴阳，以上下部位分，上部为阳，下部为阴，即心肺为阳，肝脾肾为阴；以五行特性分，心为火，有温煦之性，为阳中之阳；肺为金，有肃降之功，为阳中之阴；脾为土，能养万物，为阴中之至阴；肝为木，可升发条达，为阴中之阳；肾为水，司于封藏，为阴中之阴；以四时五脏阴阳分，春少阳、夏太阳、秋少阴、冬太阴，则五脏阴阳如《灵枢·阴阳系日月》："心为阳中之太阳，肺为阳中之少阴，肝为阴中之少阳，脾为阴中之至阴，肾为阴中之太阴。"

从各脏本身而言，阴阳之中复有阴阳，五脏之内还分阴阳，即脏阴、脏阳。五脏之阳的生理功能，主运动的、外向的、上升的、弥散的、温热的、明亮的、兴奋；五脏之阴的生理功能，主静止的、内守的、下降的、凝聚的、寒冷的、晦暗的、抑制的。也有学者提出，五脏阴阳，实际是五脏之气分阴阳。

五脏阴阳之中，肾为水火之脏，内有元阴、真阴、命门之水和元阳、真阳、命门之火，是五脏阴阳之气的动力。故张介宾称"五脏之阴气，非此不能滋；五脏之阳气，非此不能发"（《景岳全书·命门余义》）。肾中阴阳为五脏六腑阴阳的根本。

（2）五脏阴阳各自的生理功能　心阴，即心之阴气，具宁静、内守、濡润的功能。心阳，即心之阳气，具兴奋、推动、温煦的功能。心血、心阴滋养濡润，才能化生心神；心气、心阳温煦激发，才能振奋心神，使神清气朗，精神健旺。心阴能制约心阳，防止心火过亢，并抑制心脏的搏动和精神活动。心阳能制约心阴，防止心阴过盛，并激发心脏的搏动和精神活动。心阴与心阳协调，则心脏搏动和精神活动稳定有度。

肺阴，即肺之阴气，具有滋润、宁静、内守的功能。肺阳，即肺之阳气，具温煦、运动、升散的功能。肺阴与肺阳二者协调平衡，宣发与肃降相辅相成，呼吸均匀调和，全身之气的生成和运行如常，津液输布和排泄调畅，气血运行治节有方。肺阳一词，历代医家论述较少，肺阳不足，称"肺虚寒"。如《备急千金要方·卷第八·贼风》："治肺虚寒，羸瘦缓弱，战掉嘘吸，胸满肺痿，温中生姜汤方。"

脾阴，即脾之阴气，具宁静、濡养、收摄的功能。脾阳，即脾之阳气，具温煦、推动、升清的功能。脾以阳气为用，以阴气为养，对于维持脾的运化、升清、统血功能的正常发挥具有重要作用，并与胃的受纳、腐熟、濡润、通降密切相关。

肝阴，即肝之阴气，具有滋养、宁静、柔润功能。肝阳，即肝之阳气，具有温煦、升发、疏泄的功能。肝主疏泄而藏血，体阴而用阳。肝阳促进升和动，肝阴促进静与降，作用相反，互相制约，则全身气机升降有度，动静适中。肝阴能制约肝阳，防止肝阳过亢；肝阳能制约心阴，防止肝阴过盛。肝之阴阳和调，对气机调畅、情志愉悦、藏血行血，以及生殖功能具有重要作用。

肾阴，即肾之阴气，又称为"命门之水""真水""真阴""元阴"，具有宁静、滋润、濡养和成形的功能，为人体阴液之本，对各脏腑组织器官起着滋养、濡润作用。肾阳，即肾之阳气，又称为"命门之火""真火""真阳""元阳"具有温煦、推动、运动、兴奋和气化的功能，为人体阳气的根本，对各脏腑组织器官起着温煦、推动作用。肾阴制约肾阳，防止其过亢妄动；肾阳制约肾阴，防止其阴气过盛。肾中阴阳协调，对人体生命活动至关重要。

五脏精气血阴阳，各具不同的物质基础和生理功能，相互之间又具有密切联系。如心阳下温肾阳，共温肾阴，使肾水不寒；肾阴上济心阴，共濡心阳，使心阳不亢；肾阴以生肝阴，如水之涵木，共濡肝阳，使肝阳不亢；肾阳以温脾阳，如釜底之薪，共主水谷运化。五脏之精充盛，五脏之血得养，五脏之气运动有序，五脏阴阳平秘，精神乃治，邪不能犯，长有天命。

【临床意义】

1. 五脏精气血阴阳理论在辨证中的应用　《黄帝内经》论述五脏病机病证，多以脏气虚实寒热作为疾病定性的纲领，《灵枢·本神》《素问·脏气法时论》等篇有明确记载，《素问·玉机真脏论》关于"五实五虚"的预后和转机进行专题讨论。《素问·五运行大论》将五脏同五气联系起来，并提示肝、心、脾、肺、肾分别易被风、热、湿、燥、寒所伤而患风证、热证、湿证、燥证和寒证。正因为如此，《灵枢·九针论》说："肝恶风，心恶热，肺恶寒，肾恶燥，

NOTE

脾恶湿。"

（1）五脏之精病变   五脏之精亏虚，多见于肾、脾，以先天、后天之精不足有关。肾精亏虚：多由于先天禀赋不足，或后天补充不及，或过劳伤身，或久病及肾等，可导致肾精亏虚，临床表现出小儿五迟五软、生长发育不良，成人不孕不育、腰膝酸软、耳鸣健忘、未老先衰等等。脾精亏虚：为后天之精不足，常由饮食因素导致脾胃功能的失常引起。脾失健运，水谷精微生化不足，临床表现出疲乏倦怠、面黄肌瘦、头昏目眩等等。

（2）五脏之气病变   五脏之气不足，可见于五脏。心气虚，则心悸怔忡；肺气虚，则呼吸无力，易于感冒；脾气虚，则食少倦怠，腹胀便溏；肝气虚，则抑郁胆怯，善太息等；肾气虚，则腰膝酸软，水肿尿少，咳喘少气等。

五脏气机失调，气滞、气闭、气逆、气陷等。气滞多见于肺、脾、肝三脏，表现为胸闷喘咳、脘腹胀满、情志不舒、胁肋窜痛等；气闭，多见于心气内闭，表现以昏厥为主的症状；气逆，常发生于肺、肝，肺失肃降，上逆发为咳，肝气上逆则多见情绪激动、头痛头胀、面红耳赤；气陷，与脾气关系最为密切，可出现内脏下垂，久泻脱肛，头晕目眩，腹胀重坠等。

（3）五脏之血病变   血虚，多因脾胃虚弱，生化不足，或是肾精不足，因精血同源，故致使血不足。由于心主血、肝藏血，临床表现的症状以心肝两脏为主，如失眠多梦、惊悸怔忡、脉涩结代等心血不足之征，或手足麻木、关节伸屈不利、两目干涩、女子经少愆期等肝血亏虚之象。因心主血脉、肺助心行血、脾可统血、肝能藏血，故血运失常多见于五脏之气失常，不能对血液进行调控，可出现出血和瘀血之征，如吐血、咯血、衄血、便血、尿血、皮下紫癜、舌有瘀斑瘀点等。

（4）五脏阴阳失调   五脏阳盛者，多见于心火、肺火、肝火。有火热炽盛之共症，又有各脏火盛之特有症状。如心火上炎，则口舌生疮，心烦尿血；肺火炽盛，则发热咳嗽，痰黄质稠；肝火上炎，则目赤肿痛，耳鸣耳聋等。

五脏阴虚者，多见于心、肺、肝、肾，尤重于肾。有阴虚共性症状，如潮热盗汗，五心烦热，舌红，脉细数之外，又有各脏阴虚特异定位之症，如心阴虚，则心悸心烦，失眠多梦；肺阴虚，则干咳少痰，胸痛咳血；肝阴虚，则两胁隐痛，两目干涩；肾阴虚，则腰酸膝软，头晕耳鸣；又有肺肾阴虚、肝肾阴虚、心肾阴虚等兼证。

五脏阳虚者，多见于心、脾、肾，尤重于肾。有阳虚共性症状，如畏寒怕冷，四肢不温之外，又有各脏阳虚特异定位之症，如心阳虚，则心悸怔忡；脾阳虚，则便溏泄泻，水肿腹水；肾阳虚，则腰膝冷痛，性功能减退，水肿尿少；又有心肾阳虚、脾肾阳虚等兼证。

2. 五脏精气血阴阳理论在论治中的应用   临证治疗，遵循"虚者补之，实者泻之"的原则，对于精气血阴阳亏虚者，用补益之品，结合所补脏腑和所补物质的特性，有针对性地选取药材。如肺阴不足者，多用天冬、麦冬、玄参之属；脾阴亏虚者，多用山药、芡实、薏米之类。在补精血时，还应注意调气补气，使补而不滞。实者注重疏通，如血瘀、气滞，选用活血行气之物，还应顾护正气。

【现代研究】

关于五脏精气血阴阳的现代研究，文献颇多。限于篇幅，仅举例予以阐述。

1. 心之气血阴阳失常   有学者提出，心气是血液循行的"原动力"，并以"心肌收缩性"作为衡量心气的一个重要指标。有研究根据中医气血理论和对血液－组织液循环的分析建立研究心气虚的血流动力学模型，从血液、组织液循环角度阐述中医心气虚的动力学机理。通过对模型的计算与分析得到了心血管系统动力学参数变化对全身气虚主要症状 - 组织间隙水肿的影响规律，给出了心血管动力学参数与气虚水肿程度间的定量关系。

有研究冠心病患者均表现有血液流变学异常，主要反映在全血及血浆黏度增高，红细胞压积增加和纤维蛋白原增高，以心血瘀阻组、痰阻心脉组最重，寒凝心脉组次之，气滞心胸组较轻，心血瘀阻与痰阻心脉组宏观血液流变学改变更为明显。

2. 肺之气血阴阳失常 肺的现代研究多以肺气虚和肺阴虚为主。肺气虚出现呼吸功能减退、慢性缺氧，为多数研究所肯定。关于肺气虚与免疫功能的研究，有发现肺气虚证组支气管 - 肺泡灌洗液的嗜中性粒细胞和巨噬细胞比例显著下降，淋巴细胞比例显著升高，IgA 含量有下降的趋势；而慢支患者不论肺气已虚或未虚，其 IgG 含量都显著增加。

有文献应用免疫组化方法研究白细胞介素 -1β（IL-1β）、白细胞介素 -6（IL-6）、肿瘤坏死因子（TNFα）与肺阴虚证的关系。结果表明，巨噬细胞等非瘤细胞中 IL-1β、TNFα 表达水平与肺阴虚证有关，肺阴虚证组非瘤细胞中 IL-1β、TNFα 表达水平高于正常对照组和病人对照组；非瘤细胞中 IL-1β/IL-6 比值、TNFα/IL-6 比值与肺阴虚证有密切关系，肺阴虚证组非瘤细胞中 IL-1β/IL-6、TNFα/IL-6 比值高于正常对照组和病人对照组。

3. 脾之气血阴阳失常 脾气虚衰或脾气不升，则导致脾不散精，运化失常。脾不散精与胰岛素抵抗有关，脾不散精，可见胰岛素效应器官或部位对胰岛素不敏感，导致摄取和清除葡萄糖的作用减低，为 2 型糖尿病的病理基础。有研究认为，血瘀、水湿、痰浊是产生胰岛素抵抗的主要病理机制，而脾虚不能转运水谷精微，堆积易生湿生痰，加之气血生化不足，又可导致血瘀。现代病理发现，胰岛素受体前抵抗，与胰岛素基因突变导致的 β 细胞合成出结构异常且活性低下的胰岛素有关。此与《灵枢·邪气藏府病形》所说"脾脉……微小为消瘅"颇相吻合。

脾气不足，失于统血，常会导致出血性疾病。有学者发现，此类脾气虚患者的血小板数量基本正常，但由于脾气功能障碍，使得血小板的膜糖蛋白的Ⅰ、Ⅱ、Ⅲ及骨架收缩蛋白中的 d- 辅机动力蛋白和肌动蛋白结合蛋白生成减少，结构变异，以致血小板黏附、聚集、收缩功能下降；而且血小板对毛细血管的支持、营养作用降低，毛细血管脆性增加，从而出现了出血症状。

4. 肝之气血阴阳失常 有研究运用无创性 PET-CT 测定肝气郁证经前期妇女双侧脑区的变化，发现葡萄糖代谢减低脑区有：右侧额中回、中脑、左侧额下回、右侧额下回、左侧额中回、左侧颞上回、右侧颞上回、左侧颞中回、右侧颞中回、左侧中央前回、左侧海马、右侧海马、右侧小脑、右侧楔叶、左侧杏仁核、右侧杏仁核；并且葡萄糖代谢有明显规律性差异的是右侧代谢明显低于左侧。HPLC 测定肝气郁、肝气逆大鼠血清及中枢 NE、DA、5-HT 含量，结果显示，肝疏泄太过之肝气逆所致烦躁易怒等表现，可能与边缘叶 DA 水平上升，下丘脑 DA、边缘叶 5-HT 水平下降密切相关；肝气疏泄不及之肝气郁可能与下丘脑 NE 水平上升，下丘脑、边缘叶 DA 水平下降，5-HT 水平上升有密切关系。据此推测，肝主疏泄可能通过调节机体该类活性物质含量而呈现作用；其功能定位为脑中枢，尤其是下丘脑。

对高血压病肝阳上亢证的研究较多。例如，以核磁共振谱代谢组学结合主成分分析方法选择高血压病肝阳上亢证患者血清，结果显示，该病证与酪氨酸代谢异常相关，而去甲肾上腺素和肾上腺素是酪氨酸在酪氨酸羟化酶的作用下合成，可以作为高血压病肝阳上亢证的疾病标记物。并且，存在葡萄糖代谢的异常，也证明了高血压病伴发糖代谢异常，这对临床诊断高血压病肝阳上亢证以及预防高血压伴发糖尿病均具有重要意义。

5. 肾之阴阳失调　有研究发现，肾阳虚患者体内尿 17- 羟类固醇、尿 17- 酮类固醇和血浆促肾上腺皮质激素都要低于正常，而在肾阴虚患者尿 17- 羟类固醇略高于正常。肾中阴阳失衡导致类固醇的变化，提示下丘脑 – 垂体 – 肾上腺皮质轴功能发生异常改变。

研究发现，甲状腺功能亢进患者的表现多属于阴虚，其舌光红、脉数。甲状腺功能减退患者则多为阳虚的表现。阳虚患者其甲状腺功能低下或静止，而阴虚患者的甲状腺有萎缩或退行改变。实验也证明，阴虚火旺患者体内的甲状腺素分泌增多，而纯阴虚患者的甲状腺功能正常或偏低，阳虚患者体内的甲状腺素则是分泌减少。提示阴阳盛衰会影响下丘脑 – 垂体 – 甲状腺轴的平衡。

通过对肾阳虚证患者和男性老年人用性腺轴功能全套测定法（睾酮 T、雌二醇 E2、促黄体生成素 LH、促黄体生成素释放激素 LRH）进行下丘脑—垂体—性腺轴功能的观察，发现肾阳虚证者各项指标与正常人比较，差异均有非常显著性意义，提示肾阳虚证患者性腺轴功能处于低下状态。这一改变，解释了肾阳虚证时出现的性欲减退、阳痿、遗精等性功能障碍的机理。

16 论　五脏气机升降论

【理论内涵】

气机，指气的运动；其基本形式为升、降、出、入。五脏气机升降理论重点研究人体五脏之气的升降特点、升降失常的病理变化及其相互关系。五脏气机升降平衡协调是人体生命活动正常进行的根本保证。

【学术源流】

五脏气机升降理论，源自秦汉之际的《黄帝内经》升降出入说，要点有三：①自然界五运六气，阴阳相对，上下相召，升降相因，期而环会，寒暑显兆，促成万物的化生（参见《素问·五运行大论》《素问·六微旨大论》《素问·天元纪大论》）。②升降出入，无器不有（《素问·六微旨大论》）。③人体清阳升发、浊阴降泄、阴阳相交、升降有序为生命之机（《素问·阴阳应象大论》）；如果阴阳升降反作、清浊相干，即导致各种疾病（《素问·阴阳应象大论》《素问·解精微论》《灵枢·阴阳清浊》）。此外，《黄帝内经》记载一些具体的升降出入病理分析和症状描述。无疑，《黄帝内经》奠定五脏气机升降理论的基础，但尚未将"气机"一词作为升降出入说的基本概念术语。其后，如《难经》《伤寒杂病论》《神农本草经》等也无此术语的记载。

"气机"一词，较早见于宋代《圣济总录·治法·导引》载："盖斡旋气机，周流荣卫，宣摇百关，疏通凝滞，然后气运而神和，内外调畅，升降无碍，耳目聪明，身体轻强，老者复壮，壮者益治。"自宋至明代，众多医家在气机升降出入方面，有所发挥。如《类经·针刺类·九针之要》："气机之至，随经皆有其处，可因之而知虚实也"。

清代、民国时期，"气机"概念的应用十分普遍，这一时期许多医家极其推崇升降出入之理，华岫云、顾松园、赵晴初、蒋星墀、周学海等都称升降出入为病机之要领，是百病的纲领，临床实践与气机理论的联系已相当广泛深入。

【基本原理】

1. 升降出入，无器不有　中国古代哲学认为气是构成宇宙万物的本原，也是构成与维持人体生命活动的物质基础。气的根本特性就是运动变化，道则是气运动变化的规律。如戴震《孟子字义疏证·道》说："道，犹行也；气化流行，生生不息，是故为之道。"气本身始终处在不断运动变化之中，并以运动变化作为自己存在的条件或方式。气之所以具有不断运动变化的功能，是由于气自身包含着阴阳的对待，阴阳二气的聚散推移是一切事物运动变化的内在根据，如周敦颐《太极图说》说："二气交感，化生万物，万物生生不已，变化无穷焉。"宇宙万物的运动变化是"气化流行"的统一整体，升、降、出、入是宇宙万物运动的基本表现形式，故《素问·六微旨大论》指出："气之升降，天地之更用也，升已而降，降者谓天；降已而升，升者谓地。天气下降，气流于地，地气上升，气腾于天，故高下相召，升降相因而变作矣。"又说："升降出入，无器不有。故器者，生化之宇，器散则分之，生化息矣，故无不出入，无不升降。"

根据"天人合一"的观点，古代医学家认为，人体生命活动亦是处于升降出入不息的运动状态，"非出入，则无以生长壮老已；非升降，则无以生长化收藏。""出入废则神机化灭，升降息则气立孤危"（《素问·六微旨大论》）。中医学的气机升降学说是基于这一认识而逐步建立起来的。中医理论把气机升降摆到了极为重要的地位，不仅认为"死生之机，升降而已"（《景岳全书·传忠录下》），把气机升降视为生命存在的特征与根源，并且具体地将气机升降与各脏腑的功能活动、各种精微物质的输布、能量的代谢等紧密结合连贯在一起。升降运动是脏腑的特性，是物质运动的规律。

2. 五脏气机，升降各异　"升降出入，无器不有"，但五脏六腑之气的升降趋势及规律又为其自身所具有的特殊性所规定，各具特点，不尽相同。一般说来，心肺在上，在上者宜降；肝肾在下，在下者宜升；脾胃居中，为升降之枢纽。由于各脏腑解剖位置及生理功能的差异，其升降趋势也是各有区别。

（1）心的气机　心为君主之官，主神明，位居上焦，其性属火。气机以下行为顺，主要表现在三个方面：一是心与小肠的关系，因心与小肠相表里，在正常情况下，心阳下行，以温小肠，助小肠的济泌别汁，分清别浊，使小肠在心阳的资助下，受盛化物，行使正常的吸收功能活动。二是心与肾的关系，心居上焦属火，肾居下焦属水。心阳下潜，以温肾阳，使肾水不寒；同时肾阴也上济心阴，以制心阳，如此则心肾相交，水火既济，维持着人体上下的阴阳平衡协调。故元·朱震亨在《格致余论·房中补益论》中说："人之有生，心为火居上，肾为水居下，水能升而火能降，一升一降，无有穷已，故生意存焉。"三是与脾的关系，脾属土，心属火，心火可下温脾土，助脾阳以行使吸收、转输之权。此外，尚可温煦肺阳，使肺不寒。

（2）肺的气机　肺居五脏之上，有"华盖"之称，其气机主要表现为宣发和肃降，宣发是指肺能将由脾转输给肺的水谷精微，宣发布散到全身。肺的肃降功能与其他脏腑的联系：肃降于心，心肺同居上焦，心为阳中之阳脏，肺为阳之中阴脏，二者阴阳和合，共同维持上焦的功能。肝为刚脏，喜升发条达，且肝阳易亢，肺气的肃降对肝之升发有制约作用，使其不致升发太过；肝升肺降，相互制约又互相协调配合，不但维持肝肺之间的气机活动，同时对全身气机的调畅也起着重要的调节作用。如清·叶天士《临证指南医案·咳嗽》说："人身气机合乎天地自然，肺气从右而降，肝气由左而升。"肃降于肾，肺参与水液的代谢，除靠宣发的功能外，主要靠其肃降之能，与肾形成一升一降，肺降清中之浊于肾，肾升浊中之清于肺，二者密切配合，在水液代谢中起着非常重要的作用。肺与大肠相表里，大肠主传导，其气以下行为顺，其传导之功，也有赖于肺气的肃降。

（3）脾的气机   脾居中州，以升为健，脾之升，尚须胃之降以和谐，胃的降，亦有赖脾之升。脾胃升降正常，中焦枢机畅利，则有利于气机的上下升降，故有"气机枢纽"之称。脾之升清，有助于肺气的宣发布散，使肺行使正常的宣降之能，将水津布散全身。脾之升，有助于肝气的升散，使之疏泄条畅而不抑郁。脾之升，有助于肾气的化气行水，升清降浊，不使水气停蓄。由于脾气之升，可布精微以营养全身，故称"脾胃为后天之本""气血生化之源"，足见其地位的重要。

（4）肝的气机   肝位居下焦，体阴用阳，具有升发疏泄之能，肝的升发条达，为五脏之气上升下达，左升右降的重要环节。肝气调畅、升发条达调节、维持着其他脏气机的正常。主要表现在以下几个方面：其一是协调脾升胃降。脾胃之气的升降，除了靠其本身的功能外，还需要肝气疏泄、升发来辅佐，即所谓"木能疏土"。由于肝气的正常升发条达，才不致使脾气壅滞，这一生理现象称作"土得木而达"（《素问·宝命全形论》）。其二是疏利气机，以助肺气的宣发与肃降。肺气宜宣宜降，其宣降的功能正常与否，有赖于肝的条畅为其疏通宣降之路。其三是调畅气机，有利于肾气的升清降浊。肾气依靠自身的功能，可将由肺肃降的水分进行进一步的蒸化，使清升浊降，但必须借肝气疏利，使三焦通利，水道通调，才能保证水液的正常排泄。其四是疏泄胆汁，以助对食物的消化。

（5）肾的气机   肾位居下焦，其性属阴主水，有升清降浊之功，称为"水之下源"，肾气之升降，有助于肺气的宣降，由肺下降至肾的水液，通过肾气的蒸化作用，使清者上升，复归于肺；浊者下降，由小便排出体外，只有这样才能保证水道通畅。肾主水，其升清降浊，有助于脾气对水液的转输。肾阴上济心阴，以制约心阳，防止心阳化火。由于肝肾同源，肾阴可补肝阴，共同制约肝阳，不使肝阳过亢。因此，肾气的升降正常，不仅有利于水道的通调，而且也有助于五脏之气的正常运行。

综上所述，五脏之气各有其运行规律，而且它们的运行不是各不相干，而是相互联系、相互制约、相互为用的，共同维持人体整体气机升降出入的协调。因此，在诊治疾病时，必须密切结合五脏之气运行的规律及其相互关系，去分析、推断病情，才能得出明晰的诊断与正确的治疗。

【临床意义】
外感六淫、情志内伤、饮食劳逸等各种因素均可引起脏腑升降失调而发病，故《素问·举痛论》说："百病生于气。"脏腑气机失调的病理虽颇为复杂，然归纳起来不外乎升降不及、太过、不调与反作几个方面。其一为升降不及。如脾气亏虚，清阳不升，清窍失养，可出现头晕目眩，肢倦乏力。肾精虚衰，精不上奉，致头晕耳鸣，牙齿松动。肺失肃降，出现胸闷气短，咳嗽喘息等。其二为升降太过。常见如肝火上炎或肝阳上亢，而致头胀头痛，目赤目眩，急躁易怒，甚则抽搐动风。心火上炎，可见咽干口渴，口舌生疮等症。其三为升降失调。如心肾不交，常表现出潮热盗汗，心烦失眠，心悸怔忡，眩晕耳鸣，腰膝酸软，或男子梦遗，女子梦交等症。肝火上逆，使肺肃降失常，出现面红目赤，急躁易怒，咳逆上气，胸痛，少痰，甚则咯血等症，此即"肝火犯肺"。其四为升降反作。即《素问·阴阳应象大论》所云："清气在下，则生飧泄；浊气在上，则生䐜胀。"临床常见中气下陷而致内脏下垂，子宫脱垂，久泄脱肛，腹部坠胀等病症。

《素问·至真要大论》"高者抑之，下者举之""上之、下之"，即是基于气机升降理论确定的治疗原则。以《黄帝内经》升降出入理论为基础，成就张仲景、李东垣、叶天士等名医。张仲景以"交通心肾法"治疗少阴病虚烦不得，"辛开苦降法"治痞证；李东垣以"升举阳气法"治疗脾胃病；叶天士用"分消上下法"治疗温病，均为脏腑气机升降理论的具体应用。

现代，蒲辅周运用升降出入理论治疗温病的经验："温病之来路有二：呼吸和皮毛；去路有三：汗、吐、利。温病最怕表气郁闭，热不得越；更怕里气郁结，秽浊阻塞；尤怕热闭小肠，水道不通，热遏胸中，大气不行，以致升降不灵，诸窍闭滞。治法总以透表宣膈，疏通里气，而清小肠，不使热邪内陷或郁闭为要点。"此即典型的升降出入辨证。赵绍琴先生在治疗温病也很重视脏腑气机理论，指出："治湿必先化气，气化湿亦化。湿在上焦，则化肺气；在中焦，则运脾气；在下焦，则化膀胱之气。"并运用气机理论解释卫气营血和三焦各病变阶段的病机及治则。

此外，针对哮喘发病的不同时期，分别采用宣肺透达、疏肝清肺、运脾升清、温肾纳气之法使脏腑气机升降自如，以复肺之治节，达到平喘之目的。外感咳嗽主要病机为六淫邪气使肺之宣散失常（升不及），此时重在宣发，兼痰湿内盛，又当考虑"散与收"；内伤咳嗽以痰湿或痰热壅肺多见，重祛痰降气；咳嗽日久，肺肾常失于摄纳，治疗重在补、收、降。治疗脾胃病主在调理脾胃升降及恢复肺的宣发肃降和肝的疏泄作用。"补肺降气浚上源""益脾升清启枢机""温肾化气疏下源"治疗法则治疗癃闭。重视补中气和调升降以慢性肾炎，"中气复自能斡旋上下调升降，清浊复位"。消渴病机是气机升降出入异常导致的阴阳偏盛偏衰，与肺、脾、胃、肾的关系尤为密切，因此治疗关键在于调理升降出入。运用五脏气机升降出入关系论治妇科病，如妇女产后小便不利甚至癃闭，常兼有肺气不降，治疗上常在利尿药中加入少量桔梗，使上窍通则下窍泄；脾虚摄纳无力致崩漏，常治予益气健脾，兼止血、摄血之品；绝经期诸症为心肾不交时常调节肾之阴阳，恢复"心肾交通"。升降出入辨证已被广泛的运用于临床各科，很多名老中医运用升降出入理论辨治疾病的经验也具有指导意义。因此，值得将五脏气机升降理论升华为辨证论治体系以推广应用。

【现代研究】

1. 以画线测试分析"气机"的新方法 研究设计是基于《黄帝内经》"寒则气收，炅则气泄"理论，建立中医心理画线测验方法，通过冷热刺激后的画线测试量化有利于透射出寒热的气机变化，为气机的分析提供理论依据，从而建立评价中医"气机"的方法，发展为反应气机的一种新的测量工具。具体方法：将受试者64人随机分成两组，令受试者先手持冷杯在有四个象限的空白纸上画竖线条，随后手持热杯在有四个象限的空白纸上画竖线条，根据画线的多少、长短、力度、粗细、起点、尾点、弯曲度、整齐度、倾斜度、连笔程度、间距均匀程度11个因子进行受试者个人前后纸张线条比较；同时对两组测试进行比较。结果持热杯者画线的11个因子分数普遍高于持冷杯者；间距均匀程度、多少、整齐度3因子与变量（画线）关系密切，尾点与连笔程度 2 因子与变量（画线）关系较远；两组之间比较相似性较强，无统计学意义。结论是采用画线测试量化评定寒热气机的状态和变化是行之有效的，但建立稳定、理想的气机量化表及画线测试这种新的方法还需进一步探讨。

2. 远红外线热层析系统协助分析乳腺癌气机失常 远红外线热层析系统是一种测量人体表面温度分布状态的方法，它接收人体的远红外线辐射，把热能转换成电信号扫描成像，揭示人体温度的分布及其变化规律，从而对疾病做出诊断。研究运用 HIR—2000 型红外线成像诊断系统对乳腺癌患者进行检测发现，乳腺癌患者多表现出肺经、肝经左右代谢不对称，且相应募穴代谢不对称，提示机体气血运行存在异常。肺经从胸走手，下行为主；肝经从足走胸腹，上注肺，上行为主。头面部为经脉汇聚处，肝经头面部代谢偏低，肺经头面部高热，头面部代谢差异提示气机失常存在。远红外线热层析系统对乳腺癌气机失常分析有一定意义，但对于其他疾病气机变化尚无报道。

17 论   心主血脉论

【理论内涵】

心主血脉，指心气推动和调控血液在脉道中运行，流注全身，发挥营养和滋润作用。全身的血液，依赖于心的搏动运行于周身，从而发挥其濡养作用。脉，即血脉，是血液运行之通道，与心脏相连，网络于周身。心、脉和血液在体内构成一个相对独立的密闭系统，使血液在脉中运行不息，周流全身，如环无端。

【学术源流】

人们早在原始社会，为了饱腹和祭祀，通过宰杀动物和战争，对动物和人体内脏器官有了最早的观察和了解，从而获得了最简单的解剖学知识。随着社会的进步，特别是人类医学知识的发展，对动物和人类的解剖观察与认识，逐渐地演变为医疗服务的自觉活动，解剖实践促进了人们对脏腑形态结构和一些基本生理功能的认识，如心主血脉、肺主呼吸、大肠主传化糟粕、胆藏精汁等。殷商时代已出现了心脏解剖的记载。如《史记·殷本纪》记载有商封王"剖比干，观其心"。《黄帝内经》时期，对心的位置、形态结构以及质地有了较为直观的认识。《难经·四十二难》载："心重十二两，中有七孔三毛，盛精汁三合。"

《素问·痿论》："心主身之血脉。"《素问·五脏生成》："诸血者，皆属于心。"《素问·六节藏象论》："心者，生之本，神之处也，其华在面，其充在血脉。"分别提出心主血脉的功能是主持全身的血液和脉管，推动血液循行于脉中的功能。

此后历代医家对此理论多有阐释和发挥，如《诸病源候论·卷十四·淋病诸候》说："心主血，血之行身，通遍经络，循环腑脏。"《医学入门·脏腑论》亦说："心乃内运行血，是心主血也。"《读医随笔·温热发斑其人反清》说得更为具体："凡人周身百脉之血，发源于心，亦归宿于心，循环不已。"《血证论·卷七》阐释"心生血"说："心为君火，化生血液，是血即火之魄，火即血之魂。"此处魄、魂二字即指阴阳，魄代表阴，魂代表阳。

【基本原理】

心与脉直接相连，构成一个密闭的循环运行系统，是心主血脉的结构基础。故《素问·六节藏象论》曰："心者……其充在血脉。"心脏有规律地搏动，通过脉管把血液输送到各脏腑组织器官，从而把水谷精微输送到全身，发挥濡养作用，以维持人体正常的生命活动。

1. 心行血 心主行血是指心气能推动血液运行，以输送营养物质于全身脏腑形体官窍。人体各脏腑器官、四肢百骸、肌肉皮毛以及心脉自身，皆有赖于血液的濡养，才能发挥正常的生理机能，以维持生命活动。血液的运行与五脏机能密切相关，其中心的搏动作用尤为重要。而心脏的搏动有赖于心的气血充沛、心阴与心阳的协调，其中心气鼓动心脏搏动，为血液运行的直接动力；心血通过与心气的相互化生，为推动血液运行提供物质基础；心阳的作用是温养心脏，并激发心的生理机能，制约心阴而不使过于抑制，从而使心的搏动能够适应人体功能活动的需要；心阴的作用是滋养心脏，令心阳潜藏而避免过于亢奋，使心脏的搏动保持正常的节律。心的气血阴阳相互协调，共同维持着正常的心力、心率和心律，才能保证血液在血脉中运行于周身，充分发挥其营养作用。故《灵枢·经脉》说："手少阴气绝则脉不通，脉不通则血不流，血不流则死。"

2. 心生血 心主血的另一内涵是心有促进血液生成的作用，心并不为血液化生提供原料，主要是以特定的气化作用来参与血液的化生，即所谓"奉心化赤"。饮食水谷经脾胃之气的运化，转化为水谷之精，水谷之精再化为营气和津液，营气和津液入脉，经心火（即心阳）的作用，化为赤色血液，故《灵枢·决气》曰："中焦受气取汁，变化而赤，是谓血。"《素问·经脉别论》说："食气入胃，浊气归心，淫精于脉。"《素问·阴阳应象大论》亦云："心生血。"清·唐宗海《血证论·阴阳水火气血论》说："火者，心之所主，化生为血液以濡养周身。"人体各脏腑功能协调，血液化生充足，心血充盈，方可保证心脏正常搏动，使心主血脉的生理机能得以正常发挥。故明·徐彦纯在《玉机微义·卷十七·血证门》"血属阴难成易亏论"中说："饮食日滋，故能阳生阴长，取汁变化而赤为血也。注之于脉，充则实，少则涩，生旺则诸恃其长养，衰竭则百脉由此空虚，血盛则形盛，血弱则形衰。"

3. 心合脉 "夫脉者，血之府也"（《素问·脉要精微论》）。脉是容纳和运输血液的通道。营气与血并行于脉中，故《灵枢·决气》说："壅遏营气，令无所避，是谓脉。"心合脉，是指心气推动和调控心脏的搏动和脉管的舒缩，使脉道通利，血流通畅。心与脉直接相连，形成一个密闭循环的管道系统。脉管富有弹性并畅通无阻，是保障心主血脉功能正常的基本条件之一。心脏搏动将血液推向血脉，引起血脉搏动，维持脉管内的一定压力，继续推动血液循着脉管向前运行，才能保证血液不停地在脉中流动而输往人身各处。《黄帝内经》即有脉中气血多少、脉中血之清浊、脉动与血射等内容的描述。如《灵枢·血络论》说："血出而射者何也？血少黑而浊者何也？……血气俱盛，而阴气多者，其血滑，刺之则射；阳气蓄积，久留而不写者，其血黑以浊，故不射。"随心而搏动的脉中之血，鲜红而滑疾，如刺破血管，血液可在脉管搏动的压力下直射而出。说明脉管的搏动与张力是维持血液离心后继续循脉运行的动力。中医学认为脉管的舒缩与心气的推动和调控作用有关，一般是心之阳气（即心阳）温煦、推动血液的运行；心之阴气（即心阴）抑制、减缓血液的运行。心之阴阳协调共济，则脉管舒缩有度，血流通畅，既不过速而妄行，又不过缓而迟滞。如此则血液方能在经脉中流行不止，循环往复，人体各脏腑组织器官才能源源不断地获得血液供给的营养。并且，肺之助心行血、肝之主疏泄调畅气机，以及宗气的盛衰，均与心主血脉的功能密切相关。

NOTE

【临床意义】

心在体合脉，其华在面，开窍于舌，位于胸中，所以心主血脉的功能正常与否，常反映于脉象、面色、舌色以及心胸部感觉等方面。若心之气、阳充沛，心阴、血充盈，脉道通利，则心主血脉功能正常，可见脉象和缓有力，节律均匀，面色红润光泽，舌色红活荣润，胸中舒畅等。

心的气血阴阳失调，血液亏虚，脉道不利，则脉象、面色、舌色等可见异常现象，心胸部也会出现异常感觉。若心气亏虚，鼓动无力，则心悸怔忡而脉弱或结代；宗气运转无力，则胸闷气短；动则耗气，故活动后诸症加重；气虚功能衰减，卫外不固，故少气懒言，神疲自汗；心气虚血液不能上荣于面，故面色淡白，舌淡苔白。

心阳亏虚，鼓动无力，故心悸怔忡；血行迟缓，阻滞心脉则心痛，面唇青紫，脉迟；心阳不足，胸阳不振，斡旋无力，故胸闷气短；动则耗气，因而活动后心悸胸闷加重；阳气虚，温养失司，虚寒内生，故形寒肢冷；阳虚卫外不固则自汗，功能衰减则少气懒言；心阳虚不能运血上荣，水湿不化，则面色淡白，舌淡胖嫩，苔白滑。甚则心阳衰极，阳气突然外脱，鼓动乏力则心悸怔忡，胸闷气短；心阳暴脱，津随气泄，故冷汗淋漓；阳气外脱，形体失温则四肢厥冷；心阳骤失，无力运血上荣则面色苍白而舌淡；血行迟滞可见口唇青紫，面色滞暗，舌淡紫；心阳外脱，宗气大泄，故呼吸微弱；阳脱气散，神失所主，故神志模糊乃至昏迷；心阳外脱欲绝，无力鼓动于脉则脉微欲绝。

心血亏虚，心失所养，故心悸怔忡；血虚不能濡养脑窍，故眩晕健忘；不能上荣舌、面，故面色萎黄或淡白无华，唇、舌色淡；心血不足，脉失充盈则脉细弱。

心阴亏虚，心失所养则心悸；阴虚津亏，故口干咽燥；虚火内扰则潮热盗汗，五心烦热；舌红少津，脉细数乃阴虚火旺之征。

心脉痹阻不通，血行不畅，故心悸怔忡；肺朝百脉，血滞肺脏，肺气不利而上逆，故胸闷气喘不得卧；阳气不足，不能推动血行，易继发瘀阻、痰凝、寒滞、毒气郁，不通则痛，反映于心经循行路线上，故见心胸憋闷疼痛，痛引肩臂，时发时止；瘀血内阻，则以刺痛为特征，舌色紫暗或紫斑，脉沉涩或结代；痰浊停聚心胸，则以闷痛为特征；寒主收引，阴寒凝滞心脉，故疼痛剧烈，得温则减，多突然发作，畏寒肢冷，伴舌淡苔白，脉沉迟；气滞心脉，以胀痛为特征，伴脉弦，常因情志因素而发病。

【现代研究】

1. 心气虚与心功能异常　当代医家主要从实验和临床两个方面研究心主血脉的理论。近年的研究表明，心气的盛衰与左心室的工作状态密切相关，用心电图、超声心动图、心阻抗微分图、同位素等方法检测虚证患者射血前期（PEP）、左室射血时间（LVET）、射血前期与射血时间比值（PEP/LVET）、左室射血分数（EF）、高峰充盈率（PFR）、高峰充盈时间（TPFR）、等容舒张期（IRT）、等容收缩时间（TCT）、每搏输出量（SV）、每分输出量（CO）、心搏指数（SI）、心肌收缩力指数（HI）等指标，发现心血管病心气虚患者 PEP、ICT、IRP 明显延长，LVET 明显缩短，PEP/LVET 比值增大，EF 值降低，反映了等容收缩阶段左心内压上升速率减慢、射血分数减少以及左心室顺应性减低，左室舒张末期压力增高，这些改变随心气虚的加重而恶化，并可依 PEP 延长、PEP/LVET 比值增大与其他脏气虚如脾、肾气虚相区别；而其他非心血管病心气虚患者 STI 的改变基本上与心脏病心气虚相同。PEP/LVET 比值增大程度依次为气阳两虚＞气阴两虚＞阳虚＞气虚。用超声心动图研究心气虚患者左心室舒缩功能，心气虚与正常人比较，SV、CO、CI、SI、HI 均显著下降，EPSS（二尖瓣－室间隔间距）均值增大，CEH（二尖瓣振幅）、MPWVS（左室后壁平均收缩速度）、MPWND（左室后壁平均舒张速度）、△T%（室壁增厚率）、MVV（EF 斜率）、R（快速充盈期左室后壁运动总幅度）、PWE（左室后壁运动总幅度）减少，而心阴虚患者仅 MVV 上升、EPSS 下降与正常人比有显著性差异，其他各值无显著变化；冠心病、高血压、肺心病等不同病种心气虚患者心功能各指标无显著差异。应用阻抗心动图研究冠心病心气虚证，结果表明心气虚者的心输出量、心肌收缩力、心室顺应性和血管功能等均较心气未虚者明显下降。表明心肌收缩力减弱，心输出量减少，心泵功能障碍等是心气虚的病理基础。C 波振幅、HI、PEP/LVET、CI、A/C 或 O/C 五项主要心功能指标异常多少可作为心气虚量化分级的评判标准。对心阴虚、心血虚患者心功能研究的结果，发现心血虚证心功能正常，心阴虚者存在心脏舒张功能减退，但舒张功能好于心气虚。血液的循环，有赖于心气的推动。心气虚推动无力，血行迟缓，而形成血瘀，甚则阻塞于脉道结成瘀血。

2. 心气虚与血液流变学异常　对心血管病人的血液流变学指标检测发现，心气虚患者全血比黏度、血浆比黏度、全血还原比黏度、红细胞压积明显增高，红细胞电泳时间延长，且随心气虚损的程度而加重。

3. 心主血脉与心钠素　有学者探讨了心主血脉与心钠素的关系。心钠素可以改善心肌的血供应，增加心肌营养血液量，减轻心肌肥厚，对心输出量和每搏心输出量及心率均有调节作用；心钠素并有强大的利钠利尿、扩张血管、降低血压的作用。这与心主血脉，是血液循环的动力，对血液循环的速度，心输出量、血管的紧张度和脉压、脉率的调节作用相关。

18 论　心藏神论

【理论内涵】

心藏神，又称心主神明，指心有统帅全身脏腑经络、形体官窍的生理活动和主司意识、思维、情志等精神活动的作用。

人体之神，有广义、狭义之分。广义之神，泛指人的整体生命活动及其外在表现，包括生理与心理活动两个方面，常通过人的意识、面色、眼神、言语、形体动态和对外界的反应等得以反映。《素问·移精变气论》所说"得神者昌，失神者亡。"即指广义之神。狭义之神，是指人的意识、思维、情志等精神活动。心所藏之神，既是主宰人体生命活动的广义之神，又包括意识、思维、情志等狭义之神。

【学术源流】

心藏神，出自《素问·宣明五气》："心藏神。"《素问·灵兰秘典论》说："心者，君主之官也，神明出焉。"此后历代医家对此多有阐发，如明·张介宾《类经·藏象类》说："心为一身之君主，禀虚灵而含造化，是一理以应万机，脏腑百骸，唯所是命，聪明智慧，莫不由之，故曰神明出焉。"

明清时期，有医家对传统中医理论的"心主神明"说产生了质疑，明·李梴《医学入门·心》说："有血肉之心，形如未开莲花，居肺下肝上是也。有神明之心，神者，气血所化，生之本也，万物由之盛长，不著色象，谓有何有，谓无复存，主宰万事万物，虚灵不昧者是也。"此"血肉之心"即指解剖之心，但对"神明之心"的实体并未说明。李时珍受道家思想影响，提出"脑为元神之府"。清·汪昂《本草备要·辛夷》指出："人之记性皆在脑中……今人每记忆往事，必闭目上瞪而思索之，此即凝神于脑之意也。"清·王清任《医林改错》说："灵机记性不在心在脑。"

【基本原理】

1. 心藏脉，脉舍神 中医学强调人体生命活动是以五脏为中心的，正常生命活动的进行，是以五脏所化生的精气血津液作为物质基础的。神志活动更不例外，其既由五脏功能活动所产生，又必须依赖五脏所化的各种精微物质的滋养作为物质基础，故中医将神志活动分属于五脏。通过实践，人们认识到，人的精神、思维活动与血液有密切的关系。血液是神志活动最基本、最重要的物质基础，血液又为心所主，故心有藏神的功能，《灵枢·本神》之"心藏脉，脉舍神"，以及《灵枢·营卫生会》"血者，神气也"，均说明心的气血充盛，心神得养，神志活动才能正常。

古人在长期的生活和医疗实践中，体验到精神刺激可以影响心脏以及心脏对于人的生命活动至关重要。当人受到某种刺激，如恐惧、惊吓时，会出现心悸；如果心脏停止搏动，生命终结，意识亦随之丧失。于是建立了心与意识的密切联系，并且认识到精神、意识与思维活动，主要以心脏气血为物质基础，心脏气血阴阳充沛协调，就能调节机体与周围环境的关系，维持正常的精神、意识与思维活动，表现为精神焕发、思维清晰、反应灵敏、记忆力强、语言流畅而达意、应变力强；在病变情况下，一旦心脏气血不足或阴阳失调，就表现为不同种类、不同程度的精神活动异常，如精神委顿、反应迟钝、记忆下降，注意力不集中。大出血时，会出现昏迷、不省人事。这种认识一直指导着中医学的临床实践。当心血不足出现心悸、失眠、健忘、多梦、心神不宁等症状时，便用滋养心血的方法，当热入营血而见昏迷、谵语时，即用清心开窍之法。

2. 心为五脏六腑之大主 人体各脏腑组织器官，均有各自不同的生理功能，如心之行血、肺之呼吸、脾之运化、肝之疏泄、肾之藏精、胃之受纳、小肠之化物、大肠之传导等，而各种生理功能的协调，则有赖于心神的主宰，故《灵枢·邪客》说："心者，五脏六腑之大主也，精神之所舍也。"《素问·灵兰秘典论》说："心者，君主之官，神明出焉。"明言心在五脏整体系统中居统治地位，是人体的调控中枢。若心主神明功能正常，人体各部分的功能相互协调，彼此合作，则身体安泰。若心神不明，人体各部分功能失去心之主宰协调，即会产生紊乱，疾病由是而生，甚至危及生命。《素问·灵兰秘典论》说："故主明则下安，以此养生则寿，殁世不殆，以为天下则大昌。主不明则十二官危，使道闭塞而不通，形乃大伤，以此养生则殃，以为天下者，其宗大危。"以形象的比喻，说明心神之明与不明，直接关系到全身脏腑生理功能的正常与否，决定着生命的存亡。

3. 所以任物者谓之心 人的心理活动包括认知活动、情感活动与意志活动三个方面。对客观世界的认知过程是心理活动的一个重要方面，认知过程大致可分为感知活动和认知思维。通过感觉器官对客观世界的感知，是认知过程首先产生的心理活动，这是在心神的主导下进行的。古代先哲早就认为心神主导着人对客观世界的认知，《孟子·告子上》说："心之官则思。"

《黄帝内经》关于对客观世界认知过程的认识，在《灵枢·本神》中有系统论述："所以任物者谓之心，心有所忆谓之意，意之所存谓之志，因志而存变谓之思，因思而远慕谓之虑，因虑而处物谓之智。"这里明确指出了心是认知客观事物的处所，认知过程是客观事物反映于心神的过程，是由最初对所接触事物的感知，进一步记忆、经验积累，以至于形成概念的由感性认识上升为理性认识的量变发展到质变的过程，以及利用已形成的概念对未来进行判断、推理的创造性思维过程和理论指导实践的处理事物的过程。

《黄帝内经》在"整体观"思想的指导下，虽然认为人类的意识思维活动也与其他内脏的机能活动有关，如《素问·宣明五气》说："心藏神，肺藏魄，肝藏魂，脾藏意，肾藏志。"脾"智周出焉"（《素问遗篇·刺法论》），肝"谋虑出焉""胆者中正之官，决断出焉"（《素问·灵兰秘典论》）等，但是由于"心藏神"而"主神明""主明则下安"，所以实际上人类的意识思维活动，是在心神主导之下各脏腑共同完成的机能活动。由此可见，心神主导对客观世界认知的全部过程，包括各阶段、各层次。这种认识直到今天，在描述认知过程的常用的词汇中也可充分体现出来，如将感知过程称为"细心观察"，记忆过程称为"牢记在心"，思维过程称为"用心去想""细心分析"乃至"心中有数"，意志过程称为"下定决心"，注意称为"不可分心"，谋虑称为"计上心头"等。

就人的情感活动而言，亦由心所主宰，喜、怒、忧、思、恐等都是发于心而应于其他脏。张介宾《类经·疾病类》说："心为五脏六腑之大主，而总统魂魄，并赅意志。故忧动于心则肺应，思动于心则脾应，怒动于心则肝应，恐动于心则肾应，此所以五志唯心所使也。"

4. 心主血脉与心藏神的关系 心主血脉与主藏神功能的正常与否，直接影响着生命的存亡，故《素问·六节藏象论》指出："心者，生之本，神之变（处）也。"这两种功能之间又息息相关。一方面，心神主宰调节全身生理活动，包括心脏本身的搏动和推动血液在脉管中运行；另一方面，心神有赖于心血的濡养，才能发挥正常的主宰作用。故《灵枢·本神》说："心藏脉，脉舍神。"在病理情况下，两者常相互影响。如紧张、愤怒、焦虑等心神变化，常可伴有面色和脉象的改变以及心胸部感觉的异常；反之，心血不足，或血行失常，则会出现精神恍惚，记忆力减退，失眠多梦，或烦躁、神昏狂乱等心神失常的表现。

【临床意义】

心主神明功能的正常与否，常可通过人的精神状态、意识、思维、睡眠及情感活动等得以反映。生理情况下，心主神明功能正常，则精神振奋，神识清晰，反应灵敏，思维敏捷，寤寐正常。反之，在病理情况下，心之气血阴阳不足，心神失养，常可导致神志活动的异常。如心血亏虚，神不守舍，则见失眠多梦，健忘，反应迟钝。心阴耗损，虚火扰神，心神不宁，则见烦躁不安，失眠多梦。心阳不足，神失所养，则神疲多寐。若心阳暴脱，神失所主，则意识模糊，甚则昏迷。若心火亢盛，内扰心神，则见心烦失眠，甚或狂躁谵语，神识不清。若痰浊蒙蔽心神，或表现为精神抑郁，表情淡薄，神志痴呆，喃喃自语，举止失常，甚则意识模糊，昏不知人的癫病；或致突然昏仆，不省人事，四肢抽搐，目睛上视，口吐涎沫，喉中痰鸣之痫病。若痰火扰乱心神，常致心烦失眠，重则神昏谵语或语言错乱，哭笑无常，狂躁妄动，打人毁物之狂病，伴见发热气粗，面红目赤，口渴喜冷，吐痰黄稠或喉中痰鸣，舌红苔黄腻，脉滑数。

【现代研究】

1. 现代对"心主神明"的不同认识　自西医传入之后，对中医"心主神明"的理论产生了争议，主要有三种观点：一是心主神明；二是脑主神明；三是心脑共主神明。持"心主神明"说的学者认为，此论为中医学的传统理论观点，并从心钠素、心磁场等方面探讨心对人体精神活动的影响，认为"脑心最佳耦合"是"心主神明"论的科学依据。

早在《素问·刺禁论》提出针刺禁忌："刺头，中脑户入脑，立死。"阐明脑对生命活动的重要性。道家有"泥丸（脑）总众神"之论，是在"通身百节皆有神"的理论下对神结构划分的一个分支，与"脑主神明"有所不同。李时珍之"脑为元神之府"亦脱胎于道家上部之神学说。近年，受西医学的脑为生命中枢之所在及中枢神经调节作用，对中医学"心主神明"理论冲击较大，而有提倡"脑主神明"之论。

心脑共主神明论的研究者，通过对中医心病及其证候和用药的分析，认为与中医心直接相关的组织器官是心脏和大脑皮质，肝、甲状腺、消化管、肾，也与中医心有间接联系。中医理论中"心"之整体，可以说是心脏和脑的综合。心主神明实际上已包含了心理活动的基本内容，如进行思维、贮存记忆、产生情感、统赅意志、关系梦寐等。其理论形成的基础，可归结为：①心主血脉，血液的循环与大脑功能有关；②以五脏为中心的功能系统的划分；③长期生活体验和医疗实践的总结；④古代哲学思想中心灵论的影响；⑤古代政体官制的影响。也有学者根据现代医学理论，主张脑为神明的主宰，或心脑共主神明论。心脑共主神明论认为，神由精气所化生，有元神、识神之别。先天时，父母之精媾合相搏所生之神为元神，藏于胎脑，主宰胚胎发育，五脏构形，待血气和、营卫通，五脏已成时，脑之元神内舍于心脉，血脉由心所主，于后天心气搏动，向外发露则为识神，表现为由"任物"到"处物"的意识思维感应认知过程。在后天，元神内守于脑，由肾主之精髓转化，受后天水谷精气充养，主宰一切生命活动，表现为生命运动的自身规律和无意识的活动，是神的高级层次；识神发于心，有赖心血之濡养，感应认识外界，表现为有意识思维过程和精神情感变化，是神的低级形式。元神阴涵为本，藏于脑本于肾，统帅心之识神而为协调控制诸脏器，保证机体高度有序性的中枢；识神阳用为标，舍于脉发于心，以元神为基础而发挥作用，并受元神的潜在制约。

2. 心主神明的生物学基础　心主神明，对机体脏腑功能有协调作用。通过对心脏病患者自主神经系统功能活动进行研究，以心搏间距、平卧心率、卧后血压差、24小时尿儿茶酚胺水平为观察指标，结果显示心阴虚、心气虚均有自主神经功能紊乱，其中心阴虚患者交感神经兴奋性增高，血清多巴胺-β-羟化酶活性、酪氨酸浓度显著增高；而心气虚证的交感肾上腺系统的兴奋性虽有增高，但交感神经的敏感性下降，且迷走神经功能受损，自主神经敏感性和协调功能显著紊乱，心脏自我调节功能明显减退。测定心气虚重证组与轻证组、单纯心阴虚组和非虚证组患者血浆心钠素样活性物质（irANP），发现其含量在上述四组和西医心功能Ⅰ～Ⅳ级组中依次呈递减现象，而irANP与左室射血分数明显相关。心阴虚证者血浆心钠素和血浆血管紧张素Ⅱ升高，肾素-血管紧张素-醛固酮系统（RAAS）活性增高，三种激素水平均增高，提示有明显的神经-体液调节功能紊乱。

19 论　肺主气论

【理论内涵】

肺主气，包括主一身之气和主呼吸之气。肺主司一身之气的生成和运行，体现在宗气的生成和对全身气机的调节作用；肺主司呼吸之气，肺吸入自然界的清气，呼出体内的浊气，吐故纳新，完成与外界的气体交换。

肺的呼吸运动在人体生命活动中至关重要，体内外的气体交换是维持新陈代谢的基本条件。此外，还涉及人体之气的生成，气血运行，以及津液输布代谢等。

【学术源流】

肺主气，首见于《素问·五脏生成》："诸气者，皆属于肺。"人体一身之气皆归属于肺，而受肺之统领，凡元气、宗气、谷气、营气等，皆需通过肺的呼吸得以敷布；而营卫、脏腑之气的功能活动，皆要通过肺的调节而实现其各自的升降出入，发挥其应有的功能，可见肺为气之主宰。

后世，历代医家皆从不同角度论述肺主气之理。例如，肺为五脏六腑功能活动提供所需之气。见于隋·巢元方《诸病源候论·咳嗽病诸候》："五脏与六腑为表里，皆禀气于肺。"宋·陈自明《妇人大全良方·妊娠咳嗽方论》："肺主气而外合皮毛，毛窍不密，则寒邪乘虚而入，故肺受之也。五脏六腑俱受气于肺，以其时感于寒而为嗽也。"肺主气，则脏腑经络、营卫气血得以治理调节。如明·张介宾《类经·藏象类》："肺主气，气调则营卫脏腑无所不治。"清·黄元御《四圣心源·气血原本》："气统于肺，凡脏腑经络之气，皆肺金之所宣布也。其在脏腑则曰气，而在经络则为卫。"

【基本原理】

1.肺象橐籥，主司呼吸　肺主呼吸之气，是指肺有呼吸的功能，是体内外气体交换的场所。《脉诀汇辨·经络》论述：肺"虚如蜂窠，下无透窍，吸之则满，呼之则虚，一呼一吸，消息自然，司清浊之运化，为人身之橐籥。"肺通过气道、喉咙和鼻与自然界大气相通，通过吸气运动吸入自然界的清气，通过呼气运动呼出体内代谢后的浊气，实现机体与外界环境的气体交换，通过不断的呼浊吸清，吐故纳新，促进着气的生成，调节着气的升降出入运动，以维持人体的生命活动。肺主呼吸的功能，实际上是肺气的宣发与肃降作用在气体交换过程中的具体表现：肺气宣发，浊气得以呼出；肺气肃降，清气得以吸入。肺气的宣发与肃降运动协调有序，则呼吸调匀通畅。

2.肺主诸气，生成宗气　《素问·六节藏象论》："肺者，气之本。"肺主一身之气，体现于宗气生成。宗气又称"大气"，为人体的后天之气，来源为脾胃所运化的水谷精微及肺所吸入的自然界的清气。《灵枢·五味》："其大气抟而不行者，积于胸中，命曰气海，出于肺，循喉咽，故呼则出，吸则入。"宗气在肺中生成，积于胸中"气海"，上走息道出喉咙，以促进肺的呼吸；贯注心脉以助心，推动血液运行；并沿三焦下行脐下丹田，以资先天元气。宗气是一身之气的重要组成部分，宗气的生成关系着一身之气的盛衰，在机体生命活动中占有非常重要的地位，因而肺的呼吸功能健全与否，不仅影响着宗气的生成，也影响着一身之气的盛衰。

NOTE

3. 肺调气机，布散精微 肺的呼吸运动，是气的升降出入运动的一种表现形式。肺有节律的一呼一吸，对全身之气的升降出入运动起着重要的调节作用。肺的呼吸调匀通畅，节律均匀，和缓有度，则全身之气升降出入通畅协调。人体中各脏腑功能活动之气及经络、营卫之气，皆赖肺的呼吸调节而实现其升降出入，发挥各自的作用。如《读医随笔·升降出入论》："升降者，里气与里气相回旋之道也；出入者，里气与外气相交接之道也。里气者，身气也；外气者，空气也。鼻息一呼，而周身八万四千毛孔，皆为之一张；一吸，而周身八万四千毛孔，皆为之一翕。出入如此，升降亦然，无一瞬或停者也。"一身之气的升降出入正常，则由脾胃运化而来的精微物质，才能上归于肺，又经肺布散濡养全身脏腑组织，外达于皮毛。《太平圣惠方·治肺气喘急》："夫肺为四脏之上盖，通行诸脏之精气，气则为阳，流行脏腑，宣发腠理，而气者皆肺之所主。"高度概括了各脏腑、组织、器官所需的精气，均赖于肺主调节气机，肺主一身之气的运行。

【临床意义】

肺主气功能失常，不仅影响宗气的生成进而影响一身之气的生成，并且影响一身之气的运行，导致各脏腑之气的升降运动失调，出现机体气机的阻滞不畅或升降出入的异常。若肺气不足，出现咳喘无力，气少不足以息，动则更甚，声音低怯，体倦乏力等气虚（尤其是宗气虚）的症状。肺气虚弱，卫表不固，出现自汗，畏风，易于感冒等症。肺气虚损，呼吸功能减弱，可出现胸闷、腹胀等气机壅滞之症。若肺丧失了呼吸功能，清气不能吸入，浊气不能排出，新陈代谢停止，生命活动也就终结了。

若邪气犯肺，肺气壅塞，导致宣发肃降失常，影响气体交换。若肺气失于宣散，则可出现呼吸不利，胸闷，咳嗽，以及鼻塞，喷嚏，无汗等症状；若肺气失于肃降，则可见呼吸短促、上气、喘鸣咳痰等肺气上逆之候。

【现代研究】

1. 肺主气与呼吸功能 有研究将 42 例 COPD 患者按中医辨证分出肺气虚型，分别检测肺通气功能、最大吸气压、最大呼气压和口腔阻断压，并与正常对照组比较。发现 COPD 肺气虚组与正常对照组比较，肺通气功能明显下降，最大吸气压下降。

观察加味玉屏风散治疗慢性阻塞性肺疾病稳定期（肺气虚证）的临床疗效及对患者通气功能的影响，结果治疗组临床疗效优于对照组。其通气功能较对照组改善更明显，揭示加味玉屏风散能明显改善慢性阻塞性肺疾病稳定期症状，改善通气功能。并且，玉屏风散颗粒对慢性支气管炎肺气虚患者有较好的预防复发作用。

2. 肺主气与免疫功能 有文献提出，肺主气与黏膜免疫功能的相似性。肺主气，具有宣发卫气功能，卫气散发于全身，能护卫肌表。而黏膜免疫系统在防御感染方面起着极其重要的作用。有学者从胚胎学理论阐述，皮肤与肺均由外胚层发育而来，说明了肺与皮毛在胚胎学上的联系，为黏膜免疫与"肺主卫气"的相关性提供了实质依据。

鼻黏膜免疫是一种有效的黏膜免疫途径。以含挥发油成分较多、气味清香、抗菌谱广的中药为组方制备成苍艾挥发油，采用鼻腔吸入给药的方法，对烟熏及受凉所致的肺气虚轻症的模型小鼠进行观察，结果证实烟熏及受凉确能降低小鼠上呼吸道黏膜免疫，引起肺气虚诱发上呼吸道感染，苍艾挥发油鼻腔吸入给药能增强小鼠上呼吸道黏膜免疫功能，从而预防上呼吸道感染。

3. 肺主气与心肺循环　为了客观地探讨肺气与心血两者之间的关系，检测肺功能指标，动脉血气分析指标（pH 值、动脉血二氧化碳分压、动脉血氧分压、动脉血氧饱和度、肺泡 – 动脉血氧分压差）和血液流变学指标（红细胞压积、全血比黏度、血浆比黏度及全血还原黏度），对表现为肺气虚的慢性阻塞性肺疾病患者进行观察，动脉血气分析指标中动脉血氧分压、动脉血氧饱和度、肺泡 – 动脉血氧分压差及血液流变学指标均与对照组有显著差异。

20 论　肺朝百脉论

【理论内涵】

肺朝百脉，是指全身的血液，通过血脉而流经于肺，经肺的呼吸进行气体交换，又将富含清气的血液经百脉输送至全身。肺朝百脉的作用即肺气助心行血。百脉，众多经脉之谓。

【学术源流】

出自《素问·经脉别论》："食气入胃，浊气归心，淫精于脉，脉气流经，经气归于肺，肺朝百脉，输精于皮毛。"张介宾《类经·藏象类》注释："淫精于脉，脉流于经，经脉流通，必由于气，气主于肺，故为百脉之朝会。皮毛为肺之合，故肺精输矣。"说明肺主气是肺朝百脉功能实现的前提，气能推行精微在脉道中流通，所以百脉朝于肺。

《医宗金鉴·订正仲景全书伤寒论注》："动气在右，肺气不治，心不恒德。""肺朝百脉"功能失常，气机失调，进而会影响心的正常的推行血液的功能。

王清任《医林改错·痹证有瘀血证》说："周身之气通而不滞，血活而不瘀，气通血活，何患疾病之不除。"阐明了气与血的关系，气行则血行，调畅气机以治疗血行失常。

【基本原理】

1. 肺朝百脉，气血循环　肺朝百脉的结构基础，在于十二经脉气血循环流注。十二经脉是气血运行的主要通道，气血在十二经脉内流动不息，循环灌注，构成了十二经脉的气血流注，其流注次序从手太阴肺经开始，依次流至足厥阴肝经，再流注至手太阴肺经。因而构成了一个阴阳相贯，如环无端的十二经脉的循行系统。十二经脉气血流注起于肺，又复达于肺，即全身血液通过经脉，朝向流经于肺，由肺又朝向全身经脉的路径，其重要意义就在于肺气的清浊交换。故肺主气司呼吸与肺朝百脉功能息息相关。《素问·平人气象论》说："人一呼脉再动，一吸脉亦再动。"《难经·一难》说："人一呼脉行三寸，一吸脉行三寸。"肺气充沛，呼吸调匀，则气血循环流注正常进行。

2. 肺朝百脉，助心行血　肺朝百脉的生理意义即肺气助心行血。肺吸入之清气与脾胃运化生成的水谷之精气结合，生成宗气。《灵枢·邪客》："宗气积于胸中，出于喉咙，以贯心脉而行呼吸焉。"宗气是呼吸运动与血液循行相互联系的中心环节，又具有贯心脉行血气、走息道行呼吸的生理功能。《灵枢·刺节真邪》："宗气不下，则脉中之血，凝而留止。"肺气不足，则宗气生成不足，无力助心行血，血行不畅，出现血液凝滞状态。心气是推动血液循行的主要动力，而由肺所生成的宗气贯注心脉，起到助心行血的作用。心主血脉，肺朝百脉，共同作用，推行血液运行，维系血液在脉管内循行不止，周流不息。

3. 肺朝百脉，寸口诊脉　寸口属手太阴肺经，位于两手桡骨头内侧桡动脉的搏动处，又称

NOTE

"气口"或"脉口"。张介宾《类经·藏象类》："气口之义，其名有三：手太阴肺经脉也，肺主诸气，气之盛衰见于此，故曰气口；肺朝百脉，脉之大会聚于此，故曰脉口；脉出太渊，其长一寸九分，故曰寸口。是名虽三，其实则一耳。"由此可见，脉诊寸口的原理是肺主气、肺朝百脉。肺气助心行血，循行全身，故在十二经脉中指明手太阴肺经的起始点始于中焦，为寸口诊脉奠定了基础。《难经·一难》："寸口者，脉之大会，手太阴之脉动也。"医者可以通过诊取寸口脉，即可诊察全身气血及脏腑情况。独取寸口脉法，较之前的其他诊脉法，更为方便快捷，在临床中有广泛应用。

【临床意义】

心主血脉，心气推行血液运行；肺朝百脉，助心行血。两者相互协作，共同实现了血液在"百脉"中的循环。若肺气虚，或宣降失常，可导致血液循环异常，甚至累及于心。临床上常见肺病日久则累及心，例如慢性阻塞性气管炎、肺结核、慢性支气管扩张等，长期发展则均能导致肺源性心脏病。临床常见心悸、怔忡、短气、喘息，甚者出现呼吸困难、口唇发绀、下肢水肿等症状。在这类疾病的治疗上，应考虑调畅肺气，通利血脉，以助心行血，恢复心的功能。

肺朝百脉功能异常，亦可导致血液凝滞，变为瘀血。血瘀的形成，原因有三：一是肺气虚，无力推行血液，变为瘀血；二是肺气滞，血行不畅，变为瘀血；三是血液离经，溢于脉外，形成瘀滞。肺病多瘀的病机，出现面唇舌及甲床紫暗，鼻色青晦，手足紫肿等症状。在治疗时，不仅要活血化瘀，更应补益肺气及宣畅肺气，恢复肺的宣发肃降功能，助肺行气，使得气行则血行。

【现代研究】

1. 肺朝百脉与肺循环　血液由右心室射出经肺动脉流到肺毛细血管，在此与肺泡气进行气体交换，吸收氧并排出二氧化碳，静脉血变为动脉血；然后经肺静脉流回左心房，这一循环为肺循环。肺在体静脉和左心流出血管之间起过滤作用，有"毛细血管过滤器"之称，可防止体静脉回流的血液中的脂肪细胞、骨髓、脱落的癌细胞、气泡、静脉注入的微小颗粒等进入动脉系统，保持循环血液的清洁，使心脏冠状循环和脑循环免受损害。肺贮存了占全身总血量的10% 血量，机体出现少量失血时，肺即能释放出一部分贮存的血液以补充代偿。可见，肺脏在全身血液运行中起着重要的作用，这是"肺朝百脉"的生理基础之一。

2. 肺朝百脉与调节血液流态　当血管内皮细胞受损时，肺内丰富的凝血酶原激酶释放出来，可使凝血酶原转化为凝血酶，从而迅速引起凝血。同时，肺内皮细胞释放纤维蛋白溶酶致活剂，将纤维蛋白溶酶原转变为纤维溶酶，以降解纤维蛋白。另外，肺组织含有的许多肥大细胞可产生肝素，与凝血酶Ⅱ结合，具有强大的抗凝血作用。在慢性肺心病的急性发作期，纤维蛋白原等反映凝血功能的指标含量均明显增高，而凝血酶原时间、活化部分凝血活酶时间、凝血酶时间等反映抗凝血功能的指标均明显降低。显示了肺心病急性加重期患者的血液存在高凝、高黏滞状态，血液流动性下降。这为肺心病引起"肺朝百脉"功能衰减提供了理论依据。

3. 肺朝百脉与调节血管舒缩　肺内皮细胞中含有的羟二肽酶，在血液流经肺毛细血管时，可使血浆中的血管紧张素Ⅰ转化为血管紧张素Ⅱ，后者具有较强的收缩血管的作用，可升高血压，推动血液运行；在肺脏内，羟二肽酶可对血液中的缓激肽进行灭活，后者具有较强的舒血管作用，可维持血管的外周阻力。肺能合成多种前列腺素，其中前列腺素 G2（prostaglandin

G2，PGG2）、前列腺素 H2（prostaglandin H2，PGH2）、前列腺素 F2α（prostaglandin F2α，PGF2α）能使血管和支气管平滑肌收缩，而前列腺素 E（prostaglandin E，PGE）和前列腺素 I2（prostaglandin I2，PGI2）则可使血管与支气管平滑肌舒张。肺通过选择性地灭活不同种前列腺素来调节血管的收缩与舒张。此外，肺脏还能合成血管活性肠肽、P 物质等多种肽类活性物质，这些物质可使外周血管舒张，降低血压。肺通过以上的机理来调节血管舒缩，以调整血压，进而助心行血。

21 论　肺主通调水道论

【理论内涵】

肺主通调水道，又称肺主行水，是指肺气的宣发和肃降运动对体内水液的输布和排泄起着疏通和调节作用。通，即疏通；调，即调节；水道，是水液运行的通道。肺主通调水道的内涵主要包括两个方面：一是通过肺气向上向外的宣发作用，将水液布散，上至头面诸窍，外达皮毛肌腠；二是通过肺气向内向下的肃降作用，将水液输送至其他脏腑以濡润之，并将脏腑代谢所产生的浊液（废水）排出体外。

【学术源流】

出自《素问·经脉别论》："饮入于胃，游溢精气，上输于脾，脾气散精，上归于肺，通调水道，下输膀胱。水精四布，五经并行，合于四时五脏阴阳，揆度以为常也。"《黄帝内经太素·诊候·脉论》："肺调水道，下输膀胱。"注："肺以主气，通津液，浊者下行，输与膀胱为溲也。"可知，肺通调水道之由来及其原理所在。

历代医家皆从此论，代有发挥。"肺为水之上源"说，较早见于李东垣《脾胃论·卷中》：黄芪人参汤"滋肺气以补水之上源"。明清之际，"肺为水之上源"则广为应用。如汪昂《医方集解·清暑之剂》："肺为水之上源，火旺克金，则金不能生水，麦味合人参，生脉生津。"

"肺金为水母说"，见于《杂病源流犀烛·肺》："金则为水之母，其气恒下行，静时下澄于肾宫，与水相通，经所谓母隐子胎是也。但肾为真水，天一所生，肺既为其母，故居华盖之顶，犹据天河之上源以注昆仑，而入龙门以汇于海也。其输精脏腑，犹在天之雨露，广沛群生也。"

此外，还有从"肺主气以行营卫"论者，如《素问注释汇粹·卷七》："肺虽为清虚之脏，而有治节之司，主行营卫，通阴阳，故能通调水道，下输膀胱。"阐明肺在输布水液和水谷之精、排泄浊液方面的重要作用。《医灯续焰·水病脉证》："肺居上焦，属金，主气，为水之化源，行营卫而出治节，故水得以通调也。"

【基本原理】

1. 肺调水道，水之上源　肺主通调水道，形象谓之"水之上源"。肺为水之上源之机理：其一，肺位于胸腔，因在五脏六腑中，位置最高，覆盖诸脏，故有"华盖"之称，《素问·痿论》："肺者，藏之长也，为心之盖也。"在主司水液代谢功能的所有脏腑中，位置居上，故为"水之上源"。其二，肺主气，通于天气，通调水道，象天气降而为雨。如张志聪《黄帝内经素问集注·经脉别论》："肺应天主气，故能通调水道而下输膀胱，所谓地气升为云，天气降而为雨也。"其三，肺朝百脉，象百川汇集于海。如《柳选四家医案·痿痹门》："肺为水源，百脉朝宗于肺，犹众水朝宗于海也。"

2. 肺调水道，水精四布　肺主通调水道的中心环节是通过肺气的宣发和肃降作用而实现。肺气宣发，使水液和水谷之精微向上向外布散，上达头面官窍，外达皮毛肌腠，以充养润泽体表组织。如《灵枢·决气》："上焦开发，宣五谷味，熏肤，充身，泽毛，若雾露之溉。"肺气肃降，使水液和水谷之精微向下向内布散，通过三焦为水道，以充养濡润体内的脏腑组织。如《医经精义·下卷》："肺主通调水道，下输膀胱，其路道全在三焦膜中……故肺与膀胱相隔甚远，而实相通。"肺的宣发与肃降相互协调，通调水道，使得水液和精微物质能够运行、输布至全身，使全身脏腑组织得以濡养，以维持正常的生理活动。

3. 肺调水道，浊液排泄　肺主通调水道，在水液的排泄过程起着重要作用。肺宣发布散卫气于肌肤，调节腠理之开阖，将输送到皮毛肌腠的水液在卫气的气化作用下化为汗液，并在卫气的调节作用下有节制的排出体外；肺司呼吸，一部分水液通过呼气，以水汽的形式排出体外。肺之肃降，将水液不断地下输至肾，在肾的蒸腾气化作用下，水液之清者，复归于全身，水液之浊者，生成尿液排出体外，即为《素问·经脉别论》所论："通调水道，下输膀胱。"王冰曰："金气通肾，故调水道，转注下焦，膀胱禀化，乃为溲矣。"《杂病源流犀烛·遗尿》："缘肺主气以下降生水，输于膀胱。"肺主通调水道的生理功能正常，使得身体内产生的浊液能够正常排出，维持水液代谢平衡。

【临床意义】

肺通调水道功能失常，水液代谢失常，临床常见痰饮、水肿之病证。李中梓《证治汇补·痰症》："脾为生痰之源，肺为贮痰之器，脏气恒相通也。"说明肺和脾在痰证的发病、病机及治疗中的重要性。肺是痰饮容易停滞之处，停聚于肺的痰饮，究其成因，一是因肺气的宣发肃降失常，津液不得布散肌肉皮毛，津液不能向下肃降与布散，水液停聚于肺而成痰；二是因脾失健运，津液不得正常输布，而生成痰，痰饮停肺，又会加重影响肺的宣发肃降功能，气道受阻，最后出现胸闷、咳喘、痰多清稀或白泡易咯、脉滑等痰证。

若外邪侵袭，肺失宣发，可致水液不能外达皮毛，或致腠理闭塞，出现无汗或全身水肿等症。肺失肃降，则水液不能下输其他脏腑，浊液不能下行至肾，也会出现小便不利或水肿。肺通调水道功能失常，水液不能正常布散，聚而为痰饮，蕴积肺中，阻塞气道，影响气体交换，可见咳喘逆气等症，甚则不能平卧。病情进一步发展，可致全身水肿，并影响其他脏腑的功能。对水液代谢失常所致的痰饮、水肿等病症，可用"宣肺利水"和"降气利水"的方法进行治疗。由于外邪侵袭，导致肺的宣发作用失常，水液代谢障碍，临床上多用宣肺利水法来治疗，即《内经》所谓的"开鬼门"之法，古人称之为"提壶揭盖"法。《金匮要略·水气病脉证并治第十四》："里水者，一身面目黄肿，其脉沉，小便不利，故令病水。假如小便自利，此亡津液，故令渴也。越婢加术汤主之。"此为皮水，是由脾虚不能运化水湿，肺气失于宣肃，不能通调水道下输膀胱而导致。治疗以越婢加术汤，健脾祛湿的同时，通过宣发肺气，以通调水道，促进水液的排泄。

【现代研究】

1. 肺主通调水道与抗利尿激素分泌　肺通气活动对抗利尿激素（Anti Diuretic Hormone，ADH）的分泌和释放有一定的影响，肺通气活动不但是体内气体交换所必需，而且也是肺脏其他机能活动得以实现的基础。通过改变肺通气的深度和压力能改变肾脏的泌尿机能。在肺通气过程中，增加每次吸入气体的容量（正压呼吸），动物的排尿量会明显减少。若停止正压呼吸，则尿量恢复原来的水平。反之，如果降低肺通气压力（负压呼吸），则排尿量会明显增多，停止后也恢复原水平。研究认为：正压呼吸所引起的抗利尿效应，是由于回心血量减少，心房内压下降，存在于心房壁的压力感受器经过迷走神经的上行冲动减少，致使"丘脑下部－垂体后叶"ADH 分泌和释放量增加；而负压呼吸时，回心血量增多，心房压力升高，其感受器发放冲动增加，抑制 ADH 的分泌和释放所致。因而，肺的通气深度或压力的改变能影响肾脏泌尿机能的作用，从而说明肺脏呼吸运动的变化，影响"丘脑下部－垂体后叶"ADH 的分泌和释放。这也可能是肺主通调水道的原理之一。

2. 肺主通调水道与肾素－血管紧张素－醛固酮系统　研究表明，当呼吸中枢兴奋时，这种兴奋能扩散到交感神经系统。因此呼吸中枢的兴奋性，可以影响肺泡的扩张或萎缩。当交感神经兴奋，血浆中的去甲肾上腺和肾上腺浓度升高，可以促进肾素的释放，即促进肾小管对 Na 或水的重吸收，有研究表明，肺静脉－左心房连接处的压力升高时，可以特异性的引起肾交感神经传出冲动减少。反之，则冲动增加。此即"心肺－肾反射"。这种反射不但可以通过肾交感神经紧张性的变化而影响肾小管对有机物、无机物和水分的重吸收，还可以影响"肾素－血管紧张素－醛固酮"系统的活动，进而影响肾的泌尿功能。

3. 肺主通调水道与前列腺素　肺是前列腺素的生成、释放和灭活的主要场所，通过前列腺素（prostaglandin，PG）可以直接影响肾小管的机能，肾血流分布和对抗某些激素，最后，影响水液的生成和排泄。肺通气深度和压力的改变可以促使肺组织释放前列腺素 E（prostaglandin E，PGE）到血液中，成为"循环激素"调节着肾脏的泌尿功能。

有研究表明，通调水道是指肺气有促进和维持水液代谢平衡的作用，主要指肺气促进人体尿液的排泄。此外，肺主皮毛，宣发卫气，主持汗液的排泄，故也是通调水道的一个重要组成部分。

4. 肺主通调水道与水通道蛋白　水通道蛋白（AQP），是一种位于细胞膜上的蛋白质，在细胞膜上组成"孔道"，可控制水在细胞的进出。已知哺乳类动物体内的水通道蛋白有十余种，其中六种位于肾脏，水通道蛋白（AQP1）在肺内主要分布于肺泡周围血管内皮，其表达量虽然不大，但对于维持血管与间质之间的水运动平衡意义重大。研究发现，肺气虚模型大鼠肺脏 AQP1 表达减少，肾脏 AQP1 表达增加，说明在病理状态下，肺失宣降，通调水道失职，累及于肾，为肺肾相关理论提供了一个较好的证明。

22 论　脾主运化论

【理论内涵】

脾主运化，是指脾具有把饮食物化生为水谷精微，并把水谷精微转输至全身的作用。脾主运化的内涵包括"运"和"化"两方面，脾主运侧重脾对水谷精微的消化、吸收和转运；脾主化则是指脾将吸收的水谷精微，化生精、气、血、津液等营养物质转化为能量的输送形式，涵盖了脾的散精功能。"脾主运"与"脾主化"相辅相成，密不可分。生理状态下，脾司运化，

NOTE

中土得运，纳运有常，升降有序，清阳得升，浊阴得降，散精有力，灌溉四旁，气血无所滞，痰湿无所聚。

【学术源流】

《黄帝内经》有"脾气散精""脾为胃行其津液（水谷精微）"之论，见于《素问·经脉别论》《素问·太阴阳明论》。散者，散布；行者，运行。《素问·六节藏象论》："脾胃大肠小肠三焦膀胱者，仓廪之本，营之居也，名曰器，能化糟粕，转味而入出者也。"《素问·灵兰秘典论》云："脾胃者，仓廪之官，五味出焉。"比喻人体脾胃司水谷受纳、运化的生理功能。《素问·刺禁论》："脾为之使，胃为之市。"胃主受纳，是水谷聚散之所，有如物质聚散的市场一般，故曰"胃为之市"。脾主运化，将水谷精微输布到全身内外，犹如使役一般，故曰："脾为之使。"《黄帝内经》奠定了"脾主运化"理论的基础。

《难经·四十二难》杨玄操注提出："脾，俾也，在胃之下，俾助胃气，主化水谷也。"认为脾具有"化水谷"的功能。

《金匮要略·血痹虚劳病脉证并治》首论食物"消化"："脉沉小迟，名脱气，其人疾行则喘喝，手足逆寒，腹满，甚则溏泄，食不消化也。"阐述虚劳病之脾气不足，消化不良之症状表现，并立小建中汤、黄芪建中汤以健脾益气，开后世补脾胃方药之先河。

较早提及"运化"，见于唐·王冰《重广补注黄帝内经素问·五脏别论》注："人有四海，水谷之海则其一也。受水谷已，荣养四傍，以其当运化之源，故为六府之大源也。"此虽言胃可赅脾，明确脾胃主于运化，荣养四傍之理。

宋·严用和《济生方·呕吐论》集前人之大成，明确提出"脾主运化"："夫人受天地之中以生，莫不以胃为主。盖胃受水谷，脾主运化，生血生气，以充四体者也。"

金元·李东垣继承唐宋之前历代名家及张元素有关脾胃理论的学术思想，并根据自己的临证经验，提出"内伤脾胃，百病由生"著名论断，以为内伤热中疾病的本质，尤善裨益脾阳，升举中气，以"甘温除热"之法，立补中益气汤等，开创脾胃学派，后人称之为"补土派"。

迨丹溪始论"脾土之阴"，但对于脾与胃仍合一而论；明代医家对"脾阴"有所论述，而较少论及"胃阴"。叶天士以为李东垣所著《脾胃论》重在脾胃阳气的升发，而未详及脾胃之阴；根据临床实践创养胃阴之说，如《临证指南医案·脾胃》："太阴湿土，得阳始运；阳明燥土，得阴自安。"明确脾之运化，"得阳始运"。"脾宜升则健，胃宜降则和""脾喜刚燥，胃喜柔润"，治脾可宗东垣甘温升发，治胃则宜甘凉通降。

【基本原理】

1. 脾主运化以运为主 运的字义，《康熙字典》释为：运，"转也，动也""行也，用也""行之不息也""转输也"，故"运"是物质的移动或传输。"脾主运"是脾的基本功能。脾胃同居中焦，一脏一腑，二者是相互对立而又统一的整体，共同发挥对水谷和水液的受纳、腐熟和转运过程。《黄帝内经》之所以常常脾胃并称，其含义就在于此。故《素问·灵兰秘典论》以"脾胃者，仓廪之官，五味出焉"，比喻人体之脾胃司水谷受纳、转输的生理功能。然而两者各有侧重，胃为"水谷之海"而主受纳，脾"为胃行其津液"而主运。

脾主运的机制在于脾胃的气机升降协调。脾属阴土，主于升清；胃属阳土，主于降浊。水谷之精气，由脾之升清而上输心肺，灌溉五脏六腑，营养全身；胃受纳水谷，进而腐熟、消化，由胃之降浊，将食物残渣下传小肠，完成饮食物的消化、传导过程。正如程杏轩引《医参》所言："食物入胃，有气有质，质欲下达，气欲上行……得脾气一吸，则胃气有助，食物之精，得以尽留，至其有质之气，乃纵之使去，幽开则糟粕弃矣"（《医述·脾》）。脾胃在饮食物消化吸收过程中的升降运动。脾宜升则健，胃宜降则和。升降相因，才能纳运相济。当脾失健运，则出现食少、腹胀、大便溏薄等脾虚失运证，久则或脾气亏虚，或中气下陷，或伤及脾阳，或气血化源匮乏，表现为精微物质的消化或吸收障碍。

2. 脾主运化以化为生　化的字义，《康熙字典》释为：化，"天地阴阳运行，自有而无，自无而有，万物生息，则为化，又泛言改易，亦曰变化"，又"能生非类曰化"。《素问·天元纪大论》说："物生谓之化，物极谓之变。"故"化"可表述为物质的转化、化生。"脾主化"反映脾将吸收的水谷精微，通过气化作用，化生精、气、血、津液以利于营养全身的过程。

脾主化的机制在于气化作用和阳气温煦。当脾化失司，则脾不散精，气化障碍，精微物质不归正化，或滞留过多，聚而生湿、成痰、化热、留瘀等，既形成新的病理产物，又是继发的二次病因，成为虚实夹杂的脾虚失化证。

"脾主运"与"脾主化"形成脾主运化的生理功能，在维持人体生命活动方面具有重要意义，故称"脾为后天之本，气血生化之源"。

【临床意义】

脾失健运，在小儿可表现为厌食症、营养不良、慢性腹泻、间质性肺炎、反复上呼吸道感染等；在成年人可表现为消化系统疾病、慢性腹泻、便秘、糖尿病以及痴呆等。

脾失健运相关疾病，不仅多见于慢性胃炎、溃疡性结肠炎等消化系统疾病，而且多见于多系统疾病，如糖尿病等内分泌代谢性疾病，痴呆等神经精神系统疾病，过敏性紫癜、贫血等血液系统疾病，高血压、冠心病等心血管系统疾病，重症肌无力等免疫系统疾病，不孕不育、月经病等妇科疾病等。因此，"从脾论治"对临床重大、疑难及常见慢性疾病的中医药辨证论治具有重要应用价值。

养生以"调补脾胃"为基本原则。《素问·六节藏象论》曰："五味入口，藏于胃肠，味有所藏，以养五气，气和而生，精液相成，神乃自生。"只有顺应自然，和于术数，饮食有节，起居有常，不妄作劳，才能使五脏坚固，血脉和调，形与神俱，健康长寿。调补脾胃应节饮食，和五味，定时进食营养丰富容易消化之品。

【现代研究】

1. 脾主运化与神经－内分泌－免疫网络　神经、内分泌、免疫（Neuro-Endocrine-Immune，NEI）是机体的三大调节系统，它们之间虽然各自独立，但又有着密切的信息联系。中医学对脾本质的研究多从脾虚入手，经过 20 多年的研究表明，"脾"是以消化系统为主的多系统多功能的综合单位，其功能与西医学中的消化系统、血液系统、神经内分泌系统、免疫系统的部分功能有着密切的联系。研究发现，脾虚时自主神经系统的功能会发生紊乱。有研究者通过对脾虚时唾液淀粉酶活性、VIP-cAMP 信号通路的改变进行总结，提出脾虚时自主神经功能紊乱。对脾虚证胃肠病患者及模型动物血浆的胃肠激素如胃泌素、胃动素、血管活性肠肽、神经降压素、P 物质和 β－内啡肽等做过许多的研究，总体认为，脾虚时胃肠激素的分泌呈紊乱状态。"脾"与免疫系统的关系是十分密切的。研究发现，脾虚时免疫系统的功能低下。主要包括：①免疫器官重量（脾脏及胸腺指数）下降。②细胞免疫功能下降，T 细胞亚群研究提示脾虚时 T 细胞总数、Th 细胞数目明显减少，Ts 数目不变，但与总数相比相应增加。③体液免疫功能下降，血清中 IgA、IgG、IgM 降低，唾液 sIgA 水平明显低于正常。④非特异性免疫功能下降，其中 RBC-C3bR 花环率、RBC-IC 花环率明显低于正常，NK 细胞活性下降，TNF 明显升高，补体 C3、C4 升高。此外，脾主运化与神经系统及内分泌系统亦密切相关。研究显示，脾虚在阿尔茨海默病、糖尿病认知功能障碍等疾病的发病中起作用，其机制可能涉及脾虚时影响海马、大脑皮质中胰岛素功能有关。将脾本质与 NEI 网络理论相结合进行深入研究，对最终揭示脾的本质、阐释中医理论、发展中医学都将会有极其深远的影响。

2. 脾主运化与线粒体　中医学理论认为，脾的主要功能是运化水谷精微，化生气血，荣养五脏六腑、四肢百骸。五脏六腑依赖脾脏所化生气血的滋养，才能发挥其各自的生理功能。《素问·太阴阳明论》曰："脾者，土也，治中央，常以四时长四藏，各十八日寄治，不得独主于时也。脾脏者，常著胃土之精也，土者生万物而法天地，故上下至头足，不得主时也。"脾在五行中属土，主管中央之位，分旺于四时以长养四脏。由于脾脏为胃土传输水谷精气，譬如天地养育万物一样不可或缺。所以脾主运化，输送水谷精微于全身各部位，五脏六腑皆以受气，而不专主旺于一时季、一脏器。朱丹溪在《格致余论·鼓胀论》中也指出："脾具坤静之德，而有乾健之运，故能使心肺之阳降，肾肝之阴升，而成天地交之泰，是为无病之人。"可见心、肺、肝、肾的功能亦靠脾气的裨助。五脏都有脾胃之气，而脾胃之中亦有五脏之气，互为相使，可分而不可离。

线粒体几乎存在于所有需氧的真核细胞内，是一种将物质代谢、能量代谢和遗传变异三大基本生命活动形式融于一体的半自主性细胞器，也是细胞内进行呼吸和能量转换的场所，是细胞的"动力工厂"。线粒体的功能特点与脾的生理功能有着多方面的共通之处，其氧化磷酸化产能过程与脾主运化功能相吻合。线粒体所供应的能量，既以合成 ATP 储存之，又以能灵活利用的方式——"能量货币"形式参与各个细胞的代谢活动。储存于 ATP 中的能量，根据需要可随时转换为其他形式的能而加以利用。正如 John. W. 金布尔教授指出："线粒体的功能是很清楚的，它们含有进行食物氧化所需的酶，因而线粒体可以把各种食物的潜能转化成能为细胞用来实现它的各种功能活动的能。"因此有研究者认为中医脾主运化的细胞生物学基础在线粒体。线粒体是整个细胞乃至生命体进行各项生命功能活动的枢纽和核心，线粒体功能的正常与否，直接决定了细胞所在的器官、系统（五脏六腑）直至个体的生理功能强弱。从线粒体角度体现了脾是人体气血生化之源，后天之本，万物生化之母。

3. 脾主运化与水通道蛋白　脾主运化水液是脾主运化的重要组成部分，这一运化功能可防止体内水液不正常的停滞，对于维持体内津液平衡起着重要作用。水在细胞内外转输既往认为仅是一个简单的扩散过程，近年来发现，在多种器官组织的细胞膜上存在着一种跨膜蛋白，即水通道蛋白，它能介导自由水被动跨运生物膜，是水通过生物膜的主要方式。水通道蛋白或称为水孔蛋白（aquaporin，AQP），其在胃肠道细胞的广泛表达，起到吸收肠道中的水，分泌各种消化液的作用，对于胃肠道的水平衡起着重要作用。

AQP 在机体各组织器官中均有分布，起到介导水跨膜转运的作用，是维持体内水代谢平衡的分子学基础。如果不同组织细胞中 AQP 表达异常会影响水的分泌或吸收，出现局部或全身水平衡紊乱。研究表明，AQP 在肾、肺和消化系统等器官广泛存在，而中医理论认为机体津液代谢主要与肺、脾、肾三脏相关，脾在其中起着推动和调节作用，提示中医水液代谢理论有其物质基础 AQP 的调节作用。脾主运化水液是中医津液代谢之枢纽，脾运化功能正常与否直接关乎津液代谢的正常与否。推知 AQP 的正常表达可能是脾主运化水液的分子生物学基础。研究表明，脾气虚证患者胃黏膜组织中 AQP4 mRN A 表达量明显低于正常健康者。脾虚时各种组织器官中 AQP 低量表达，调节水通过生物膜的功能受到影响，水液滞留体内产生痰、饮、湿等病理产物，或凝于脏腑，或流于肠道，或溢于肌肤等，从而出现咳喘、咯痰、胸闷、心悸、脘腹胀满、恶心呕吐、大便溏泄、水肿等脾运化水液失职之症。

23 论　脾统血论

【理论内涵】

脾统血，即脾气具有生化血液、营运血液、统摄血液，防止血液逸出脉外和瘀滞脉内的功能。统，即统摄、控制之意。脾胃共居中焦，升降相因、为气机升降之枢纽。血液的正常运行有赖脾胃的升降输布。血液正常循行于血管之内，而又不逸于脉外，又全赖脾气营运和裹摄作用的双向调节作用。

【学术源流】

脾统血理论渊源可以追溯到《黄帝内经》。如《素问·示从容论》："脾气不守，胃气不清，经气不为使，真脏坏决，经脉傍绝，五脏漏泄，不衄则呕。"阐明脾气不守致衄血、呕血的病变现象。

脾主裹血，可谓脾统血的早期表述。见于《难经·四十二难》："脾重二斤三两，扁广三寸，长五寸，有散膏半斤，主裹血，温五脏，主藏意。"对后世脾统血理论的发展具有一定的启发作用。东汉张仲景以黄土汤、小建中汤等治疗衄血、下血，已有血证从脾论治的临床实践，是温脾摄血法最早的临床记载。

明代，脾统血理论更加完善，并广泛应用于临床。据考证，最早明确提出"脾统血"者，是明代医家薛立斋，见于《内科摘要·脾肺肾亏损遗精吐血便血等症》："脾统血，肺主气，此劳伤脾肺，致血妄行，故用前药健脾肺之气，而嘘血归源耳。"《校注妇人良方·调经门》："心主血，肝藏血，亦能统摄于脾。"至此脾统血理论已形成了一个理、法、方、药俱备的完整体系。嗣后，《济阴纲目·调经门》："血生于脾，故曰脾统血也。"

清代医家唐宗海集前代研究血证之大成，结合自己潜心研究成果，著《血证论》专书，强调治血必以治脾为主，认为"血的运行上下，全赖于脾"，对脾统血理论进行了全面深入的研究和精辟的阐发，提出：①"运血者即是气，守气者即是血"，概括了气血关系，明确提出了脾统血的生理基础是脾气的上下贯通，运行不息，使血自循经而不妄动。②把脾不统血证作为出血证的一个阶段，主张血证后期采用补脾摄血法，并认为调治脾胃，亦需分阴阳。③首次提出脾阴对脾统血的作用，对以前历代医家只提及脾阳（气）对脾统血作用的理论作了补充。④对血证用药宜忌的阐述，对后世影响颇大。

【基本原理】

1. 脾的生血与统血　脾主运化，为气血生化之源，脾能生血，也是脾主统血的基础。气为血之帅，血随气行，气能摄血，讲的是脾主运化，化生血液，是血液的化生基础。《难经·四十二难》："脾……主裹血，温五脏。"《灵枢·决气》："中焦受气取汁，变化而赤是谓血。"说明脾胃为气血生化之源。《济阴纲目·调经门》："大抵血生于脾土，故云脾统血，此荣出中焦也，故曰生化之源。"张景岳亦说："脾胃气虚而大便下血者，其血不甚鲜红，或紫色，或黑色……盖脾统血，脾气虚则不能收摄，脾化血，脾气虚，则不能运化，是皆血无所主，因而脱陷妄行。"血液生成旺盛，维持正常生理活动，脾才能有血可统，所以可以说脾通过化生血液而间接统血。脾能生血，不仅防止血液外逸，亦防止血液瘀滞。脾为气血之源，源泉旺盛则血气旺，而血行不滞，正如张景岳所言："人之气血，犹源泉也，盛则流畅，少则壅滞，故气血不虚则不滞，虚则无有不滞者。"生血可以祛瘀，而祛瘀也可以生血，《血证论·男女异同论》亦有相同论述："瘀血去则新血已生，新血生则瘀血自去，其间初无间隔。"脾之生血功能生生不息，使血液流动有序而不致逸出脉外，或停而为瘀，从而发挥脾协调统血功能。

2. 脾的气营阴阳与统血 《素问·调经论》："人之所有者血与气耳。"血是人生存的最基本物质，具有营养和滋润全身的功能，是脏腑经络等组织器官进行生理活动以及机体进行精神活动的物质基础。

脾气，出自《灵枢·脉度》："脾气通于口，脾和则口能知五谷矣。"据《中医大辞典》释义："脾气，指脾的功能活动，脾的精气。"包括广义、狭义概念，其广义指脏腑功能活动，狭义指脾所化之气。脾气可以理解成脾的生理功能之气，具有生血、行血、摄血的作用。

（1）脾气摄血 气与血，一阴一阳，为不可分割的对立统一体。生理上相互依存、制约、为用，病理上相互影响。"气为之血帅、血为气之母"，血由气所摄，血随气行，气行则血行，气滞则血滞，气虚则血脱，且"脾气宜升"，脾功能健旺，脾气升发正常，则血有所统摄，能正常运行于脉道内，而不外逸。

脾统血是通过气摄血而实现的，实际上是脾气对血的统摄作用。气足则能摄血，故脾统血与气摄血是统一的。脾气健旺，运化正常，生化有源，气足而固摄作用健全，血液则循脉运行而不逸出脉外。何梦瑶《医碥·血》指出："脾统血，则血随脾气流行之义。"

（2）脾藏营而统血 营气发于脾脏，《灵枢·本神》："脾藏营。"认为营气源于脾。《灵枢·营卫生会》："人受气于谷，谷入于胃，以传于肺，五脏六腑，皆以受气，其清者为营，浊者为卫。"营气是脾气水谷之精所化，营气化生血液，运行于脉内，对统摄血液起到重要作用。如《灵枢·邪客》："营气者，泌其津液，注之于脉，化以为血，"《灵枢·营卫生会》："故独得行于经隧，命曰营气。"营为水谷之精气，化生于中焦，与津液相合而成血液，循行不息；脾能收藏营气，故可防止血逸脉外。营气发于脾，又与血的生成、运行有关，故营气是脾气统血的比较显著的外在体现。

（3）脾之阴阳与统血 脾阳，即脾之阳气，与脾阴相对而言，脾之温煦、推动、升清的生理功能；脾阴，即脾之阴气，与脾阳相对而言，脾之宁静、濡养、收摄的生理功能。脾阳、脾阴的共同作用，维持脾主运化、升清、统血功能的正常。

脾对血液的统摄作用，又与脾之阴阳密切相关。《血证论·脏腑病机论》说："脾统血，血之运行上下，全赖于脾。脾阳虚则不能统血；脾阴虚又不能滋生血脉。"脾为至阴，阴气有向内凝聚的作用，脾阴可以保持血液之液体成"形"状态；脾阳有向外、外散化气的作用，因此脾阳可防止血液凝滞，保持血液成"形"而流动不滞的状态。脾阳能摄血固血；脾阴能滋脉护脉从而保持血管的张力，共同维持血液的正常生理状态，这就是脾统摄血液的机制。

3. 脾之气机枢纽与统血 《灵枢·平人绝谷》："胃满则肠虚，肠满而胃虚，更虚更满，故气得上下，五脏安定，血脉和利。"胃满而肠虚，肠满而胃虚，更虚更实，全赖脾升胃降之枢纽作用。不仅如此，血在脉中正常运行，亦依赖气机升降正常与和调。正如《血证论·阴阳水火气血论》说："血生于心火，而下藏于肝，气生于肾水，而上主于肺，其间运上下者，脾也……运血统血，皆是补脾。可知治血者，必以脾为主。"气机升降运转正常，则血能和利，而不至于瘀滞，以达统血之目的，可见，脾主统血与气的运动相关。脾主气机之枢纽，也是脾主统血的必然机制。

【临床意义】

脾不统血，是指脾气亏虚不能统摄血液所表现的证候。多由久病脾虚，或劳倦伤脾等引起。临床表现为多种贫血及各种慢性出血性疾病。

脾不统血证可见各种出血，特点是发病徐缓，出血色淡质稀，多淋漓不断，常伴有脾虚症状。如消化道出血的呕血、便血；血液系统疾病所致的出血，如白血病、再生障碍性贫血、原发性血小板减少性紫癜等，以及妇科的月经过多、崩漏等，常伴见食少便溏，神疲乏力，少气懒言，面色无华，舌淡苔白，脉细弱等症。

脾气对血液的统摄作用与脾主气血之源、气机之枢的整体调节作用有关。通过脾的统血、生血及行血而达到人体统血功能正常的目的。由此，后世临床对于血证，无论实证，还是虚证，都必须顾其脾胃之气。有关脾气不统血的治疗，如唐·孙思邈用调中补虚止血方治疗妇女崩中下血，虚羸少力，已认识到调中补虚以止血。金元·李东垣以补脾摄血法治疗多种出血证，薛己曾引东垣言曰："凡下血症，须用四君子以收功。"元·危亦林以归脾汤治疗出血症。明·张介宾提出，用甘药健脾养胃使气血强盛而达到固摄血液的作用，还创制了治疗脾不统血证的有效新方，如五福饮、五阴煎、六味回阳饮等。清·唐容川认为，补脾即能生血摄血。现代临床常用黄土汤加减治疗上消化道出血，特别是脾胃虚弱或虚寒型；用归脾汤加减治疗血小板减少性紫癜、吐血等，从脾论治都取得了显著的疗效。

【现代研究】

近10年来，从宏观到微观，由细胞水平到超微结构，应用现代研究技术与方法，从多个角度，验证和发展了传统的中医"脾统血"理论。表明脾统血与消化系统、物质代谢、内分泌系统、血管壁完整性、免疫系统等有着密切联系，为脾本质研究开辟了新的领域。

1. 脾实质的中西医研究 中医所指的脾脏包括脾、胰等脏器而言。在统血功能上，解剖学所称的脾比胰更为突出，脾为主脏，胰为副脏。现代医学认为脾窦是个血库，是人体最大的淋巴器官，具有储血、造血、清除衰老红细胞和进行免疫应答的功能。脾是网状内皮一部分，为了调整循环系统的血液数量，脾在平时储存大量没有毁灭的红细胞，在血液缺氧时，脾收缩放出红细胞到血液内供给其需要。这就是"脾统血"的真实意思。根据现代生理病理学研究，脾功能亢进，对血液生成的影响较大，完全符合中医脾不统血理论。可见，脾在血液方面的功能，中西医有相近的作用。

2. 脾虚证与凝血因子结构、活性改变 中医学认为，脾胃为气机升降之枢纽，脾阳摄血固血，脾阴滋脉护脉。而现代医学的观点认为，造成出血的原因之一为血中的诸多凝血因素结构、活性的改变。如血小板结构变异，导致血小板黏附、聚集和释放功能下降或血小板自身抗体产生过多，使血小板破坏过多，生存期过短而出血；血浆中纤溶系统活性改变而出血等。二者之间存在着本质联系，脾不统血证反复出血的发病机制，半数病例可能与血小板聚集功能缺陷有关。

3. 脾虚证与微循环障碍 脾气具有统摄、控制血液在脉中正常运行而不逸出脉外的功能。脾统血的生理功能是通过气摄血来实现的。而血管的密闭作用降低也会引起出血。如毛细血管抗力减弱，毛细血管的渗透脆性增高，血液自血管逸出而出血。脾气虚弱，气血生化乏源，血脉失养，在缺氧的影响下，故血管出现形态学改变。

4. 脾虚导致血液成分改变和细胞功能低下   中医认为，脾为气血之源，脾气虚具有潜在的"血虚"机制。现代从血液流变学角度进行研究，发现脾气虚证存在着明显的血液成分的改变，表现为血液呈低黏性、红细胞压积减低、血沉增快等现象。同时又发现脾气虚患者的红细胞电泳能力显著降低，红细胞活力不足，导致红细胞输氧能力下降，使机体得不到正常生命活动时所需的营养。脾虚证的这种血液流变学特征与血虚证所示的清、稀、淡的血液流变学特点相吻合。此外，研究证实，脾气虚时红细胞膜蛋白谱带Ⅲ有变化，导致红细胞功能低下，表现在红细胞膜上的 ConA 受体变化，不能正常进行阴离子交换，造成缺氧现象，少气懒言，四肢倦怠等。

5. 脾不统血与免疫学机理 中医"出血致虚"理论认为，脾气虚是脾不统血的基础。现代研究采用全身体液免疫和细胞免疫的多个指标进行观察，发现细胞免疫功能低下，而体液免疫缺乏规律性。此外，脾不统血证患者血小板相关抗体 PAIgG、PAIgM、PAIgA 3 项免疫学指标均有不同程度的升高，红细胞受体 C3b 花环作用试验也提示脾不统血的患者机体免疫力下降。因为脾不统血患者多伴有气虚症状，气虚则气的固摄作用减弱，统摄无权，则会发生血逸脉外而导致出血。

24 论   肝主疏泄论

【理论内涵】

肝主疏泄，是指肝具有疏通、调畅人体全身气机的功能。肝主疏泄通过调节全身气机派生六个方面的生理效应：促进血液运行；促进津液输布及排泄；促进胆汁的分泌与排泄；协调脾胃升降；调畅情志活动；调控男子排精、女子排卵与行经。

【学术源流】

"疏泄"一词，最早见于《素问·五常政大论》："发生之纪，是谓启陈。土疏泄，苍气达，阳和布化，阴气乃随，生气淳化，万物以荣。"此处"疏泄"主要是指春天大地回暖，土地解冻，万物复苏，树木枝叶条达的自然气候变化现象。

明确提出"肝主疏泄"概念的是元·朱震亨（丹溪），《格致余论·阳有余阴不足论》说："主闭藏者肾也，司疏泄者肝也。"其弟子戴思恭（元礼）《推求师意·梦遗》对此作了更深入的阐述："肾为阴，主藏精；肝为阳，主疏泄。阴器乃泄精之窍，故肾之阴虚则精不藏，肝之阳强则气不固。"此时"肝主疏泄"的生理意义也还只是局限于对男子排精与生殖机能的调控作用。

明清医家对"肝主疏泄"的理论做了进一步发展与完善。如清·唐宗海（容川）《血证论·脏腑病机论》说："木之性主于疏泄，食气入胃，全赖于肝木之气以疏泄之，而水谷乃化。”强调了肝主疏泄对脾胃运化功能的影响。

【基本原理】

1. 肝木条达，调畅气机　“肝主疏泄”理论源于肝在五行属木的特性，木之性喜条达而恶抑郁。如《素问·阴阳应象大论》："东方生风，风生木，木生酸，酸生肝。"又《素问·金匮真言论》："东方青色，入通于肝……其味酸，其类草木。"根据"木曰曲直"的特性，归纳推演出肝的生理特性为喜条达、舒展，而恶抑郁，主升、主动、主散。所谓疏泄，即疏通、畅达、发泄之意，肝主疏泄的中心环节是调畅气机。气机是人体一切生命活动的原动力，气的运行通畅无滞才能升降有序、出入有常，从而维持人体内外环境的和谐稳定。肝主疏泄的功能职责主要在于维持人体之气运行的通畅。因此，肝主疏泄对人体其余脏腑的功能都具有重要的影响。

2. 肝气疏泄，多面效应　肝气疏泄，主全身气机升降出入，可派生六个方面的生理效应：

一是促进血液运行。气为血之帅，气行则血行，如清·唐宗海《血证论·脏腑病机论》："肝属木，木气冲和条达，不致遏郁，则血脉得畅。"

二是促进津液的输布及排泄。气机调畅，津液布行。故津液运行和排泄也是以气的正常运行为前提。如清·尤在泾《金匮要略心典·水气病脉证并治》："肝喜冲逆而主疏泄，水液随之上下也。"

三是协调脾胃升降。《素问·宝命全形论》："土得木而达。"脾胃气机的正常升降有赖于肝的疏泄以调节。肝气条达舒畅，胃纳脾运，水谷消化吸收、转输布散的功能才能得以正常发挥。

四是促进胆汁排泄。胆汁为肝之余气所化，而胆汁藏泄也依赖于肝气调节。肝气疏泄，促进胆汁疏泄有度，有助于水谷消化吸收。如朝鲜·许浚《东医宝鉴·内景篇·胆府》所说："肝之余气，泄于胆，聚而成精。"

五是调节情志活动。人体各种情志活动的产生以气血为重要的物质基础。肝主疏泄而藏血，气血调和，则情志舒畅。肝在志为怒，适度的情志发泄，有助健康。《素问·灵兰秘典论》称肝为"将军之官，谋虑出焉。"明确指出肝对情志活动的调节作用。

六是对男子排精、女子排卵与行经的调节。肝主疏泄气机，促进男女生殖之精正常施泄，调节女子冲任二脉气血运行以维持月经的正常，从而调控人体的生殖功能。

3. 肝主升发，气机平衡　肝气主升，与木之性相类似，肝气应于春。是对肝主疏泄功能的概括。肝藏象的气机运动升中有降，以升为主。就五脏气机的升降规律而言，肝气主升与肺气主降构成了人体脏腑气机的一对升降平衡，是维持人体气机升降平衡的基础。《素问·刺禁论》："肝生于左，肺藏于右。"王冰注曰："肝象木，王于春，春阳发生，故生于左也。肺象金，王于秋，秋阴收杀，故藏于右也。"明·张介宾《类经·针刺类》进一步阐述："肝木旺于东方而主发生，故其气生于左。肺金旺于西方而主收敛，故其气藏于右。"此外，肝气的升发对于促进人体的生长发育以及五脏精气的化生具有重要作用。如清·沈金鳌《杂病源流犀烛·肝病源流》所说："肝和则生气，发育万物，为诸脏之生化。"

【临床意义】

肝的疏泄功能失常，在临床上主要可以表现为两方面病证：一是疏泄不及，疏泄不及又可分为肝气虚与肝气郁滞两类；临床多表现为郁郁寡欢、善太息、易悲、纳呆，夜寐不安，或胸胁胀痛，男子不育、女子不孕、月经不调等。二是疏泄太过，多表现为烦躁易怒、头晕、头痛、胸胁胀痛、耳鸣耳聋、目赤肿痛、大便秘结等肝气亢逆症状。

肝失疏泄所致疾病非常广泛，可涉及神经系统如失眠、抑郁症、焦虑症、精神分裂症等；呼吸系统如咳嗽、哮喘等；循环系统如高血压病、冠心病、中风等等；消化系统如慢性胃炎、胃溃疡、十二指肠溃疡、肠易激综合征、慢性胆囊炎、胆石症等；内分泌代谢性疾病如糖尿病、甲状腺功能亢进、更年期综合征等；生殖系统疾病如男性不育（精子活动度降低、成活率减少、精液液化时间延长等）、女性不孕、月经不调等；当前发病率逐年升高的恶性肿瘤也与肝失疏泄密切相关。

此外，在当前社会人群中发病率极高的慢性心理应激损伤、慢性疲劳综合征等亚健康状态也大多与肝的疏泄功能失常密切相关。正如清·黄玉路（元御）在《四圣心源·六气解·厥阴风木》所说："故风木者，五脏之贼，百病之长，凡病之起，无不因于木气之郁。"因此，调肝治法在临床上具有广泛的应用价值。

【现代研究】

现代研究多从肝主疏泄的功能与神经 – 内分泌 – 免疫网络（Neuro-End- ocrine- Immune，NEI）的调控作用作为切入点开展深入探讨。大多数研究以情志刺激（慢性心理应激损伤）导致肝失疏泄的病因病机理论为指导，以肝郁证患者或动物模型为研究对象。通过对研究对象肝失疏泄状态下体内神经内分泌递质表达变化反证肝主疏泄功能的物质基础。现有研究表明：肝主疏泄理论所包含的三个方面生理意义涉及脑 – 肠轴（brain–gut axis）、下丘脑 – 垂体 – 肾上腺皮质轴（hypothalamo– pituitary–adrenal axis，HPA）以及蓝斑 – 交感 – 肾上腺髓质轴（locus–ceruleus–no- –repinephrine/sympathetic–adrenal medulla axis，LC/NE）等多个神经内分泌轴的调节功能。

1. 肝主疏泄与脑 – 肠轴 脑 – 肠轴是中枢神经系统与内分泌、肠神经系统和免疫系统联系的通路，通过外部刺激及人内心的思维和情感，影响胃肠感觉、运动、分泌和炎症；同时内脏活动也反过来作用于中枢的感觉、情绪和行为。这与肝主疏泄对脾胃运化、胆汁的分泌与排泄具有较大的相似性。临床上消化系统功能性疾病如：功能性消化不良（functional dyspepsia，FD）、肠易激综合征（irritable bowel syndrome，IBS）、慢性便秘等与脑 – 肠轴功能失调密切相关，此类疾病在中医病因上多与情志心理因素密切相关，临床中医证候也多表现为肝郁脾虚或肝胃不和，治疗也多以疏肝健脾和胃为主。

2. 肝主疏泄与 HPA 轴 HPA 轴是重要的神经内分泌轴，在人体的应激反应中发挥核心作用，海马回、杏仁核等大脑边缘系统的核团对 HPA 轴的兴奋性具有重要的负反馈调节作用。长期慢性心理应激导致 HPA 轴功能持续亢进是抑郁症、焦虑症等精神与神经系统疾病最主要的发病机制。而中医理论认为这些疾病的病位大多在肝，其初始证候也以肝郁气滞为主，采用疏肝解郁法治疗也多能获得较好的临床疗效。此外，性腺也受到下丘脑与垂体系统的调控，由此构成的下丘脑 – 垂体 – 性腺轴对人体的生殖功能包括男子排精、女子排卵与行经的调节作用。因此，学界普遍认为以 HPA 轴为核心的大脑边缘系统相关核团是肝主疏泄对调控情志变化的重要物质基础，而下丘脑 – 垂体 – 性腺轴也能较好解释肝主疏泄对男女生殖功能的影响。

3. 肝主疏泄与 LC/NE 轴 蓝斑 – 去甲肾上腺素能神经元（LC/NE）轴对应激做出快速反应的调节系统。在情志心理因素刺激下，LC/NE 轴兴奋，分泌肾上腺素与去甲肾上腺素，后者可产生中枢效应与外周效应，中枢效应可激活 HPA 轴，外周效应则可促进血管平滑肌收缩，调节人体循环系统血管中血液的分布，影响体内血液的运行以及水液的代谢。中医学认为情志内伤，首先伤肝，气机郁滞，继之则可出现血瘀及痰饮内停，治疗上也强调在活血祛瘀或祛痰化饮与疏肝理气并重。实验与临床研究均证实四逆散、柴胡疏肝散等调肝方药能降低慢性应激状态下中枢与外环血液中肾上腺素与去甲肾上腺素水平。

25 论　肝藏血论

【理论内涵】

肝主藏血，是指贮藏血液、调节血量及防止出血的生理功能。肝贮藏血液，以濡养肝之本体以及筋、爪、目等；又可化生与濡养肝气，维持肝气疏畅条达；肝血为女子经血之源，同时又是人体精神活动的物质基础。肝为血之府库，对人体外周血液的流通起重要调节作用。此外，肝还具有重要的凝血功能，防止血液逸出脉外。

【学术源流】

"肝藏血"最早见于《素问·调经论》："心藏神，肺脏气，肝藏血，脾藏肉，肾藏志。"《灵枢·本神》："肝藏血，血舍魂，肝气虚则恐，实则怒。"明确阐述了肝与血的生理与病理性关系。《素问·五脏生成篇》："人卧则血归于肝。"王冰注释为："肝藏血，心行之，人动则血运于诸经，人静则血归于肝。"阐明肝对循环血量的调节作用。

隋·巢元方《诸病源候论·鼻病诸候》说："肝之神为魂而藏血，虚热则神魂不定，故惊也。"《诸病源候论·虚劳病诸候上》："肝藏血而候筋。""肝候于目而藏血。"进一步论述肝藏血是在体合筋，开窍于目等的物质基础。

关于肝藏血而防止出血的功能，较早见于元·罗天益《卫生宝鉴》提出："夫肝摄血者也。"其后，明清医家多有论述，如清·沈金鳌《杂病源流犀烛·肝病源流》论及："其职主藏血而摄血。"清·周学海《读医随笔·气能生血血能脏气》："肝藏血，非肝之体能藏血也，以其性敛故也。"对肝藏血的机理作了更深入的阐述。

由此可见，肝藏血的理论在《黄帝内经》时期已基本形成，至唐·王冰有所发挥。在此基础上，后世医家特别是明清时期，随着中西医汇通学派的兴起，"肝藏血"理论得到了进一步的丰富与完善。

【基本原理】

1.肝为血海　肝藏血的物质基础，是解剖学关于肝之本体的认识。肝藏血理论的形成，是以古代粗略的人体解剖学知识为基础的。如《难经·四十二难》："肝重四斤四两，左三叶，右四叶，凡七叶，主藏魂。"进而，宋·严用和《济生方·妇人门·崩漏论治》称"肝为血之府。"明·李中梓《内经知要·藏象》亦谓之："肝为血海。"说明肝为血之汇聚之处。

肝藏血，上则濡目，使"肝受血而能视"（《素问·五脏生成篇》）；外则养筋，使"足受血而能步，掌受血而能握，指受血而能摄"（《素问·五脏生成篇》）；其华在爪，"爪为筋之余"，爪得血而红润光泽。肝所贮存的血液为女子经血之源，对于女性规律的月经及生殖功能具有重要的调节作用。因此又有"女子以肝为先天"之说。

NOTE

肝藏血能涵养肝气，为肝正常的疏泄功能提供了物质基础。肝主藏血与主疏泄两大功能相辅相成。如清·叶桂《临证指南医案·肝风》："故肝为风木之脏，因有相火内寄，体阴而用阳……全赖肾水以涵之，血液以濡之。"

此外，肝也参与了血液的化生过程。如《素问·六节藏象论》所说："肝者，罢极之本，魂之居也。其华在爪，其充在筋，以生血气。"《素问·经脉别论》中也说："食气入胃，散精于肝，淫气于筋。"不仅脾胃所运化的后天水谷之精布散于肝，而肾所藏的先天之精也归聚于肝以为生血之用。《张氏医通·诸血门》说："精不泄，归精于肝而化清血。"

2. 血行诸经 肝脏通过自身本体的结构贮藏血液，以此为基础，具有调节全身循环血量的功能，其一，借助心主行血的功能，在机体运动、兴奋、应激状态下，将贮藏于肝脏的血液分布全身，以供给机体需要，即王冰所谓"肝藏血，心行之，人动则血运于诸经"；当机体安静、睡眠状态时，"人静则血归于肝"，以贮藏血液。其二，通过对冲、任二脉及人体十二经脉气血的调控而发挥其贮存及调节全身血流的作用。如《血证论·吐血》："肝为藏血之脏。血所以营运周身者，赖冲、任、带三脉以管领之。而血海胞中，又血所转输归宿之所，肝则司主血海，冲、任、带三脉，又肝所属。"

肝对循环血量的调节，是以肝贮藏血液的功能为前提，但又与肝主疏泄的功能密切相关，是在藏血与主疏泄功能协同作用下才得以实现的。

3. 凝血之本 出自明·章潢《图书编》："肝者，凝血之本。"肝藏血，还体现在维持血脉的完整性，以防止血液逸出脉外。肝藏血以防止出血与肝气疏泄和固摄功能的协调作用密切相关，是肝主疏泄功能维持血液正常运行的结果。正如《血证论·脏腑病机论》所说："肝主藏血焉。至其所以能藏之故，则以肝属木，木气冲和条达，不致遏郁，则血脉得畅。"反之，如果肝的疏泄功能失常，气机郁滞或气火上逆，则可导致血液运行逆乱；或肝气虚弱，气不摄血，而致血不循常道而逸出脉外。如《素问·生气通天论》说："大怒则形气绝，而血菀于上，使人薄厥。"《杂病源流犀烛·面部病源流》："面青血胀而出血，肝气虚，不能藏血也。"因此，肝藏血对血液固摄作用的生理效应，是通过对临床肝不藏血相关病理现象的反向推理总结出来。

【临床意义】

肝藏血的功能失常，在临床上主要可以表现为两方面病证：一是肝血不足，导致肝及其所属形体、官窍失于濡养，表现为眩晕，两目干涩，视物昏蒙，夜寐不安，失眠多梦，甚或梦游梦魇，手足抽搐或瞤动；在女子则可出现月经不调，经期错后，经量减少，闭经等。二是肝不藏血，由于肝气上逆或肝火亢盛，而导致出现各种出血症状，如咯血、吐血、鼻衄、紫癜等。

肝藏血功能失常所涉及的疾病主要包括神经精神类疾病如失眠、神经衰弱、眩晕症、梦游等；眼科疾病如夜盲症、近视眼、视觉疲劳等；血液系统疾病如再生障碍性贫血、血小板减少出血性紫癜；消化系统疾病如肝硬化等，以及生殖系统疾病如女性月经不调、不孕症等。

由于肝藏血功能失常往往伴随着肝的疏泄功能失职，因此在治疗的过程中在调理肝血的同时还需兼顾疏理肝气。

【现代研究】

相对于肝主疏泄而言，有关肝藏血的现代研究较少见诸报道。原因在于"肝藏血"中

"肝"与"血"的概念与现代医学解剖学与生理学中的"肝脏"及"血液"相类似，没有太大的歧义。特别是在明清及近代中西汇通医家对"肝藏血"理论的阐述更是借助了大量现代解剖学与生理学的相关知识。

从贮存血液的角度而言，肝脏是人体内重要的储血器官，在人静卧时候肝脏内血流量可增加25%。而人体的静脉系统在安静时可容纳人体大约60%~70%的循环血量。在剧烈运动、情绪紧张等应激条件下，这些血液均可以通过调节释放出来进入血液循环之中，以供机体所需。因此，"肝藏血"对血液的贮存作用实际上还包含了人体静脉系统（又称容量血管）的功能在内。而神经内分泌系统对肝脏及静脉系统血流量的调节则体现了肝藏血与主疏泄功能的协同性。由此可见，肝藏血功能与肝主疏泄的功能密不可分。

对于"肝藏血"防止出血的生理效应，有学者认为主要与肝细胞所产生的凝血因子、肝细胞对抗凝物质的灭活，以及一些外源性或内源性毒素的解毒功能有关。人体内有三分之二以上的凝血因子均在肝细胞中合成，这些凝血因子发生连锁反应后促进血液凝固而防止出血。

26 论　肝为罢极之本论

【理论内涵】

肝为罢极之本，是指肝主疏泄而藏血，在神为魂，在体合筋，开窍于目，与人体意识活动、感觉运动功能和耐受疲劳的生理状态密切相关。肝为罢极之本是对肝藏象生理特性和生理功能的高度概括。肝主藏血，又主疏泄，对于维持人体气血正常运行具有重要作用。气血调和，是人体筋脉运动、耐受疲劳、昼精夜眠等的前提条件。

【学术源流】

"肝者，罢极之本，魂之居也。"语出《素问·六节藏象论》，是对肝藏象功能特性的高度概括。但对于"罢极之本"的含义历来存在诸多争议。其一，耐受疲劳之根本。见于王冰《黄帝内经素问注》："夫人之运动者，皆筋力之所为也。肝主筋，其神魂。故曰肝者罢极之本，魂之居也。"清·高士宗《素问直解》解释为："肝者，将军之官，如熊罴之任劳，故为罢极之本。"罢，繁体字作"罷"，通"能"，又与耐通。又，"罴"之古字，《增韵》："胜任也。"其二，疲劳之根本。《说文解字注》："罷，遣有辠也，引申之为止也，休也……罷之音亦读如疲……罷之言疲劳也。""极……引申之义，凡至高至远皆谓之极。"《黄帝内经素问吴注》："动作劳甚，谓之罢极。肝主筋，筋主运动，故为罢极之本。"其三，四肢运动之根本。见于日人丹波元坚《素问绍识》提出："罢极当作四极，四极……即言四支。肝其充在筋，故云四极之本也。"以上观点对"罢"与"极"两字的理解存在偏差，从不同角度阐述"罢极之本"的内涵。

今人对"罢极之本"的含义提出了不同的见解。如"罢"通"罷"，"罷"字的本义是放逐、发配。"肝者，罢极之本"与"肾者，封藏之本"文体结构一致，意为"肝为向外发散作用机制的根本。"从不同的角度理解"罢极之本"的内涵，区别在于对肝在五脏之中的作用与地位的认识有差异，但本质上都认为"罢极之本"是对肝藏象功能的高度概括。

NOTE

【基本原理】

1. 肝藏象之生机发陈　《素问·六节藏象论》主要内容是立足于"天人合一"的整体观，阐述天地四时季节气候变化规律与人体五脏功能的对应关系。论述肝藏象为："肝者，罢极之本，魂之居也，其华在爪，其充在筋，以生血气，其味酸，其色苍，此为阳中之少阳，通于春气。"简明扼要的概括肝藏象及其主要生理功能。肝气主升、主动、主散，喜条达舒畅，五行属木，象春气之生机发陈。肝藏象，空间在东方，时间应春季，故从"天人合一"的整体观解析"肝为罢极之本"，从《素问·六节藏象论》语境解读"肝为罢极之本"，则更为清晰地理解和领悟"肝为罢极之本"机理。

2. 肝藏魂之精神调摄　肝，在神为魂。《灵枢·本神》说："随神往来者谓之魂。"魂是人的精神活动之一，伴随神志活动，由先天而生，后天而成，死则消亡。作为精神活动之一的表现形式，魂以意识活动为主，即人的头脑对于客观物质世界的反映。如《左传·昭公二十五年》孔颖达注疏："附气之神为魂……谓精神性识渐有所知，此则附气之神也。"魂，又体现在梦境。如张介宾《类经·藏象论》："魂之为言，如梦寐恍惚，变幻游行之境是也。"梦境，是由于内外环境的刺激，引起大脑的一小部分神经细胞活动，为一种不自觉的虚拟意识。

《灵枢·本神》说："肝藏血，血舍魂。"《论衡·纪妖》："魂者，精气也。"魂，依附于精血而存在。肝气条达，肝血充足，魂居神守，则昼精夜眠，精神振作，精力充沛。若肝失疏泄，或肝血不足，多见失眠多梦，或梦魇、梦游、梦呓，醒后倦怠乏力，头晕目眩；若肝之气火上逆，魂不守舍，可出现或幻觉、幻视、幻听；甚至气力逾人，登高而歌，骂詈不休，打人毁物等。

3. 肝气血调和以骨正筋柔　中医学对肝的生理功能的认识包括两个方面：其一，肝主疏泄。阐发肝调畅气机，而促进血和津液的输布运行、协调脾升胃降和胆汁泌泄、调节情志活动、以及男性排精与女性排卵行经等。其二，肝主藏血。主司血液之生发、贮藏、运行及防止出血。肝的生理功能概括起来，即气血调和。肝主疏泄和藏血功能相互为用、相辅相成。肝主疏泄，调畅气机，促进血液的正常运行；肝为血海，血液充盈，涵养肝气，维持肝气的冲和调达；血液藏于肝中，以及肝血输布外周，或下注冲任形成月经，又需要在肝气疏泄作用的调节下完成。

《素问·生气通天论》说："是故谨和五味，骨正筋柔，气血以流，腠理以密，如是则骨气以精，谨道如法，长有天命。"肝之疏泄和藏血功能正常，气血调和，则骨正筋柔，腠理致密，则身体健康，自可耐受疲劳，延年益寿。因此，"罢极之本"原理为对肝藏象生理功能的高度概括。

4. 肝荣筋目而耐受疲劳　肝，在体为筋。《素问·五脏生成》说："诸筋者，皆属于节。"筋依赖肝血和肝气的濡养，附着于骨而聚于关节，主司关节运动。肝血充足，筋得其养，运动灵活而有力，体力方能持久，自能耐受疲劳。故《杂病源流犀烛·胆病源流》："而厥阴兼乎少阳之肝，与少阳根乎厥阴之胆，相为表里，是以其脏主春，其德属木，唯其地为血海，故其脏为血脏，其部为血部，而其职主藏血而摄血，其主又在筋，能任筋骨劳役之事，为罢极之本。"

肝，在窍为目。目为视觉器官。《素问·五脏生成》说："肝受血而能视。"《灵枢·脉度》说："肝气通于目，肝和则目能辨五色矣。"目的视觉功能，主要依赖肝血的濡养和肝气的疏泄。肝气调和，肝血充足，循经上注眼目，则双目有神，视物清晰，不易疲劳。

综上所述，"罢极"的含义除指体力耐受疲劳之外，还应包括对神劳与视觉疲劳的耐受。肝之气血调和、体阴用阳、藏泄互用的和谐状态为机体耐受形体疲劳、神劳与视觉疲劳的根本保障。并且，肝主疏泄，调畅全身气机，使脏腑经络之气的运行通畅无阻，升降出入运动协调平衡，从而维持了全身脏腑、经络、形体、官窍等功能活动的有序进行。但是，肝的疏泄功能失常，可致其他脏腑经络的功能失调，故称肝为"五脏之贼"（《四圣心源·厥阴风木》）。因此，其他脏腑的疾病也可常见疲劳症状。"肝者，罢极之本"说明了肝藏象在五脏的生理病理过程中的重要地位。

【临床意义】

"罢极之本"对临床的指导意义可分为两个方面：一是肝的生理功能失常在临床可表现不耐疲劳的症状，如肝病多见易于疲劳，四肢倦怠不耐体劳；近距离用眼时间稍长便出现眼睛酸胀、干涩、流泪；白天精神疲倦，夜晚则睡眠不安。另一方面，过度劳累则容易伤肝，如熬夜、用眼过度可暗耗肝血；体劳过度则易伤筋，致肝气血两伤。因此《素问·宣明五气》说"久行伤筋""久视伤血"。

肝病患者在调护过程中，应注意多休息，调畅情志，避免劳累。而其他脏腑的疾病也因多易传至肝，或由肝所传变而来，出现疲劳症状，提示应注意养肝护肝以促进疾病的康复。

【现代研究】

1. 慢性疲劳综合征与肝为罢极之本 慢性疲劳综合征是一组以疲劳为主要表现的全身性综合征，其特点是反复发作，持续时间超过 6 个月，经充分休息后不能缓解，常伴有头痛、肌肉关节疼痛和多种神经精神症状。通常体格检查及实验室检查没有明显异常，严重影响人们的生活质量。随着工作、生活节奏的加快，以及竞争意识的增强，导致临床上以疲劳为主诉的病人日趋增多，慢性疲劳综合征发病率也呈逐年上升的趋势。有学者认为，慢性疲劳综合征病变部位涉及五脏，尤以肝、脾、肾三脏关系最为密切。其中，肝主筋，"肝者罢极之本"。罢极，即为疲劳之意。情志不舒，肝郁气滞，横逆犯脾，则可见胸胁胀痛、脘腹满闷、呃逆嗳气、食欲不振等症；肝气郁结，郁久化火，肝火上炎，肝之阳气升动太过，可见失眠、头胀头痛、面红目赤、烦躁易怒等症。对于慢性疲劳综合征要进行整体调节，未病先防。临床使用疏肝解郁，益气养血为主要治法之一。

2. 肝病易于疲劳的临床研究 临床研究发现与肝相关的疾病大多出现易疲劳的症状，通过对 3143 名肝脏病患者临床症状的追踪调查发现：疲乏症状出现的频率最高，达 78.5%，在治疗的过程中还发现疲乏症状的减轻、消失是此类疾病向愈一个重要特征，而疲乏症状的加重则常预示着此类疾病加重与恶化。此外，还发现一些肝功能指标与疲劳程度密切相关，如血清胆红素、凝血酶原、谷丙转氨酶等，这些指标的异常升高通常会伴随着出现疲劳症状的加重，相反，这些指标的回落也往往伴随着疲乏症状的减轻。

3. 肝与三大营养素代谢 还有学者认为，由于肝脏是人体的"代谢中枢"，体内的三大营养物质以及维生素与激素等的代谢大多需在肝脏内进行。物质的代谢为人体的体力提供能量，因此，肝脏的功能异常引起人体内物质代谢减缓而引起疲劳症状的出现。

27 论　肾藏精论

【理论内涵】

肾藏精，是指肾具有贮存、封藏精气的生理功能，以藏为主，防止精气无故妄泄；同时，藏中有泻，肾所藏之精又可流溢脏腑、布散体表、充养骨髓脑髓、化生血液、溢泻精气等；藏精起亟，对精气为生理功能提供物质基础，应急机体需求，调节阴阳平衡，发挥重要效应。

【学术源流】

出自《灵枢·本神》："肾藏精，精舍志。"肾所藏之精，为"志"即由意念、记忆积淀而形成志向的物质基础。《黄帝内经》关于肾藏精之"封藏之本""主蛰"以及精的"溢泻、输泻""藏精起亟"丰富记载，为"肾藏精"的概念形成、基本原理认识奠定理论基础。

《难经·三十六难》"右肾命门说"提出："肾两者，非皆肾也，其左者为肾，右者为命门。命门者，诸神精之所舍，原气之所系也，故男子以藏精，女子以系胞。"认为命门亦为藏精之所。

明清时期，命门学说研究深入，如赵献可、孙一奎、张介宾等医家重视命门，虽学术观点不同，但命门与肾相关，总属于肾，则为各家共识，从而为"温补脾肾"学术流派提供理论依据，使"肾藏精"理论更加广泛应用于临床各科。

【基本原理】

1. 肾藏精，以藏为主　藏的字义，《说文》释为："匿也。"《素问·六节藏象论》："肾者，主蛰，封藏之本，精之处也。"即蛰藏、封藏、闭藏。肾藏精，封藏之本，主要是闭藏、蛰藏人体之精，包括先天之精、后天之精、五脏六腑之精、生殖之精等，防止精气无故妄泄。肾精闭藏，对于机体发挥正常生理功能，具有重要作用。

机体生、长、壮、老、已取决于肾中精气的盛衰。人的生命过程，可分为幼年期、青年期、壮年期和衰退期等阶段，而每一阶段的机体生长发育状态，从齿、骨、发、生殖功能的变化中体现出来。出生之后，机体随着肾中精气逐渐充盛，到幼年期，则表现出头发生长较快、日渐稠密，更换乳齿，骨骼逐渐生长而身体增高；青年期，肾中精气隆盛，表现为智齿长出，骨骼长成，人体达到一定高度，具有生殖功能；壮年期，肾中精气充盛达到峰值，表现出筋骨坚强，头发黑亮，身体壮实，精力充沛；衰退期，随着肾中精气逐渐衰少，表现出面色憔悴，头发脱落，牙齿枯槁，生殖功能减退、丧失等。

2. 肾藏精，藏中有泻　《素问·上古天真论》："肾者主水，受五脏六腑之精而藏之，故五脏盛乃能泻。"明确说明肾精以藏为主，但藏中有泻。

肾藏精的"藏中有泻"途径有五：

其一，流溢脏腑。五脏六腑之精的充盈，藏之于肾；肾精又输泻于五脏六腑，发挥濡养作用。如《医述》引《怡堂散记》："肾者，主受五脏六腑之精而藏之，故五脏盛乃能泻，是精藏于肾而又非生于肾也。五脏六腑之精，肾藏而司其输泄，输泄以时，则五脏六腑之精相续不绝。"《宋元明清名医类案·王九峰医案》："肾受五脏六腑之精而藏之，源源能来，用宜有节。精固则生化出于自然，脏腑皆赖其营养；精亏则五内相互克制，诸病之所由生也。"如此可知，肾和五脏六腑之精在贮藏、转输、相互调节方面是动态的、多向性的，如此才能保障肾所藏之精的充足及其对全身各脏腑之精的贮藏和调节。

其二，布散体表。《黄帝内经素问集注·上古天真论》："肾为水脏，受五脏六腑之精而藏之……流溢于冲任，为经血之海，养肌肉，生毫毛，所谓流溢于中，布散于外者是也。""肾之精……溢于冲脉，生髭须。"肾所藏之精，流溢于经脉，则濡养肌肉腠理，生发皮肤毫毛，荣润髭须头发。

其三，充养骨髓脑髓。肾藏精，精生髓，髓充于骨，脑为髓海。见于《素问·平人气象论》："藏真下于肾，肾藏骨髓之气也。"《灵枢·经脉》："人始生，先成精，精成而脑髓生。"肾为作强之官，骨髓充盈，则体力壮实，骨骼强健，动作敏捷，运动有力；脑髓充盈，则精力充沛，思维灵活，志意专直，寤寐如常。

其四，化生血液。《黄帝内经素问集注·上古天真论》："肾为水脏，受五脏六腑之精而藏之。肾之精液，入心化赤为血。"《本草述钩元·卷九》："盖人身水谷所化之精微……其和调洒陈于脏腑之液，复归于肾，合和为膏，已填骨空。"《素问·生气通天论》："骨髓坚固，气血皆从。"明确说明肾精入心化赤为血，或肾藏精、精生髓、髓化血的生理过程。

其五，溢泻精气。《素问·上古天真论》："二八，肾气盛，天癸至，精气溢泻，阴阳和，故能有子。"肾藏精，14～16岁，在天癸的促进作用下，形成男女生殖之精，精气溢泻，于是，男子排精，女子排卵，媾精繁衍，生生不息。至49～56岁，女子"经闭"，男子"精少"，则丧失生殖功能。

3. 肾藏精，藏精起亟 《素问·生气通天论》："阴者，藏精而起亟也；阳者，卫外而为固也。"亟，含有快速、迅速之义。"藏精起亟"包括：

其一，提供物质基础。王冰以"在人之用"注释"阴者藏精而起亟，阳者卫外而为固""言在人之用也。亟，数也"（《黄帝内经素问·生气通天论》）。阴精为阳气提供物质基础，阳气为阴精发挥卫外固守作用。马莳以"营卫阴阳"论之，《素问注证发微·生气通天论》："言营气者即阴气也。营气藏五脏之精，随宗气以运行于经脉之中，而外与卫气相表里，卫气有所应于外，营气即随之而起矣，夫是之谓起亟也。"张介宾以"命门水火"论之，《类经附翼·真阴论》："所谓真阴之用者，凡水火之功，缺一不可。命门之火，谓之元气；命门之水，谓之元精。五液充，则形体赖而强壮；五气治，则营卫赖以和调。此命门之水火，即十二脏之化源。故心赖之，则君主以明；肺赖之，则治节以行；脾胃赖之，济仓廪之富；肝胆赖之，资谋虑之本；膀胱赖之，则三焦气化；大小肠赖之，则传导自分。此虽云肾脏之伎巧，而实皆真阴之用，不可不察也。"较为详尽地讨论"肾脏之伎巧"即"真阴之用"，元精、元气皆根于肾，元精在元气的作用下，不断供给形体、气血、脏腑等，则五液、五气充沛，形体强壮而营卫和调；十二脏之化源充足，发挥正常生理功能。

其二，应急机体需求。《黄帝内经素问集注·上古天真论》："阴者，主藏精，而阴中之气，亟起以外应；阳者，主卫外，而为阴之固也。"明代汪机注释："起者，起而应也。外有所召，则内数起以应也。"由此可见，起亟，即起而应付各种突然变化的需要。藏精而起亟，则明确指出了这种起亟的功能是通过精的特异作用完成的。因此，这里的精有其特殊含义，而非泛指一般阴精。而阴的作用，则为保藏这一充担起亟作用的精，使其足以应付各种突然变化的需求。这种解释，可以为《灵枢·五癃津液别》"肾为之主外"，《素问·金匮真言论》"夫精者，身之本也"互训。

其三，协调阴阳平衡。《黄帝内经太素·阴阳》作："阴者，藏精而极（极）起者也；阳者，卫外而为固也。"杨上善注："五脏藏精，阴极而阳起也；六腑卫外，阳极而阴固也。故阴阳相得，不可偏盛也。"平按：《素问》"极起"作"起亟"。杨氏之注，从阴阳相互作用的平衡进行解读，很有意义。清代高士宗《黄帝素问直解·生气通天论》："阳生于阴，由静而动，故岐伯曰：阴者，藏精而起亟也。精藏于阴而起亟，阴中有阳矣。阳者，卫外而为固也。阳卫外，为阴之固，阳中有阴也。"高氏《黄帝素问直解》与前文所述姚氏《素问经注节解》之论，虽有直解诠释和改讹诠释的不同，但强调阴中有阳与阳中有阴的阴阳互藏、阴阳平衡；阳根于阴、阴根于阳的阴阳互根、阴阳平衡，如出一辙，殊途同归。

精的"封藏、蛰藏"，为肾藏精之根本；而精的"溢泻、输泻""藏精起亟"为肾藏精之作用。

此外，《黄帝内经》根据"天人合一"的思想，强调冬季藏精的重要性。《素问·金匮真言论》："夫精者，身之本也。""藏于精者，春不病温。"肾应冬，冬季藏精，肾精充足，对于提高机体的抗邪防病能力及维护健康具有重要意义。

【临床意义】

肾中精气不足，在小儿则为生长发育不良，五迟（站迟、语迟、行迟、发迟、齿迟），五软（头软、项软、手足软、肌肉软、口软）；在成人则为生殖功能减退、早衰、男子精少不育，女子经闭不孕等；在老年则表现为智力减退或痴呆，骨质疏松等。

利用高频主题词共词聚类分析，多见于内科疾病如哮喘等呼吸道疾病；痴呆等神经系统疾病；肾炎、慢性肾衰等肾脏疾病；糖尿病等内分泌代谢疾病；高血压、中风等心血管系统疾病；腰痛、骨质疏松等肌骨骼疾病；不孕不育、更年期综合征、月经病、阳痿、前列腺炎等妇科疾病、男科疾病等。因此，"从肾论治"对临床重大、疑难及常见慢性疾病的中医药辨证论治具有重要应用价值。

养生以"护肾保精"为基本原则，《金匮要略·脏腑经络先后病脉证》："房室勿令竭乏。"阐述房事要有节制，不可纵欲无度以耗竭其精，并有运动保健、按摩固肾、食疗保肾、针灸药物调治等，从而使人体精充气足、形健神旺，达到预防疾病、健康长寿的目的。

【现代研究】

1. 肾藏精与神经－内分泌－免疫网络　中医学认为，肾藏精，主生长发育、生殖，生髓充脑、养骨且起亟、主外；而现代医学认为神经－内分泌－免疫网络（Neuro-Endocrine-Immune，NEI）在人体生长发育、生殖、防御，以及维持机体稳态中发挥着重要的调节作用，二者之间存在着本质联系，NEI 网络反映了中医"肾藏精"对人体生命活动的调节功能。其中，下丘脑－垂体－靶腺（肾上腺、性腺、甲状腺）－胸腺轴以及细胞信号转导调控，对机体各种内外环境刺激进行整体调节，令研究者们注目。

2. 肾藏精与 DNA　肾藏精，包括先天之精和后天之精。肾所藏的先天之精与 DNA 在来源、维持生物正常生长发育与生殖、维持机体自稳态等方面都具有相似之处，类似于 DNA 上的碱基对或是碱基序列上所蕴含的遗传信息。DNA 承载着所有遗传信息，通过 DNA 复制传递给子代，成熟的精、卵细胞结合成为受精卵，受精卵中的 DNA 包含了来自于父母双方的遗传信息，DNA 稳定是维持机体稳态的中心，在体外物理、化学等多种因素影响下，DNA 修复通路正常，细胞才能正常生长、发育、分化，将遗传信息传给子代，保证 DNA 的正常遗传和机体的自稳态。

3."肾藏精"与中心法则 机体的生长、发育、生殖都需要核酸、蛋白质的合成和细胞的分裂、分化。而中心法则的实现过程正是遗传物质倍增（DNA 的自我复制）、传递（由 DNA 到 RNA 的转录）和蛋白质合成（由 RNA 到蛋白质的翻译）的过程。上述生理过程归根到底是由基因所决定的，基因表达决定了蛋白质的生产情况，从而决定了机体的生理变化情况。肾藏精，主生长发育、生殖与基因表达过程具有某种相关性，中医"肾藏精，主生长发育、生殖"理论是以宏观方法揭示出来的"中心法则"。

4."肾藏精"与干细胞及其微环境 干细胞的"自我更新"与"定向分化"揭示了生物体生长发育与生殖的基本生命规律，而肾藏精主生长发育与生殖具有理论和实践意义。沈自尹院士提出，"肾所藏之精可相应于胚胎干细胞，以及其他分化为各种组织器官的成体干细胞，干细胞具有先天之精的属性"的新学术观点。干细胞一般处于休眠或沉默状态，只有出现损伤或刺激时才会被唤醒（激活），其"自我更新"和"定向分化"都需要合适的微环境，尤其是定向分化微环境起决定性作用。肾所藏之精平时是藏而不露的，处于沉默状态，应变而起发挥生理效应。肾藏精的以藏为主与干细胞的"休眠或沉默"状态；藏中有泻、藏精起亟与干细胞的"唤醒或激活"状态具有很大的相关性。研究表明，补肾益精之淫羊藿总黄酮（EF）可显著上调生长激素、生长激素释放激素、胰岛素样生长因子结合蛋白、神经生长因子等促生长因子的基因表达，激活微环境，从而激活干细胞的增殖分化并迁移归巢。

2010 年立项的国家重点基础研究发展计划（"973"计划）项目"基于'肾藏精'藏象理论的基础研究"提出科学假说："肾藏精"主要或部分体现为干细胞及微环境的调和状态，体现为干细胞、微环境和 NEI 网络的动态平衡。综合文献及实验研究成果表明，在整体层次，"肾藏精"主要体现为 NEI 网络的调控作用；在细胞及分子层次，"肾藏精"主要或部分体现为干细胞及微环境的调和状态。"肾藏精"与在 NEI 网络整体调控下的内源性干细胞"沉默"休眠、"唤醒"激活、增殖分化，以及多种内在机制和微环境因素密切相关。干细胞既可以定向分化为神经细胞、胰岛 β 细胞、免疫细胞等，又具有神经 - 内分泌 - 免疫网络作用的分子基础。"从肾论治"的作用机制之一是动员"肾藏精"的生理功能而激活内源性干细胞和发挥微环境作用，同时调控 NEI 网络动态平衡。继续深化相关研究，可能在肾藏象理论基础研究方面取得重大突破，并在临床"从肾论治"相关疾病辨证论治规律方面具有指导作用和应用价值。

28 论　肾主水论

【理论内涵】

肾主水，其义有二：一是肾五行属水；二是肾主津液，即肾的气化功能，对于体内津液的输布和排泄，维持津液代谢的平衡起着极为重要的调节作用。肾主水是肾藏精功能的体现和延伸，是肺宣发肃降津液、脾转运输布津液的动力之根，主要通过肾的气化、开合和主五液三个方面的功能来实现。

NOTE

【学术源流】

肾主水，出自《素问·上古天真论》："肾者主水，受五脏六腑之精而藏之，故五脏盛乃能泻。"该篇以肾五行属水，主藏精而论，但与肾主津液密切相关。

《素问·逆调论》说："肾者水脏，主津液。"《素问·水热穴论》解释："肾何以主水？岐伯对曰：肾者至阴也，至阴者盛水也，肺者太阴也，少阴者冬脉也，故其本在肾，其末在肺，皆积水也。"《素问·解精微论》说："水宗者，积水也，积水者，至阴也，至阴者，肾之精也。"上述所论，概述肾之气化主持津液代谢功能，为狭义之肾主水。

后世医家对肾调节水液代谢的功能进行了描述，如《仁斋直指方论·消渴方论》说："天一生水，肾实主之，膀胱为津液之府，所以宣行肾水，上润与肺。"《景岳全书·心集杂证谟·水肿论治》指出："经曰：膀胱者，州都之官，津液藏焉，气化则能出矣。夫所谓气化者，即肾中之气也。"

【基本原理】

1.水为生命本原　《管子·水地》曰："水，具材也。"即指水生万物。《尚书·洪范》论五行："一曰水，二曰火，三曰木，四曰金，五曰土。"水居于五行之首。马王堆汉墓帛书《胎产方》认为"四月而水授之，乃始成血"，反映了生命始于水的观点。《素问·解精微论》："水宗者，积水也，积水者，至阴也，至阴者，肾之精也。"将水与同属至阴之肾精联系起来。《类经·藏象类》说："所谓精者，天之一，地之六也。天以一生水，地以六成之，而为五行之最先。故万物初生，其来皆水。如果核未实犹水也，胎卵未成犹水也，即凡人之有生，以及昆虫草木，无不皆然。"又将精与水，水与万物之源的关系进一步阐述。明·章潢《图书编·养肾法言》明确指出："肾在诸脏为最下，属水藏精。盖天一生水，乃人生身之本，立命之根。"

2.肾主津液代谢　气化，是指人身之气的运动而产生的各种变化。具体说，是指精、气、血、津液的生成，都需要将饮食转化成水谷精气，然后再化生为气、血、津液等；津液代谢可为汗液和尿液。肾主水功能之一就是肾中精气的蒸腾气化，促进津液的形成、输布和排泄。

（1）促进津液生成输布　《素问·经脉别论》说："饮入于胃，游溢精气，上输于脾，脾气散精，上归于肺，通调水道，下输膀胱，水精四布，五经并行。"人体摄入水饮后，首先要经过胃的吸收，再经过脾的运化、转输，向上达于肺脏。然后经过肺的宣发、肃降功能，一部分散发到皮毛、腠理，变成汗液排出体外；另一部分则循三焦下行而达于膀胱。下行的水液中，分清浊两种。清者由于肾气的气化作用借三焦为通路布散全身。因此，肾脏的气化功能正常，则津液代谢的精华部分可以布散全身，发挥营养、滋润作用。若肾脏气化功能失常，可致津液生成减少。如唐·王冰《重广补注黄帝内经素问·脉要精微论》说："肾主水，以生津液，今肾气不化，故当病少血至今不复也。"另一方面，水液输布障碍，发为水肿。如《素问·水热穴论》："肾者，胃之关也。关门不利，故聚水而从其类也，上下溢于皮肤，故为胕肿。胕肿者，聚水而生病也。"隋·巢元方《诸病源候论·虚劳病诸候》："肾主水，脾主土。若脾虚则不能克制于水，肾虚则水气流溢，散于皮肤，故令身体浮肿。"《景岳全书·杂证谟·肿胀》："凡水肿等证，乃肺脾肾三脏相干之病，盖水为至阴，故其本在肾……其标在肺……其制在脾。"津液代谢尚需依赖肺、脾等脏腑的调控，但历代医家皆以肾为津液代谢之本，促进肺、脾等脏腑对津液生成输布的生理功能，从而维持津液代谢正常进行。

（2）尿液的生成和排泄　上文《素问·经脉别论》后段描述中，下行水液中浊者即为尿液排出体外，是肾气化水的第二部分功能体现。肾与膀胱相表里，膀胱贮尿排尿功能的实现依赖肾脏的气化功能正常，正如《素问·灵兰秘典论》所述："膀胱者，州都之官，津液藏焉，气化则能出矣。"肾气充足，气化正常，则尿液及时排出。反之，则尿液潴留，发为病证。《诸病源候论·虚劳病诸候》："肾主水，与膀胱为表里；膀胱主藏津液。肾气衰弱，不能制于津液，胞内虚冷，水下不禁，故小便不利也。"《诸病源候论·虚劳病诸候》："肾气虚弱，不能藏水，胞内虚冷，故小便后，水液不止而有余沥。"

3. 肾主水而化五液

（1）水是五液之源　唐·杨玄操《难经集注·虚实邪正》说："肾主水，水化五液也。""肾主水，水流湿，故五湿皆出于肾。"《素问·逆调论》说："水者，循津液而流也。肾者水藏，主津液。"《冯氏锦囊·杂证大小合参》："肾主水，水化液，为痰为唾为血。"

正常水液即津液，由肾的资助才能发挥正常功能。肾所藏的真阴是人身阴液的根本，故五液必须得到真阴的资助才能发挥正常的功能。若津液代谢出现障碍，责在肾主水功能失调。

（2）水化液而肾为唾　《素问·宣明五气论》说："五脏化液，心为汗，肺为涕，肝为泪，脾为涎，肾为唾，是为五液。"《难经·四十九难》："肾主液，入肝为泣，入心为汗，入肺为涕，自入为唾。"皆说明五液中，肾精所化的是口津，即唾。具有湿润与溶解食物、使之易于吞咽及清洁、保护口腔的作用。

（3）水之类并属于肾　《本草问答·卷下》说："血者，肾中之津液。"《本草述钩元·乔木部》说："肾水之阴，即营血之母。"论述了血乃肾中津液所化。清·何梦瑶《医碥·血》说："精、髓、乳、汗、液、津、泪、溺，皆水也，并属于肾。"对水化五液有更宽泛的理解。

【临床意义】

肾主水功能失常，人体内水液代谢处于失调状态，临床多表现为水肿、排尿功能障碍、小便难、尿后余沥不尽、尿淋、遗尿；若水邪侵袭他脏，可见咳喘、心悸。腰为肾之府，若水湿之邪着而不移，见腰冷身重。

现代医学疾病中，与肾主水功能失调相关的疾病主要是肾内科疾病，包括慢性肾小球肾炎、慢性肾功能衰竭、肾性水肿、高血压肾病、糖尿病肾病、心肾综合征、急性痛风性肾损伤、乙型肝炎病毒相关性肾炎；泌尿科疾病可见尿路感染、尿路结石、小儿遗尿等；呼吸科疾病可见哮喘、慢性阻塞性肺疾病；骨伤科疾病可见腰痛、下肢骨折后排尿困难等。

根据肾不主水病证的肾阳虚衰、肾阴亏虚和肾阴阳两虚三种病机，归纳如下三种治法：其一，温补肾阳法。以金匮肾气丸为基础方，适用于肾阳气虚衰所导致的水液代谢失常病变，如水肿、癃闭等。其二，滋补肾阴法。以六味地黄丸、左归丸为基础方，适用于肾阴亏虚所导致的水液代谢病变，如消渴、遗尿、水肿等。其三，阴阳并补法。以鹿茸丸为基础方，适用于肾阴、肾阳俱虚导致的水液代谢失常病变，如消渴、尿浊等病证。根据中医学整体观念。补肾制水的同时，常需配合补肺通调水道，健脾运化水谷，疏肝调畅气机，养心利于血脉，从而协同制水。

【现代研究】

1. 肾主水与生物膜水通道蛋白　生物膜水通道蛋白大多数选择性分布在与体液吸收、分泌有关的上皮细胞中，以及可协同跨细胞转运的内皮细胞中，其主要功能是显著增加细胞膜水通透性，介导自由水被动跨生物膜转运，对保持细胞内外环境稳定平衡起重要作用。肾脏是生物膜水通道蛋白含量最高、亚型分布最多的组织。在唾液腺泡也有该蛋白分布。这些蛋白的功能障碍将导致细胞和机体水液代谢功能障碍。

2. 肾主水与心钠素　心钠素又称"心房利尿钠因子"，是心脏分泌的直接作用于肾脏的活性多肽，具有强大的利尿、利钠功能，是比呋塞米强 500～1000 倍的循环激素。研究表明，心钠素可使肾小球毛细血管静水压明显升高，提高肾小球滤过率，使近曲小管对钠的重吸收减低。同时可降低肾脏肾素的分泌，从而使血管紧张素 II 和醛固酮分泌减少，增强肾脏的泌尿利钠功能。

3. 肾主水与心－脑－肾　心房内存在压力感受器，通过迷走神经和交感神经传入纤维，作用于下丘脑和延髓心血管中枢，抑制肾神经，继而抑制肾小球球旁细胞肾素的分泌，反射性使血管紧张素、醛固酮、垂体抗利尿激素分泌减少，从而调节肾脏水及电解质的排泄。

29 论　肾主纳气论

【理论内涵】

肾主纳气，是指肾具有摄纳肺所吸入的清气，保持吸气的深度，防止呼吸表浅的功能。肺吸入的清气须下达到肾，通过肾的摄纳，保持呼吸运动的平稳和深沉，从而保证体内外气体得以有效的交换。

【学术源流】

《黄帝内经》关于肾与呼吸运动的论述，如《素问·逆调论》："肾者水脏，主津液，主卧与喘也。"表述呼吸急促、不得平卧与肾有关。《素问·示从容论》："咳嗽烦冤者，是肾气之逆也。"认为咳喘、胸闷等乃肾气上逆所致。《难经·四难》更加明确吸气重点在肾、肝，呼吸运动与五脏密切相关："呼出心与肺，吸入肾与肝，呼吸之间，脾受谷味也。"从而奠定肾主纳气的理论基础。

明确提出肾主纳气，见于宋·杨士瀛《仁斋直指方·咳嗽》："肺出气也，肾纳气也，肺为气之主，肾为气之藏。凡咳嗽暴重动引百骸，自觉气从脐下逆奔而上者，此肾虚不能收气归元也，当以补骨脂、安肾丸主之，母徒从事于宁肺。"阐明肾主纳气的生理功能与气之封藏有关；而肾主纳气的病理变化，责之肾虚不能收气归元，所见气逆于上的咳喘；治疗则重在补肾，从理论到实践论证了肾主纳气的功能。

明清之际，肾主纳气的理论更加完善。如明·孙一奎《医旨续余·原呼吸》说："呼吸者，根于原气，不可须臾离也。"原气，又称元气，根源于肾。清·林珮琴《类证治裁·喘证》说："肺为气之主，肾为气之根。肺主出气，肾主纳气。阴阳相交，呼吸乃和。若出纳升降失常，斯喘作焉。"肺在上为阳，肺为气之主宰；肾在下为阴，肾为气之根本。两脏阴阳相交，气机升降协调，则呼吸功能正常；否则，肺肾气虚，气机升降失常，则呼吸功能异常，而为气短、喘促。

【基本原理】

1. 肾具有潜藏之性　"纳"通"内"，收藏之意，肾主纳气，是肾具有收受、闭藏"气"的生理功能，这与肾性潜藏相吻合。正如《素问·六节藏象论》说："肾者主蛰，封藏之本，精之处也。"肾主纳气是肾的潜藏特性在呼吸运动中具体体现。肺者，气之本，肺中精气是肺司呼吸的物质基础；肾者，气之根，肾中精气通过肾的蛰藏而不流失，更好地行使纳气功能。体内外气体交换通过肺的呼吸运动完成，呼气主要依赖肺气宣发运动；吸气则由肺吸入清气，经肺气肃降下纳于肾，再经肾气的摄纳潜藏，使其维持一定的深度，保证呼吸功能的正常进行。清·何梦瑶《医碥·杂症·气》说："气根于肾，亦归于肾，故曰肾纳气，其息深深。"肾气充沛，摄纳有权，则维持吸气深度，呼吸均匀和调。

2.肺肾两脏经脉相连 经络是人体运行气血、联络沟通的通道。肺、肾两脏另一联系途径是经络。在经脉连属上，肾脉连肺最为独特。心、肝、脾、肾四脏，唯有肾经主脉上入肺中，如《灵枢·本输》曰："少阴属肾，肾上连肺，故将两藏。"《灵枢·经脉》说："肾足少阴之脉……其直者，从肾上贯肝膈，入肺中。"《素问·病能》说："少阴脉贯肾络肺。"《素问·水热穴论》也说："少阴者，冬脉也。其本在肾，其末在肺。"可见，肾可以通过肾气以足少阴经为通路来调节肺的生理功能。

在咳喘病证上，肾发咳喘最为特殊。十二经脉是动病中，除肺经之外，惟肾经有咳喘病状。《灵枢·经脉》说："肾足少阴之脉，起于小指之下……入肺中……是动则病……咳唾有血，喝喝而喘。"肾通过经脉与肺相连，若肾有病变可通过经脉影响到肺，出现呼吸异常的表现。《素问·脏气法时论》说："肾病者，腹大胫肿，喘咳。"《素问·脉解》说："少阴者肾也……诸阳气浮，无所依从，故呕咳上气喘也。"可见，喘咳一证与肾关系密切。因此，肺肾两脏经脉相连，为其生理病理上的关系提供了结构基础。

3.肺肾气机升降相因 《素问·阴阳应象大论》说："清阳为天，浊阴为地，地气上为云，天气下为雨。雨出地气，云出天气。"说明自然界存在者天地、上下交感的趋势。"人与天地相参"，因此可认为人体气机也有类似特点，即"位于上者，以下降为顺；位于下者，以上升为和。"如明·孙一奎《医旨绪余·原呼吸》指出："呼在肺而吸在肾者，盖肺高肾下，犹天地也。"肺肾两脏，类似人体"天地"。肺位在上宜降，故吸入的清气必须下纳于肾；肾位在下宜升，故肾中精气必须上济于肺。只有肺肾二脏气机升降相因，才能维持其功能协调。清·何梦瑶在《医碥·杂症》说："肺司呼吸，气之出入于是乎主之，且气上升至肺而极，升极则降，由肺而降，故曰肺为气主。肾主纳气，故丹田为下之气海，肺为气主，故胸中为上气海。肾水为坎中之阳所蒸，则成气上腾至肺，所谓精化为气，地气上为云也，气归于肺，复化为水，肺布水精，下输膀胱，五经并行。"

4.肺肾两脏相互滋生 按五行相生规律，肺属金，肾属水，肺金能滋生肾水。肾水作为五脏阴阳之本，对肺金也有滋养作用。如明·赵献可《医贯·五行论》所说："世人皆说金生水，而余独曰水生金。盖肺气夜卧则归藏于肾水之中，肾中火炎则金为火刑而不能归，无火则水冷金寒亦不能归……或壮水之主，或益火之源，金自水中生矣。"明确指出不仅金能生水，水亦可生金，二者的关系可表述为"金水相生"，概括了肺肾间生理上的密切关系。这种互根的关系主要表现于水液代谢和呼吸运动两方面。在呼吸运动方面，肺主一身之气，对气的升降出入运动起着重要的调节作用，肾主蛰藏，不但对肺气具有摄纳作用，且肺为华盖，其位在上；肾为水脏，其位在下，彼此功能相互协调。另一方面，肺的宣发肃降必须依赖于肾正常的主水液功能，如肾气化失司，水液代谢失常，上凌于肺，则发喘呼。根据金水相生理论，若一脏失调，久则必累及另一脏，终致肺肾同病。如喘证初病在肺，痰多喘满，形气壅实，久则病及于

NOTE

肾，渐至气短不续，呼多吸少，即是金不生水、肺肾同病。

【临床意义】

"肾主纳气"理论对喘疾辨证论治的临床实践具有指导意义。肾虚是喘证发病的关键环节。喘证初期，以肺实论之，但实际在症状出现前，或多或少已出现肾虚。其机理有三：其一，肾对肺卫的固摄作用下降。肺卫之气根于肾，肾中精气充盛，则肺卫外固有源，外邪不易干犯。反之，则外邪扰内，发为喘疾。其二，肾阳对肺的温养作用下降。肾内寓元阳真火，若肾阳亏损，不能温养肺阳，气不行津，聚湿为痰，痰浊犯肺，则喘咳作。其三，肾气自身虚弱。不少自幼喘病发病者，至发育期，随着肾气的渐充，多数病人可自愈。反之，很多慢性咳嗽病人在肾气渐衰时，易于诱发喘证。

现代医学疾病中，肾不纳气主要见于支气管哮喘、肺气肿、慢性支气管炎、慢性肺心病、肺炎等呼吸系统疾病。主要症状为喘促、咳嗽、畏寒、咯痰、腰酸腿软、倦怠乏力、面白或面黑、汗出、胸闷。病程以 10～20 年者多，年龄高者发病风险较大。以淡白舌、薄白苔为主要舌质舌苔特征；脉象为细脉、沉脉、弱脉或者复合脉。

肾不纳气的病机通常牵涉到肾肺两个系统，往往包括了"肾气不固"和"肺气虚损"。肾气不固之根源在于肾精不足，不能荣养自身。因此，治疗首先要补充肾精。药物多选用山茱萸、山药、熟地黄、麦冬、五味子等。而肾精属阴，需要阳气的推动，故在补益肾精的同时，还应补火助阳，代表性的药物为肉桂、沉香，且沉香自身还具有"纳气"的功效。

【现代研究】

1. 肾主纳气与肾脏调控酸碱平衡　化学感受性呼吸反射是呼吸调控的重要机制，其中最主要的介质为二氧化碳（CO_2）和氢离子（H^+）。当动脉血 CO_2 分压在一定范围内升降或动脉血 H^+ 浓度增减时，通过中枢或外周化学感受器反射性得使呼吸相应地加深加快或变浅变慢。碳酸氢根（HCO_3^-）是 CO_2 在体内主要的存在形式，肾脏的泌 H^+ 和 HCO_3^- 重吸收功能及其代偿机制是维持血浆 H^+ 和 HCO_3^- 浓度的重要方面。

2. 肾主纳气与肾相关的内分泌调控　当交感－肾上腺髓质系统被兴奋时，儿茶酚胺分泌显著增加，使得呼吸加强、加深、加快。当该系统被抑制或儿茶酚胺受体功能低下时，呼吸变弱、变浅、变慢。

促红细胞生成素主要由肾皮质管周细胞产生，是一种糖蛋白。目前已从肾组织细胞中提取出编码该蛋白的信使核糖核酸（mRNA），并已确定该基因定位在 7 号染色体上。促红细胞生成素调节红细胞生成的反馈环，使红细胞数量保持相对稳定。红细胞是氧气和二氧化碳的运载工具。因此，肾脏可通过促红细胞生成素影响呼吸。肾性贫血出现呼吸浅快。此外，糖皮质激素分泌增多，使骨髓造血功能增强，血中红细胞数量增加，运载"气"的能力增强。肾脏可通过肾素——血管紧张素系统调节小动脉的口径和血液分布，进而影响到心输出量，从而对体内氧气的供求关系进行一系列调节。

3. 肾主纳气与碳酸纤酶　碳酸纤酶存在于肺泡上皮细胞、肾小管上皮细胞、红细胞和胃黏膜上皮细胞中，是 CO_2 和 HCO_3^- 相互转化的催化酶。

在周围组织，从组织扩散入血的大部分 CO_2 弥散进入红细胞，于红细胞内在碳酸纤酶作用下迅速与水结合生成 H_2CO_3，进而离解为 HCO_3^- 和 H^+。HCO_3^- 与 K^+ 结合而起到运输 CO_2 的作用。在肺部，因肺泡的 CO_2 分压比静脉血低，血浆中溶解的 CO_2 向肺泡扩散，以 HCO_3^-

形式运输的 CO_2 在肺部释出。在肾脏，小管液中的 HCO_3^- 不易透出管腔膜，它与分泌的 H^+ 结合生成碳酸（H_2CO_3），在管腔膜上的碳酸纤酶作用下生成 CO_2 和水（H_2O），CO_2 为高脂溶性，可迅速透过膜进入小管上皮细胞内，在细胞内碳酸纤酶作用下与水结合生成 H_2CO_3，进而离解为 HCO_3^- 和 H^+。H^+ 通过钠离子－氢离子（Na^+-H^+）交换而泌入小管，HCO_3^- 则与 Na^+ 一起输运回血。

肾脏与肺脏同时富含有 CO_2 转运密切相关的碳酸纤酶，说明肺与肾在气体运输、交换方面密切相关。

30 论　肾为阴阳之本论

【理论内涵】

肾为阴阳之本，是指肾藏精，肾精化生肾气，肾气分为肾阴、肾阳。肾阳是一身阳气之根，具有促进全身脏腑阳气的作用。肾阴是一身阴气之根，具有滋养全身脏腑阴气的作用。所以，肾阴肾阳是机体生命活动的根本。

【学术源流】

"肾阴、肾阳"一词，《黄帝内经》未见。较早见于隋·杨上善《黄帝内经太素·寒热厥》："手足热厥之人，数经醉酒及饱食，酒谷未消入房，气聚于脾脏，二气相搏，内热于中，外遍于身，内外皆热，肾阴内衰，阳气外胜，手足皆热，名曰热厥也。"《黄帝内经太素·五脏脉诊》："诊得石脉急甚者，是谓寒气乘肾阳气走骨而上，上实下虚，故骨癫也。"肾阴，与肾阳相对，是具有宁静、滋润和濡养和成形作用的物质及其功能。肾阳，是具有温煦、激发、推动和气化作用的物质及其功能。

东汉·张仲景《金匮要略》创立的"肾气丸"（又称金匮肾气丸、八味丸）立方之旨乃平补肾阴肾阳以壮肾气，如明·吴昆诠释："肾中水火俱亏者，此方主之。"虽未涉及肾阴、阳二字，但已将阴阳概念涵盖其中。

唐·孙思邈将左肾右命门分为壬与癸，壬为阳水，癸为阴水，如《备急千金要方·肾脏方》："左肾壬，右肾癸，循环玄宫。"左肾壬为阳，右肾癸为阴，但尚未直接论及肾阴、肾阳。

宋金元时期，对肾及命门研究逐渐深入，开始有肾之水火之分。水火者，即为阴与阳。严用和提出真阳、坎火之说，见于《济生方·补益》："人之有生，不善摄养，房劳过度，真阳衰虚，坎火不温，不能上蒸脾土，冲和失布，中州不运，是致饮食不进，胸膈痞塞，或不食而胀满，或已食而不消，大腑溏泄，此皆真火衰虚，不能蒸蕴脾土而然。"真阳、坎火，皆肾阳之谓。文中论及"不善摄养，房劳过度"真阳衰虚之病因，又提出"坎火不温，不能上蒸脾土"之肾阳对于脾阳的温煦作用。钱乙创立六味地黄丸，为滋补肾阴方剂之首。刘完素《素问玄机原病式·六气为病》："肾阴肝阳，岂能同虚而为冷者欤？或通言肝肾之中，阴实阳虚，而无由目昧也。"对肾阴的概念有所提及。李东垣认为真阴即肾阴，见于《医学发明·损其肾者补益其精》："无阴则阳无以化，当以味补肾真阴之虚，而泻其火邪，以封藏丹、滋肾丸、地黄丸之类是也。"

明清时期，对肾阴、肾阳的认识更加丰富。肾阴、肾阳本于先天，又称为元阴、真阴。

NOTE

"真""元"等，本是道家或儒家术语，中医学借用之，是对先天禀赋的表述。赵献可《医贯·血症论》："人得以生者，是立命之门，谓之元神；无形之火，谓之元气；无形之水，谓之元精；俱寄于两肾中间，故曰五脏之中，惟肾为真，此真水、真火、真阴、真阳之说也。"并明确提出"六味丸治肾阴虚弱"。张介宾赋予肾阴、肾阳更高的内涵，认为肾阴、肾阳为生命活动之本原。如《景岳全书·传忠录》："命门为元气之根，为水火之宅，五脏之阴气，非此不能滋；五脏之阳气，非此不能发。"

清·喻昌论及肾之阴阳对水液代谢的调节作用，见于《医门法律·水肿论》："肾司开阖，肾气从阳则开，阳太盛则关门大开，水直下而为消；肾气从阴则阖，阴太盛则关门常阖，水不通而为肿。"认为肾气有从阳、从阴之分。

【基本原理】

1. 肾中精气化生肾阴肾阳　《素问·上古天真论》论述随着年龄的变化，"肾气"由"盛""实"到"平均""衰"，形成人体由幼年到青壮年，直至老年的生理变化，从而阐明肾气主宰人体生长壮老已的生命发展规律，是维持生命活动的基本动力。

肾精、肾气合称"肾中精气"。肾精，出于《素问·解精微论》："至阴者，肾之精也。"肾精作为合成词，则首见于隋·杨上善《黄帝内经太素·七邪》："肾精主骨。"肾精，即肾所藏之精，是机体生长、发育、生殖、生髓、化血、主骨、荣齿、生发等功能的主要物质基础，对机体的智力和体力具有重要作用，并可形成生殖之精，繁衍生命。

肾气，出于《素问·上古天真论》。肾气为肾精所化生之气，具有推动和促进机体生长发育与生殖、精血津液代谢、肾与膀胱及其相关形体官窍功能活动的作用，并具有固摄精气血津液、固摄冲任二脉，以及调控二便等生理功能。

气分阴阳，肾阴、肾阳为肾气所化。肾阴，来源于先天，故称为"元阴""真阴"。肾阴滋润和濡养本脏及其所属膀胱、形体官窍，并对肾阳具有制约偏亢的作用；并且，肾阴为一身阴液之本，滋润和濡养各脏腑的功能活动。

肾阳，来源于先天，故称为"元阳""真阳"。肾阳温煦、推动和激发本脏及其所属膀胱、形体官窍，并对肾阴具有制约作用。并且，肾阳为一身阳液之根，温煦和推动各脏腑的功能活动。

肾阴和肾阳具有相互依存、相互制约、相互消长、相互转化的密切关系，为人体水火之源、阴阳之本。

2. 肾中阴阳为脏腑阴阳之根本　多数医家认为，命门属肾，肾阳即命门之火，肾阴即命门之水。肾中阴阳水火对协调全身阴阳平衡、维持脏腑阴阳具有重要作用。肾阴充盛，各脏腑形体官窍得以濡养，生理功能正常；肾阳充盛，脏腑形体官窍得以温煦，各种功能旺盛，精神振奋。

赵献可重视命门，以命门为君主，称为"立命之门"。形象将命门"譬之元宵之鳌山走马灯，拜者、舞者、飞者、走者，无一不具，其中间惟是一火耳。火旺则动速，火微则动缓，火熄则寂然不动"（《医贯·内经十二官论》）。张介宾则更加明确指出："命门有火候，即元阳之谓也，即生物之火也。然禀赋有强弱，则元阳有盛衰；阴阳有胜负，则病治有微甚，此火候之所以宜辨也。兹姑以大纲言之，则一阳之元气，必自下而升，而三焦之普濩，乃各见其候。盖下焦之候如地土，化生之本也；中焦之候如灶釜，水谷之炉也；上焦之候如太虚，神明之宇也……人于此也，得一分即有一分之用，失一分则有一分之亏。"（《景岳全书·传忠录·命门余义》）可见，肾阳即命门之火，如同花萼之根柢，灶釜之柴薪，对于五脏六腑之阳气具有极其重要的温煦、推动、兴奋和气化的作用。

张介宾在重视肾阳的同时，强调肾阴在生命活动中的重要作用。如《类经附翼·求正录·真阴论》："此命门之水火，即十二脏之化源。故心赖之，则君主以明；肺赖之，则治节以行；脾胃赖之，济仓廪之富；肝胆赖之，资谋虑之本；膀胱赖之，则三焦气化；大小肠赖之，则传导自分。此虽云肾脏之技巧，而实皆真阴（指命门）之用，不可不察也。"可见，肾阴即命门之水。对于五脏六腑之阴气具有极其重要的滋润、宁静、抑制和成形的作用。

肾中阴阳，水火之宅，水中有火，古代医家以"坎卦"喻之，"一阳陷二阴之中"，故"欲知所以死生者，须察乎阳，察阳者，察其衰与不衰；欲知所以存之者，须察乎阴，察阴者，察其坏与不坏，此保生之要法也。"

肾阴、肾阳的病机变化，常影响其他脏腑。如明·张景岳言："水亏其源，则阴虚之病迭出；火衰其本，则阳虚之证迭生"（《类经附翼·求正录·真阴论》）。因此，阴虚、阳虚之病，大都与肾阴、肾阳失调有密切关系。

3. 肾中阴阳不足导致全身阴阳失调　肾阴亏虚，则虚热虚火内生。如《素问·厥论》："阴气衰于下，则为热厥。"为《黄帝内经》较早论述肾阴虚的记载，说明酗酒过度，或纵欲伤肾，肾阴亏虚，导致热厥的病机。《灵枢·本脏》说："肾脆，则善病消瘅易伤。"阐述肾阴不足，阴液易伤，以致消瘅的病机。

肾阳虚衰，则虚寒内生。如《素问·厥论》："阳气衰于下，则为寒厥。"阐述秋冬夺于所用，劳力纵欲过度，伤及肾中阳气，阳衰阴盛，以致寒厥的病机。《素问·逆调论》说："人身有寒，汤火不能热，厚衣不能温……是人者，素肾气盛，以水为事，太阳气衰，肾脂枯不长。"阐述肾阳不足，精微不化，无以温煦濡养骨骼，以致骨痹的病变。但《黄帝内经》尚未记载肾中阴阳不足导致全身阴阳失调的状况。

对于肾阴不足，导致他脏功能受损，阴阳失调。如《银海精微·视物不真》："肾水衰不能济于肝木，使肝木血衰，不荣于眼目，故睛少短，不能久视；肾衰不为心火交济，故心火上炎，眼目必热，则看物不准。"《冯氏锦囊·杂症大小合参》亦有精辟描述："夫金体本燥，所以又能生水者，赖坤阴上输，得以水精四布，虽燥体而不至于燥也。迨至脾荣不足，肾阴又亏，火烁金伤，真脏乃见，生意既穷，化源复竭，金无生水之功，木失涵金之象，子母不能相生，阴道机关绝灭，由是心主血而血无以生，脾统血而血无以统，肝藏血而血无以藏，且内火愈炎，脏腑燥槁甚。"对此，提出治疗方案："理宜重浊味药，峻补真阴，轻扬辛散，清理郁火，倘系丹田浮越之孤阳，理宜引归而藏纳者，当于补阴汤中，佐以收敛，弗事清理可也。"可见，与阴血不足、燥热等相关疾病，其根源都在于肾阴亏虚所致。

对于肾阳虚衰，导致他脏功能受损，阴阳失调。如唐·王焘《外台秘要·近效祠部李郎中消渴方一首》："肺为五脏之华盖，若下有暖气，蒸即肺润。若下冷极，即阳气不能升，故肺干则热。"提示肾中阳气对肺的滋润和温煦作用。宋·许叔微《普济本事方·二神丸》指出："肾气怯弱，真元衰劣，自是不能消化饮食，譬如鼎釜之中，置诸米谷，下无火力，虽终日米不熟，其何能化？"奠定了脾阳根于肾阳的理论基础。又如《冯氏锦囊·杂症大小合参》说："肾之阳虚，不能制水，则泛滥为病，故上凌心而为眩悸，中侮土而致呕泻也。"可见，肾阳不

NOTE

足，上凌于心，心肾阳虚，故为眩悸；中侮脾土，脾肾阳虚，故为呕泻。

【临床意义】

肾为阴阳之本，故而肾之阴阳亏损，将累及多脏腑病变。肾阴不足肾水不能上济于心，表现为心悸、失眠、多梦等。肾阴不足，不能上滋肝、肺之阴，导致肝藏血、肺主纳气、通调水道功能失司，出现出血、哮喘等证候。肾阳不足，温煦气化功能下降，致水液代谢失调，表现为眩晕、呕吐、腹泻、水肿、排尿失常等。

现代医学疾病中，肾阴虚证多见于哮喘等呼吸道疾病；失眠、眩晕、抑郁症等神经系统疾病；尿频、慢性肾小球疾病、肾病等肾脏疾病；糖尿病、甲状腺功能亢进等内分泌代谢疾病；骨质疏松等骨骼系统疾病；颈动脉粥样硬化等心血管系统疾病；再生障碍性贫血等血液系统疾病；不孕不育、更年期综合征、精液不化、阳痿等妇科疾病、男科疾病等。此外，还见于性早熟、黄褐斑、激素依赖性皮炎、痤疮等疾病的报道。肾阳虚可见于冠心病、慢性心衰、肺纤维化、过敏性鼻炎、慢性乙肝、慢性肾衰、肾病综合征、泄泻、抑郁症等内科疾病；亦多见于糖尿病、甲状腺功能低下；骨质疏松、股骨头坏死、膝骨关节炎、神经型颈椎病、强直性脊柱炎；不孕不育、乳腺小叶增生、更年期综合征、前列腺增生、前列腺炎等其他系统疾病。

肾之阴阳为全身阴阳之本，调整肾阴肾阳，为总的治疗原则，即"治水治火，皆从肾气"（《类经附翼·求正录·真阴论》）。因此，张介宾在钱乙六味地黄丸、仲景金匮肾气丸的基础上，创立的左归丸，补益肾阴，作为"壮水之主，以制阳光"滋补肾阴的基础方；创立右归丸，温补肾阳，作为"益火之源，以消阴翳"滋补肾阳的基础方。并且，根据阴阳互根之原理，倡"阴中求阳，阳中求阴""此又阴阳相济之妙用"，对临床实践"从肾论治"调补阴阳具有重要指导意义和应用价值。

【现代研究】

1. 肾阴肾阳与下丘脑－垂体－肾上腺 肾阳虚可见垂体、甲状腺、肾上腺皮质、卵巢、睾丸等腺体在形态上的退行性病变，呈现下丘脑－垂体－肾上腺、性腺功能低下。动物药理实验表明，温肾药具有激素样作用，对肾上腺皮质有保护作用。肾阴虚可呈现垂体－肾上腺皮质、甲状腺功能亢进。滋阴清热药具有拮抗外源性激素反馈抑制的作用。

2. 肾阴肾阳与交感神经 肾阳虚多出现副交感神经偏亢，或神经系统呈抑制状态；肾阴虚多为交感神经偏亢，或神经呈兴奋状态，也有认为是间脑功能失调。

3. 肾阴肾阳与免疫功能 肾对机体免疫功能起着重要的调节作用。肾虚可出现T细胞比值、淋巴母细胞转化率和免疫球蛋白A（IgA）、免疫球蛋白G（IgG），白介素-2（IL-2），网状内皮系统吞噬功能低下；白介素-6（IL-6），血清补体含量增高。有报道，补肾阳药有促进抗体形成的作用；滋肾阴药可延长抗体存在时间。

4. 肾阴肾阳与肾功能 肾虚可出现肾功能障碍。温肾药可有效增加肾血流量，联合利水药，使肾小管回吸率降低，肾小球滤过率增加。滋肾药可使肾性高血压下降，促进肾脏代谢功能。

5. 肾阴肾阳与能量代谢 动物实验表明，肾阳虚型肝脾中核酸含量降低，肝细胞琥珀酸脱氢酶活性下降，肝糖原含量增加；血浆心房肽含量降低。肾阴虚型与此相反。临床研究发现，肾虚时体内自由基含量升高，超氧化物歧化酶活性下降，清除自由基能力下降。肾阳虚型慢性支气管炎患者血浆中柠檬酸含量和红细胞中三磷腺苷（ATP）含量下降；冠心病肾阴虚者甘油酸三脂、胆固醇增加，糖耐量减低。

6.肾阴肾阳与基因变异 糖尿病肾病肾虚证与血管紧张素转换酶（ACE）基因多态性相关。ACE基因第16内含子存在一个287碱基对（bp）的插入/缺失型（I/D）变异，表现DD、ID和Ⅱ共3种基因型。肾阳虚以DD型为主，肾阴虚以ID型为主。慢性再生障碍性贫血与人类白细胞抗原（HLA）基因多态性有关：HLA-A$_{30}$基因可能是肾阳虚患者易感标志基因；HLA-C$_1$基因可能是肾阴虚患者易感标志基因。

31 论　命门论

【理论内涵】

命门，其气与肾通，内寓水火，藏精舍神，为性命之本、元气之根、巩固之关。狭义的命门专指目、子宫、精室、命门穴等。

关于命门的部位，有形与无形，主火、共主水火、非水非火等的认识，历代医家众说纷纭，但有三点可得共识：其一，命门之火是主宰人体生命活动的根本动力；其二，命门的部位与功能与肾密切相关；其三，命门水火，判为元阴元阳即肾阴肾阳，对调节人体生长、发育、生殖、代谢等，具有重要调控作用。

【学术源流】

命门一词最早见于《灵枢·根结》："太阳根于至阴，结于命门。命门者目也。"《灵枢·卫气》进一步指出："足太阳之本在跟上五寸中，标在两络命门。"此命门指两目内眦夹于鼻根之处，即眉心，此为"上命门"。

《难经·三十六难》说："肾两者，非皆肾也，其左者为肾，右者为命门。"此为"下命门"的起源。《难经·三十九难》说："命门者，精神之所舍也；男子以藏精，女子以系胞。"最早提及命门功能与藏精舍神有关。命门，又为穴位之名，在脊骨十四椎下两肾中间的，见于《针灸甲乙经·卷之三》："命门，一名属累，在十四椎节下间，督脉气所发，伏而取之，刺入五分，灸三壮。"

明代，关于命门学说得以发展。命门的部位和功能也有多种诠释。赵献可认为，命门为"真君真主"，为人身之先天太极，为十二经之主宰，《医贯·内经十二官论》："愚谓人身别有一主，非心也……命门为十二经之主。"张介宾《景岳全书·传忠录·命门余义》从"命门为精血之海，脾胃为水谷之海，均为五脏六腑之本""命门有火候，即元阳之谓也，即生物之火也""命门有生气，即乾元不息之机也""命门有门户，为一身巩固之关也"等方面，系统论述了命门在生命活动中的重要作用。《医旨绪余·命门图说》强调："追越人两呼命门为精神之舍，元气之系，男子藏精，女子系胞者，岂漫语哉！是极归重于肾为言，谓肾间原气，人之生命，故不可不重也。"

【基本原理】

1.命门部位之辩

（1）命门在目 《灵枢·根结》说："太阳根于至阴，结于命门。命门者，目也。"言命门为眼目，《灵枢·卫气》进一步指出："足太阳之本在跟上五寸中，标在两络命门。"此命门指两目内眦夹于鼻根之处，即眉心，此为"上命门"。其依据为足太阳膀胱经根于眼部睛明穴。足太阳膀胱经与肾相表里，因此可知，命门与肾有一定相关性。隋·杨上善在《黄帝内经太素·经脉标本》："肾为命门，上通太阳于目，故目为命门。"非常清晰地阐明肾－命门－目的相关性。

（2）命门在右肾　《难经·三十六难》说："肾两者，非皆肾也，其左者为肾，右者为命门。"《难经·三十九难》："其左为肾，右为命门，命门者，诸精神之所舍也，男子以藏精，女子以系胞，其气与肾通，故言脏有六也。"此为"下命门"的起源。金·刘完素在《素问病机气宜保命集·病机论》描述："右肾属火，游行三焦，兴衰之道由于此。故七节之傍，中有小心，是言命门相火也。"又在《素问玄机原病式》中说："或言肾虚而下部冷者，非谓肾水虚也……以右肾火气虚，则为病寒也。"明·李梴《医学入门·命门赋》："命门下寄肾右，而丝系曲透膀胱之间，上为心包，隔膜横连脂漫之外，配左肾以藏真精，男女阴阳攸分，相君火以系元气，疾病生死是赖。"明·吴崐《黄帝内经素问校释》："此言七节，下部之第七节也，其旁乃两肾所系，左为肾，右为命门。命门者，相火也，相火代君行事，故曰小心。"皆认同右肾为命门。

（3）命门为命门穴　《铜人针灸经·卷四》说："命门一穴，一名属累。在第十四椎下节。俛而取之。督脉气所发。主头痛如破、身热如火、汗不出、瘈疭，里急、腰腹相引痛。针五分。"命门穴属于督脉，位于腰部，当后正中线上，第2腰椎棘突下凹陷中。从主治疾病分析，命门穴主调治督脉与肾。督脉循行，贯脊属肾，与太阳行于目内眦，与肾和膀胱脏腑经脉关系密切，可以认为，命门穴与肾相关。

（4）命门是两肾　明清医家，始论两肾总号为命门。明代虞抟《医学正传·医学或问》："夫两肾固为真元之根本，性命之所关，虽为水脏，而实有相火寓乎其中，像水中之龙火，因其动而发也。愚意当以两肾总号为命门……若独指乎右肾为相火，以为三焦之配，尚恐立言之未精也，未知识者以为何如？"明·张介宾《类经附翼·求正录》说："肾两者，坎外之偶也，命门一者，坎中之奇也，一以统两，两以包一，是命门总主乎两肾，而两肾皆属于命门。"

（5）命门在两肾之间　清·徐灵胎《医贯砭·十二官论》："两肾俱属水，左为阴水，右为阳水。以右为命门非也，命门在两肾中。"明代赵献可在《医贯·内经十二官论》指出："名曰命门，是为真君真主，乃一身之太极，无形可见。两肾之中，是安宅也。"清·林珮琴在《类证治裁·卷之首》说："肾两枚，附脊十四椎，下中间命门真阳，为生身根蒂。"皆认为命门在两肾之间。

（6）命门在脐下　命门在脐下论者，清·莫枚士《研经考》引《铜人针灸经》说："案《铜人》任脉有石门穴，一名精路，一名命门，一名丹田，在脐下两寸，三焦募也。"自《难经·六十六难》说："脐下肾间动气者，人之生命也。"《难经·三十六难》说："命门者……男子以藏精，女子以系胞，其气与肾通。"脐下为命门的说法也得到认可。如明·李时珍《本草纲目·初生脐带》："脐接丹田，是为气海，即命门也。"

总之，肾与命门在部位、功能等方面皆有相同之处，故历代医家皆有肾命门合一而论者。隋·杨上善《黄帝内经太素·卷第十·经脉标本》"肾为命门。"唐·孙思邈《备急千金要方·卷第二十八·五脏脉所属》"肾与命门，俱出尺部。"南宋《小儿卫生总微方论·卷一·禀受论》"故肾与命门一也。"元·滑寿《难经本义·三十六难》"三十九难亦言左为肾，右为命门，而又云其气与肾通，是肾之两者，其实则一尔。"明·张介宾《类经附翼·求正录·三焦包络命门辨》"是命门总乎两肾，而两肾皆属命门。"

2. 命门功能之论

（1）命门藏精舍神 《难经·三十九难》："命门者……其气与肾通。"把命门的功能笼统地包括在"肾气"概念之中，认为命门的功能与肾的功能有相同之处。

命门与生殖功能有关。《难经·三十九难》说："命门者，精神之所舍也；男子以藏精，女子以系胞。"说明命门是人体藏精舍神之处，男子以藏精气，女子以系子宫。清·陈修园《医学实在易》指出：命门"其在女者，可以手扪而得，俗名产门；其在男者，于泄精之时，自有关阑知觉，此北门锁钥之司，人之生命处也。"认为命门在妇女为子宫口即产门，在男为精关。

命门是胚胎形成的原动力。《医贯·序》说："夫人何以生？生于火也。三统之说，人生于寅，寅生火也。火，阳之体也。造化以阳为生之根，人生以火为生之门。""男女俱以火为先，男女俱有精。但男子阳中有阴，以火为主；女子阴中有阳，以精为主。谓阴精阳气则可。男女合，此二气交聚，然后成形。成形俱属后天矣。后天百骸俱备。若无一点先天火气，尽属死灰矣。"《医贯·内经十二官论》还引褚齐贤的观点以说明："人之初生受胎，始于任之兆，惟命门先具。有命门然后生心，心生血。"

（2）命门内寓真火 命门火是生命之根，是人体盛衰之本。明·赵献可在《医贯·内经十二官论》中说："余有一譬焉，譬之元宵之鳌山走马灯，拜者舞者飞者走者，无一不具，其中间唯是一火耳。火旺则动速，火微则动缓，火熄则寂然。而拜者、舞者、飞者、走者，躯壳未尝不存也……不动夫既曰立命门，火乃人身之至宝。"清·陈士铎在《石室秘录·十四论命门》中也认为："命门者，先天之火也。"清·郑钦安在《医理真传·坎卦》说："真阳二字，一名相火，一名命门火。"

命门火主持全身各脏腑组织器官的功能活动。命门火遍及全身脏腑经络、四肢百骸，无处不到，是激发、温煦、推动各脏腑组织器官活动的动力。《医贯·内经十二官论》说："命门为十二经之主。肾无此，则无以作强，而技巧不出矣；膀胱无此，则三焦之气不化，而水道不行矣；脾胃无此，则不能蒸腐水谷，而五味不出矣；肝胆无此，则将军无决断，而谋虑不出矣；大小肠无此，则变化不行，而二便闭矣；心无此，则神明昏，而万事不能应矣。此所谓主不明则十二官危也。"

（3）命门为水火之宅 张介宾则强调命门之中有阴阳水火二气，此阴阳可理解为元阴元阳。从而发挥对全身的滋养激发作用。《景岳全书·传忠录·命门余义》提出："命门为原气之根，为水火之宅，五脏之阴气，非此不能滋；五脏之阳气，非此不能发。""道产阴阳，原同一气，火为水之主，水即火之源，水火原不相离也……其在人身，是即元阴元阳，所谓先天之元气也。欲得先天，当思根柢，命门为受生之窍，为水火之宅，此即先天之北斗。"

（4）命门为元气之根 孙一奎则认为命门在两肾中间，非水非火，是存在着的一种元气发动之机，是一种生生不息造化之枢机。《医旨绪余·命门图说》指出："肾间动气者，人之生命，五脏六腑之本……命门乃两肾中间之动气，非水非火，乃造化之枢纽，阴阳之根蒂，即先天之太极。"强调命门为生命之动力。

（5）命门为巩固之关 张介宾《景岳全书·传忠录·命门余义》说："命门有门户，为一身巩固之关也……肾者，胃之关也。关门不利，故聚水而从其类也。又曰：北方黑色，入通于肾，开窍于二阴。是可见北门之主，总在乎肾，而肾之政令，则总在乎命门。盖命门为北辰之枢，司阴阳柄，阴阳和则出入有常，阴阳病则启闭无序。"肾与命门，原同一气。肾开窍于二阴，为排泄精液、尿液、糟粕之门户。肾中精气不足，或肾阴肾阳偏衰，则关门启闭无序，而有癃闭、滑泄、便秘、泄泻之病变。

【临床意义】

命门病机变化包括：命门火衰（肾阳虚衰）和命门水亏（肾阴虚损）。临床多表现为真阴真阳亏损。

现代医学疾病中，与命门功能失调相关的疾病涉及生殖泌尿系统疾病如不孕不育、阳痿、慢性前列腺炎、遗尿等；神经内分泌免疫系统疾病如桥本甲状腺炎、老年性痴呆、顽固性失眠等；骨骼系统如原发性骨质疏松、腰椎间盘突出症、关节炎等；消化系统如非特异性溃疡性结肠炎、慢性萎缩性胃炎、泄泻等；其他还有包括肿瘤、脊髓损伤康复期便秘、更年期综合征、肾炎水肿、湿疹、输液发热等；骨科。

由于命门蕴藏人体的真水与真火，真水与真火常不足而少有余，即使有余也是相对的，因此治疗多以温补为主。临床以六味丸、左归丸和八味丸、右归丸为基本方。

【现代研究】

关于命门的现代研究大多是基于对肾阴肾阳的研究以及理论上关联性的探讨阶段。

1. 命门与内分泌系统 有学者认为，命门的脏器实质是肾上腺（含肾上腺皮质和髓质），对维持和调节人体内分泌和代谢起到重要作用。也有学者认为命门并不是一个脏器，而是一个系统：以下丘脑为中枢，通过垂体、肾上腺皮质、甲状腺和性腺作用于全身。命门火衰患者尿 17- 羟 - 皮质类固醇显著降低。命门水亏患者胰岛素功能相对或绝对不足。

2. 命门与自主神经功能 阴虚患者诸多证候反映了大脑皮层抑制过程减弱，通过条件反射、肾上腺素试验、血管容积试验、冷压试验等测定，证实这些患者交感神经系统功能偏亢，尿儿茶酚胺水平高于正常值，交感 - 肾上腺髓质系统功能增强。

3. 命门与能量代谢 根据环核苷酸的生理效应，环腺苷酸（cAMP）能促进脂肪分解，糖原分解，心肌收缩，溶酶体酶减少，组胺减少；环磷酸鸟苷（cGMP）则能促进脂肪合成，糖原合成，心肌舒张，溶酶体酶增多，组胺增多。有学者提出命门的物质基础就是环核苷酸，认为环核苷酸作为细胞的第二信使，是一对功能对立而又统一的物质，与命门包含真阴真阳学说一致；环核苷酸分布全身细胞内，与命门通达脏腑经络相似。

32 论　传化之腑论

【理论内涵】

传化之腑，是指胃、大肠、小肠、三焦、膀胱。此五者"泻而不藏"，具有受纳腐熟、传导变化水谷，排泄糟粕的功能，故称传化之腑。腑，古称府，有府库之意，意即与饮食物的消化、吸收、排泄及水液代谢密切相关。

【学术源流】

出自《素问·五脏别论》："夫胃、大肠、小肠、三焦、膀胱，此五者天气之所生也，其气象天，故泻而不藏。此受五脏浊气，名曰传化之腑，此不能久留，输泻者也。"明确指出，传化之腑的功能是受纳、运化水谷，传导糟粕，为传化之腑的概念形成、生理功能、生理特点的认识奠定了理论基础。

《难经·四十四难》提出七冲门，即整个传化之腑的关键要隘："七冲门何在？唇为飞门，齿为户门，会厌为吸门，胃为贲门，太仓下口为幽门，大肠小肠会为阑门，下极为魄门，故曰七冲门也。"从"七冲门"理论可以看出，中医不仅对传化之腑进行过比较详尽的解剖观察，而且对其生理功能也进行了较为准确地概括。近年来中西医结合治疗急腹症，运用"以通为用，以降为顺"的理论，采用清热解毒，通腑泄热等方法进行保守治疗，取得明显疗效，使很多患者避免了手术痛苦及后遗症的发生。

【基本原理】

传化之腑多为中空有腔的脏器，其共同的生理功能是受盛、传化饮食水谷，具有实而不满、泻而不藏、以降为顺、以通为用的特点。

1. 腑气象天，泻而不藏　传化之腑的功能是传导水谷，特点是"泻而不藏"。不藏，是指水谷不得久藏。传化之腑相互连接，每一个腑都必须保持"泻而不藏"的特性，及时排空其内容物，保持通畅下降，从而维持水谷的受纳腐熟、传导变化，并排泄糟粕的功能。任何一个腑出现病变，都会连累到其他腑，进而影响水谷的收纳、消化、吸收和排泄。若传化之腑传化功能失常，精微难以化生，糟粕及五脏代谢之浊气不能及时排泄，则会影响五脏藏精的功能。

传化之腑以泻为主，传导变化水谷，但泻中有藏，即在传泻过程中有短暂的储藏停留，例如，膀胱贮藏尿液，水谷在胃、小肠停留一定时间以利于消化吸收精微，食物残渣在大肠的短暂停留以形成粪便等。

2. 虚实更替，不能久留　传化之腑"实而不能满"相对于五脏的"满而不能实"而言有其特殊性的一面，即必须有虚与实的节律性交替变化，如《素问·五脏别论》说："所以然者，水谷入口，则胃实而肠虚；食下，则肠实而胃虚。"古人发现胃肠的自动节律性收缩蠕动，对维持其正常生理功能的特殊意义。为保持传导水谷的通畅下降，传化之腑应处于一种"虚实"状态，如"胃实而肠虚""肠实而胃虚"，这种"实"是暂时的、局部的，消化道不能同时充满，需要按时排空，为摄入受纳水谷提供前提条件。在病理状态下，传化之腑通而失约，或约而不通，失于虚实交替调和的节律变化，则导致饮食物停滞、梗阻等病证。

3. 受脏浊气，通畅下降　据《素问·五脏别论》，传化之腑的功能与"受五脏浊气"有关。所谓"浊气"含义有二：其一，指精微之气，如《素问·经脉别论》"食气入胃，浊气归心，肺气流经。"浊气即食物所化生的水谷精微之气，上注心肺，化生气血。其二，指代谢产物，即传化之腑，接受五脏代谢产物，传导、排出体外。

传化之腑在功能上主要以传导食物、水液和排泄糟粕为主，以通为用，以降为顺。饮食入胃，经过胃的腐熟、消化，下传于小肠，经小肠进一步分清泌浊，其清者即精微物质部分，通过脾脏的转输营养全身；其浊者为糟粕，即食物残渣，下达于大肠，经大肠的传导化燥，由肛门排泄；代谢后的废液，经过下焦渗入膀胱，经膀胱气化而成尿液，排出体外。整个消化过程还有赖于胆汁进入小肠，以助饮食的消化。三焦是津液流通的通道，津液经三焦而分布全身，发挥其滋润和濡养的作用。所以，传化之腑必须通降正常，才能发挥正常的生理功能。如果传化之腑通降失常，必将导致多种疾病的产生。

【临床意义】

1. 饮食受纳、腐熟、传导、排泄失常　胃的受纳功能失常，可见胃纳不佳，饮食无味，甚或不思饮食等。胃的腐熟功能失常，一般分为两种情况：一为腐熟功能太过，如胃火亢盛，表现为吞酸嘈杂、消谷善饥等；二为胃的腐熟功能减退，可见胃脘部胀满疼痛，食欲不振，甚或饮食停滞等。胃失和降，影响了胃的受纳腐熟，可见脘腹胀满或疼痛、口臭、大便秘结等症；胃气上逆，则可见恶心、呕吐、呃逆、嗳气等症。在治疗胃病时，要注意保护胃阴，即使必用苦寒泻下之剂，也应中病即止，以祛除实热燥结为度，不可妄施苦寒以免化燥伤阴。

小肠受盛功能失常，则可见腹部胀闷疼痛；化物功能失常，可致消化、吸收障碍，出现消化不良，腹泻便溏，甚或完谷不化等。小肠泌别清浊功能失调，清浊不分，水液归于糟粕，导致水谷混杂，则出现便溏泄泻等。

大肠传导失常，主要表现为大便质和量的变化和排便次数的改变。若大肠液亏，肠道失润，则大便干结难下；若湿热蕴结于大肠，大肠气滞，则可见腹痛、里急后重、下痢脓血等。若大肠虚寒，无力吸收水分，则水谷杂下，出现肠鸣、腹痛、泄泻等；大肠实热，消烁水分，又会出现大便秘结不通之症。大肠通降失常，腑气不通，则可见腹胀、腹痛、便秘等；若传导失度，也可见腹泻，甚至下利清谷等。

2. 水液传导、排泄失常　"小肠主液"，大量水液在小肠吸收，废液则由小肠"泌浊"，向下渗入膀胱；"大肠主津"，吸收部分水液，糟粕化燥形成粪便，排出体外。如小肠分清别浊功能失常，则表现为小便短少，大便泄泻。因此，常用"利小便即所以实大便"的方法治疗。

津液的代谢产物，形成尿液，由膀胱贮藏，并及时排出。膀胱开合失常，气化不利，则排尿不畅，甚或癃闭；失于约束，可见小便频数、量多、遗尿甚或失禁。

三焦气化功能失常，水道不畅，必然会引起津液代谢失常，出现尿少、痰饮、水肿等病机变化。

【现代研究】

1. 通里攻下法治疗急性胰腺炎

动物实验研究：急性出血坏死性胰腺炎时外周血和门静脉血内毒素水平显著升高；肝、胰、肠系膜淋巴结组织细菌移位率显著升高；盲肠需氧菌总量和革兰阴性杆菌量显著升高；肠推进功能降低。应用通里攻下法代表方剂茵陈蒿合承气汤能显著改善上述指标。

分子机制研究：凋亡调控蛋白 Caspase-3、8、9 参与胰腺腺泡细胞凋亡的调节并同 AP 的严重程度相关；SAP 时中性粒细胞（polymer-phhonuclear leukocyte，PMN）凋亡存在延迟是疾病重症化的重要原因，细胞色素 C 介导的线粒体凋亡通路参与 PMN 凋亡异常的调节；SAP 时 p 巨噬细胞（macrophage，MΦ）吞噬凋亡 PMN 能力下降的分子机制，即 mCD14、sCD14、ICAM-3 的表达异常。攻里通下法代表方剂茵陈承气汤及其有效成分大黄素通过多条途径、多靶点、多层面对以上疾病环节发挥影响与治疗作用。

2. 大承气汤治疗胃肠运动障碍疾病的临床和基础研究

临床研究：用大承气汤治疗腹部手术后胃肠运动功能障碍，多器官功能障碍综合征（MODS）、习惯性便秘、糖尿病胃肠运动障碍等患者，发现服用大承气汤可通过减少血中炎性介质、细胞因子和增加血清胃动素、胃泌素，改善患者胃电节律紊乱，增加胃电幅度，增加胃肠移动运动复合波（MMC）Ⅲ期的频率和幅度，减少逆蠕动，缩短口－盲传输时间等方式，治疗胃肠运动障碍性疾病。

动物实验研究：以细菌性腹膜炎 MODS 所致胃肠运动障碍 Wistar 大鼠为对象，观察到大承气汤可使胃肠通过指数增加，小肠周径变小；在体胃肠肌电频率和幅度明显增加；离体胃肠肌条组织收缩功能明显增强。胃肠平滑肌细胞内 IP3 增加，钙离子浓度增加，血清 NO 浓度下降，细胞长度变短、增粗，收缩能力显著增强。

药物研究：大承气汤可减轻胃肠起搏细胞 –Cajal 间质细胞（ICC）细胞器和细胞核损伤，改善 ICC 功能。大承气汤的有效成分大黄素和番泻苷可增加胃肠平滑肌细胞内游离钙浓度，促进 G 蛋白偶联的钙敏感性调节，增加平滑肌细胞收缩能力。大黄素可通过增加 ICC 细胞内 Ca^{2+} 浓度，促进钙震荡，加强胃肠运动。大承气汤还可通过修复 MODS 胃肠运动功能障碍时的神经 –ICC– 平滑肌网络的损伤，促进胃肠运动功能恢复。

33 论　三焦论

【理论内涵】

三焦，是上、中、下三焦的合称。关于"焦"字的含义，历代医家认识不一。例如，"焦"当作"膲"，六腑之一，为有形之腑；"焦"从火，为无形之气，主司腐熟水谷之变化；"焦"当作"樵"，樵，槌也，节也，谓人体上、中、下三节段或三个区域。

三焦为"决渎之官"，是指三焦为水液运行之通路，具有疏通水道、运行水液的作用。

【学术源流】

出自《素问·灵兰秘典论》："三焦者，决渎之官，水道出焉。"王冰注："引导阴阳，开通闭塞，故官司决渎，水道出焉。"意为三焦为司管行水的器官，是人体水液代谢的主要通道。在《黄帝内经》其他篇中亦有论述。如《灵枢·本输》："三焦者，中渎之府也，水道出焉，属膀胱，是孤之府也。"

《难经》发展了《黄帝内经》对三焦的论述，首次明确提出三焦与原气（元气）的关系。见于《难经·六十六难》："三焦者，原气之别使也，主通行三气，经历五脏六腑。原者，三焦之尊号也，故所止辄为原。五脏六腑之有病者，皆取其原也。"《难经》以三焦为水谷运行、元气终始之通路，并明确界定三焦之部位与功能，如《难经·三十一难》："三焦者，水谷之道路，气之所终始也。上焦在心下，下膈在胃上口，主纳而不出……中焦者在胃中脘，不上不下，主腐熟水谷……下焦者，当膀胱上口，主分别清浊，主出而不纳。"

但是，《难经》提出三焦"有名而无形"，留下千古争议之问难。见于《难经·三十八难》："所以腑有六者，谓三焦也，有原气之别焉，主持诸气，有名而无形，其经属手少阳，此外腑也，故言腑有六焉。"《难经·二十五难》："心主与三焦为表里，俱有名而无形。"

其后，历代医家对三焦形质探索逐渐深入，如徐遁、陈无择的"脂膜三焦说"，虞天成、张景岳的"腔子三焦说"，罗东逸、沈金鳌的"胃部三焦说"，杨玄操、王好古的"三段三焦说"，杨上善的"手足三焦说"，唐宗海的"网膜三焦说"等。

近现代，更有三焦与淋巴系统、三焦与微循环、三焦与通透膜、三焦与神经、三焦与胰腺、三焦为内脏总称、三焦与胸腹腔内间隙、三焦与体腔及组织间隙等关系的探讨，见仁见智。众多论述中，虽对三焦形质意见不同，但对三焦生理功能、三焦气化理论方面却能大体一致。

《黄帝内经》中有关三焦病证论述殊多，关乎诸多脏腑表里内外上下各部，涉及呼吸运动、血液循行、消化吸收、水液代谢、神志活动等多系统病证。华佗《中藏经》从虚实寒热四方面对三焦病证进行论述。李时珍在接受张元素《脏腑虚实标本用药式》和罗天益《卫生宝鉴》关于三焦辨证用药经验基础上，对三焦病证以本病标病为纲，以寒热立目进行讨论。温病学家吴鞠通倡导三焦辨证，创立外感热病以三焦辨证为纲，卫气营血为纬，形成系统完整的三焦辨证体系。现代，三焦辨证治法更有新的扩展。

【基本原理】

1. 部位三焦论 《黄帝内经》首次描述"三焦"一词，是指对人体上、中、下部位的划分，如《灵枢·营卫生会》"上焦如雾，中焦如沤，下焦如渎"之论。对于三焦具体部位，《灵枢·营卫生会》说："上焦出于胃上口，并咽以上，贯膈而布胸中。""中焦亦并胃中，出上焦之后。""下焦者，别回肠，注入膀胱，而渗入焉。"为《难经》的部位三焦奠定基础。《医学正传》说："三焦者，指腔子而言，包涵乎肠胃之总司也。胸中肓膜之上曰上焦；肓膜之下，脐之上曰中焦；脐之下曰下焦；总名曰三焦。"即上焦包括横膈以上的部位，胸、心、肺、头、颈；中焦包括了膈以下，脐以上的部位，脾、胃、肝、胆等；下焦包括了脐以下的部位，有肾、膀胱、肠、胞宫，二阴等脏腑组织。

部位三焦的生理功能："上焦主纳""上焦如雾"。纳，主要是指呼吸和食物养料的摄取过程，"如雾"是指心、肺输布气血而营养全身，如雾露之溉。"上焦主化""中焦如沤"。化，主要是指水谷精微的消化、吸收过程。"如沤"形象地比喻水谷的消化腐熟，如以水浸物之发酵。"下焦主出""下焦如渎"。出，主要是指糟粕和废液的排泄过程，"如渎"，渎，即沟渠、水道；形容肾、膀胱、大肠具有排泄体内废物的作用。

2. 气化三焦论 "三焦气化"，是指三焦之气在人体内的流注、宣发、输布和转化，是一个涉及上、中、下三焦及肺、脾、肾多脏的复杂过程。张锡纯提出，人生之气化以三焦部位为总纲，"人之一身，皆气之所撑悬也。此气在下焦为元气，在中焦为中气，在上焦为大气"（《医学衷中参西录·医方》）。三焦气化是诸气化生之本，化生宗气，与肺关系密切；化生营卫之气，与脾胃关系密切；化生元气，与肾的关系密切。五脏通过三焦气化紧密联系，三焦气化为气化生的关键。

（1）上焦气化，生成宗气 《灵枢·邪客》说："故宗气积于胸中，出于喉咙，以贯心脉，而行呼吸焉。"上焦是宗气化生和聚积之处。肺为清虚之脏，吸清呼浊，吸入自然界的清气，与脾转输而来的水谷精气相合，生成宗气。故《类经·藏象》有"肺主气，气调则营卫脏腑无所不治"之说。宗气上出喉咙，而行呼吸；下贯心脉，以行气血，是呼吸运动和血液循环的中心环节。

（2）中焦气化，生成营卫之气 《灵枢·营卫生会》云："人受气于谷，谷入于胃，以传于肺，五脏六腑，皆以受气。其清者为营，浊者为卫。营在脉中，卫在脉外，营周不休，五十而复大会。"营卫之气是由水谷精微所化生，与脾胃生理功能的关系最为密切。脾主运化，胃司受纳，脾胃相合，接受容纳饮食，腐熟运化水谷，化生水谷精微，是人体营卫之气的主要来源。营行脉中，具有化生血液、营养全身的功能；卫行脉外，具有抵御外邪、温养机体、调节汗孔开合之功能。

肺主气、司呼吸的功能依靠着脾气的资助，肾中所藏的先天之精也要依靠后天水谷之精不断培育，脾胃功能活动在气的生成中至为重要，故称脾胃为生气之源。脾胃功能正常，则气的生成正常。《灵枢·五味》指出："故谷不入，半日则气衰，一日则气少矣。"《明医杂著·枳术丸论》亦说："胃司受纳，脾司运化，一纳一运，生化精气，津液上升，糟粕下降，斯无病矣。"气是维持生命活动的基本物质，气的不足，导致脏腑功能减退，即会变生它病。若脾胃受纳腐熟水谷及运化转输精微的功能失常，则水谷之气来源匮乏，就会影响气的生成，引起气虚。

（3）下焦气化，生成元气 《景岳全书·传忠录》说："命门为元气之根，故元气根于肾，依赖于肾中精气所化生。"肾藏精，为封藏之本，包括先天之精和后天之精。先天之精禀受于父母，与生俱来，为生命的基础；后天之精化源于脾胃，后天所生，灌溉五脏六腑。元气为生命活动的原动力，根于脐下肾间，由肾中先天之精所化，始得生生不息，故肾为生气之根。《医宗金鉴·删补名医方论》说："先身而生，谓之先天；后身而生，谓之后天。先天之气在肾，是父母之所赋；后天之气在脾，是水谷之所化……天人合德，二气互用。故后天之气得先天之气，则生生而不息；先天之气得后天之气，始化化而不穷也。"元气盛衰，并非完全取决于先天禀赋，与后天脾胃运化水谷精微的强弱有关。

3. 水道三焦论 《素问·灵兰秘典论》说："三焦者，决渎之官，水道出焉。"明确说明三焦水道在人体水液代谢中的作用。"决渎"二字在《说文解字》解释为："决，行流也；渎，沟也。"张介宾《类经·藏象类》对"决渎之官"注释："决，通也；渎，水道也。"人体水液代谢是一个复杂的过程，是多个脏腑的一系列生理功能的综合作用。人体水液的升降出入，周身环流，则必须借三焦为通道才能实现。

三焦水道通利，则水液运行通畅；三焦功能障碍，水道不畅，则水液运行受阻，浊液不能外排，致水停肿满，产生痰饮、水肿等病变。正如《类经·藏象类》所说："上焦不治，则水泛高原；中焦不治，则水留中脘；下焦不治，则水乱二便。"三焦是水液运行之通道，其正常与否对水液代谢有着重要的影响。

【临床意义】

1. 三焦寒热辨证 金元·张元素以虚实寒热分论上焦、中焦、下焦出现不同的症状，并分别配以方药对应治疗，其开创的三焦热、三焦寒、气分、血分寒热的辨证用药方法，对王好古、罗天益的影响尤大。罗天益在张元素脏腑辨证的启发下，详于三焦辨证，认为五脏六腑皆可概括于三焦之中，在临证时着重于三焦气机变化的分析。所著《卫生宝鉴》"邪热门""除寒门"体现了三焦寒热辨证的思想，区别上焦、中焦、下焦论治；以三焦辨治热病则重视凉血、滋阴。《卫生宝鉴·泻热门》借用三才封髓丹，提出"益肾水、滋阴养血、润补下燥"的治疗原则，实开生津、养阴、凉血之先河。

2. 温病三焦辨证 清·吴鞠通取法于河间，提出温病辨证必究脏腑病位，在继承《黄帝内经》按五脏辨治热病的基础上，著《温病条辨》，辨治温病必以三焦为纲，以三焦作为证治体系和主线来辨析温病的病位、病性、病势，确立治则治法和相应方药。吴鞠通以三焦辨病变的部位和脏腑，即在上焦属心肺，在中焦属脾胃，在下焦属肝肾；以三焦辨证候性质，在上焦为表热证或表湿热证，在中焦为里热证，里实证或里湿证，在下焦为里虚证；并主张"治上焦如羽，非轻不举""治中焦如衡，非平不安""治下焦如权，非重不沉"的著名治则。

3. 三焦水道失常病证　临床上，与三焦有关的水液代谢失常疾病，可见风湿病、干燥综合征等免疫系统疾病；慢性心衰、冠心病、原发性高血压等循环系统疾病；支气管哮喘等呼吸系统疾病；胃溃疡、肝硬化腹水等消化系统疾病；慢性肾炎、癃闭等泌尿系统疾病；妊娠水肿、带下病、妊娠小便不通等妇科疾病；肥胖、糖尿病、高脂血症等代谢性疾病；以及急、慢性鼻窦炎等其他疾病。

【现代研究】

1. 三焦是水液交换及微循环的场所　从现代医学可知，人体内水液输布交换的场所有：①水液通过胃肠道、肺、肾和皮肤与外界交换。②血浆和组织液的交换。③细胞外液与细胞内液的交换。第一种水液交换场所在中医理论中有较多论述。如"胃为水谷之海""脾主运化水湿""肺主行水，为水上之源""肾为水脏，主泄液"等。而从三焦的部位和功能来看，则尤其相当于血浆和组织液的交换场所。血浆和组织液的交换是在毛细血管处进行的，毛细血管连于微动脉和微静脉之间，呈网状，遍布全身，形成微循环结构。其主要功能就是实现血液与组织细胞间水液和其他物质交换，运送营养和排出废物。现代医学认为细胞生存的内环境，其空间结构、含氧量、pH、温度与渗透压等改变可影响水盐代谢，如慢性肾小球炎引起肾小球毛细血管内皮细胞反应性增生造成口径狭窄，则肾小球毛细血管血流量减少，内压降低而致肾小球滤过率也减少，从而形成少尿和水肿。而慢性肾功能不全患者，由于肾单位不断遭受破坏，健存肾单位代偿性地肥大。这种代偿性的肥大使肾组织生存所必须的空间范围狭窄，压迫健存组织和血管，加重缺血缺氧，增加氧自由基等损伤性因子的产生。可见，三焦乃一通道也，其正常与否对水盐代谢有重要影响。从细胞分子的角度来看，细胞内外空间结构和各种理化因素的改变，使细胞功能障碍，可释放出大量的细胞因子，如白介素 IL-1、IL-2、IL-3、肿瘤坏死因子（TNF）、干扰素（IFN）、生长因子、趋化因子等既可损伤心脏细胞，造成细胞内各种细胞器和细胞膜分子间空间结构改变，加重血液循环障碍，又可损伤肝肾。可见，细胞的功能与细胞间的结构密切相关。这与中医学所说的三焦的功能是气机运动的空间和通道的认识是一致的。

2. 三焦具有血液循环系统的功能　有学者认为，三焦的生理功能与血液的循环代谢有关，指出：由右心室射出的静脉血注入肺动脉，经肺动脉的各级分支到达肺泡周围毛细血管网，在此进行气体交换，碳氧血红蛋白释放出二氧化碳，通过肺脏排出体外，而吸入体内的氧和血红蛋白结合，以氧合血红蛋白的形式通过血液循环被输送到全身的组织和细胞，以满足机体对氧的需要。正是传统意义上的"上焦如雾""中焦如沤"和"下焦如渎"。

3. 三焦类似神经传导功能　以现代解剖学为基础，对应于文献对三焦部位与功能的论述，提出三焦实体可能是自主神经中几个较大的神经丛甚或包括其周围相连的显而易见的神经结构的设想。现代生理学告诉我们，人体的循环、呼吸、消化吸收功能，盆腔脏器的生理功能等，无不受内脏神经所支配；三焦主持的诸气，正是通过自主神经的支配调整而实现的。三焦具有一定的神经传导功能，在临床上三焦的功能失调则会引起痛证及与神经传导障碍相关的疾病。

4. 三焦与免疫相关功能　有的学者提出膜原位于胃上口，乃三焦之门户，即在形态解剖学上的胸隔膜，其具有网状屏蔽系统的滤过性功能，具有抵御外邪侵袭，排污，祛除外邪的效应。相当于人体肌肉系统中的筋膜与腱膜，消化系统中的肠系膜、腹膜，呼吸系统中的纵隔胸膜、脏胸膜、壁胸膜等其类似于结缔组织，功能上近似于淋巴系统和网状内皮系统，是人体内的免疫防御系统。三焦流注的血气中介转输站之一即是膜原，它的功能态是元真之气，是三焦气化升降、出入、开阖、转输的通道，也是痰湿、水、火、秽浊的排污管道系统。

34 论　脑为元神之府论

【理论内涵】

脑具有主宰生命活动、主意识思维和感觉运动的生理功能。元神，即先天之神，为父母两精相搏，随形具而生之神。脑藏元神，为之提供物质基础，故"脑为元神之府"（《本草纲目·辛夷》）。

脑，位于颅腔之内，为髓的汇聚之处，又称"脑为髓之海"（《灵枢·海论》）。

【学术源流】

《黄帝内经》关于脑的论述有34处。《素问·五脏别论》始称脑为奇恒之府，主"藏于阴而象于地，故藏而不泻"。脑的物质基础是精、髓、津液。如《灵枢·经脉》认为："人始生，先成精，精成而脑髓生。"《灵枢·五癃津液别》认为："五谷之津液和合而为膏者，内渗入于骨空，补益脑髓。"所谓"膏者"，即精髓样物质。脑是髓的汇聚之处。如《素问·五脏生成》论及："诸髓者，皆属于脑。"《灵枢·海论》："脑为髓之海。"因此，"髓海不足，则脑转耳鸣，胫酸眩冒，目无所见，懈怠安卧。"出现视觉、听觉、平衡觉以及运动等的异常。脑对生命的重要性，《素问·刺禁论》说："刺头，中脑户，入脑立死。"脑是生命活动的主宰。

中医学关于元神的记述，较早见于东汉·卫汛《颅囟经·原序》："一月为胚，精血凝也；二月为胎，形兆分也；三月阳神为三魂，动以生也；四月阴灵为七魄，静镇形也；五月五行分脏，安神也；六月六律定腑，滋灵也；七月精开窍通，光明也；八月元神俱降，真灵也；九月宫室罗布，以生人也；十月气足，万物成也。"可见，在胚胎阶段，以精血为物质基础，随着脏腑、形体、官窍的发育成熟，元神已经形成。

"脑为元神之府"，出自李时珍《本草纲目》。中医学认为，五脏皆能藏神，都与神的活动有关。《素问·宣明五气》："五脏所藏：心藏神，肺藏魄，肝藏魂，脾藏意，肾藏志，是谓五脏所藏。"故后世将五脏藏神称为"五神脏"。李时珍首次倡言脑能藏神，而且将其冠以"元"字，道出了脑藏之神与脏藏之神的显著不同，其意深之，其用大之。此可从所冠之"元"字之意得之：其一，元神，是与生俱来之神；其二，元神，是诸脏所藏之神的本原，非五脏所藏之神可以与之相比；其三，元神，诸神之统领和主宰。如道家《黄庭内景经·至道章》："神在头曰泥丸宫，总众神也。"

后世，中医学对脑的认识更加深入。如王清任《医林改错》说："两耳通于脑，所听之声归于脑；两目系如线长于脑，所见之物归于脑；鼻通于脑，所闻香臭归于脑……小儿周岁脑渐生，舌能言一二字。"张锡纯《医学衷中参西录·人身神明诠》则将神分为"元神"和"识神"："脑中为元神，心中为识神。元神者，藏于脑，无思无虑，自然虚灵也；识神者，发于心，有思有虑，灵而不虚也。"人的思维、意识是精神活动的高级形式，以先天之元神为基础，结合后天之识神，在"元神之府"脑和"神明之心"的共同调控下，对外界客观事物进行分析、谋虑、记忆，形成情志、思维、意识等精神活动。

【基本原理】

1. 脑之元神，立命之原　道家称脑为"泥丸宫"。《素问·遗篇·本病论》说："神游上丹田，在太乙帝君泥丸宫下。"张介宾注曰："人之脑为髓海，是谓上丹田，太乙帝君所居。"何谓"太乙帝君"？《中国医学大词典》训释曰："太乙帝君，为脑髓也。脑为人体之所最尊，犹神明中之太乙帝君。"《素问·本病论》说："一切邪犯者，皆是神失守位故也，此谓得守者生，失守者死，得神者生，失神者亡。"阐述脑在生命活动中至高至尊的地位。元神对于生命活动极其重要，元神存则生命立，元神败则生命息。

明·赵献可《医贯·血症论》："此天地之正气，而人得以生者，是立命之门，谓之元神。"脑为元神之府，故明·张介宾《景岳全书·阴阳篇》说："故凡欲保生重命者，尤当爱惜阳气，此即以生以化之元神，不可忽也。"

2. 脑之元神，总统诸神　脑之元神者，诸神之统领。诸神，即指魂、魄、意、志、思、虑、智，由五脏之精气所化生，又分属五脏，肝藏魂，肺藏魄，脾藏意，肾藏志。《医宗金鉴》说："脑为元神之府，以统全身。"《云笈七鉴·元气论》也说："脑实则神全，神全则气全，气全则形全，形全则百关调于内，八邪消于外。"人之言、动、视、听、嗅、痛、痒、触觉等，皆归于脑之元神统司。故《医述》引《会心录》云："盖脑为神脏，谓之泥丸宫，而精髓藏焉……脑髓伤，则神智失守。"神识不清、偏瘫、失语、感觉障碍等，均为脑的病变所引起。

3. 脑之元神，五脏相关

（1）心脑相通　《医学衷中参西录·痫痉癫狂门》说："心脑息息相通，其神明自湛然长醒。"心有血肉之心和神明之心，《医学入门·脏腑》"神明之心……主宰万事万物，虚灵不昧。"心为神明之主，脑为元神之府；心主血，上供于脑，血足则脑髓充盈。故心与脑相通，临床上可心脑同治。

（2）脑肺相系　肺主一身之气，朝百脉，助心行血。肺之功能正常，则气血充足，髓海有余。故脑与肺关系密切，肺病可及脑，脑病亦可及肺，临床上可以根据具体病证论治。

（3）脑脾相关　《灵枢·平人绝谷》说："神者，水谷之精气也。"脾为后天之本，气血生化之源，主升清。脾主运化水谷精微，神即是水谷精微所化，故脾胃健旺，运化五谷正常，化源充足，五脏安和，九窍通利，则清阳出上窍而上达于脑。脾胃虚衰，则九窍不通，清阳之气不能上达于脑，而脑失所养。所以，从脾胃入手益气升阳是治疗脑病的主要方法之一。李东垣倡"脾胃虚则九窍不通论"，开升发脾胃清阳之气以治脑病的先河。

（4）肝脑相维　肝主疏泄，调畅气机，又主藏血。若气机条畅，气血和调，则脑清神聪。若疏泄失常，或情志失调，或清窍闭塞，或血溢于脑，即"血之与气并走于上而为厥"；若肝失藏血，脑失所养，或视物为两，或变生他疾。

（5）脑肾相济　脑为髓海，肾藏精，精生髓，髓充脑。《医碥·卷四》说："在下为肾，在上为脑，虚则皆虚。"故肾精充盛则脑髓充盈，肾精亏虚则髓海不足而变生诸症。所以，补肾填精益髓是治疗脑病的重要方法。

【临床意义】

脑之元神失常的病症在《黄帝内经》中以虚实为纲辨之，《灵枢·海论》将其谓之"髓海有余"和"髓海不足"两类。目前临证中多循此思路，以脏腑虚实辨治。

1. 脑之元神不足证 脑之元神不足之证，多见眩晕、健忘、失眠、神怯、耳鸣、耳聋、视物昏花、精神不振、抑郁不舒，以及诸如脑萎缩、痴呆等病症。此即《灵枢·口问》之"上气不足，头为之苦倾，耳为之苦鸣，目为之眩。"

脑病虚证常见证候有肾精亏虚证，可用三才封髓丹、左归丸、河车大造丸治之；肝肾阴虚者，用六味地黄丸、杞菊地黄丸、大补阴丸、一贯煎之类加减；有心脾两虚证，可选归脾丸、天王补心丹加减化裁；有心肾不交证，可用天王补心丹合朱砂安神丸或磁朱丸加味；有心胆气虚证，可选安神定志丸或酸枣仁汤增减。

2. 邪犯元神脑窍证 邪犯元神脑窍证，多见狂乱、烦躁、头晕、头痛、目眩、易怒、手足震颤、抽搐、瘈疭、谵语、昏迷、半身不遂、癫痫等。

脑病实证常见证候有痰迷脑窍证，可用礞石滚痰丸治之；痰火上扰脑窍证，可用生铁落饮或泻心汤治之；瘀阻脑窍证，可用通窍活血汤、复元活血汤、血府逐瘀汤化裁治之；热毒犯脑证，可用安宫牛黄丸、黄连解毒汤、清开灵治之；痰热腑实证，可用宣白承气汤、大承气汤加减治疗；风痰上阻脑络证，用解语丹、定痫丸治之。

【现代研究】

1. 脑科学计划 大脑是人体最复杂的器官。破译大脑运转密码、揭开生命之谜，是令无数科学家殚精竭虑的艰难课题。2013 年，美欧先后公布了具有战略意义的人脑科学研究计划（简称"脑计划"），以探索人类大脑工作机制、绘制脑活动全图、针对目前无法治愈的大脑疾病开发新疗法。

十多年来，国家"973"计划围绕脑结构和脑功能的可塑性、重要神经精神疾病发病机制、认知科学等方向部署了一批重大项目，取得一批创新成果，在国际上的影响逐步提升。大多数我国脑科学专家认为中国"脑计划"应侧重社会需求，以"脑健康"为计划的主题。主要的研究应聚焦在脑工作原理和与脑重大疾病相关的前沿领域上。将在多学科交叉的基础上，以微观、介观和宏观尺度研究动态脑网络工作问题，尤其重视幼年神经发育疾病、中年精神类疾病和老年神经退行性病变（如老年痴呆症）的机理研究和研发早期诊断及早期干预的手段。

中医学对脑的认识独具特色，现代关于脑的相关疾病研究取得诸多成果。例如，中医药综合疗法及其治疗方案对缺血性中风、抑郁症、老年痴呆症、小儿脑瘫等疾病，都取得一定疗效。相信中医药学积极参与脑科学计划的研究，将会有很好的发展前景和重要突破。

2. 精、髓、脑与神经干细胞 中医学认为，肾藏精，精生髓，髓充脑。大脑由神经元和神经胶质细胞组成，中枢内的神经胶质细胞包括星形胶质细胞、少突胶质细胞、小胶质细胞、室管膜细胞。神经干细胞可分化为中枢神经系统的神经元、星形胶质细胞、少突胶质细胞三种主要神经细胞，这些细胞正是脑髓的主要组成部分。神经干细胞具有高度增殖和自我更新能力，在一定条件下能不断地进行有丝分裂。其分裂方式主要有 2 种，一种是对称分裂，此种分裂方式产生的 2 个子细胞都是干细胞；另一种是不对称分裂，分裂产生 1 个干细胞和 1 个子代分化细胞，后者最终分化成为终末细胞。神经干细胞的增殖、分化与局部微环境密切相关，可通过生长因子诱导、基因调控及信号传导通路调节等途径完成。肾精可以生血、化气、充骨、荣髓、益脑，故补肾益精治法可以调节局部微环境，激活内源性神经干细胞的增殖、分化，从而对脑的相关疾病具有较好的治疗作用。

3. 脑肠相通的肽类物质 脑，为奇恒之腑之一。脑的研究，科学家们不仅关注脑，而且发

NOTE

现肠神经系统的重要作用，被称为"第二大脑"。肠神经系统，由分散在食管、胃、小肠、结肠组织上的神经元、神经传感器和蛋白质组成。1897年美国消化生理学家 W.B.Cannon 观察到了情绪对胃运动的影响，首先提出了大脑与胃运动相关。20世纪，脑肠肽被发现，许多胃肠激素存在于脑组织中，不仅如此，在胃肠中也检测到原认为仅存在于脑组织中的肽。学者指出，胃肠道的肽类分泌细胞和脑内的肽类神经元在胚胎发育时都属神经外胚层。目前发现的有P物质（Substance P，SP）、脑啡肽（Enkephalin，ENK）、血管活性肠肽（Vasoactive intestinal peptide，VIP）、生长抑素（Somatostatin，SOM）、血浆神经降压素（plasma neurotensin，NT）等，如P物质对胃肠道平滑肌有强刺激作用、VIP可以参与胃肠道的推进运动、SOM能调节胃肠道的蠕动和消化。实验和临床研究发现，肝郁脾虚证等与情志刺激相关，表现在肠神经系统相关指标如P物质、脑啡肽、血管活性肠肽、生长抑素、血浆神经降压素等的异常。应用疏肝健脾和胃中药复方的疗效机制与调节肠神经系统某些指标密切相关。

35 论　女子胞论

【理论内涵】

女子胞，又称胞宫、子脏、子宫、子处、胞脏等，位于小腹正中部，在膀胱之后，是女性的内生殖器官，有主持月经和孕育胎儿的作用。男子之胞名为"精室"，是男性生殖器官，具有藏精、生殖功能。如《中西汇通医经精义·下卷》说："女子之胞，男子为精室，乃血气交会，化精成胎之所，最为紧要。"

【学术源流】

女子胞一词出自《黄帝内经》，属奇恒之腑之一。《素问·五脏别论》说："脑、髓、骨、脉、胆、女子胞，此六者，地气所生也，皆藏于阴而象于地，故藏而不泻，名曰奇恒之腑"。

后世因以女子胞专属女子，男子则以精室应之。胞宫为冲脉、任脉所起之处，张介宾《类经·藏象类·妇人无须气血多少》说："冲任为经络之海，其起脉之处，则在胞中而上行于背里。所谓胞者，子宫是也，此男女藏精之所，皆得称为子宫；唯女子于此受孕，因名曰胞。"

女子胞，即胞宫，在女子称为子宫，包括卵巢及附件；在男子为精室，包括睾丸、附睾、精囊腺和前列腺等。

【基本原理】

1. 女子胞以藏为主，藏中有泻　女子胞属奇恒之腑，《素问·五脏别论》论述"藏而不泻"，实则以藏为主，藏中有泻。

（1）**以藏为主**　胞宫主藏精，所藏生殖之精是繁衍后代的原始物质基础。生殖之精为肾中精气的重要组成部分，取决于肾中精气的盛衰。女子二七、男子二八，肾中精气逐渐充盛，天癸至，生殖之精发育成熟，具有生殖功能；至女子七七、男子七八，肾中精气由盛而衰，天癸竭，生殖之精耗竭，则不再具有生殖功能。

女子胞又是孕育胎儿的器官。如《类经·藏象类》说："阴阳交媾，胎孕乃凝，所藏之处，名曰子宫。"受孕之后，月经停止来潮，脏腑经络气血皆下注于冲任，到达胞宫以养胎儿。胎儿在胞宫内生长发育，约10个月左右，便从女子胞娩出，一个新的生命便诞生了。故《中西汇通医经精义·下卷》说："女子之胞，一名子宫，乃孕子之处。"

（2）藏中有泻 在女子，月经是女子生殖细胞发育成熟后周期性子宫出血的生理现象。健康女子，二七，女子胞发育成熟，生殖之精藏中有泻，子宫发生周期性变化，约每月周期性排出经血。七七，女子胞功能竭绝，则月经闭止。如《素问·上古天真论》说：女子"二七而天癸至，任脉通，太冲脉盛，月事以时下，故有子……七七，任脉虚，太冲脉衰少，天癸竭，地道不通，故形坏而无子也。"

在男子，二八，胞宫即精室发育成熟，生殖之精盈满，则精气溢泻；七八，精室功能衰退，精少。如《素问·上古天真论》说：丈夫"二八，肾气盛，天癸至，精气溢泻，阴阳和，故能有子……七八，肝气衰，筋不能动，天癸竭，精少，肾脏衰，形体皆极。"

2. 肾精－天癸－冲任－胞宫系统

（1）肾精 肾为先天之本，主藏精，藏先天之精和后天之精，先后天结合，到一定年龄则产生生殖之精。肾所藏之精，即肾精，又称肾中精气，是肾的生理功能活动的物质基础。肾精化为肾气，肾气的功能又可分为肾阴、肾阳。故肾中精气的盛衰，主宰着人体的生长发育和生殖功能。在肾精－天癸－冲任－胞宫轴里，肾精是关键的核心环节。

（2）天癸 天癸，是与肾中精气盛衰密切相关，呈现青春期至衰退期由盛而衰的变化规律，对人体生殖功能具有整体调控作用的精微物质。

肾为先天之本，在天干为癸，在五行为水，故谓之"天癸"。故《黄帝内经注证发微》说："天癸者，阴精也，盖男女之精皆主肾水，故皆可称为天癸也。"天癸至与竭，完全取决于肾中精气的盛衰。

（3）冲、任二脉 奇经八脉之中，冲、任二脉与生殖功能关系最为密切。

冲、任、督脉一源而三歧，起于胞中，出于会阴，冲脉主要支脉偕足少阴肾经以行，上达咽喉，环绕口唇；下行至足，贯穿全身，为总领诸经气血的要冲，故有"十二经脉之海"和"血海"之称。在女性，冲脉既可调节月经，又与生殖功能关系密切；在男性，冲脉气血上荣胡须，维持第二性征。若先天冲脉未充，或后天冲脉受伤，均可影响生殖功能。

任脉循行于腹部正中，在小腹与足少阴肾经及其他阴经相交，对阴经气血有调节作用，故谓之"阴脉之海"，总任诸阴。任者，妊也，任脉起于胞中，具有调节月经，妊养胎儿，促进女性生殖功能的作用，故称"任主胞胎"。

此外，督脉为"阳脉之海"，总督诸阳，与生殖功能有关。带脉亦有固护胎儿和主司妇女带下的作用。

（4）胞宫 胞宫是男性、女性的内生殖器官，女性子宫主月经和孕育胎儿，男性精室主产生精子。随着肾中精气的不断充盛，在天癸的作用下，胞宫发育成熟，应时排卵行经，或排精于外，为孕育胎儿准备条件。两性交媾，两精相合，构成胎孕。进入老年，肾中精气衰少，天癸由少而至衰竭，月经闭止，精少，胞宫逐渐萎缩，生育能力随之丧失。

3. 女子胞与其他脏腑 根据中医学整体观念，胞宫的生理功能还与肝、脾、心等密切相关。

（1）女子胞与肝 女子以血为体，以气为用。肝主疏泄与藏血，为全身气血调节之枢；肝为血海，主藏血，为女子经血之本，胎儿孕育的基础。女子的经、孕、胎、产、乳无不与气血相关，无不依赖于肝之藏血和肝主疏泄的功能。故《临证指南医案·卷九》说："女子以肝为先天。"

《格致余论·阳有余阴不足论》说："主闭藏者，肾也；司疏泄者，肝也。"生殖之精的闭藏与疏泄与肝肾相关。肝气疏泄可促使肾气开合有度，肾气闭藏可防肝气疏泄太过。疏泄与封藏相反相成，从而调节女子的月经来潮、排卵和男子的排精机能。

（2）女子胞与脾　脾主运化，主生血与统血，为气血生化之源、后天之本。血者，水谷之精气也，和调于五脏，洒陈于六腑。女子则上为乳汁，下为经血；男子则赖以生精。经血、精液的化生，经血的固摄，皆与脾的运化和统血功能有关。脾气健旺，化源充足，统摄有权，则经血、精液藏泄正常，阴阳合则以成胎孕。

（3）女子胞与心　心主血脉，心藏神。月经的来潮和周期及胎儿的孕育、精液藏泻，均离不开气血的充盈和心神的调节。心神内守，心理活动正常，是月经按时来潮、适时排卵以受孕，以及精液藏泻的必要条件。女子的月经、孕育和男子精液等皆以血为物质基础。心主血脉，心的气血充盛、阴阳协调，精神情志正常，对于男女两性的生殖功能具有重要的生理效应。

【临床意义】

女子胞以精为基，以血为养，以气为用。故脏腑功能失常、冲任二脉功能失调、气血阴阳功能失和等，皆可影响女子胞的功能。如肾精亏虚，可导致不孕不育；肾气不固可见胎漏、胎动不安及滑胎。故女性月经失调、生殖功能减退，可从肾论治，多采用补肾益气、补肾固肾、滋阴助阳，固摄冲任治法。

肝藏血、主疏泄，为冲任之系。若情志失常，肝气郁结，冲任疏泄失常，则血海妄行，而致月经先期、崩漏等；肝郁血热，则月经提前而至；肝气上逆，则经血随肝气而上逆，以致逆经或经行头痛；肝郁化火内灼津液，则阴血耗竭而致血枯或经闭。肝的疏泄失调，男子可见阳痿、遗精、滑精或阳强不泄等症，故"从肝论治"月经病、男性病多可获效。

冲任为病，与肾精的盈亏、肝气的疏泄紧密相关。肾气不足，肾精亏虚，冲任不充，天癸不能按时而至，冲任不通，则经事无度。如肾气虚可致月经先期、崩漏等；肾阴虚可致经间期出血、月经过少、闭经、月经先期、崩漏、绝经前后诸症等。男性精冷不育等生殖系统疾患与督脉有关，常以补肾益督法治之。带脉病候表现为"带脉不引"，可见男女生殖器官病症，包括阳痿、遗精、月经不调、崩漏、带下、少腹拘急、疝气下坠等，常以补肾固带法治之。

【现代研究】

肾－天癸－冲任－胞宫轴与下丘脑－垂体－性腺轴

肾－天癸－冲任－胞宫轴学说是中医关于女性生殖生理功能调节比较共识的成果。有学者提出，肾气充盛，天癸泌至，任通冲盛的情况下，脏腑气血经络作用于胞宫，月经即可产生。因此可以认为，月经的产生机制是肾－天癸－冲任－胞宫轴心，肾气充盛是月经产生最根本的原动力。肾－天癸－冲任－胞宫轴成为妇女性周期调节的核心，与现代医学下丘脑－垂体－卵巢是女性性周期核心的说法有相似之处。补肾药能调整下丘脑、垂体和性腺的功能，并可使紊乱之神经、体液调节功能趋于正常。从临床效果看，滋养肝肾能起到补益冲任，调整内分泌而达到调经、助孕、安胎等作用。

已知下丘脑－垂体－性腺轴与男性生殖功能的调节密切相关，亦可从肾－天癸－胞宫轴展开研究。如应用补肾益精养血法的生精胶囊治疗男性少弱精子所致不育，可以使阴阳调和，天癸充盈，对下丘脑－垂体－性腺轴功能具有调节作用，能促进精子发生、成熟、改善附属性腺功能，且无不良反应。

36 论　五脏相关论

【理论内涵】

五脏相关论以五脏一体观为基础，综合藏象、阴阳、气血等理论，说明五脏之间生理上相互促进和制约、病变上相互影响，故疾病防治中应注意调整兼顾五脏的内在关系。

【学术源流】

最早提出"五脏相关"的文献，见于《素问·玉机真脏论》："五脏相通，移皆有次。"古代医学家借五行学说解释，认为五脏通过相互资生，相互制约来体现脏气的相通相移。

汉代张仲景根据"五脏相关"理论，提出"肝病治脾"，对医疗实践具有重要指导意义。如《金匮要略·脏腑经络先后病脉证》："五脏病各有得者愈，五脏病各有所恶，各随其所不喜者为病。""夫治未病者，见肝之病，知肝传脾，当先实脾，四季脾旺不受邪，即勿补之……夫肝之病，补用酸，助用焦苦，益用甘味之药调之。酸入肝，焦苦入心，甘入脾，脾能伤肾，肾气微弱，则水不行，水不行，则心火气盛，心火气盛则伤肺，肺被伤则金气不行，金气不行则肝气盛。故实脾，则肝自愈，此治肝补脾之要妙也。肝虚用此法，实则不再用之。经曰：虚虚实实，补不足，损有余，是其义也。余脏准此。"后世宗之为杂病辨证的纲领。

随着中医学的不断发展，中医学不仅以五行学说论述五脏相关理论，而且，从实际出发，不受五行学说的局限与拘束，用五脏之间的相互关系来说明其生理、病机、防治疾病等方面的影响。

【基本原理】

1. 五脏一体观　五行学说除以五行特性类比五脏的生理特点，确定五脏的五行属性外，还以五脏为中心，推演络绎整个人体的各种组织结构与功能，将人体的形体、官窍、精神、情志等分归于五脏，构建以五脏为中心的生理病理系统。同时又将自然界的方位、五气、五色、五味等与人体的五脏联系起来，建立了以五脏为中心的天人一体的五脏系统，将人体内外环境联结成一个密切联系的整体。

五行学说不仅用五行特性说明五脏的功能特点，而且还运用五行生克制化理论来说明脏腑生理功能的内在联系，即五脏之间存在着既相互资生又相互制约的关系。

以五行相生说明五脏之间的资生关系：肝生心即木生火，如肝藏血以济心，肝之疏泄以助心行血；心生脾即火生土，如心阳温煦脾土，助脾运化；脾生肺即土生金，如脾气运化，化气以充肺；肺生肾即金生水，如肺之精津下行以滋肾精，肺气肃降以助肾纳气；肾生肝即水生木，如肾藏精以滋养肝血，肾阴资助肝阴以防肝阳上亢。

以五行相克说明五脏之间的制约关系：肾制约心即水克火，如肾水上济于心，可以防止心火之亢烈；心制约肺即火克金，如心火之阳热，可以抑制肺气清肃太过；肺制约肝即金克木，如肺气清肃，可以抑制肝阳的上亢；肝制约脾即木克土，如肝气条达，可疏泄脾气之壅滞；脾制约肾即土克水，如脾气之运化水液，可防肾水泛滥。

2. 五脏阴阳相关

（1）心肾阴阳水火既济　心居上属阳，在五行属火；肾居下属阴，在五行属水。心火（阳）须下降于肾，使肾水不寒；肾水（阴）须上济于心，使心火不亢。肾无心火之温煦则水寒，心无肾阴之滋润则火炽。心与肾阴阳水火升降互济，维持了两脏之间生理功能的协调平衡。如《吴医汇讲》："水不升为病者，调肾之阳，阳气足，水气随之而升；火不降为病者，滋心之阴，阴气足，火气随之而降。则知水本阳，火本阴，坎中阳能升，离中阴能降故也。"

（2）肝肾阴阳相济相制　肝肾阴阳之间存在着相互滋养和相互制约的联系。肾阴与肾阳为五脏阴阳之本，肾阴滋养肝阴，共同制约肝阳，则肝阳不亢；肾阳资助肝阳，共同温煦肝脉，可防肝脉寒滞。肝肾阴阳之间互制互用维持了肝肾之间的协调平衡。病理上，肾阴不足可累及肝阴；肝肾阴虚，阴不制阳，水不涵木，又易致肝阳上亢，可见眩晕、中风等。肾阳虚衰可累及肝阳；肝肾阳虚，阳不制阴，阴寒内盛，可见下焦虚寒，肝脉寒滞，出现少腹冷痛，阳痿精冷，宫寒不孕等。

（3）肺肾之阴金水相生　肺金为肾水之母，肺阴充足，下输于肾，使肾阴充盈；肾阴为诸阴之本，肾阴充盛，上滋于肺，使肺阴充足。肺阴不足与肾阴不足，既可同时并见，亦可互为因果，最终导致肺肾阴虚内热之候。肾阳为诸阳之本，能资助肺阳，推动津液输布，则痰饮不生，咳喘不作。老年久病痰饮喘咳，多属肺肾阳虚。

（4）脾肾阳气釜薪之用　脾主运化，化生气血，为后天之本；肾主藏精，是生命之本原，为先天之本。脾主运化，是脾气及脾阴脾阳协同作用的结果，但有赖于肾气及肾阴肾阳的资助和调节；肾藏精及其化生的元气，亦赖脾运化的水谷精微的不断充养和培育。《景岳全书·命门余义》："是以花萼之荣在根柢，灶釜之用在柴薪。"形象地概述"脾阳根于肾阳"之关系。病理上，肾精不足与脾精不充，脾气虚弱与肾气虚亏，脾阳虚损与命门火衰等，常可相互影响，互为因果。脾肾精虚多出现生长发育迟缓或未老先衰；脾肾气虚多表现为腹胀便溏，或二便失禁，或虚喘乏力；脾肾阳虚多出现畏寒腹痛、腰膝僵冷、五更泄泻、完谷不化等虚寒性病证。

3. 五脏气血相关

（1）五脏气机升降协调　肝主升发，肺主肃降。《沈氏尊生书·杂病源流犀烛》说："肝为刚脏主疏泄，以升为常，木性升散条达，肝和则气生，发育万物为诸脏之化生。"《血证论·脏腑病机论》曰："肺为娇脏主宣肃，以降为顺，肺之令主行制节，以其居高，清肃下行，天道下而光明，故五脏六腑，皆润利而气不亢，莫不守其制节也。"五脏之中，肝主升发，肺主肃降，肝气疏泄，升发条达，有利于肺气的肃降；肺气充足，肃降正常，有利于肝气的升发。肝之阴血不足，或肝气郁滞不舒，疏泄失常，易致便秘。肺气有升无降，上为气喘、胸胁满闷，下为二便不通。肝主升发，其气以上升为顺；肺主肃降，其气以下降为顺；肝升肺降，升降协调，对全身气机起着重要的调节作用。

心火下降，肾水上升。心为阳脏，肾为阴脏，心火下蛰于肾，以助肾阳，共同温煦肾阴，使肾水不寒；肾水上奉于心以资心阴，濡养心阳，使心阳不亢；心肾水火相须，上下相交，水火既济，是为升降出入之根本。心肾之脏各自又有着自身的气机升降，如肾主藏精，而肾气主升，肾之精气上达而化髓充脑，灌髓海，濡空窍；司气化，上承肾水，输于肺，交于心。心者君主之官，统诸气，主血脉，鼓动血液，流于周身，升而有降，降而有升，运行不息，神明则安。故"主明者安，主不明者十二官危"。故《慎斋遗书》说："心肾相交，全凭升降，而心气之降，由于肾气之升；肾气之升，又因心气之降。"

脾主升清，胃主降浊。黄元御指出："人之中气左右回旋，脾主升清，胃主降浊。"脾乃太阴湿土之脏，其性喜燥而恶湿，燥则脾气健运、清阳得升，故而水谷精微得以上输，如《素问·经脉别论》所指"脾气散精，上归于肺"，即体现"脾主升清"；胃为阳明燥土之腑，其性喜润而恶燥，润则胃气和顺，浊阴得降，故而水液糟粕得以下行，如《素问·五脏别论》所说："水谷入口，则胃实而肠虚；食下，则肠实而胃虚。"正体现"胃主降浊"的功能。脾胃气机的升降对维持整体气机升降平衡协调起着重要的枢纽作用。清升浊降是人体内在气化过程中升降运动的一般规律，而这一生理功能活动的进行，主要以脾胃为枢纽，正所谓"脾胃居中，交通上下"。

（2）五脏血液生成循行相关 水谷精微和肾精是血液化生的基础物质。在脾胃、心、肺、肾等脏腑的共同作用下，经过一系列气化过程，化生为血液。

血液生成。血液化生是在多个脏腑的共同作用下得以完成的，其中，脾胃的生理功能尤为重要。脾胃为血液生化之源。脾胃运化的水谷精微所产生的营气和津液，是化生血液的主要物质。因此，脾胃运化功能的强弱与否，饮食水谷营养的充足与否，均直接影响着血液的化生。心肺对血液的生成起重要作用。中焦脾胃运化的水谷精微，由脾气之升上输于心脉，在心气的作用下变化成红色血液。清·张志聪《侣山堂类辨·辨血》说："血乃中焦之汁……奉心化赤而为血。"说明心脏参与血液的生成，故《素问·阴阳应象大论》明确提出"心生血"。肺脏在化生血液的过程中的也有重要作用。《灵枢·营卫生会》说："此所受气者，泌糟粕，蒸津液，化其精微，上注于肺脉，乃化而为血。"指出水谷精微和津液上注于肺脉，与肺吸入的清气相融合，方能化生为有用的血液。肾藏精，精生髓，精髓是化生血液的基本物质之一。肾精充足，则血液化生有源，同时肾精充足，肾气充沛，也可以促进脾胃的运化功能，有助于血液的化生。若肾精不足，或肾不藏精，则往往导致血液生成亏少。总之，血液的化生以水谷之精化生的营气、津液、肾精为物质来源；主要依赖于脾胃的运化功能，并在心、肺、肾等脏的生理功能配合作用下得以充盈不衰。

血液循行。血液的正常循行，与心、肺、肝、脾等脏腑的生理功能密切相关。心阳的推动和温煦、肺气的宣发与肃降、肝气的疏泄是推动和促进血液运行的重要因素；脾气的统摄、肝气的藏血是控制和固摄血液运行的重要因素。心、肝、脾、肺等脏生理功能的相互协调与密切配合，共同保证了血液的正常运行。其中任何一脏的生理功能失调，都可以引起血行失常的病变。

4. 五脏相关中心论

（1）以心为中心的五脏一体观 《素问·灵兰秘典论》说："主明则下安，主不明则十二官危。"《素问》认为人体是以心为中心的、各脏腑密切协作的有机整体。心藏神为五脏六腑之大主，心神是机体生命活动的主宰。神能驭气，气有推动和调控脏腑功能的作用，因此心神能够控制和调节全身脏腑经络形体官窍的功能。心气推动和调控心脏搏动以行血，肝气疏泄以调畅气机、舒畅情志，肺气宣降以行呼吸和津液，脾气运化水谷和统摄血液，肾气主生殖、司水液代谢和纳气等，都有赖于心神的统一主导。

（2）以脾为中心的五脏一体观（中土五行） 源于《黄帝内经》脾治中央说。《素问·太阴阳明论》："脾者，土也，治中央，常以四时长四脏，各以十八日寄治。"脾不单独主某季，而是分主四季中每季之末各十八日，四季共七十二日，与其他四脏相同，每脏各主七十二日。这一理论起源于古代五行学说，首见在《管子》，奠定于《内经》，而成为中医研究脾的时脏关系的重要学术观点。《素问·玉机真脏论》说："脾为孤脏，中央土以灌四傍。"说明脾为生化之源，在五脏之中长养四脏，水谷精微由脾运化而出，以时灌溉营养内脏而已，仍属脾主四时的理论范畴。

仲景脾旺四时说。张仲景《金匮要略》指出："四季脾旺不受邪。"中医学以脾属土而居中央，土为万物之母，脾有主四时而长养和调节肝、心、肺、肾四脏的作用，故脾为后天之本，脾气充盛，则元气充足，抗病能力较强，四季不为邪侵。

东垣内伤脾胃说。李东垣是金元四大家之一，创立"脾胃内伤，百病由生"的理论，成为"补土派"的创始人。脾胃位居中州，运化饮食精微，化生气血，灌溉五脏六腑、四肢百骸，是气血精微及糟粕秽浊升降、转输、运化的枢纽。在人体生命活动中占有重要的位置。在病理方面，脾胃内伤，无论虚实，均可使人体气血津液的生成、升降、转输及功能，乃至整个五脏六腑的生理功能受到影响。

黄元御中气斡旋说。黄元御在《四圣心源》提出"脾胃中气为肝、心、肺、肾功能轴心"的生理病机观。人秉天地之阴阳而生，阴阳之交，是谓中气。中气左旋，则为己土，己土为脾，脾土左旋，谷气归于心肺，升发之令畅，肾水温生而化肝木，肝藏血，肝血温升，升而不已，温化而为心火；中气右转，则为戊土，戊土为胃，胃土右转，谷精归于肾肝，收敛之政行，心火清降而化肺金，肺主气，肺气清降，降而不已，清化而生肾水。中气为阴阳升降的枢轴，肝心肺肾为四维，四脏的生理功能在脾胃中气的协调作用下，使得脏腑气机阴阳升降有序，从而脏气相互滋生，功能相互引发。若中气衰，则脾胃不运而湿盛，水泛土湿，肝木横塞而不达，戊土不降，火金上逆，己土不升，则水木下陷。

（3）以命门（肾）为中心的五脏一体观　赵献可命门君主说。赵献可《医贯》以"命门君主"立说，命门位处两肾中间，为主宰十二官的"真君真主"，其功能位于五脏六腑之上，为"主宰先天之体"，有"流行后天之用"。明确指出"命门为十二经之主。肾无此，则无以作强，而技巧不出矣；膀胱无此，则三焦之气不化，而水道不行矣；脾胃无此，则不能蒸腐水谷，而五味不出矣；肝胆无此，则将军无决断，而谋虑不出矣；大小肠无此，则变化不行，而二便闭矣；心无此，则神明昏，而万事不能应矣。正所谓主不明则十二官危也。"

张介宾命门水火说。明代医家张介宾提出，肾的藏精之所为命门。精藏于此，是为阴中之水；气化于此，是为阴中之火。命门居两肾之间，而兼具水火，为性命之本，为后天立命之门户。先天元阴、元阳，禀受于父母，然后有生命。元阴元阳藏于命门，即为真阴真阳，它不仅来自先天，而且又必须赖后天水谷精气滋养壮盛，此由于五脏六腑之精，归之于肾，而肾又藏精于命门所致。命门与肾本同一气。命门总主乎两肾，而两肾皆属于命门。二者以一统两，两以包一，有不可分割的关系。命门之火，谓之元气；命门之水，谓之元精。命门水火，即十二脏之化源。"五脏之阴气，非此不能滋；五脏之阳气，非此不能发"。由此强调凡十二脏正常生理功能，从根本而论，实为命门之真阴之用。命门之元阴元阳亏损，是脏腑阴阳病变之根本。五脏所伤，穷必及肾。

【临床意义】

疾病在其发生、发展的过程中，内在基础是五脏相互间的生理、病机联系。因此，每一种疾病都是五脏相关的局部体现。五脏相关理论告诉我们，疾病过程中，不仅仅是两脏相关，很可能反映了三脏甚至多脏系统之间的病变关系。病情越严重，证候组合就越复杂，涉及病变的脏也就越多。

国医大师邓铁涛先生提出"五脏相关、脾统四脏"的观点。从生理、病理来看，中医脾胃包括整个消化系统的功能，指出从脾胃论治的疾病范围相当广泛，除能治疗消化系统疾病外，属于循环系统、呼吸系统、泌尿系统、内分泌系统、神经系统等的多种疾病，都可以采用调治脾胃的方法收到良好效果。例如，重症肌无力为西医病名，是一种自身免疫性疾病。邓老认为，从重症肌无力的临床症状来看，当属中医虚损证。病因为先天禀赋不足，后天失调，或情志刺激，或外邪所伤，或疾病失治，或病后失养，导致脾胃气虚，渐而积虚成损，故本病主要病机为脾胃虚损，而与他脏有密切联系。脾胃为后天之本，气血生化之源，位居中焦，为气机升降出入之枢纽。脾主升主运，脾虚气陷，则升举无力，眼睑属脾，故提睑无力而下垂。肝藏血，开窍于目，肝受血而能视；肾藏精，"五脏六腑之精，皆上注于目而为之精""精脱则视歧，视歧见两物"。脾胃虚损，气血生化乏源，肝血不足，肝窍失养，或肾精不足，则可见复视、斜视、眼球活动受限或视物模糊，容易疲倦。脾主肌肉四肢，脾虚生化濡养不足，故四肢痿软不能遂用。心主血脉，其华在面，脾虚不能化生气血上荣于心，故可见面色无华，表情呆滞。胃主降主纳，喉为胃之系，上接口腔，下通胃脘，脾胃虚损，受纳运化无权，则可见吞咽困难。肺为声音之门，肾为声音之根，若脾土虚损则不能充养肺金、滋养肾气，致使气机无力鼓动声门而出现发音不清或声嘶。脾胃为气机升降之枢，气出于肺而根于肾，需要脾胃居中斡旋转运，使宗气充足以司呼吸。若脾胃虚损，则枢机不利，聚湿成痰，壅阻于肺，可见胸闷、胸痛、气促等。肾主骨，脾虚及肾，可见颈软无力或腰脊酸痛，若肾不纳气，气难归根，甚或大气下陷，则可出现肌无力危象。个别重症肌无力患者尚有心悸、胸闷诸证。研究揭示重症肌无力可能伴有心功能损害，则是由于脾胃虚损、心血不足所致。根据上述理论，邓老研制中药新药强肌健力口服液（黄芪、五爪龙、党参、白术、当归、升麻、柴胡、陈皮、甘草），收治重症肌无力患者 139 例，总有效率达 92.7%。

【现代研究】

1. 五脏相关与神经－内分泌－免疫网络 从整体观念出发，五脏的现代研究发现，每一脏病证的各证型都影响多系统多指标的改变，神经－内分泌－免疫网络理论可以从微观分析和探讨五脏各自的功能、病机特点以及与五脏系统相关的科学内涵提供可能。

五脏中每一脏所具有的功能不是某一系统能够独立完成的。每一个脏在神经－内分泌－免疫等系统之间共有的递质、激素、细胞因子等信息物质的传递，对人体各系统，各器官，多细胞多层次地相互调节和整合。

五脏不是指某几个解剖的脏器，而是对生理病理现象的整体概括，是整体的一系列组织器官内部联系的系统。五脏是相互联系，相互作用的，五脏相关的物质基础之一是神经－内分泌－免疫网络，相关的实质是网络内的相互作用和联系。

2. 五脏相关与神经递质受体 邓铁涛从五脏相关理论论治重症肌无力效果显著。重症肌无力是由于自身免疫病变导致的突触后膜的病变，抗原是自身的乙酰胆碱受体，由于其自身产生了抗乙酰胆碱受体（AchRab）的抗体，使突触后膜的有效乙酰胆碱受体减少，从而导致了重症肌无力的发生。目前研究用乙酰胆碱受体注射法制造重症肌无力的模型，采用受体的放射线

NOTE

配基结合分析的方法，使用强肌健力胶囊或口服液后药物在体内的分布及药物作用位点，可以从神经递质受体水平阐述脾肾相关、健脾补肾为主治疗重症肌无力的机理。在既往的实验中，已经证实该药能降低患者的 AchRab、抗突触前膜抗体（PrsMab）。

3. 从五脏论治心衰　慢性心力衰竭（简称心衰）是由于多种原因引起的心肌收缩功能和（或）舒张功能不全的一种综合征。心力衰竭属中医"心悸""怔忡""水肿""喘咳""痰饮""心痹"等病证的范畴。心衰病位涉及五脏，但脾胃失调为其关键。心衰的病位虽在心，但不局限于心。人体是一个有机的整体，五脏六腑，息息相关。在心衰的发生发展过程中，肺、脾、肾、肝都与心互相制约，互相影响。肺、肝、脾、肾的功能失调都可影响于心，而致心衰。故"五脏皆致心衰，非独心也。"然五脏之中，心属火，脾属土，心脾乃母子关系，故在心衰的病机演变中，脾与心的关系最为密切，故可通过调理脾胃而达到治疗心衰的目的。邓老在临证中，常以温胆汤灵活加减。根据广东地处岭南潮湿之地，易损脾胃正气的特点，常在温胆汤中加用益气健脾之品，如黄芪、五爪龙、党参、淮山药等，且以枳壳易枳实，以行气而不破气，橘红易陈皮，以化痰而不伤阴，加用三七、丹参以活血化瘀，配合方中二陈汤健脾燥湿、竹茹化痰泄浊。诸药合用，共奏益气化浊行瘀之功，在临床实践中取得良效。

37 论　脏腑相合论

【理论内涵】

脏腑相合，是指人体的脏与腑之间，存在着阴阳表里相互配合的关系。脏属阴，腑属阳，阴主里，阳主表。一脏一腑，一阴一阳，一表一里，相互配合，形成了脏腑之间的密切关系。中医学运用脏腑表里相合理论，指导临床治疗疾病具有独特优势。

【学术源流】

脏腑表里相合理论的渊源，可以追溯到《黄帝内经》时代，见于《灵枢·本输》："肺合大肠，心合小肠，肝合胆，脾合胃，肾合膀胱。"主要指脏与腑之间在经脉的相互络属和生理功能上的相互配合。

历代医家基于《黄帝内经》脏腑相合理论，在临床诊断和治疗方面多有发挥。如北宋儿科名医钱乙《小儿药证直诀》所创的导赤散，为导心经之热从小便而出的有效方剂，备受后世医家推崇。清代温病大师叶天士《临证指南医案·脾胃》论述："纳食主胃，运化主脾，脾宜升则健，胃宜降则和。""太阴湿土，得阳始运，阳明燥土，得阴自安。以脾喜刚燥，胃喜柔润故也。"清晰阐明脾与胃纳运协调、升降相因、燥湿相济的理论。

脏腑相合理论，以经络学说为基础，经脉相互属络，络脉加强相互体表联系，经别加强相互体内联系，六合关系，循环路径上表里相贯，从而构成特定脏腑之间的密切联系。在生理功能方面，脏与腑气化相通，各有侧重，相辅相成，共同维持生命活动的正常进行。在病变上，脏与腑病变相互影响，脏病及腑，腑病及脏，多有发生。因此，临床可分别运用脏病治腑、腑病治脏、脏腑同治等不同治法进行治疗。

【基本原理】

1. 脏腑解剖相邻　在解剖结构上，肝与胆紧密相连。《难经·五十九难》："胆在肝之短叶间。"胆为中精之府，内藏胆汁，生成于肝，如《东医宝鉴》所说"肝之余气，溢于入胆，聚而成精。"

脾与胃位居中焦，以膜相连。见于《素问·太阴阳明论》："脾与胃以膜相连耳，而能为之行其津液何也？岐伯曰：足太阴者三阴也，其脉贯胃属脾络嗌，故太阴为之行气于三阴。"

肾为水脏，膀胱为水腑，五行同属于水。两者结构密切相连。《诸病源候论·妇人妊娠诸候下》："肾与膀胱合，俱主水，水行入胞为小便。"

但心与小肠、肺与大肠则非相邻脏腑，古代医家已经发现此问题。如《难经·三十五难》："五脏各有所腑，皆相近，而心肺独去大肠小肠远者，何也？然，经言：心荣肺卫，通行阳气，故居在上。大肠小肠，传阴气而下，故居在下，所以相去而远也。"从经脉络属的相互联系方面来补充脏腑相合的关系。

2. 经脉相互属络 肺为脏，属阴；大肠属腑，属阳。两者相距较远，但由于手太阴肺经属肺络大肠，手阳明大肠经属大肠络肺，通过经脉的相互属络，构成脏腑表里关系。见于《灵枢·经脉》："肺手太阴之脉，起于中焦，下络大肠，还循胃口。""大肠手阳明之脉，起于大指次指之端……下入缺盆，络肺，下膈，属大肠。"

心居胸中，小肠居腹，两者亦相距较远，但手少阴心经与手太阳小肠经通过经脉的相互属络构成脏腑表里关系。见于《灵枢·经脉》："心手少阴之脉，起于心中，出属心系，下膈络小肠。""小肠手太阳之脉，起于小指之端……入缺盆，络心，循咽下膈。"

足厥阴肝经属肝络胆，足少阳胆经属胆络肝。见于《灵枢·经脉》："肝足厥阴之脉，起于大指丛毛之际……抵小腹，夹胃属肝络胆，上贯膈，布胁肋。""胆足少阳之脉，起于目锐眦，上抵头角，下耳后，下颈合缺盆以入胸中，贯膈络肝属胆。"

足太阴脾经属脾络胃，足阳明胃经属胃络脾。见于《灵枢·经脉》："胃足阳明之脉，起于鼻之交颏中……入缺盆，下膈，属胃，络脾。""脾足太阴之脉，起于大指之端……入腹属脾络胃。"

足少阴肾经属肾络膀胱，足太阳膀胱经属膀胱络肾。见于《灵枢·经脉》："肾足少阴之脉，起于小指之下……贯脊，属肾，络膀胱。""膀胱足太阳之脉，起于目内眦，上额交巅……其直者，从巅入络脑，还出别下项……络肾属膀胱。"

3. 生理相互配合 肺与大肠相合的生理关系体现在：其一，气机运动；其二，津液敷布。大肠的传导功能，有赖于肺气的清肃下降；肺气清肃下降，大肠之气亦随之而降，以发挥其传导功能。肺主通调水道，能输布津液以滋润大肠，肺主宣降能助大肠传导功能；而大肠的通畅有利于肺气的宣降。如《诸病源候论·痢病诸候》："大肠，肺之腑也，为传导之官，化物出焉。水谷之精，化为血气，行于经脉，其糟粕行于大肠也。肺与大肠为表里，而肺主气，其候身之皮毛。"

心与小肠相合的生理关系体现在：其一，精微输布；其二，血液生成。心主血脉，为血液循行的动力和枢纽；小肠为受盛之府，承受由胃腑下移的饮食物进一步消化，分清别浊。心火下移于小肠，则小肠受盛化物，分别清浊的功能得以正常地进行。小肠在分别清浊过程中，将清者吸收，通过脾气升清而上输心肺，化赤为血，使心血不断得到补充。如《中西汇通医经精义·脏腑所合》："心与小肠交通处，全从包络透出，下行达于油膜，乃于小肠相通。小肠受盛五谷，使化精汁，以上奉于心而化血，故小肠为心之腑。"

肝与胆相合的生理关系体现在：其一，气机升降；其二，精神活动。在气机升降方面，肝升胆降，相辅相成。如《医学求是·治痢赘言》中有："胆为腑阳，肝为脏阴，是阴必升，是阳必降，肝气左升，胆火右降。"肝胆疏泄又相辅相成，肝气疏泄正常，促进胆汁的分泌和排泄；而胆汁排泄无阻，又有利于肝气疏泄的正常发挥。在精神活动方面，肝主谋虑，胆主决断，谋者，是量的积累；断者，是质的改变。如《类经·藏象类》："胆附于肝，相为表里，肝气虽强，非胆不断，肝胆相济，勇敢乃成。"

脾与胃相合的生理关系体现在：其一，纳运相得；其二，升降相因；其三，燥湿相济。脾胃为后天之本，在饮食物的受纳、消化、吸收和输布的生理过程中起主要作用。胃的受纳和腐熟，是为脾之运化奠定基础；脾主运化，消化水谷，转输精微，是为胃继续纳食提供能源。如《诸病源候论·脾胃诸病》："脾胃二气相为表里，胃受谷而脾磨之，二气平调则谷化而能食。"《景岳全书·脾胃》："胃司受纳，脾主运化，一运一纳，化生精气。"脾胃为气机升降之枢纽。脾主升清而胃主降浊，相反相成。脾气上升，将运化吸收的水谷精微向上输布，有助于胃气之通降；胃气通降，将受纳之水谷、食糜及食物残渣通降下行，也有助于脾气之升运。脾胃之气升降相因，既保证了饮食纳运的正常进行，又维护着内脏位置的相对恒定。脾为阴土，主运化水液，喜燥而恶湿；胃为阳土，主通降下行，喜润而恶燥。如《临证指南医案·脾胃》："太阴湿土，得阳始运，阳明燥土，得阴自安。以脾喜刚燥，胃喜柔润故也。"脾胃阴阳燥湿相济，从而保证纳运协调、升降平衡。

肾与膀胱相合的生理关系体现在：其一，气化相通；其二，生成、贮存、排泄尿液。膀胱的气化功能，取决于肾气的盛衰。肾与膀胱密切合作，共同维持体内水液代谢。如《儒门事亲·疝本肝经宜通勿塞状》说："夫膀胱水腑，专司渗泄。小肠水道，专主通流。肾为少阴，总统二水。"肾主水，膀胱为州都之官、津液之腑，二者俱主水。肾者水脏，生成尿液，开窍于二阴；膀胱水腑，贮存尿液，排泄小便。

4.病机相互影响　肺气上逆、肺燥津伤、肺气虚弱等皆可导致大肠病变。若肺气肃降失常，气机上逆，则大肠传导受阻，多见便秘。如《症因脉治·大便秘结论》："若元气不足，肺气不能下达，则大肠不得传道之令，而大便亦结矣。"肺脏蕴热，肺脏虚寒，亦会影响大肠传导功能，导致便秘或泄泻等不同病变。故《中西汇通医经精义·卷上·脏腑所合》提出："凡大肠病，皆从肺来。"大肠病变亦能影响到肺。大肠传导功能失常，影响肺气宣发肃降，则可致咳喘胸闷等病变。

心火循经下移于小肠，致小肠泌清别浊失常，可见小便赤短淋沥，甚者尿血。如《诸病源候论·血病诸候》："心主于血，与小肠合，若心家有热，结于小肠，故小便血也。"《医宗金鉴·删补名医方论》："心与小肠为表里也，然所见口糜舌疮，小便黄赤，茎中作痛，热淋不利等证，皆心移热于小肠之证。"小肠实热，亦可上熏于心，可见心烦、舌赤糜烂等症状。

肝气郁滞，可影响胆汁疏泄；而胆腑湿热，也可影响肝气疏泄，导致肝胆气滞、肝胆湿热，或郁而化火、肝胆火旺之证。如《温病条辨·中焦》："肝之与胆，合而为一，胆即居于肝之内，肝动则胆动，胆动而肝即随。"肝胆气滞，或胆郁痰扰，又可导致情志抑郁，或惊恐胆怯，失眠多梦等病证。

脾胃同病较为多见。脾失健运，胃失和降，可致消化吸收功能异常，出现纳少食呆，大便溏薄，倦怠乏力等症状；脾不升清，胃气上逆，升降反作，可致头晕目眩，脘腹胀满，呕吐呃逆、完谷不化，或内脏下垂等，即所谓"清气在下，则生飧泄，浊气在上，则生膜胀"（《素问·阴阳应象大论》）。湿邪困脾，脾湿则其气不升，可致胃纳不振；胃阴不足，胃燥则其气不降，亦可影响脾运功能，可见中满痞胀、排便异常等症。

肾气虚，气化异常，可致膀胱开合失常，出现各种症状。如《圣济总录·大小便门》："今肾气不足，膀胱有寒，不能约制水液，令津滑气虚，故小便利多。"肾有火热，也必传入膀胱。如《医述·医学溯源》："肾有火，盗汗遗精，必遗热于膀胱，则成淫浊。"膀胱病变，表里相连，也会传至肾脏。膀胱湿热，尿道阻塞，影响到肾气的蒸化和固摄，可见尿液排泄异常。

【临床意义】

在临床治疗方面，对于某些脏（腑）病证，不直接治疗本脏（腑），而通过调治表里的腑（脏）施行间接治疗的方法：其一，脏病治腑；其二，腑病疗脏；其三，脏腑同治。根据脏腑生理特性，五脏藏精气而不泻，以守为补。邪客五脏常无出路，须泻其邪使之经腑而去。故脏病治腑，多"实则泻腑"，如《灵枢·厥病》"肾心痛"，取足太阳膀胱经的京骨、昆仑穴治疗；肺病喘满，治以通腑；肝实泻胆，脾实泻胃等。六腑传化物而不藏，以通为用，故腑病疗脏，多"虚则补脏"，六腑病虚，不宜通泻，当着眼补脏。"胃心痛"，治以足太阴脾经的大都、太白穴以降胃逆。又如三焦膀胱病虚补肾等。脏腑同病，自当视其病之所在，而脏腑同治。

【现代研究】

1. 肺与大肠 现代医学认为，从胚胎发育角度而言，肺、气管由原肠前肠发展而成，呼吸道上皮和腺体由原肠内胚层分化而成，肺、气管与肠的结构来源是相同的，可能是"肺合大肠"的组织结构基础。肺与大肠在生理上的相互关联，是通过神经、体液、激素等对肺和大肠的调节作用实现的。就神经调节而言，肺部组织、支气管的分泌收缩功能和肠道的分泌收缩功能均受到迷走神经调节，且肺的呼吸活动和肠道的收缩功能都受到大脑皮层和扣带回区的调节控制。就体液调节而言，肠道内气体依靠肠壁血液循环吸收再由肺部排出的量，较由肛门排泄的量高出 20 多倍。

2. 心与小肠 现代有关心合小肠的实验研究，主要集中在肠道内分泌细胞分泌的多肽激素对心血管生理效应的论证方面。如小肠 S 细胞分泌的促胰液素可使心排出量增多。神经胃肠病学研究亦为心合小肠理论提供了依据。"心主神明"，广义之心包含"脑"，现代研究发现，在脑和肠道中发现很多相同的神经递质，提示胃肠系统和神经系统在起源上和功能上存在密切关系，从而产生脑肠肽和脑 – 肠轴的概念。

3. 肝与胆 肝与胆共同发源于前肠末端腹侧壁内胚层细胞增生而成的肝憩室。现代解剖学提出，胆囊借疏松结缔组织附着于肝脏的胆囊窝内，其血管、神经均来源于肝脏血管、神经的分支；胆道系由胆囊、肝外胆管、各级肝内胆管、肝脏毛细胆管组成；胆汁由肝细胞和胆管分泌而成；胆红素、胆汁酸等胆汁成分通过肝细胞进行代谢。通过对肝胆超声的观察认为，肝脏损害程度与胆囊病理之间成正比关系，胆囊声像图的变化可作为判断肝病患者病情和预后的一个有效指标。此外，肝胆关系的生理基础还与平滑肌与括约肌的相互配合有关。

4. 脾与胃 关于脾虚证与胃肠激素关系而言，血清胃泌素水平的降低，反映了脾虚病人的消化道功能处于低下或紊乱的状态。脾虚泄泻患者血浆和小肠上段胃动素含量下降，胃动素的生理作用能较全面地解释脾主运化的生理功能。胃肠道内分泌 G 细胞的增生与分泌功能亢进，可能是形成脾虚不同证型的病理学机制之一。

NOTE

5. 肾与膀胱 实验发现，温肾阳方药有增强膀胱逼尿肌收缩力和增加排尿压作用，滋肾阴方药则有降低排尿压作用。至阴穴既是膀胱经之末穴，又是肾经之始穴，刺激至阴穴，可激发膀胱经气来调整与其相表里的肾经经气，还可直接沿肾经循行路线传递至腹部胞宫处，所谓"气至病所"。艾灸至阴穴可促使母体肾上腺皮质分泌皮质醇，使子宫紧张性升高，加强子宫收缩，引起胎动并促其转正。

第五章　经　络

经络，是经脉和络脉的总称，是运行全身气血、联络脏腑形体官窍、沟通上下内外、感应传导信息的特殊通路系统。

经络理论研究，广泛涉及人体生理病理、疾病诊治，以及养生保健等方面，对于指导针灸、推拿等临床实践应用，尤其重要。本章以经脉、络脉立论，从中医基础理论框架层面进行重点阐述，起到提纲挈领、由博返约的作用。

38 论　经脉论

【理论内涵】

经脉是经络系统的主干，是气血运行和感应传导的主要通道。《灵枢·经脉》云："经脉者，所以能决死生，处百病，调虚实，不可不通。"以十二经脉为主体的经脉系统，具有沟通联系脏腑肢节、营运全身气血、感应传导信息、调节脏腑阴阳平衡等生理功能，在阐释疾病病机变化，指导疾病诊断与治疗方面，具有极为重要的作用。

经脉包括十二经脉、奇经八脉和十二经别三类。十二经脉，又称"十二正经"，有一定的起止、一定的循行部位和走向交接规律，与脏腑有直接的属络关系，相互之间也有表里关系。奇经八脉与十二正经不同，与脏腑没有直接的属络关系，相互之间也无表里关系，具有统率、联络和调节十二经脉气血的作用。十二经别，是十二经脉的离合出入部分，具有加强十二经脉相表里的两条经脉的联系和补充十二正经的作用。

【学术源流】

《黄帝内经》以前的史书、医书，首见"脉"的记载。《史记·扁鹊仓公列传》有"阳脉""阴脉"等名称的记载，经、维、络，表示经过、维系、联络之意。长沙马王堆汉墓出土的帛书《阴阳十一脉灸经》和《足臂十一脉灸经》，记载了 11 条脉的具体名称、循行走向、所主疾病及灸法，只称"脉"而非"经脉"。有学者提出："脉的概念形成与水是交织在一起的，又从'血'或'肉'，与人体联系起来……人体之经脉用自然界之沟渠作比非常自然，是古人的一种无需证明的一般观念。"

《黄帝内经》始论"经脉"，凡 79 处，以地之十二经水应于十二经脉。《灵枢·经脉》为经脉理论的专篇，余则散见 20 余篇之中，系统阐述了十二经脉的起止、具体循行线路及其与相应脏腑的"属络"关系，十二经脉的生理功能及十二经脉标本、根结之间的上下、内外对应的联系，十二经脉和脏腑功能发生异常时所出现的病候。《灵枢·经别》专论十二经别的离合出入，每一对相表里的经别组成一"合"，这样十二经别分手足三阴、三阳共组成六对，称为

"六合"。《素问·骨空论》等篇章对冲、任、督三脉的起止、循行路线、生理功能和有关病候，及带脉、阴阳维脉、阴阳跷脉的分布部位、生理功能做了大致的描述。

《难经》首创"奇经八脉"一词，对十二经脉的走向、病症、预后及奇经八脉的含义、功能、循行线路和病候等都有较详细的论述，丰富了经络学说的内容。至两汉时期，已经建立了完整的经络系统，并广泛应用于临床。

【基本原理】

1. 经脉的气血循环流注

（1）经脉气血流注的循环结构　关于经脉气血之循环流注，见于《灵枢·脉度》："气之不得无行也，如水之流，如日月之行不休，故阴脉荣其藏，阳脉荣其府，如环之无端，莫知其纪，终而复始。"虽未明确"循环"二字，循，即行也，循行不休；"如环无端"已跃然笔下。

十二经脉循环流注：十二经脉通过手足阴阳表里经的连接，而逐经依次相传，具有方向性、规律性，构成周而复始、如环无端的环形流注。其流注次序是：从手太阴肺经开始，依次传至手阳明大肠经，足阳明胃经，足太阴脾经，手少阴心经，手太阳小肠经，足太阳膀胱经，足少阴肾经，手厥阴心包经，手少阳三焦经，足少阳胆经，足厥阴肝经，再回到手太阴肺经。其走向和交接规律是：手之三阴经从胸走手，在手指末端交手三阳经；手之三阳经从手走头，在头面部交足三阳经；足之三阳经从头走足，在足趾末端交足三阴经；足之三阴经从足走腹，在胸腹腔交手三阴经。十二经脉是气血流注循环结构的主体，对脏腑表里阴阳相合起着决定性作用，最终形成了《灵枢·逆顺肥瘦》中的"手之三阴，从脏走手；手之三阳，从手走头；足之三阳，从头走足；足之三阴，从足走腹"的总体气血运行模式。人体气血是运动的，而"凡动必周而复始"，气血在十二经脉营运周身的循环，则成就了脏腑与经脉共同参与下的十二经脉的流注接续。

任督二脉的循环流注：任脉、督脉的循环，多宗《素问·骨空论》《难经·二十八难》，起于腹中，出于会阴，分别沿人身前后正中线上行；在下于会阴交接，上则于口周交接。道家的气功导引，以沟通任督二脉为"小周天"。如《庄子·养生主》云："缘督以为经，可以保身，可以全生，可以尽年。"督，即任督。小周天的经气循行，由腹上至巅，接而下行，是督任循环流注的途径。

十四经脉循环流注：十二经脉合任督二脉，称为十四经脉。十四经脉的循环流注，即十二经脉循环流注次序，在足厥阴肝经，"其支别者，上额循巅下项中，循脊入骶，是督脉也，络阴器，上过毛中，入脐中，上循腹里，入缺盆，下注肺中，复出太阴。此营气之所行也，逆顺之常也。"（《灵枢·营气》）这段文字清楚地表述了十二经脉与督脉、任脉循行相连接进行循环流注的途径，并认为十四经脉循环流注是营气运行的主要路线。

（2）经脉气血的子午流注　子午是指时间而言，子为阳之始，午为阴之始。子午含有阳极生阴，阴极生阳的意义，是阴阳转化的起点与界线。流注二字，流是指水流，注指注输，中医学将人体的气血循环比作水流，以井、荥、输（原）、经、合来比喻，指出水之发出为井，渐成为细流为荥，所注为输，所行为经，然后汇合入出于泽海，用来表示经脉血气的流注过程。

子午流注，是将机体的气血循行，周流出入，比拟水流，或从子到午，或从午到子，随着时间先后的不同，阴阳各经气血的盛衰，也有固定的时间，气血迎时而至为盛，气血过时而去为衰，泻则乘其盛，补则随其去，逢时为开，过时为阖，定时开穴，以调阴阳，纠正机体的偏盛偏衰来治疗疾病。

子午流注针法有二：其一，按天干开穴，又称"纳干法""纳甲法"；其二，按地支开穴，又称"纳支法""纳子法"。元代王国瑞《扁鹊神应针灸玉龙经》，将经穴配属"十天干"（子午流注纳甲法）："甲光明走乙肝，乙蠡沟走甲胆，丙腕骨走丁心，丁通里走丙小肠，戊丰隆走己脾，己公孙走戊胃，庚偏历走辛肺，辛列缺走庚大肠，壬飞扬走癸肾，癸大钟走壬膀胱，三焦与包络相为表里，此为十二原穴。"纳甲法流注以脏腑为主导，表里脏腑经脉的沟通以"走"来表达或应用。

子午流注纳支法是以十二经脉配属一日十二时辰，即子时（23点至1点）胆经旺，胆汁推陈出新；丑时（1点至3点）肝经旺，肝血推陈出新；寅时（3点至5点）肺经旺，将肝贮藏的新鲜血液输送百脉，迎接新的一天到来；卯时（5点至7点）大肠经旺，有利于排泄；辰时（7点至9点）胃经旺，有利于消化；巳时（9点至11点）脾经旺，有利于吸收营养、生血；午时（11点至13点）心经旺，有利于周身血液循环，心火生胃土有利于消化；未时（13点至15点）小肠经旺，有利于吸收营养；申时（15点至17点）膀胱经旺，有利于泻掉小肠下注的水液及周身的"火气"；酉时（17点至19点）肾经旺，有利于贮藏一日的脏腑之精华；戌时（19点至21点）心包经旺，再一次增强心的力量，心火生胃土有利于消化；亥时（21点至23点）三焦通百脉，人进入睡眠，百脉休养生息。

现代时间生物学证明，人体生命现象、生理活动都具有相对稳定的时间节律性，又称为"生物钟"。经脉气血的子午流注，正是时间生物学的理论体现，因其具有独特的临床疗效而被肯定并流传下来。

2. 经脉与脏腑的联系 经脉与脏腑相关理论，是指经脉与脏腑在经脉走行、生理功能、病机变化等方面相互影响，存在密切的联系。《黄帝内经》详细论述各经脉分别与相应的脏腑发生关联。如《灵枢·海论》云："夫十二经脉者，内属于脏腑，外络于肢节。"《类经·经络类》形象比喻："经脉者，脏腑之枝叶；脏腑者，经脉之根本。"（表5-1）

表5-1 十四经与脏腑的联系表

经脉名称	属	络	与其他脏腑的联系
手太阴肺经	肺	大肠	中焦、胃
手阳明大肠经	大肠	肺	
足阳明胃经	胃	脾	
足太阴脾经	脾	胃	心
手少阴心经	心	小肠	肺
手太阳小肠经	小肠	心	胃
足太阳膀胱经	膀胱	肾	脑
足少阴肾经	肾	膀胱	心、肝、肺
手厥阴心包经	心包	三焦	
手少阳三焦经	三焦	心包	
足少阳胆经	胆	肝	

续表

经脉名称	属	络	与其他脏腑的联系
足厥阴肝经	肝	胆	胃、肺
督脉			胞宫、脑、髓、心、肾
任脉			胞宫

脏腑是机体生命活动的中心，而经脉是贯穿其中的生命线。探讨经脉与脏腑的相关规律，对于丰富经脉-脏腑相关理论，指导中医认识生命现象、临床诊断治疗，以及养生康复等，具有重要的意义。

3. 经脉开阖枢理论　经脉开阖枢理论，出自《素问·阴阳离合论》《灵枢·根结》等篇章。开，即开达向外；阖，即内敛向里；枢，即枢纽作用。经脉开阖枢理论，概括人体三阴三阳经脉生理功能、病机特点及其相互关系。历代医家对此认识众说纷纭，比较一致的观点是以气化理论解析经脉开阖枢，具有临床指导价值。

三阳经，太阳经主开，阳明经主阖，少阳经主枢；三阴经，太阴经主开，厥阴经主阖，少阴经主枢。开阖枢气化理论，是指三阴三阳经气在人体表、中、里的配合关系，开是指气的运行，阖则指气的内藏，枢是言气的调节作用。因经气与脏气相通，所以六经的开阖枢气化，实际上就是脏腑气化的体现，也可以说是从六经角度对人体脏腑气化的概括。

开阖枢气化失常，可导致疾病的发生发展。如少阳枢机失常，则表里失和，出现往来寒热、呕吐、结胸等。因少阳主表里之间，气行于筋骨，故少阳与筋的关系密切，筋又主束骨，故少阳失司则筋弛骨繇，不能安稳立地，如《灵枢·根结》说："枢折即骨繇而不安于地，故骨繇者取之少阳。"

【临床意义】

1. 经脉辨证　经脉辨证是以经脉及其所联系脏腑的生理病机为基础，辨析经脉及其相关脏腑在病变情况下的临床表现，从而辨清病证的所在部位、病因病机及其性质特征等，为治疗提供依据。

（1）足厥阴肝经病证　本证是足厥阴肝经循行部位及相关之脏肝的病证。主要临床表现为腰痛不可以俯仰，胸胁胀满，少腹疼痛，疝气，巅顶痛，咽干，眩晕，口苦，情志抑郁或易怒。

（2）足少阳胆经病证　本证是足少阳胆经循行部位及相关之腑胆的病证。主要临床表现为头痛，额痛，目眩，目外眦痛，缺盆部肿痛，腋下肿痛，胸胁、股及下肢外侧痛，足小趾、次趾不用，口苦，黄疸，胁肋疼痛，善太息，疟疾，恼怒，惊悸，虚怯，失眠。

（3）手少阳三焦经病证　本证是手少阳三焦经循行部位及相关之腑三焦的病证。主要临床表现为耳聋，耳后疼痛，咽喉肿痛，目外眦痛，面颊肿痛，肩、臂、肘外侧疼痛，小指次指不用，腹胀，水肿，遗尿，小便不利。

（4）手厥阴心包经病证　本证是手厥阴心包经循行部位及相关之脏心包的病证。主要临床表现为手心热，臂肘挛急，腋下肿胀，甚则胸胁支满，心痛，心中憺憺大动，面赤，烦心，喜笑不休。

（5）足少阴肾经病证　本证是足少阴肾经循行部位及相关之脏肾的病证。主要临床表现为脊股内侧后缘疼痛，足心热痛，舌干，咽喉肿痛，心烦疼痛，咳唾有血，气喘，面色黧黑，惊恐不安，遗尿，遗精，月经不调。

（6）足太阳膀胱经病证 本证是足太阳膀胱经循行部位及相关之腑膀胱的病证。主要临床表现为恶寒，发热，鼻塞，鼻衄，头痛，目痛，项背、腰、臀部及下肢后侧疼痛，足小趾麻木不用，少腹胀满，小便不利，遗尿。

（7）手太阳小肠经病证 本证是手太阳小肠经循行部位及相关之腑小肠的病证。主要临床表现为耳聋，目黄，颊肿，咽喉肿痛，颈项转侧不利，肩似拔，臑似折，少腹胀痛，尿频，泄泻或便秘。

（8）手少阴心经病证 本证是手少阴心经循行部位及相关之脏心的病证。主要临床表现为咽干，渴而欲饮，胁痛，手臂内侧疼痛，掌中热痛，心痛，心悸，失眠，神志失常。

（9）足太阴脾经病证 本证是足太阴脾经循行部位及相关之脏脾的病证。主要临床表现为舌本强痛，食则呕，胃脘痛，腹胀善噫，身重乏力，活动不利，股膝内肿胀厥冷，足大趾麻木，活动欠佳，食不下，烦心，大便溏薄，或泄泻，水肿，黄疸。

（10）足阳明胃经病证 本证是足阳明胃经循行部位及相关之腑胃的病证。主要临床表现为发热身前为甚，咽喉肿痛，鼻衄，齿痛，口眼歪斜，胸腹及下肢外侧疼痛，足背痛，足中趾麻木，活动不利，胃脘痛，呕吐，消谷善饥，腹胀满，水肿，惊惕，发狂。

（11）手阳明大肠经病证 本证是手阳明大肠经循行部位及相关之腑大肠的病证。主要临床表现为齿痛，咽喉肿痛，鼻衄，流清涕，颈肿，口干，肩前及上肢伸侧前缘疼痛，大指次指疼痛，麻木，屈伸不利，腹痛，肠鸣，大便泄泻或大便秘结。

（12）手太阴肺经病证 本证是手太阴肺经循行部位及相关之脏肺的病证。主要临床表现为发热，恶寒，或汗出中风，肩背痛寒，缺盆中痛，肺胀，咳喘，胸部胀满，心烦，小便数而少，少气不足以息，手足心热。

2. 经脉诊断

（1）循经诊断 循经诊断，即根据疾病表现的症状和体征，结合经脉循行分布部位及其属络脏腑进行诊断。例如两胁疼痛，多为肝胆疾病；缺盆中痛，常为肺病表现；在胸前"虚里"处疼痛，痛连左手臂及小指，则应考虑真心痛等心脏疾病。并且，在临床实践中，亦可根据某些患者在经络循行通路上，或经气聚结的某些穴位处，有明显的压痛，或有条索状、结节状反应物，或局部皮肤的色泽、形态、温度等发生变化，辅助病证的诊断。

（2）分经诊断 经脉有一定的循行部位及所属的脏腑，因此根据体表相关部位发生的病理变化，可以推断疾病所在的经脉。如头痛一证，痛在前额部者多与阳明经有关，痛在头部两侧者多与少阳经有关，痛在后项者多与太阳经有关，痛在头巅顶者多与足厥阴经、督脉有关。

3. 循经治疗 针灸治疗的处方配穴原则，是"循经所过，主治所及"。常用的循经取穴、十二经表里配穴、输募配穴、阴阳配穴以及某些特定的配穴法，都以经脉循行作为依据。全身经脉在体表的循行均有一定的路线，在针灸治疗时，既可以在与患病局部相同的经脉取穴，亦可根据经脉循行选用远隔患部的穴位，这种取穴的方法即循经取穴。

中药归经是中药药性理论的重要组成部分，用来表示药物的作用部位，即药物对机体不同部位的选择作用。药物的性味、升降浮沉与归经定位，构成中药"三位一体"的药性基础，对中药性能的概念则有较完整、全面的认识。根据药物归经理论和实践应用，需要与具体病机的

NOTE

所在相结合，既要了解每味药的归经，又要掌握脏腑经络的相互关系和具体病症的所在，才能更好地指导临床用药。

【现代研究】

1. 经脉实质　近年来，大量的临床资料观察和实验研究，特别是循经感传现象的研究，证实了经络是客观存在的，关于经络的实质的假说大体上有以下观点。

（1）经络与神经相关假说　许多学者认为，刺激体表经穴能引起循经传感，并迅速地引起相应脏腑器官功能的变化。只有在神经系统的参与下才有可能完成。因此，经络与神经系统的功能是分不开的，许多实验能为这一假说提供依据，美国一学者认为，经络并不是一种特殊的解剖上的实体，而可以把经络看成是在神经系统被激活的神经末梢的轨迹，换言之，真正的经络在脑，而不是在外周。还有人提出经络 – 皮层 – 内脏相关假说，以及经络实质的二重反射假说。后者认为，针刺穴位，一方面可以通过中枢神经系统引起通常的反射效应（即长反射）；另一方面由于局部组织损伤而产生的某些酶或化学物质作用于游离神经末梢，引起一系列的局部短反射效应并成为另外一个局部反射的原因，依次相继激发，从而出现了循经出现的各种经络现象。

（2）经络与血管、淋巴管相关假说　《灵枢·九针十二原》说："经脉者，行血气，通阴阳，以营于身者也。"说明经脉是血液运行的通道。有研究在 18 个截肢的新鲜肢体的太冲、涌泉、商丘等穴位注入墨汁，然后将肢体以甲醛溶液固定，逐层解剖，其中 13 个肢体出现了被墨汁充盈的纤细管道向上或向下延伸，大部分可循经直达肢体的断面，这种结构系管径为 40～300pm 的小静脉，可以证实经脉与血管系统的密切联系。

国内外有研究提出循经感传现象与淋巴管的联系：①经穴部含 P 物质的神经纤维与毛细淋巴管存在形态学的紧密联系；②经穴部存在有许多发达平滑肌的淋巴管；③P 物质能直接作用于平滑肌细胞，引起其强烈的节律性收缩运动；④淋巴管与经络的循行在位置上的相近关系；⑤平滑肌的收缩传递速度与循经感传的速度相近等。在经穴部给予针灸刺激时，引起相关神经末梢分泌 P 物质，通过毛细淋巴管吸收，引起淋巴管发达平滑肌的节律性收缩运动，这种运动的信息传至大脑皮层产生循经感传现象。与此同时，P 物质经淋巴管进入淋巴结后，激活全身免疫系统，产生一系列针灸效应。

（3）经络与筋膜相关假说　研究显示，经络和穴位的分布与全身的筋膜结缔组织均有密切关系。生物体在从简单到复杂的进化过程中，从单胚层生物的细胞外基质、两胚层生物的中胚层、三胚层生物的间充质，到高等动物以及人体的结缔组织支架，是生物进化中的同源结构。这些生物从形态上，可分为由已分化的功能细胞所构成的功能系统、尚未分化的细胞所构成的支持与储备系统两部分。以两个系统为基础，研究人体结构的学科分科方法，称筋膜解剖学。从筋膜解剖学角度可以清晰地揭示经络的解剖学和组织学构成，为中医理论研究奠定现代生物学基础，并为现代医学研究提供一个新的观察角度。

国家科研项目"863"课题"中国数字虚拟人"，发现肢体某些部位有成条索状分布的结缔组织，其位置和走行方向与古典经络相似，推论经络和穴位位于人体筋膜结缔组织，筋膜结缔组织是针灸、按摩、刮痧、拔罐和运动疗法的作用部位。有学者发现，经穴与结缔组织有密切关系，提出结缔组织是遍布全身的网络系统，多数穴位位于肌肉之间或肌肉与骨骼之间的结缔组织。认为筋膜能进行自我调节以适应身体的压力和张力，而且按摩治疗能改善筋膜的紧张度、黏弹性和结构。筋膜不仅有肌肉的支持作用，还是一个遍及全身的本体感觉网络，而且由于全身的筋膜结缔组织富含血管、神经、淋巴和干细胞，可能对人体自身有检测和调控的作用。

（4）其他假说 根据量子理论，提出经络本质量子观；根据新三论、旧三论的概念，提出经络本质的控制论、信息论、耗散结构论；此外，还有类传导说、进化较低级和古老传导系统说、特殊管道系统说、第三平衡论、经气转输系统说、生物电场说、二重反射说、经络基因控制结构说、细胞间的信息传递说、经络生物全息论、经络实质离子观说，以及轴索联动说等。

2. 经脉 – 脏腑的相关性 经脉 – 脏腑相关理论是经络学说的核心，经脉"内属于腑脏，外络于肢节"，经脉与相应脏腑有着特定的属络关系。针灸刺激经脉上的穴位，对相应内脏功能和疾病有调整和治疗作用；同样，内脏疾病发生后，在体表相应经脉（穴位）有着特异的反应。经脉 – 脏腑相关是探讨针灸临床疗效和作用机理的重要内容，这方面的研究，主要有体表 – 内脏反射研究，以及神经肽在经脉 – 脏腑神经相关中的作用等。

经脉 – 脏腑相关主要体现在五个方面：经脉与相应脏腑的联系（经脉所属，主治所及）；经脉与所过脏腑的联系（经脉所过，主治所及）；膀胱经背俞穴与内脏的联系；表里经脉的联系；经脉脏腑相关与脑联系。经脉 – 脏腑相关联系对于指导临床辨证选穴具有重要的意义。

3. 经脉 – 穴位特异性 近年来，国内外研究者围绕经穴效应特异性及其基本规律，采用文献整理与数据挖掘、临床评价和实验研究等方法，从经穴与非经穴效应的差异、同一经脉不同腧穴效应的差异、不同经脉不同腧穴效应的差异以及经穴效应特异性的基本规律等方面开展了多项研究，国内的研究结果大多肯定了经穴效应特异性的存在。

2006 年，国家重点基础研究发展计划（"973"计划）"基于临床的经穴特异性基础研究"正式立项，标志着我国经穴效应特异性研究全面、规范的展开。

依据针灸学基本理论、临床实践及前期研究基础，项目组认为"经穴存在效应上的差异（经穴特异性），这种差异可以量化、评价，且具有规律性，并受穴位结构特征、针刺手法、得气状态、刺激参数等因素的影响，与临床疗效密切相关"。

整个项目主要包括三个研究层次：①经穴效应特异性及基本规律研究。一方面，运用脑功能影像技术，探索不同穴位刺激在脑区反映的规律性特征，进行经穴与非穴的脑功能界定；另一方面，运用文献和临床评价的方法，以偏头痛、功能性消化不良、脑梗死、原发性痛经、周围性面瘫为研究切入点，评价经穴效应的特异性及其基本规律。②经穴效应特异性影响因素研究。从神经心理因素、得气、刺激参数、针刺时机和不同组织结构五个方面研究经穴效应特异性的影响因素。③经穴效应特异性的生物学基础研究。在肯定基于临床经穴效应特异性现象的基础上，从神经功能、脑功能影像变化和机体代谢组学信息变化，初步探讨与经穴效应特异性相关的生物学基础。一定程度上验证了"经脉循行是基础，经气汇聚是关键"的经穴效应特异性基本规律的假说。

多年来的研究显示，经穴主治和功效都是通过经络腧穴的物质、能量和信息的运行与变化实现的，是一个复杂的信号转导网络，采用一种技术方法，孤立地研究某一个点或某一环节显然不适合研究的需要，必须充分吸纳现代科技的最新成果，采用多学科交叉的方式才能不断阐释经穴特异性这个复杂问题的科学内涵及基本规律。

NOTE

39 论 络脉论

【理论内涵】

络脉，是人体内经脉的分支，纵横交错，网络周身。从分支大小而论，有别络、孙络。别络又称"十五别络"，为络脉中较大者；孙络是细小的络脉，属络脉的再分支。从阴阳属性而论，有阴络、阳络。阴络，指下行、在里、属脏的络脉；阳络，指上行、在表、属腑的络脉。从气血而论，有气络、血络。气络，以气的运行为主；血络，以血的运行为主。从脏腑而论，根据络脉分布部位，如脏络、心络、肺络、肝络、胃络、脑络等。从络脉形状而论，有横络、缠络等。

【学术源流】

《黄帝内经》论及"络"字多达254处，论及"络脉"44处。合成词类术语有经络、大络、别络、小络、孙络、浮络、阴络、阳络、胞络、络俞、横络、结络、衡络、络病等。如《素问·缪刺论》说："今邪客于皮毛，入舍于孙络，留而不去，闭塞不通，不得入于经，流溢于大络，而生奇病也。"《灵枢·百病始生》说："卒然多食饮则肠满，起居不节，用力过度，则络脉伤，阳络伤则血外溢，血外溢则衄血，阴络伤则血内溢，血内溢则后血，肠胃之络伤，则血溢于肠外，肠外有寒汁沫与血相抟，则并合凝聚不得散而积成矣。"《黄帝内经》对络脉的名称、分类、功能、病变、诊断、刺法等有非常丰富的论述，可谓络脉理论的奠基。

《难经·二十二难》说："气主煦之，血主濡之。气留而不行者，为气先病也；血壅而不濡者，为血后病也。"反映络脉气血的生理功能和病机变化，给后世医家以较大启发。《难经·三十难》说："其清者为荣，浊者为卫，荣行脉中，卫行脉外……阴阳相贯，如环之无端，故知荣卫相随也。"这一观点与《黄帝内经》如出一辙。水谷精微化为营血运行于脉中，环流入五脏六腑以养之。临床上因营血瘀滞、络脉瘀阻所致的病证，可采取活血化瘀通络之法治之，血行畅通，脏腑得养，则病去自安。

清·叶天士在《黄帝内经》《难经》等有关思想的启发下，著《临证指南医案》，提出"久病入络"的观点，如"初为气结在经，久则血伤入络""其初在经在气，其久入络入血""病久入络""病入血络"等；指出了疾病久延不愈，由经及络，由浅入深，由气及血的发展过程。

【基本原理】

1. 络脉的生理特性 络脉的生理特性，主要可以概括为四个方面：

其一，络脉网络分布。络脉呈多层次性、广泛性、网络性分布特点。《素问·针解》说："人皮应天，人肉应地，人脉应人，人筋应时，人声应音，人阴阳合气应律，人齿面目应星，人出入气应风，人九窍三百六十五络应野。"人之络脉有三百六十五，应于天之三百六十五日以成一岁，应于地之广袤原野以成八方。《医门法律·明络脉之法·络脉论》说："十二经生十二络，十二络生一百八十系络，系络生一百八十缠络，缠络生三万四千孙络。"可知络脉之数众多，缠绵环绕，纵横交错，网络全身。

其二，络脉满溢灌注。络脉气血具有满溢灌注的特点。"满溢贯注"，是络脉流注的正常状态，即络中的血气只有达到满溢的程度，才能灌注经脉、脏腑，肌表，维持其生理功能。见于《灵枢·痈疽》："血和则孙脉先满溢，乃注于络脉，皆盈，乃注于经脉。"不但生理上如此，而且在病理上，邪气客于络脉的传变，也是以盛、满作为前提的。《素问·皮部论》说："皮者，脉之部也，邪客于皮，则腠理开，开则邪入客于络脉，络脉满则注于经脉……络盛则入客于经。"

其三，络脉双向流动。络脉气血具有双向流动的特点。《素问·调经论》说："血气未并，五脏安定，孙络外溢，则经有留血。"《素问·四时刺逆从论》说："经满气溢，人孙络受血，皮肤充实。"当络脉中的气血满溢时，可向经脉方向流动而注入经脉；经脉气血盈满，又可流向络脉，而布散于脏腑、肌肤、官窍。在生理状态下，脏腑经脉之气能够促进络中血气的双向流动；在病理状态下，脏腑经脉之气失常又可以影响络中血气的双向流动，进而产生相应的络脉病变。络脉与脏腑经脉双向流动的密切关系，为从脏腑经脉治疗络脉的相关病证提供了理论依据。

其四，络脉气血阴阳。络有气、血、阴、阳之分。气络，主要以气的运行为主。见于《类经·藏象类·人有阴阳治分五态》："血脉在中，气络在外。"血络，主要以血液运行为主。《素问·调经论》："视其血络，刺出其血，无令恶血得入于经，以成其疾。"然而，气血相并而行，故气络未必无血，血络未必无气，只是各有侧重而已。气又有营卫之气，营行脉中，卫行脉外。络脉是营卫气血津液输布贯通的枢纽，也是营卫交会气化的场所，是经脉气血实施调节与营养作用的场所。

阴络，广义指下行、在里、属脏的络脉；狭义指阴跷之络。阳络，广义指上行、在表、属腑的络脉；狭义指阳跷之络。如《灵枢·百病始生》说："阳络伤则血外溢，血外溢则衄血，阴络伤则血内溢，血内溢则后血。"《黄帝内经太素·经脉·脉行同异》说："十二经脉别走，皆从脏之阴络，别走之阳；亦从腑之阳络，别走之阴。"《难经·二十六难》说："阳络者，阳跷之络也；阴络者，阴跷之络也。"

2. 络脉的生理功能

（1）营血生成　《灵枢·痈疽》记载："肠胃受谷……中焦出气如露，上注豀谷而渗孙脉，津液和调，变化而赤为血。"《灵枢·血络论》说："新饮而液渗于络，而未合和于血也，故血出而汁别焉。"中焦脾胃化生的水谷精微渗入孙脉即孙络，与津液调和之后化生为营血。因此，孙脉是营血化生合成的重要场所。《灵枢·痈疽》说："血和则孙脉先满溢，乃注于络脉，皆盈，乃注于经脉。"营血生成之后，由孙脉满溢，注入较大的络脉，最后进入经脉。

（2）渗灌气血　《灵枢·小针解》说："络脉之渗灌诸节者也。"《素问·针解》说："人九窍三百六十五络应野。"张志聪注："人之三百六十五络，犹地之百川流注，通汇于九州之间。"人体络脉遍布周身上下，气血通过络脉渗灌周身百节以发挥营养滋润作用。

（3）贯通营卫　络脉具有贯通营卫之气的作用。《素问·气穴论》记载："孙络三百六十五穴会……以通荣卫。"张介宾《类经》注释："表里之气由络以通，故以通营卫。"张志聪注释："盖大络之血气，外出于皮肤而与孙络相遇，是以脉外之卫、脉内之荣相交通于孙络皮肤之间。孙络外通于皮肤，内连于经脉以通荣卫者也。"

（4）沟通表里　络脉具有联络沟通表里两经的作用。《灵枢·经脉》记载："手太阴之别，名曰列缺，起于腕上分间……别走阳明也。"说明手太阴络脉行走至阳明经脉，从而沟通太阴与阳明两经的联系。

【临床意义】

1.络脉在中医望诊的应用

（1）望面色络脉　通过审视面部皮肤和络脉色泽，以判别脏腑经络的气血盛衰。《灵枢·邪气脏腑病形》说："十二经脉，三百六十五络，其血气皆上于面而走空窍。"《素问·痿论》说："心热者，色赤而络脉溢。"通过观察颜面各部的色泽变化，以察五脏之变，是古代医家从医疗实践中总结出来的宝贵经验。络脉色赤者，主血热；络脉色白者，主气血不足；络脉色紫黑者，主血寒、血瘀。

（2）望五官　望五官主要是望目，尤其是白睛络脉的变化；以及望鼻之络脉、望口唇之络脉、望舌下络脉、望耳及耳郭背面的血络等。尤其望白睛络脉、舌下络脉较为常用。

白睛络脉诊法，指通过观察白睛络脉的变化来诊断有关疾病，辨别病位、病性，推测病之预后。目为肝之窍，五脏六腑之精气皆上注于目，如《灵枢·邪气脏腑病形》曰："十二经脉、三百六十五络，其血气皆上于面而走空窍，其精阳气上走于目而为睛。"白睛络脉的异常变化可提示疾病的病位、病性和预后，如《灵枢·论疾诊尺》曰："诊目痛，赤脉从上下者，太阳病；从下上者，阳明病；从外走内者，少阳病。"

舌下络脉诊法，是指通过观察舌下络脉的异常变化判断疾病的方法。晋·葛洪《肘后备急方》最早记载该法应用："（肤黄）若已深，应看其舌下两边，有白脉弥弥处，芦刀割破之，紫血出数升，亦歇。然此须惯解割者，不解割，忽伤乱舌下青脉，血出不止，便煞人。方可烧纺轳铁以灼此脉令焦。"

（3）望鱼际络脉　望鱼络通过观看手鱼际之血络诊断疾病。如《灵枢·邪气脏腑病形》说："鱼络血者，手阳明病。"《灵枢·经脉》说："胃中寒，手鱼之络多青矣；胃中有热，鱼际络赤。"鱼际是手大指本节后肌肉丰厚之处，是手太阴肺经循行所过部位。望鱼际络脉诊断的原理和切脉独取寸口的原理是一致的。络脉之气血，以脾胃为化源，胃气上至于手太阴，故诊鱼际络脉又可候胃气。

（4）望小儿食指络脉　食指络脉诊法从《灵枢》"诊鱼际络脉法"发展而来，始见于唐·王超《水镜图诀》，对三岁以内的小儿疾病，在诊断上有重要意义。凡肌表受邪，往往由浅入深，首先入络，进一步则入客于经，再深入脏腑。络脉的形色和出现部位随着邪气侵入的深浅而变化。正常的络脉色泽浅红，红黄相兼，隐于风关之内；大多不浮露，多是斜形、单支、粗细适中。食指络脉的显现与分布可分为风、气、命三关。病变状态络脉则会出现相应的变化：络脉增粗，多属实证、热证；变细则为虚证、寒证。

（5）望腹部络脉　小儿疳疾，除头大颈细、发枯槁之外，还可见腹大、青筋暴露。清·石寿棠《医原》云："蛊胀，肚大筋青不治。夫青筋，非筋也，血络也。青者，血燥而结也。"

（6）望皮肤络脉　皮肤为一身之表，是人体之藩篱。卫气循行络脉其间，内合于腑脏。感受外邪，肌表首当其冲，脏腑气血的病变亦可通过经络反映于肌表，故直接观察肌表皮肤浅层细小络脉（孙络和浮络）的颜色、光泽以及形态的各种变化，能够了解邪气的性质和气血津液的盛衰，测知内脏的病变，判断疾病的预后。如皮肤出现麻疹多见于外感热病，常因肺胃积热、内迫血脉而致。

2.络脉在中医治疗的应用

（1）十五络脉的运用　络脉具有加强表里两经联系的作用，临床上通过原络配穴法（取表里两经的原穴和络穴）来治疗表里两经的病证。如取手阳明大肠经的原穴合谷和手太阳肺经络穴列缺可以治疗外感表证。见于《灵枢·经脉》："十五络者，实则必见，虚则必下。"《灵枢·邪气脏腑病形》说："三焦病者，腹气满，小腹尤坚，不得小便窘急，溢则水留即为胀，候在足太阳之外大络，大络在太阳少阳之间，亦见于脉。"

（2）刺络放血疗法　《素问·离合真邪论》说："疾出以去其血，而复其真气，刺出血，其病立已。"刺络放血疗法的主要目的是驱邪扶正，使用放血疗法，一方面能够治疗疾病，另一方面能够防止疾病进一步恶化。《素问·调经论》说："刺留血奈何？视其血络，刺出其血，无令恶血得入于经，以成其疾。"故放血法所治疗病证主要是实热病证。所刺的部位以有瘀血的络脉、病变局部和相关穴位为主。瘀血的络脉放血量较大，而井穴、荥穴、背俞穴放血量较小。该法适用于多种疾病和症状，如《灵枢·经脉》说："凡刺寒热者皆多血络，必间日而一取之，血尽而止，乃调其虚实；其小而短者少气，甚者泻之则闷，闷甚则仆不得言，闷则急坐之也。"《灵枢·杂病》说："衄血，取手太阳，不已，刺宛骨下，不已，刺膕中出血。"刺络放血法因选用针具或手法的区别而有一些特殊的称谓，如《灵枢·官针》记述的"络刺""赞刺"和"豹文刺"。刺血疗法至今仍广泛应用。

3. 基于络脉理论治疗重大疑难病证　吴以岭在国内首次运用络病理论探讨冠心病的中医病理机制，提出"络气虚滞、络脉瘀阻、脉络绌急"的新病机，指出络脉绌急 – 冠脉痉挛与血管内皮功能障碍之间的相关性，并首先把搜风入络药用于冠心病治疗，制定了通心络处方。实验证实，通心络胶囊具有良好的降脂抗凝和抑制体内血栓形成作用，能逐步减少动脉粥样硬化的斑块面积，因而具有活血通络作用。改善和调整血管内皮功能障碍，降低解除冠状动脉痉挛，增加冠脉血流量，缩小心肌缺血和梗死面积，通过抑制心肌自分泌和旁分泌的方式起到拮抗心梗后心肌重构的作用。尤其对急性心肌梗死晚期再灌注时梗死区微血管的完整性保护方面具有突出疗效，这不仅对心梗治疗具有独特作用，也证实了中医络病理论的重要临床价值。

有学者针对糖尿病慢性并发症络脉瘀阻的病机特点，提出以化瘀通络为主的治疗原则。通络可分为驱邪通络、扶正通络两大类。驱邪通络又有化瘀通络、化痰通络、利湿通络、息风通络、理气通络、解毒通络、软坚散结通络等；扶正通络又有益气通络、养血通络、滋补肝肾通络、益气养阴通络、育阴温阳通络等，根据不同并发症的不同发展阶段进行辨证论治，遣方用药。

有学者认为，高血压病、动脉硬化等重要病理变化，主要是络脉内膜痰瘀壅塞、管腔硬化、血行失度及络脉痉挛和失荣。针对于此，在辨证施治中注重化痰活血、解痉通络，从而可降压、防治心脑络脉损伤。此外，化瘀通络汤配合肝素、复方丹参注射液、尿激酶等抗凝溶栓之中西协同方法治疗下肢深静脉血栓形成取得明显疗效。很多医家非常重视络病学说，在临床中以络病学说为指导辨证治疗，提高了诊疗水平，同时丰富了络病的证治内容。

【现代研究】

1. 络脉与"神经 – 内分泌 – 免疫"网络研究　"神经 – 内分泌 – 免疫"网络符合中医学络脉系统的结构和功能特征，能够用来阐释络脉的科学内涵。其一，因为影响和调节人体生命活动的众多"微物质"（中医气血）是通过"神经 – 内分泌 – 免疫"网络的各种通道运输传导并产生效应的。其二，因为"神经 – 内分泌 – 免疫"网络涉及人体的多个器官和系统的功能活动，更加全面地表现了中医络脉对维持人体阴阳平衡的重要生理作用，以及络病状态下人体多

NOTE

个脏器功能失调、阴阳平衡被破坏的病理特征。其三，现代关于针灸疗效及机理的研究表明，针刺是通过调节"神经－内分泌－免疫"网络功能来发挥疗效的，针刺治疗疾病除改善症状外，可使患者神经系统、内分泌系统、免疫系统的多项指标发生改变，这也说明"神经－内分泌－免疫"网络能够用来阐释络脉系统的科学内涵。

近年来，有学者开始用"神经－内分泌－免疫"网络来阐释络脉内涵的可行性。王永炎提出"气络"概念，并指出："提出气络的设想，试图从实验设计的思路上，突破血络论，不仅着眼于血液的循环和循环的血液，拓宽视角，以气为血帅，气络与血络相伴而行为循环的动力。融入神经系统与循环系统的相关性，结合神经－内分泌－免疫系统，综合多学科指标体系切入研究，紧扣有形之血与无形之气的相关机理研究，具有现实意义。"有学者认为："神经－内分泌－免疫所形成的复杂网络体系使认识络脉病证的进展极为复杂化。故深入研究神经、内分泌在络脉病证的作用和意义，对加深认识络病具有现实的理论和临床价值。"可以预见，用"神经－内分泌－免疫"网络作为切入点开展对络脉的研究会有广阔的前景。

2. 络脉的三维立体网络系统　吴以岭提出络脉理论框架——"三维立体网络系统"，从时空与功能统一性论述络脉系统，指出络脉与经脉空间结构与运行时速的差异性，从络脉时空特异性切入研究络脉功能，提出络脉两大功能系统："经气环流系统"的网络分支——气络和"心脉血液循环系统"的网络分支——脉络，形成络病研究的理论框架。依据"三维立体网络系统"，研究络病发病、病机、辨证、治疗，概括久病入络、久痛入络、久瘀入络的发病特点，提出易滞易瘀、易入难出、易积成形的病机特点，阐述络气郁滞（或虚滞）、络脉瘀阻、络脉绌急、络脉瘀塞、络息成积、热毒滞络、络脉损伤、络虚不荣八大病机变化，指出络病主要临床表现，创立络病辨证八要，提出"络以通为用"的治疗原则，总结古人通络治疗的用药特点，按功能规范七类通络药物，同时提出络病证候及五脏络病辨证论治。按照中医学术自身发展对络病学说进行了系统研究，初步建立"络病证治"体系，首次形成系统络病理论，为络病学学科建立奠定了理论基础。

3. 针灸络脉研究　有研究证实，针刺是通过血管周围交感神经纤维传入刺激冲动，在神经、内分泌结构及功能完整条件下，有垂体、肾上腺以及自主神经系统的参与作用和影响下，对血细胞的生成与分配发挥综合调节作用。进一步的研究表明，经络与血管组织中的体液以及各类物质的关系更为密切，针灸具有调整血管中血液成分如白细胞、红细胞、血小板、血浆蛋白、血糖等的作用，并通过这一作用达到增强免疫功能和免疫调节治疗疾病的效果。针之理亦药之理也，针刺同样能够改善微循环，尤其是刺络放血法对血瘀证的治疗作用已为临床常用，如头皮针加络刺法治疗多例缺血性脑血管病疗效观察及机理研究、刺络放血对脑梗死恢复期患者的临床症状改善作用及机理研究等，可作为针灸治疗络病疗效及机理研究的范例。

第六章 体 质

　　体质，是指在人体生命过程中，在先天禀赋和后天获得的基础上所形成的形态结构、生理功能和心理状态方面综合的、相对稳定的个体特质。重视体质问题的研究，不但有助于从整体上把握个体的生命特征，而且有助于分析疾病的发生、发展和演变规律，对诊断、治疗、预防疾病及养生康复均有重要意义。

40 论　中医体质论

【理论内涵】

　　中医体质论，是以中医理论为指导，研究人类各种体质特征、体质类型的生理、病理特点，并以此分析疾病的反应状态、病变的性质及发展趋向，从而指导疾病预防、治疗以及养生康复的理论。

【学术源流】

　　关于体质，在中医文献中有不同的表述。中医体质理论渊源于《黄帝内经》，成熟于明清时代。《黄帝内经》常用"形""素""质"等表述体质，明确指出体质与脏腑的形态结构、气血盈亏有密切的关系，并研究了个体及不同群体的体质差异性，如《灵枢·阴阳二十五人》为论述体质专篇。

　　其后，东汉·张仲景的《伤寒杂病论》，出现了"酒客""尊荣人"等含有体质意义的名词，并重视体质与外感热病和内伤杂病的关系，以体质学说理论指导临床辨证，使体质理论在临床实践中得到了进一步充实和提高。

　　宋·钱乙《小儿药证直诀》将小儿的体质特征精辟地概括为"成而未全""全而未壮"。指出"脏腑柔弱，易虚易实，易寒易热。"宋·陈直《养老奉亲书》对老年人的体质特征特别是心理特征及其机制进行了阐述。金·刘完素《素问玄机原病式》从理论上阐述了各种病理体质的形成与内生六气的关系。

　　明·张介宾《景岳全书》以"禀赋""气质"而论，明确提出"体质"一词，力倡藏象体质理论，强调脾肾先后天之本对体质的重要性，并将之运用到对外感、内伤杂病的辨证论治之中。如《景岳全书·杂证谟·饮食门》："矧体质贵贱尤有不同，凡藜藿壮夫，及新暴之病，自宜消伐。"

　　清代医家较为广泛应用体质一词，如叶天士《临证指南医案·咳嗽》："平素体质，不可不论。"并强调，"凡论病先论体质、形色、脉象，以病乃外加于身也"（《临证指南医案·呕吐》）。徐洄溪认为，地理条件不同，人体的体质有差异。如《医学源流论·五方异治论》："人禀天地之气以生，故其气体随地不同。西北之人，气深而厚，凡受风寒，难以透出，宜用疏通重剂；东南之人，气浮而薄，凡遇风寒，易于疏泄，宜用疏通轻剂。又西北气寒，当用温热之药；东南地温，当用清凉之品"，并将"气体""体质"合用。人们渐趋接受"体质"一词，普遍用它来表述不同个体的生理特殊性。清·汪宏《望诊遵经》和王燕昌《王氏医存》对影响体质形成、类型、演化的外部因素，已有明确的认识。明清温病学家则从温热病学角度，对体质的分型及临床脉症、体质与温病的发生、发展、转归、治疗、用药关系作了新的探讨，使中医体质理论在临床实践中得到了新的发展。

尽管历代医家从不同角度对体质问题进行了研究，但是这些论述中缺乏明确而科学的体质概念，并未形成一个完整、系统的关于体质的理论体系。从20世纪70年代开始，对体质进行了多学科深入的探讨与研究，相继有《中医体质学》《体质病理学》等著作问世，取得了可喜的成果，成为中医学理论体系的重要组成部分。

【基本原理】

1. 体质禀于先天，成于后天　《黄帝内经》认为，体质的形成禀赋于先天，调养于后天，既受先天遗传及胎养因素影响，又和后天的自然环境、饮食结构、年龄、社会环境、心理状态等有密切联系。正是由于这些因素不同，从而形成了个体体质的差异性。

人体是由父母的生殖之精结合后，禀受母体气血的滋养，进而发育成形，因此，父母生殖之精的盈亏盛衰和体质特征直接影响着下一代的体质，正如《灵枢·寿夭刚柔》所说："人之生也，有刚有柔，有弱有强，有短有长，有阴有阳。"说明人自出生就存在着体质的差异，不同的体质存在着不同的特征。

在人的生命过程中，由于所处的自然环境、社会环境、年龄阶段的不同以及其他诸如性别、饮食等因素的综合作用下，也会在生理上形成不同的体质，如《素问·异法方宜论》记载："东方之域，天地之所始生也，鱼盐之地，海滨傍水。其民食鱼而嗜咸，皆安其处，美其食，鱼者使人热中，盐者胜血。故其民皆黑色疏理，其病皆为痈疡，其治宜砭石……"可见，体质是在先天禀赋遗传和后天环境影响的共同作用下形成的，为体质的可分性和可调性提供了可能。

2. 体质形神合一，四时法成　中医体质论的概念，一方面强调人体体质的形成，基于先天禀赋和后天调养两个基本因素。先天因素是人体体质形成的重要基础，而体质的转化与差异性在很大程度上还取决于后天因素的影响。另一方面，也反映了机体内外环境相统一的整体观念，说明个体体质在后天生长、发育过程中与外界环境相适应而形成的个性特征，即人与社会的统一，人与自然环境的统一。可以看出，中医学的体质的概念与其他学科体质概念的不同点就在于，充分体现出中医学"形神合一"的生命观和"天人合一"的整体观。

"形神合一"是生命存在的基本特征。神生于形，依附于形，而神又主宰形，神明则形安。形神合一，又称形与神俱，就是指形与神是人体不可分离的统一整体。形体健壮则精神旺盛，生命活动正常；形体衰弱则精神衰弱，生命活动出现异常；形体衰亡，生命活动终结。基于这种"形神合一"的生命观，中医学认为，人体的体质既包括形体要素，又包括心理要素，并且二者高度统一。一定的形态结构，可表现出其特有的生理功能和心理特征；良好的生理功能和心理特征是正常形态结构的反映，并具有相对的稳定性。二者相互依存，不可分割，在体质的固有特征中综合体现出来。

"天人合一"是生命存在的客观规律。人既存在于社会之中，也存在于自然之中，所以，每一个人的体质就必然烙上社会和自然环境因素的印迹。个体对社会和自然环境的适应能力、适应程度往往表现在其个体体质特征之中。

3.体质差异，可分可辨 体质的形成与先后天的多种因素相关，遗传因素的多样性与后天因素的复杂性使个体体质存在明显的差异。即使同一个体，在不同的生命阶段，其体质特点也是动态可变的，所以体质具有明显的个体差异性，呈现其多态性特征。另一方面，处于同一社会背景，同一地方区域，或饮食起居比较相同的人群，其遗传背景和外界条件类同，使特定人群的体质形成群体生命现象的共同特征，从而又表现了群体的趋同性；不同时代的人群也呈现不同体质的特点。个体差异性与群体趋同性是相互统一的，没有个体的差异性就无"体"可辨；没有群体的趋同性就无"类"可分，因此二者形成了"体质可分论"的理论基础，体质由形态结构、生理功能和心理状态三个方面的差异性，从而形成体质的可分可辨。

4.体质演化，可变可调 体质具有体质差异性，从而可分；但具有整体动态性，故可化可变。同一种族或居住在同一地域的人群，可因为遗传背景相近、生存环境相同、生活习惯近似，使体质具有相同或类似的特点，形成地域人群的不同体质特征，从而使特定人群的体质呈现出群体趋同性。先天禀赋决定着个体体质的相对稳定性，体质是一个随个体发育的不同阶段而演变的生命过程，在生命过程中的某阶段，体质状态具有相对稳定性。体质的连续性体现在不同个体体质的存在和演变时间的不间断性，体质的特征伴随着生命自始至终的全过程。

先天禀赋决定着个体体质的特异性，体质随着个体发育的不同阶段而演变，在生命过程中，后天各种环境因素、营养状况、饮食习惯、精神因素、年龄变化、疾病损害、针药治疗等的影响，使得体质具有动态可变性。体质的特征伴随着生命的全过程，无论是生理还是病变，均表现一定的倾向性，这种倾向性或表现为生理状态下的生理反应性，或表现为病理状态下的发病倾向性。偏于某种体质类型者，多具有循着这类体质固有的发展演变规律缓慢演化的趋势，这种趋势就是体质的倾向性。体质的倾向性，为治未病提供了可能。

体质的稳定性由相似的遗传背景形成，年龄、性别等因素也可使体质表现出一定的稳定性。而这种稳定性是相对的，由于在每一个生命过程中，在不同的生命阶段，以及环境、精神、营养等因素的影响下，体质又会相应的发生变化，使得体质在具有相对稳定性的同时也具有一定的动态可变性。这种稳定性和可变性的协同并进，为体质可调提供了可能。

【临床意义】

体质理论强调脏腑经络的偏颇和精气阴阳的盛衰对形成体质差异的决定性作用，而体质的差异性在很大程度上决定着疾病的发生发展变化、转归预后上的差异及个体对治疗措施的不同反应性。因此，体质与病因、发病、病机、辨证、治疗及养生预防均有密切的关系，体质学说在临床诊疗中具有重要的应用价值。

1.预测疾病倾向 体质因素决定着个体对某些病邪的易感性、耐受性。一般而言，偏阳质者易感受风、暑、热之邪而耐寒；偏阴质者易感受寒湿之邪而耐热。正如清·吴德汉《医理辑要·锦囊觉后编》所说："要知易风为病者，表气素虚；易寒为病者，阳气素弱；易热为病者，阴气素衰；易伤食者，脾胃必亏；易劳伤者，中气必损。"特定的体质因素还决定着发病的倾向性。一般而言，小儿脏腑娇嫩，体质未壮，易患咳喘、腹泻、食积等疾。年高之人，五脏精气多虚，体质转弱，易患痰饮、咳喘、眩晕、心悸、消渴等病。肥人或痰湿内盛者，易患中风、眩晕。瘦人或阴虚之体，易罹肺痨、咳嗽诸疾。阳弱阴盛体质者易患肝郁气滞之证。遗传性疾病、先天性疾病的发生，以及过敏体质的形成，也与个体体质密切相关。

2. 阐释发病原理　疾病发生与否，主要取决于正气的盛衰，而体质正是正气盛衰偏颇的反映。一般而言，体质强壮者，正气旺盛，抗病力强，邪气难以侵入致病；体质羸弱者，正气虚弱，抵抗力差，邪气易于乘虚侵入而发病。如《灵枢·论勇》："有人于此，并行并立，其年之少长等也，衣之厚薄均也，卒然遇烈风暴雨，或病或不病。"

内伤杂病的发病亦与体质密切相关。对某些情志刺激，机体发病与否，不仅与刺激的种类及其量、质有关，更重要的是与机体体质有关。个体体质的特殊状态或缺陷是内伤情志病变发生的关键性因素。

疾病的发生，除由正邪斗争的结果决定外，还受环境、饮食、营养、遗传、年龄、性别、情志、劳逸等多方面因素的影响，这些因素均是通过影响人体体质的状态，使机体的调节能力和适应能力下降而导致疾病的发生。

3. 解释病机变化　体质因素决定病机的从化。从化，即病情随体质而变化。如《医门棒喝·六气阴阳论》："邪之阴阳，随人身之阴阳而变也。"同为风寒之邪，偏阳质者得之易从阳化热，偏阴质者得之易从阴化寒。从化的一般规律是：素体阴虚阳亢者，功能活动相对亢奋，受邪后多从热化；素体阳虚阴盛者，功能活动相对不足，受邪后多从寒化；素体津亏血耗者，易致邪从燥化；气虚湿盛者，受邪后多从湿化。

疾病传变与否，虽与邪之盛衰、治疗得当与否有关，但主要还是取决于体质因素。体质对疾病的传变发生作用，其一是通过正气的强弱，决定发病和影响传变。体质强壮者，正气充足，抗邪能力强，一般不易感邪发病或病情轻浅；体质虚弱者，不但易于感邪，且易深入，病情多变，易发生重证或危证。其二是通过决定病邪的"从化"而影响传变。如素体阳盛阴虚者，感邪多从阳化热，疾病多向实热或虚热方面演变；素体阴盛阳虚者，则邪多从阴化寒，疾病多向实寒或虚寒方面转化。

4. 指导临床辨证　体质是辨证的基础，体质决定疾病的证候类型。首先，感受相同的致病因素或患同一种疾病，因个体体质的差异可表现出阴阳表里寒热虚实等不同的证候类型，即同病异证。如同样感受寒邪，素体强壮，正气可以御邪于肌表者，表现为恶寒发热，头身疼痛，苔薄白，脉浮等风寒表证；而素体阳虚，正不胜邪者，一发病就出现寒邪直中脾胃的畏寒肢冷，纳呆食减，腹痛泄泻，脉象缓弱等脾阳不足之证。另一方面，异病同证的产生也与体质密切相关。感受不同的病因或患不同的疾病，而体质在某些方面具有共同点时，常常可表现为相同或类似的证候类型。如阳热体质者，感受暑、热邪气势必出现热证，但若感受风寒邪气，亦可郁而化热，表现为热性证候。所以说，同病异证与异病同证，主要是以体质的差异为生理基础。

5. 指导疾病治疗　个体体质的不同，决定了证候的不同，治法和方药应当针对证候而有别。通常所说的"因人制宜"，其核心应是区别体质而治疗。

（1）区别体质特征而施治　体质有阴阳之别、强弱之分、偏寒偏热之异，所以在治疗中，常以患者的体质状态作为立法处方用药的重要依据。如面色白而体胖，属阳虚体质者，感受寒湿阴邪，易从阴化寒化湿，当用附子、肉桂、干姜等大热之品以温阳祛寒或通阳利湿；如面色红而形瘦，属阴虚体质者，内火易动，若同感受寒湿阴邪，反易从阳化热伤阴，治宜清润之品。针刺治疗也要依据病人体质施以补泻之法：体质强壮者，多发为实性病证，当用泻法；体质虚弱者，多发为虚性病证，当用补法。

（2）根据体质特征注意针药宜忌　体质有寒热虚实之异，药物有性味偏颇，针灸也有补泻手法的不同，因此，治疗时就要明辨体质对针药的宜忌，把握用药及针灸的"度"。

一般来说，体质偏阳者宜甘寒、酸寒、咸寒、清润，忌辛热温散、苦寒沉降；体质偏阴者宜温补益火，忌苦寒泻火；素体气虚者宜补气培元，忌耗散克伐；阴阳平和质者宜视病情权衡寒热补泻；痰湿质者宜健脾芳化，忌阴柔滋补；湿热质者宜清热利湿，忌滋补厚味；瘀血质者，宜疏利气血，忌固涩收敛等。

不同的体质对药物的反应不同，一般说来，体质强壮者，对药物耐受性强，剂量宜大，用药可峻猛；体质瘦弱者，对药物耐受性差，剂量宜小，药性宜平和。体质不同，针灸治疗的反应有别。一般体质强壮者，耐受性强，体质弱者，耐受性差；肥胖体质者，多气血迟涩，对针刺反应迟钝，进针宜深，刺激量宜大，多用温针艾灸；瘦长体型者气血滑利，对针刺反应敏感，进针宜浅，刺激量相应宜小，少用温灸。

6. 指导养生　中医学的养生方法，贯穿于衣食住行的各个方面，但无论怎样调摄，都要根据各自不同的体质特征，选择相应的措施和方法。例如，在食疗方面，体质偏阳者，进食宜凉而忌热；体质偏寒者，进食宜温而忌寒；形体肥胖者多痰湿，食宜清淡而忌肥甘；胃酸偏多者，则不宜酸咸食品；阴虚之体，饮食宜甘润生津之品，忌肥腻厚味、辛辣燥烈之品；阳虚之体宜多食温补之品。在精神调摄方面，要根据个体体质特征，采用各种心理调节方法，以保持心理平衡，维持和增进心理健康。如气郁质者，精神多抑郁不爽，神情多愁闷不乐，性格多孤僻内向，多愁善感，气度狭小，故应注意情感上的疏导，消解其不良情绪，以防过极。阳虚质者，精神多萎靡不振，神情偏冷漠，多自卑而缺乏勇气，应帮助其树立起生活的信心。

【现代研究】

1. 痰湿、肾阴虚、肾阳虚体质与 HLA 基因　体质是指人类个体在生命过程中，由遗传性和获得性因素所决定的表现在形态结构、生理机能和心理活动方面综合的相对稳定的特性。有学者指出，中医体质学是从中医角度揭示宿主个体遗传特征的重要手段。研究发现，肥胖人痰湿体质与 HIA-A11、HLA-B40 有关。通过对 41 例肥胖人与 50 例正常人的 HLA 检测表明，肥胖人在 HLA-B12 抗原频率上，显著高于正常人，其发胖的可能性是没有该抗原人的 3.868 倍，提示肥胖人痰湿体质存在着免疫遗传学基础。

有研究表明，HLA-Aso 基因与中国北方汉族人的阳多阴少型密切相关，HLA-B12 基因则与阴多阳少型密切相关，证实了中医体质具有先天遗传性。

40 例慢性再生障碍性贫血（CAA）患者，按中医辨证分为肾阴虚和肾阳虚两个证型，HLA-C1 基因可能与肾阴虚 CAA 的易感基因呈现连锁不平衡，故其可能为肾阴虚 CAA 易感基因的标志基因，但肾阴虚 CAA 未见与 HLA-DQB1 基因相关联；HLA-A30 基因可能与肾阳虚 CAA 的易感基因呈现连锁不平衡，故其可能为肾阳虚 CAA 易感基因的标志基因；HLA-DQB1*0201 基因可能是肾阳虚 CAA 的易感基因；HLA-C1 基因和 HLA-A30 基因也可能是 CAA 易感基因本身或其一部分。有文献提出，系统性红斑狼疮发病过程中，阴虚是一种体质遗传因素，在 HLA 上同样有一组相关基因。

2. 痰湿、血瘀、阴阳分类等体质与人类基因表达谱　体质学说重视先天遗传基础和后天环境的影响，与人类基因表达谱具有一定相关性。例如，痰湿体质的研究：通过对肥胖痰湿质3例、肥胖非痰湿质2例、平和质3例进行基因表达谱分析，得出差异基因168个，4个表达上调的基因：COPS8、GNPDA1、CD52、ARPC3和6个表达下调的基因：GSPT2、CACNB2、FLJ20584、UXS1、IL21R、TNPO2。也有通过对5例痰湿质、6例平和质进行基因表达谱分析，得出差异的基因共442个，其中上调基因222个，下调基因220个。总体表现为代谢紊乱以及与免疫增强、炎症反应亢进、疾病发病、疾病抵抗基因相关的表达特征。通过对6例痰湿质、6例平和质、3000例流调进行SNP、CNV、代谢综合征分析，共检测出15个CNV，分布在1、5、7、8、9、13、15、16、22号染色体。初步筛选出5个差异表达基因共6个SNP位点，SNP位点分别rs4237775、rs174455、rs2303536、rs9967820、rs4149268、rs16873516。相关基因功能分析显示，痰湿体质者总体表现为代谢紊乱。

血瘀体质的研究：通过对血瘀质及平和质外周血基因表达谱的分析比较，得出血瘀质与平和质相比有差异的基因共592个位点，其中上调基因有167个位点，下调基因有425个位点。通过对特禀质与平和质外周血基因表达谱的分析比较，得出特禀质与平和质相比有差异的基因共197个位点，其中上调基因86个位点，下调111个位点，基因功能分析表明，表达差异的基因在抗原结合、趋化性、细胞因子活性、免疫反应、免疫系统过程、白介素（尤其是白介素-4和白介素-16）活性、细胞因子受体交互作用、IL-4信号通路、p38 MAPK信号通路中发挥相关功能；与平和体质相比，IL-16基因、FOS基因等基因表达上调。

阴阳分类体质的研究：通过对8例阳虚质、6例平和质进行基因表达谱分析，得出阳虚质共有1739基因位点表达上调，其中表达上调的位点785个，下调的位点957个，涉及GO通路48个、KEGG通路3个、GenMAPP通路9个。通过对8例阴虚质、6例平和质；60例阳虚质、60例阴虚质、50例平和质进行基因表达谱、内分泌免疫功能分析，得出阴虚质与平和质表达差异基因共1142个位点，其中上调基因645个位点，下调基因497个位点。KEGG pathway分析涉及22条通路，genmapp pathway分析涉及87条通路，bioCarta pathway分析涉及30条通路。

3. 关于重大疾病的体质类型研究　LDL-R基因外显子13 Ava II位点的等位基因有升高冠心病患者总胆固醇的倾向，与瘀血质、痰湿质关系密切。高血压病患者分为阳亢和痰湿两种体质分类的表型，ADD1基因多态性的分布在2种不同体质的分类之间差异无显著性，带有ADD1 IT型基因的痰湿质高血压病患者心脑血管危险因素更多，预后可能要比阳亢质高血压病患者更差。

2型糖尿病患者的主要体质类型是阴虚质、气虚质、痰湿质、阳虚质、平和质；体质类型的分布情况在不同性别中存在差异，并且与年龄相关；体重指数与各主要中医体质类型存在相关性。研究发现，痰湿体质与超重者和肥胖者相关，而痰湿质与糖尿病相关，进行体重干预可最大限度地减少2型糖尿病的发生；痰湿质与胆固醇、甘油三酯相关；痰湿质与FIB、D二聚体成正相关。痰湿质、气虚质、阴虚质、湿热质和血瘀质可能为糖调节受损（IGR）人群的主要体质类型；痰湿质人群的体重指数、血压水平及血脂代谢异常程度均明显增高，提示痰湿质与IGR的发病最为密切；瘀血质、痰湿质IGR人群的MAU患病率显著增高，且SBP、DBP、BMI、WHR、TC、TG、LDL-C亦明显升高，提示发生血管病变风险更高。此外，阳虚质、气虚质、阴虚质是甲状腺结节患者中的主要体质类型。

关于不同中医证型艾滋病患者外周血中$CD4^+CD25^+$Treg表达的研究结果：HIV / AIDS患

者脾肾亏虚组外周血 CD4$^+$CD25$^+$T 细胞的表达水平最高，肺肾不足组次之，而疾病进展到气虚血瘀型时最低，推测研究结果差异可由人群中不同体质的个体差异所导致。

对于乙型肝炎发展演变的体质学研究，阴虚质和痰湿质人群感染 HBV 后，更易发展为慢性乙型肝炎（CHB），平和质人群则易呈自限性经过；对于已感染 HBV 的人群而言．湿热质者较易或较早发生肝组织炎症而导致疾病进展，平和质者则长期保持病毒携带状态。阴虚质、瘀血质者也倾向于出现不良结局，阳虚质者亦更多保持病毒携带状态。

41 论　体质辨识论

【理论内涵】

体质辨识，即以人的体质为认知对象，从体质状态及不同体质分类的特性，把握其健康与疾病的整体要素与个体差异，制定防治原则，选择相应的治疗、预防、养生方法，从而进行"因人制宜"的干预。

体质辨识是中医体质学研究的基础与核心内容，是从复杂的体质现象中提炼出来的有关规律，最终形成分类系统。

【学术源流】

中医对体质的分类起源于秦汉时期，《黄帝内经》奠定了体质分类的基础。《黄帝内经》对体质的分类方法主要有阴阳分类法、五行分类法、形态分类法和心理分类法。例如，《灵枢·通天》以阴阳的偏颇为依据，将体质划分为多阴少阳的太阴人、多阴少阳的少阴人、多阳少阴的太阳人、多阳少阴的少阳人及阴阳之气平和之人。《灵枢·阴阳二十五人》将体质划分为木、火、土、金、水 5 个主型，每个主型之下又划分 5 个亚型，共 25 种体质类型。《灵枢·逆顺肥瘦》将体质划分为肥人、瘦人和壮人，《灵枢·卫气失常》又将肥人分为膏、脂、肉 3 个型。《灵枢·寿夭刚柔》将体质用气质的"刚""柔"分类，《灵枢·论勇》用"勇""怯"分类，《素问·血气形志》用形、志、苦、乐分类。《黄帝内经》的体质分类方法体现了中医学"形神合一""天人合一"的整体观，不仅考虑了个体的形态结构和生理功能特征，而且还考虑到个体的心理特征以及对自然、社会环境的适应性和反应性等方面的特点。

自《伤寒杂病论》开始，中医对体质的分类法更接近于临床。张仲景通过大量的临床观察，总结出"强人""羸人""盛人""虚弱家""素盛今瘦""阳气重"和"其人本虚"等各种偏颇体质类型，开创了临床体质分类法的先河。

历代医家尤其是明清医家对体质分类不断完善与发展，结合临床实践对常见的偏颇体质及其表现类型进行分类。例如，张景岳从禀赋阴阳、脏气强弱盛衰、饮食好恶、用药宜忌、气血虚衰等方面，将体质划分为阴脏、阳脏、平脏 3 种类型。华岫云在叶天士《临证指南医案》中，根据叶氏辨证，从形态特征、肌肉坚实与柔软及面色、面型和肤色等方面，将体质划分为阴阳两型。清·章楠以阴阳的盛、旺、虚、弱为分类方法，将体质分为阳旺阴虚、阴阳俱盛、阴盛阳虚、阴阳两弱 4 种类型。清·金子久根据个体的形态特征、肤色及嗜好等方面的差异，将虚弱性体质划分为阳虚、阴虚两型。近代·陆晋生依据病邪的从化规律，将体质划分为湿热、燥热、寒湿、寒燥 4 种类型。

现代，上海匡调元《人体体质学》以正常质为平人，将病理体质分为燥红质、迟冷质、倦㿉质、腻滞质、晦涩质，在解释人体生理、病理，指导临床诊断、治疗、养生等方面，作为中医学个体化诊疗原理的应用，提出新的认识。北京王琦提出平和质、阴虚质、阳虚质、气虚质、瘀血质、痰湿质、湿热质、气郁质、特禀质9种基本体质类型，并对其概念、形成因素、特征、分类方法、分类标准等进行系统研究，主持国家重点基础研究发展计划（973计划）"基于因人制宜思想的中医体质理论基础研究"课题及"中医原创思维与健康状态辨识方法体系研究"项目，2009年中华中医药学会《中医体质分类与判定标准》正式公布，为体质辨识及相关疾病的防治、养生保健、健康管理提供依据，使体质分类科学化、规范化。

【基本原理】

1.体质辨识原则　人是一个有机的整体，对人的体质辨识必须遵循共同的原则，从整体观出发，全面审查其神、色、形、态、舌、脉等体征及性格、饮食、二便等情况，结合中医临床辨体论治的实际经验进行综合分析。

（1）整体性原则　整体观是中医体质辨识强调整体审查的认识论基础。人体的外部结构与内部脏腑是有机相关的，整个人体又受到自然环境和社会环境的影响。中医体质辨识中的整体性原则，一方面要求利用望闻问切的手段广泛而全面地收集体质资料，而不能只看到局部的体质状态；另一方面是指从整体上进行多方面的考虑，并结合时、地、病的特殊性，对人体体质状态进行全面分析，综合判断。

（2）形神结合原则　神是机体生命活动的体现。形健则神旺，形衰则神惫，人的精神状态和面部气色常能显示出体质的强弱。"夫气由脏发，色随气华"（《四诊抉微》），神色是五脏气血盛衰的表现。体质健康的人，五脏无偏胜，气血调和，阴平阳秘，必然精神健旺，气色明润，目光有神，语言响亮，耳听聪敏。反之，偏颇体质必然反应不同气色。人体的形态结构与心理特征也存在特异性的对应关系，一定的形态体貌必然对应一定的性格特点，只有全面观察，形神结合，才能对体质类型做出准确的判别。

（3）舌脉合参原则　诊察舌脉在分辨体质的差异性上有重要参考价值。如阳虚体质多舌胖，血瘀体质多舌紫等，对舌的神、色、形、态，苔色、苔质进行全面观察。诊脉时应注意身躯高大的人，脉的显现部位较长；矮小的人，脉的显现部位较短；瘦小的人脉常濡软；肥盛的人脉常沉细；阳盛质多见阳脉，阴盛质多见阴脉。另外，还需注意不同地理环境对脉象的影响。清·张璐《诊宗三昧·脉象》说："江南之人，元气最薄，脉多不实……西北之人，惯拒风寒，素食煤火，外内坚固，所以脉多沉实……滇粤之人，恒受瘴热，惯食槟榔，表里疏豁，所以脉多微数，按之少实。"

此外，如年龄、性别、民族、先天禀赋、家族遗传、居处环境以及性格类型、饮食习惯、疾病因素等，均与体质有关，临床在辨识体质类型时亦需注意。

2.体质辨识原理　体质的不同是产生疾病差异的内在基础，从人体复杂的体质现象中研究体质分类，是从深层认识发病和疾病的重要前提。

（1）阴阳辨识　阴阳，是中国古代哲学的重要概念，建立在唯物论基础上的阴阳学说渗透到中医学领域，对中医学理论体系的形成和发展具有深远的影响。中医体质学用阴阳学说阐释人的体质形成、特征、类型的变化规律及其与疾病的相关性，从而指导疾病的防治。

《素问·宝命全形论》说："人生有形，不离阴阳。"人体体质的强弱是人之阴阳对立统一的结果，在正常的生理范围内，不同个体的存在阴阳偏胜偏衰的差异，决定了其生理功能的强弱和体质类型的不同。《黄帝内经》以阴阳学说为理论依据，对人体体质差异现象进行了阴阳分类。《灵枢·行针》根据人体阴阳之气的盛衰及不同的人在针刺时得气反应的差异，归纳为体质阴阳四分法："重阳之人""阴多阳少""多阴少阳""阴阳和调"。《灵枢·通天》根据阴阳的多少将体质分为"太阴之人""少阴之人""太阳之人""少阳之人""阴阳和平之人"5 种类型，这 5 种类型的人在形态、筋骨强弱和气血盛衰上都各不相同。人体体质上阴阳偏胜偏衰的不同，从而决定了其对外界刺激的易感性、反应性不同，基于"同气相求"的原理，阳偏盛体质易于感受风、暑、热等阳邪，或虽感受寒邪但易于从阳化热，阴虚之体多火易患痨嗽。临证以患者体质的阴阳偏颇为依据，立足于阴阳偏颇的调整，是处方用药及防治的重要依据。

（2）五行辨识 根据五行学说进行体质类型的划分，是《黄帝内经》最系统而全面的划分方法。体质的形成禀受于先天而养于后天。人生于天地之间，而天地之间、四方上下离不开五行，人也与之相应。因此，《灵枢·阴阳二十五人》根据阴阳五行理论，划分出"木""火""土""金""水"五种基本体质类型，又结合五色、五音，归纳了二十五种人的形态、血气特征、内在脏腑功能状态，认为以五行归类的脏腑有坚脆之别，体质有强弱之分，从而决定了个体差异对疾病的易感性和发病情况的不同，如《灵枢·五变》："五脏皆柔弱者，善病消瘅。"强调临证时除掌握疾病的一般情况外，尤应注意其体质特征，掌握人体脏腑气血阴阳的盛衰不同，因人而治。

（3）气血辨识 精气学说对《黄帝内经》理论体系形成的影响是深远的，《黄帝内经》在医疗实践的基础上，吸取了古代哲学的精气学说，建立了中医体质理论，以阐述人的各种生命活动及其病机变化。精气学说渗透入《黄帝内经》的中医体质理论中，产生了中医体质理论的精气血津液等内容。

中医发病学认为，疾病的发生与否与人之正气有关，《伤寒总病论·叙论》："凡人禀气各有盛衰。""勇者气行则已，怯者则着而成病矣。"邪气侵犯人体，体质强壮，正气旺盛能抵御邪气而不病，禀赋虚弱，正气不足则发病，而且还影响着发病后病证的虚实与转归预后。

《素问·阴阳应象大论》："人有五脏化五气，以生喜怒悲忧恐。"脏腑化生和贮藏的气血阴阳是人对外界客观事物刺激产生精神情志活动的物质基础，同时人的精神状态和七情的变化也影响着脏腑气血的功能活动，从而影响体质。因此，精神情志舒畅调和，则脏腑经络功能协调，气血调畅，体质健壮。如果受到长期持久或强烈的精神刺激，超过人体生理调节范围，则影响人之脏腑经络功能及气血运行，形成特殊体质，如长期情志不畅，气机郁滞，形成的气郁体质和瘀血体质。中医学认为，气郁体质的人有脏躁、郁证、梅核气、百合病等发病倾向。

体质反映了人体正气和气血充盛与否及其运行状态，是制约和影响疾病发生发展变化的基本因素，决定了个体对致病因素的不同反应。

（4）病证辨识 从疾病预防的角度来看，研究体质与病证的关系具有十分重要的意义。病理性体质与其相关疾病的发生有密切的关系，不同体质类型的特殊性决定了对某些特殊疾病的易感性，即"体病相关"。体病相关，即是从研究人群偏颇体质入手，筛查与偏颇体质相关疾病的高危人群，同时也是预测疾病发生、发展、转归、预后并进行防治的重要依据。巢元方《诸病源候论·疮病诸候·漆疮候》对特禀质描述："漆有毒。人有禀性畏漆，但见漆便中其毒……。亦有性自耐者，终日烧煮，竟不为害也。"认为由于先天禀赋的不同，无论男女老少，都存在对漆过敏或不过敏的现象，以此说明过敏性疾病的发生与先天体质的相关性。中医儿科大家钱乙认为小儿体质特点："脏腑柔弱，血气未充"，患病"易虚易实，易寒易热"，尤易感受外邪或内伤饮食，且发病后传变迅速。因此，以体质病证分类研究为切入点，可以揭示病与证的本质问题，从而实现个体化诊疗与养生预防。

3. 体质辨识方法

（1）辨形态 人体形态结构上的差异性是辨析个体体质的重要内容。人体的形态结构是生理功能和心理活动的基础，又是精气盛衰和代谢情况的外在表现，包括外部形态结构和内部形态结构。外部形态结构由体表直接表现出的特性，是用感觉器官直接观测到的体质要素，包括体格、体型、姿势、营养状况等。内部形态结构，包括脏腑、经络、精气血津液等，是体表直观性体质要素的决定因素，是决定其外显特征的内在基础。中医藏象学说认为，内在五脏与形体有着配属、表里关系，因而观察形体的强弱胖瘦，可以测知内脏的坚脆、气血的盛衰等。一般认为五脏强壮，外形也强壮。如骨骼粗大，胸廓宽厚，肌肉充实，皮肤润泽，举动灵活等，是强壮的征象，多见于强壮体质；骨骼细小，胸廓狭窄，肌肉瘦弱，皮肤枯燥，举动迟钝等，是衰弱的表现，多见于虚弱体质。所以，关于形态结构的辨析，中医主要通过望诊观察形态、体型、体态、头面、五官、躯干、四肢、皮肤面色、毛发及舌象等，重点了解个体的体质状况及体质差异。

（2）辨生理 人体生理功能上的差异性也是个体体质辨析的重要内容。因为体质是在遗传性和获得性的基础上表现出来的人体形态结构、生理功能和心理状态的综合的、相对稳定的特征，而心理活动状态是在一定的形态结构和生理功能的基础上产生的，因此，体质首先是形态结构和功能活动的综合体。形态结构是产生各种生理功能的基础，一定的形态结构必然表现为一定的生理功能，机体内部和外部的形态结构特点决定着其功能反应的形式和反应强度、频率等，决定着机体生理功能及对各种刺激反应的差异。人的生理功能是内部形态结构完整性、协调性的反应，是脏腑经络及精气血津液盛衰的体现。机体对外界的反应和适应能力、自我调节能力、防病抗病能力、新陈代谢情况等，均是脏腑经络及精气血津液生理功能的体现。中医主要通过望目光、色泽、神情、体态，以及呼吸、舌象、脉象等，重点了解个体的精神意识、思维活动以及对外界的反应和适应能力、自我调节能力、防病抗病能力、新陈代谢情况等，从而可以判断机体各脏腑生理功能的个体差异性。如神志清楚，两目灵活，面色荣润，肌肉不削，动作自如，说明精充气足神旺，多见平和体质；如精神不振，两目乏神，面色少华，肌肉松软，倦怠乏力，少气懒言，动作迟缓，说明精气不足，功能减退，多见虚弱体质或阳虚体质。

（3）辨心理 心理是指客观事物在大脑中的反应，是感觉、知觉、情感、记忆、思维、性格、能力等的总称，属于中医学神的范畴。"人有五脏化五气，以生喜怒悲忧恐"，神志活动的产生和维持有赖于内在脏腑的功能活动，以脏腑精气为物质基础，但脏腑精气藏于内而不能直接得以观察，精气显象于外可以形成相应的心理活动，使个体容易表现出相应的心理特征。心理特征的差异，主要表现为人格、气质、性格的差异。中医辨心理特征，主要是通过观察情绪倾向、感情色彩、认知速度、意志强弱、行为表现等方面，了解人体气质特点与人格倾向。如阴虚质的人多性情急躁、外向、好动，阳虚质的人性格多沉静内向，气郁质的人多内向不稳定、忧郁脆弱、敏感多疑等。

辨体质的基本内容，综合了形态结构、生理功能和心理特征等三方面，概括了构成体质的基本要素，也深刻把握了个体生命的本质特征，能对体质特点做出准确判断。如痰湿体质的人，形态结构表现为体形肥胖、腹部肥满松软；生理功能可见皮肤出油较多、多汗、汗黏、眼胞轻微浮肿、容易困倦、对梅雨季节和潮湿环境适应能力较差等；心理特点以温和稳重多见。

【临床意义】

体质辨识在临床中的应用较广泛，主要体现在通过辨体－辨病－辨证中，为临床诊疗提供了新思路，并获得较好疗效。

1. 体质辨识与诊断治疗 目前有很多研究利用体质辨识来了解体质与疾病的关系，或是利用体质差异指导疾病的治疗与预防，以达到更好的临床疗效。

采用标准化的9种中医体质量表对冠心病患者实施中医体质辨识，结果表明疾病与体质的相关性，不同疾病患者存在体质的差异有其规律性，表明体质差异在疾病中的真实存在，从而使体病相关理论得以证实，结果还显示，根据体质不同给予不同的调体方案，有助于疾病的治疗及预防疾病的复发。体质辨识也应用到了肿瘤患者中。如肝癌的 TNM 分期及 Okuda 分期体质分布存在明显差异，说明对肝癌患者的体质辨证有助于认识中医体质与肝癌分期的内在关联，并在一定程度上指导中医治疗。消化道肿瘤患者中医体质辨识调养的临床疗效研究，结果表明，中医体质辨识调养对其具有良好的临床疗效。患者经过辨体、辨证治疗后，机体体液免疫有明显改善，也表明了中医药对肿瘤患者体液免疫的恢复具有良好效果。

体质辨识还被应用于妇产科。如将药物治疗与体质辨识有机结合起来治疗妇科疾病，以补肾丸根据不同体质加入相应药物。结果提示，该方法治疗多囊卵巢综合征（PCOS）、黄体功能异常、闭经、子宫内膜异位症引起的排卵障碍性不孕症有显著疗效。有研究 PCOS 超声下卵巢形态学参数与中医体质的关系，结果表明，痰湿、血瘀体质较其他偏颇体质在 PCOS 的形态学特征表现方面更明显。

很多医疗机构开展了中医体检，即中医体质辨识来确定每个人的体质特征，根据中医诊断学理论，通过望、闻、问、切，对受检者的神、色、形态进行观察。中医师可对受检者的身体状况进行综合判断，然后根据体质分型的结果，对受检者日常生活、饮食、情绪、起居等进行恰当的指导。这补充了西医体检在亚健康诊断和干预方面的不足。

体质辨识在西医诊断检查中也得到应用。不同体质对同一检查的耐受性也存在差异。如体质辨识运用于经鼻胃镜检查中，发现不同体质患者对检查刺激反应不一，气郁质患者不适反应尤为明显。结果相对其他体质类型，气郁质对经鼻胃镜检查不适度较高。这对其他身体检查具有指导性意义。

2. 体质辨识与疗效评价 体质辨识在疗效评价中也是一种新的应用。将体质辨识作为一个客观的量化指标加入疗效评价中。如将体质辨识方法引入到中风病的疗效评价中，以深入探索体质辨识作为一个客观和量化指标在中风病等疗效评价方面的意义，从而探索体质与证候、疾病之间的辨证关系以及在疾病预防及治疗方面的指导作用。

【现代研究】

1. 体质与分类标准研究 在中医体质分类研究方面，现代主要依据阴阳多少、形体胖瘦、气血强弱、五脏形质等进行分类，有代表性的包括六分法、七分法、十二分法等30余种，由于分类标准不同，认识角度各异，在方法上缺少多层次信息综合分析，体质分类未能统一和规范。近年来，王琦等通过检索大量的古代及现代文献，结合流行病学调查和临床实践，提炼出个体差异现象的四个表达特征群，即体质特征可以从形态结构、生理功能、心理特点、反应状态四个方面表达，以此作为寻找人与人之间异同点的标尺，从而辨识体质类型。形态结构指可以观察的包括躯体形质的特征群，生理机能指可以观察的特异生理信息的特征群，心理特点指可以观察的性格、情感等心理方面的特征群，反应状态指可以观察的对自然环境和社会适应能力方面的特征群。以四个特征群作为划分体质类型的标尺，将体质分为平和质、气虚质、阳虚质、阴虚质、痰湿质、湿热质、瘀血质、气郁质、特禀质9种基本中医体质分类法，该分类方法已成为中医体质分类与判定的标准。

2. 体质辨识的流行病学调查   利用体质辨识展开流行病学体质调查是体质研究的一个重要方面。主要分为一定范围内的普查和针对特定人群进行的体质调查。

体质辨识已广泛应用到体质分布情况的调查中。通过大样本调查，以掌握人群总体的体质情况，为了解国人的体质特征提供方法和依据。通过大样本的亚健康中医体质分类分析，探讨健康体检人群中医体质分类情况。有研究采用标准化的9种中医体质量表调查法结合中医四诊综合辨识方法对大范围人群进行体质辨识，结果显示，兼夹体质现象普遍存在，而且在体质的分布当中占有相当比例，职业、性别、年龄等因素影响着体质的分布。这种大范围的体质分析，可以了解人群的体质分布情况以及不同性别的体质情况。

在一定区域环境内的应用，体质辨识在小范围内的体质调查研究是比较简便和容易把握的方法。一些相关研究均表明，岭南地区以湿热体质居多。

在特殊人群的应用，对特定人群的体质调查主要是针对儿童、老人、孕产妇等，以更好地了解该人群的体质情况，对调整体质偏颇，提高健康素质具有重要的实用价值，为指导临床和健康管理打下基础。有研究认为，0～6岁儿童常见中医体质可以分为7型，即生机旺盛质、脾虚质、积滞质、热滞质、湿滞质、心火偏旺质、异禀质。有对老年人群进行体质调查，如通过对某街道社区60岁以上老年人群进行中医体质辨识调查。结果表明，不同年龄、不同疾病体质类型，分布构成比不同。体质辨识在孕产妇中的应用为优生优育的一个辅助方法。多项研究发现，各种体质对于妊娠的反应各异，且不孕症也存在体质分布的特征，如平和体质生理上能尽快适应身体妊娠期的各种变化，气虚体质易患胎动不安、习惯性流产、早产等，阳虚体质易患妊娠水肿等。通过流行病学研究发现，血瘀、脾肾虚体质是早期自然流产的危险因素。有研究表明，肥胖痰湿体质者妊娠时，妊娠高血压综合征、先兆子痫、妊娠期糖尿病、妊娠期糖耐量异常、不孕症发生率均较正常人明显升高。可见，明确孕产妇体质类型对于预防妊娠期及产褥期并发症的发生具有重要意义。

在特定职业人群中的应用，从中医体质辨识分析入手，了解高校教师、公务员等特殊职业人群的体质状况，用中医治未病方式进行多方面干预调节，为制定针对性的干预措施提供依据，达到治未病的目的。对甘肃2所普通高等院校教师进行了调查与分析，发现男女教师体质类型存在明显差异。有调查分析公务员亚健康中医体质特征，结果表明，亚健康公务员中医体质分布以气虚体质单一体质为最多，复合体质也较多。对教师、公务员等人群进行亚健康状态中医体质辨识和分类研究，掌握其亚健康中医体质特征，将为系统化干预教师、公务员等的亚健康提供一定的借鉴。

3. 体质与健康管理研究   健康管理（health management）是指一种对个人或人群的健康危

险因素进行全面测试、评估与有效干预的活动过程。中医体质为个人健康管理的重要依据，从健康到亚健康再到疾病，体质因素的影响不可忽视。各种偏颇体质是疾病发生、发展与转归的内在依据。对145例偏颇体质进行了短期初步调养效果调查，结果表明，健康调养可以改善偏颇体质，但偏颇体质转变为平和体质的比例较低（8.27%）。还有研究根据不同体质进行饮食指导，以达到养生防病的目的。

公共卫生领域，体质辨识越来越成为具有中医特色的可以为公共卫生服务的内容。中医中药要参与到公共卫生实践中，就必须发挥特有的中医学术内涵，而不是简单的医疗技术支持。已有地方政府部门将体质辨识提到为群众健康服务的很高位置，将其放入公共卫生服务中来，发挥了体质辨识的优势。

体质辨识作为健康状态的识别工具，正被广泛应用于健康事业中，目前主要以临床中体质流行病学调查、健康管理、公共卫生为主，如何让体质辨识更好地为人类健康事业服务是主要解决的关键问题。

当前体质辨识应用存在的问题主要表现在：体质辨识在应用时受主观因素影响较大。对体质辨识的方法主要是通过体质量表的测定，其中存在很大部分的主观因素，势必对体质的判定产生影响，甚至影响体质的判定结果的真实性；体质辨识的应用存在部分实用性较低问题。不少研究者对不同人群进行了体质流行病学调查，但这只是呈现出体质分布的表象特征，而未提出切实的相应的处理方案，这对广大群众来说，未能真正解决人们切实关注的健康问题，所以体质辨识的实用性有待提高；体质辨识应用未形成标准化的应用规范。体质辨识被自发地应用于多个领域，但未有系统性、标准性的应用规范；体质辨识微观领域研究不够。但是，体质辨识作为可反映人体相对稳定的健康状态的方法，为个体化诊疗提供依据，将会更广泛地应用于健康中。体质辨识法本身将向宏观与微观相结合的方向发展，使之达到主观与客观相结合、宏观与微观相结合，更好地为人类健康服务。

42 论　体病相关论

【理论内涵】

体病相关是体质与疾病的相关性。体质决定着是否发病，并决定着疾病的倾向。体质的差异，是人体内在的脏腑阴阳气血之偏倾和功能代谢之差异的反映，代表了个体的整体特征。体质差异是重要的生命现象，是疾病发生的环境，决定着对某些疾病易患性和疾病的转归与方向。不同体质的人群对疾病的易感性不同，患病后的发展传变规律不同，用药后的反应性亦不同，而产生这些不同现象的根本原因在于体质差异。

【学术源流】

体病相关的理论源于《黄帝内经》。如《素问·痹论》论及三痹、五痹、脏腑痹的分类、病因病机、临床表现和治疗原则，并且，专门就体质与痹病进行讨论："其寒者，阳气少，阴气多，与病相益，故寒也。其热者，阳气多，阴气少，病气胜，阳遭阴，故为痹热。其多汗而濡者，此其逢湿甚也，阳气少，阴气盛，两气相感，故汗出而濡也。"说明阳虚阴盛体质，则为痛痹，或逢湿邪，而为着痹；阳盛阴虚体质，则为热痹之理。体质不同，感邪有别，不同体质类型，决定着不同发病倾向，这也是病因与体质特征的"同气相求"。《灵枢·五变》说："肉不坚，腠理疏，则善病风。""小骨弱肉者，善病寒热。""粗理而肉不坚者，善病痹。"从临床实际来看，同一病因，作用于不同体质的人群，体质虚弱者比体质强壮者易于感邪发病，即使在邪气猖獗之时而同时受病，则体质强壮者比体质虚弱者病程短、病情轻、预后好。

张仲景《伤寒论》对疾病状态的体质特征做出了细致论述，可称为体质发病学说与体质治疗学的典范，如《伤寒论》第7条说："病有发热恶寒者，发于阳也；无热恶寒者，发于阴也。"所谓阳者，隐指抵抗力较强的体质，正邪相争剧烈，故受邪后发热恶寒，而且病多从热化；所谓阴者，隐指抵抗力较弱的体质，正邪相争不如前者剧烈，故无热恶寒，病多从寒化。《伤寒论》按体质论治的思想很明确，很突出。所谓的"家"，其中某些即是指特殊的体质状态，这些人对治疗的反应是与平人不同的。如：淋家，体素阴虚，"发汗必便血"；疮家，平素津亏，"发汗则痉"；亡血家，素体血虚，"发汗则寒栗而振"。仲景上述明论，后世医家多传诵沿袭至今。王琦团队将体质与疾病的相关性归纳为三个方面：一是体质的差异决定着个体对疾病的易感性，如抑郁症、乳腺增生以气郁质为多见；湿疹、痤疮以湿热质为多见。二是许多疾病发生的共同背景在于其体质基础，如肥胖、代谢综合征、多囊卵巢综合征等均以痰湿质为主。三是体质因素关系到是否发病、发病倾向和既病之后的发展变化与转归。不同体质的人，对不同的疾病具有易感性。例如在同一致病条件下，有人发病，有人不发病；气虚之人，易出现低血压、低血糖、内脏下垂等；阳虚之人，容易感受寒邪，形成各种寒湿内停的痛证、痹证、水肿、不孕不育等；瘀血之人容易罹患肿瘤、心脑血管疾病等。由于体质差异，疾病过程中会发生"寒化""热化"等不同。

【基本原理】

1.体病相关　体质状态反映正气强弱，决定发病与否，由于受先天因素或后天因素的影响，个体体质的差异性对某些致病因素有着易感性，或对某些疾病有着易罹性、倾向性，形成某些（类）疾病发生的背景或基础。

其一，体质与遗传。不同个体的体质特征分别具有各自不同的遗传背景，与许多特定疾病的发生有密切关系。如古代医家有"肥人多中风"（《杂病源流犀烛·中风》）、"瘦人易痨嗽"等观点，肥人、瘦人多具有一定遗传背景。反映体质与疾病的相关性，体质状态也是预测疾病发展、转归、预后的重要依据，不同地域人群的体质特点与一定的疾病谱相关，因而产生发病差异。

其二，体质与发病。体质和正气均以脏腑经络、气血津液作为生命活动的物质基础。体质强弱是对正气强弱的具体诠释，能在一定程度上反映正气的盛衰。正气强弱是人体是否发病的决定因素。因此，个体体质的差异性可导致个体对某些致病因素有着易感性，或对某些疾病有着易罹性、倾向性。清·吴德汉《医理辑要·锦囊觉后篇》说："要知易风为病者，表气素虚；易寒为病者，阳气素弱；易热为病者，阴气素衰；易伤食者，脾胃必亏；易劳伤者，中气必损。须知发病之日，即正气不足之时。"明确指出体质类型决定发病的倾向性。现代临床研究也证实，过敏体质者往往对风寒、花粉、油漆、鱼腥虾蟹等因素和食物具有易感性；阳虚质、痰湿质易患眩晕等。

其三，体质与疾病预后。疾病的预后有善恶之分，演变有好转和加重两种不同倾向，这虽然与感邪轻重、治疗是否得当有关，但在相当程度上是由体质因素所决定的。个体的体质千差万别，病情的发展也因此而复杂多样。体质强壮者，正气充足，抗邪能力强，一般不易感邪发病；即使发病，也多为正邪斗争剧烈的实证，病势虽急，但不易传变，病程也较短暂。体质虚弱者，不但易于感邪，且易深入，病情多变，易发生重证或危证；若在正虚邪退的疾病后期，精气阴阳大量消耗，身体不易康复；若罹患某些慢性病，则病势较缓，病程缠绵，难以康复。

2. 体证相关 证候变化与个体的体质特征、病邪性质、受邪轻重、病邪部位等因素密切相关，但起决定作用的是个体的体质特征。因此，体质是"同病异证"和"异病同证"的物质基础。

其一，体质与病因。从体质学角度来说，证候实际上是致病因子作用于人体体质以后形成的临床类型。一方面，不同的病因作用于相同类型的体质，可以出现相同的证候。例如，温热、燥热邪气作用于阴虚阳亢体质，可以出现热证；而寒邪作用于阴虚阳亢体质，也可以转化为热证。另一方面，相同致病因子作用于不同类型的体质可以出现不同的证候。体质的偏颇是疾病发生的内因，某些外因通过内因而发病，特殊体质的疾病源于特定的体质基础。例如，遗传性或过敏性体质可以直接导致某些遗传性或过敏性疾病证候的形成。另一方面，体质是决定疾病发展过程及证候类型演变的重要因素。例如，阳虚质、痰湿质易感受寒湿之邪而形成寒湿证，阴虚质易感受温热之邪而形成热证，气郁质易伤于七情而形成气郁证。中医体质类型是对个体在未病、亚健康或疾病状态下所表现的阴阳气血津液偏颇状态的描述，中医证候类型是对人体疾病状态下脏腑气血阴阳盛衰状况及病因、病位等方面的概括。

其二，体质与从化。病情可随体质而变化，即中医所谓"从化"。平和质者，感受寒邪则为寒病，感受湿邪则为湿病；阴虚质者，受邪后多从热化；阳虚质者，受邪后多从寒化；痰湿质者，受邪后多从湿化、寒化。六气之邪伤人，随体质阴阳强弱变化而为病。如同为湿邪，阳热之体得之，则湿邪从阳化热，而为湿热之候；阴寒之体得之，则湿邪从阴化寒，而为寒湿之证。体质因素主导疾病的传变趋势，不同的体质类型有不同的传变形式。疾病传变与否，虽与邪之盛衰、治疗得当与否有关，但体质因素具有重要作用。体质虚弱者不但易于感邪，且易深入，传变多而病程缠绵。《医宗金鉴·订正伤寒论注》说："六气之邪，感人虽同，人受之而生病各异者，何也？盖以人之形有厚薄，气有盛衰，脏有寒热，所受之邪，每从其人之脏气而化，故生病各异也，是以或从虚化，或从实化，或从寒化。"

其三，体质与病性。张仲景《伤寒杂病论》常以"阳气重""阳虚""阴虚""强人""羸人""本有寒分"等来描述患者的体质状况和阴阳偏性，对体质属性，总是概括为阴阳两大类，即"病有发热恶寒者，发于阳，无热恶寒者，发于阴也"。体质影响证候的虚实。如《素问·通评虚实论》："邪气盛则实，精气夺则虚。"证候的虚实与个体体质的强弱关系密切，正气充足与否反映了个体的体质状况。证候的虚实取决于正气是否充足，正气盛，御邪有力，则多表现为实证；正气弱，御邪无力，则多表现为虚证。邪气侵入机体后的传变、转归，其证候之虚实也多取决于正气和邪气力量之对比。体质与证候在界定前提、形成因素、形成特点、表现特点、信息表达、涵盖范围、指向目标、诊察内容和干预目的方面均存在区别和联系。

其四，体质与病位。根据不同体质可以确定病位在气在血及五脏之病位。体质是强调个体在脏腑、气血形态等物质基础上外在表现、气质特征的差异性，认为脏腑的形态、大小、质地、位置是体质产生差异的基础，并将体质和参，综合阐述，如《灵枢·本脏》："视其外应，以知其内脏。""五脏者，固有大小高下坚脆端正偏倾者，六腑亦有大小长短厚薄结直缓急。"

《类经·藏象类》谓之："五脏皆小者，少病，苦心，大愁忧；五脏皆大者，缓于事，难使以忧。五脏皆高者，好高举措；五脏皆下者，好出人下。五脏皆坚者，无病；五脏皆脆者，不离于病。五脏皆端正者，和利得人心；五脏皆偏倾者，邪心而善盗，不可以为人平，反复言语也。"《灵枢·论勇》认为，勇士多因"其心端直，其肝大以坚，其胆满以傍"；怯士则"肝系缓，其胆不满而纵，肠胃挺，胁下空。"

体质的特性是与个体脏腑、气血功能特点的差异密切相关。如形体的肥瘦泽枯，是由气血的盛衰所致，《灵枢·阴阳二十五人》说："其肥而泽者，血气有余；肥而不泽者，气有余，血不足；瘦而无泽者，气血俱不足。"再如《灵枢·卫气失常》说："膏者多气，多气者热，热者耐寒。肉者多血则充形，充形则平。脂者，其血清，气滑少，故不能大。"大多数不胖不瘦的人是因其"皮肉脂膏不能相加也，血与气不能相多，故其形不小不大，各自称其身，命曰众人"。人体感同邪同发病，然却症状各异。由此反思，其中变量唯在个体，即个体间的体质差异。症状不同提示病位不同。由此可知，体质可决定病位。证候主要阐述某一疾病的某一阶段的病因、病位、病性、病势。体质影响证候类型，影响证候性质，影响证候从化。鉴于体质和证候的联系，证候包含病位。所以亦可认为体质影响病位。体质对疾病的传变、转归起着重要作用，往往主导疾病的变化趋势。疾病的转归，转化皆与病位有关，所以此观点也间接证实了体质可主导病位。把握体质与病位的关系，利于疾病的诊断、治疗、预防。

【临床意义】

1. 辨体论治 体质状态不仅决定发病与否及发病的倾向性，还影响疾病的性质、传变、转归和预后。因此在治疗过程中辨别体质类型，并针对体质因素进行治疗显得尤为重要，只有这样才能真正治愈疾病，实现治病求本。

体质影响证候的寒热虚实属性、病变部位、轻重程度等。不同的体质类型人群感受同一种病因可以表现出现不同的证候，而不同的病因作用于同一体质类型的人群则可以出现相类似的证候，这就是受到体质因素作用的结果。故在临证治疗时，正确判断病人的体质属性显得尤为重要，否则就容易造成"虚虚实实"之误。

邪气侵入人体之后，可随人体体质寒热、虚实、阴阳之不同，向不同的方向发生转化，故宜先安未受邪之地，防止疾病的传变。吴又可认为，同感温疫之邪而出现种种不同变证的原因与体质差异有关，所谓"传变不常，皆因人而施"。在治疗的过程中要根据病人的体质，应用五行生克制化理论，通过调节体质来防止疾病的传变。

《灵枢·逆顺肥瘦》说："年质壮大，血气充盈，肤革坚固，因加以邪，刺此者，深而留之，此肥人也。广肩腋，项肉薄，厚皮而黑色，唇临临然，其血黑以浊，其气涩以迟，其为人也，贪于取与，刺此者，深而留之，多益其数也。黄帝曰：刺瘦人奈何？岐伯曰：瘦人者，皮薄色少，肉廉廉然，薄唇轻言，其血清气滑，易脱于气，易损于血，刺此看，浅而疾之。黄帝曰：刺常人奈何？岐伯曰：视其白黑，各为调之，其端正敦厚者，其血气和调，刺此者，无失常数也。黄帝曰：刺壮士真骨者奈何？岐伯曰：刺壮士真骨，坚肉缓节监监然，此人重则气涩血浊，刺此者，深而留之，多益其数；劲则气滑血清，刺此者，浅而疾之。黄帝曰：刺婴儿奈何？岐伯曰：婴儿者，其肉脆，血少气弱，刺此者，以毫针，浅刺而疾发针，日再可也。""年质壮大"者，说明体质强，那是因其"血气充盈"而产生"肥人"的体质类型，并对其提出治疗要点。根据瘦人、常人、壮士真骨、婴儿等类型亦因体而论治。

　　临床实践证明，平素体质强盛者，即使得病也容易康复；而平素体质亏虚者，则不易康复。《温疫论·四损不可正治》提出："素亏者易损，素实者易复。"说明体质差异是导致疾病不同的转归和预后的主要原因，即体质的强弱、正气的盛衰与疾病的转归是密切相关的。

　　"同病异治"和"异病同治"均为辨病与辨证相结合的治疗原则，体现了中医辨证论治、治病求本的特点。同病异治、异病同治的主要依据就是患者的体质，对于相同的疾病由于患者体质不同，可出现不同证型，故治疗时采取不同的治法；而对于不同的疾病，由于患者的体质相似，往往出现相似的病机变化或证型，故在治疗时采取相同的治法。

　　在临床上，根据患者体质之不同，处方用药应有所侧重。对于体质壮实者，可选用作用较强烈的药物，且药量宜偏重；对体质虚弱者，则宜选用药性温和的药物，且药量不宜过重。区别不同体质进行治疗，正是中医整体观和辨证施治的具体体现。

　　2. 辨体"治未病" "治未病"是中医学最具影响和最有特色的学术思想之一。这种防重于治的学术思想对当今医学临床有着十分重要的指导意义和现实意义，一直以来被国际社会评为"最先进最超前的预防医学"。古人"治未病"的思想，主要体现在疾病未发生之前，首先采取措施防止疾病的发生，即防患于未然；其次为疾病已经发生则及早诊断和治疗，防止疾病进一步发展，从而达到控制疾病传变的目的。因为体质决定着发病与不发病，体质决定病情的转变和预后，所以我们将中医体质学说的理论应用于"治未病"之中，则能为中医的诊断和治疗，以及控制疾病传变提供医学理论依据。医生可以依据个体的生理病理特殊性来防治疾病，增进健康，顺应世界医学的潮流进入"个体化医学"发展阶段，充分认识中医体质的类型，熟练掌握临证中辨体－辨病－辨证的关系，可以减少疾病的发生，控制疾病的传变。

　　"治未病"思想与"体质三级预防概念体系"是相通的，在世界预防医学史上占有重要地位。"未病先防"相当于一级预防，"既病防变"相当于二级预防和三级预防，"瘥后防复"相当于三级预防。

　　一级预防，也称病因预防。主要是针对无病期，即无疾状态，目的是采取各种各样的措施，消除和控制危害健康的因素，防止健康人群发病。由于每个人的体质不同，往往导致人体对某种致病因子的易感性。偏颇体质与相应病邪之间存在同气相求现象。如痰湿体质易感湿邪，易患眩晕、胸痹、水肿等病变。此时则应采取相应的措施，避免致病因子对人体的侵袭，积极改善偏颇体质，如重视健脾助运，杜绝生痰之源，多进行户外活动，多晒太阳，阳光可以散湿气，振奋人体的阳气，居室朝阳，保持干燥等。一级预防的重点是提高人体的免疫力，注意平时的养生保健，增强体质，顾护正气，愉悦心志，优生优育，起居有常，饮食有节，运动锻炼，不妄作劳，"故能形与神俱，而尽终其天年"（《素问·上古天真论》）。

　　二级预防，是临床前期预防，即欲病早治，在疾病的临床前期做好早期发现、早期诊断、早期治疗的"三早"预防措施。中医体质学说为疾病的二级预防提供了简便的筛检措施和确立高危人群的方法。对于理化指标正常，但身体确有不适感的亚健康人群和理化指标处于临界状态人群，如高血压临界、糖耐量减低等，现代医学往往缺少有效的防治方法。而中医体质学说则根据体质类型建立防治方案，对高危人群采取对症方药、合理膳食、适量运动、愉悦精神、针灸推拿等各种措施和方法进行预防，纠正偏颇的体质，从而达到预防的目的。

　　三级预防，是临床预防，即既病防变。主要是对已患病者进行及时治疗，防止传变，控制传变，预防恶化，杜绝伤残，减少并发症。重视患者体质差异有利于确定证候的变化趋向。证

NOTE

的变化趋向是由体质决定的。因此，在疾病发展过程中，应时刻关注体质对证候的制约与影响，从而掌握证候的转变规律，为治疗疾病提供理论依据。治疗过程中注意积极改善患者的偏颇体质，优化调整体质，可以从根本上改善证候，治愈疾病。

治未病重在改善和纠正体质偏颇，消除疾病发生的内在机制，从改变体质入手，达到治未病的目的。"一级预防"和"未病先防"分别是现代预防医学和"治未病"思想最重要的内容，此阶段疾病尚未形成，是预防疾病和维护健康水平效果最好、成本最低的阶段。

【现代研究】

1. 国内关于中医体质学的研究　近年来，许多学者对体质类型与疾病的关系进行了研究。王琦领导的痰湿体质课题组采用现代流行病学调查方法对痰湿体质与相关疾病做了深入研究，结果表明，肥胖痰湿之人患高脂血症、高血压、冠心病、中风、糖尿病的机会均显著大于非痰湿体质者。有研究发现老年中风与体质有密切关系。肥胖之人多气虚痰湿，中风以中经络者多；瘦人多阴虚火盛，中风以中脏腑者多。运用相关回归分析，确立了肥胖痰湿体质的变异在一定范围内与冠心病的患病率呈直线正相关关系。研究脂联素和瘦素基因多态性证明，痰湿体质与 2 型糖尿病、冠心病的发病密切相关。冠心病、消化性溃疡患者较正常人都具有气滞、紧张易激惹的体质特点，他还进一步研究发现两种体质之间具有很高的相关性，且存在着冠心病患者表现出形盛热质、而消化性溃疡表现出虚寒质的体质差异。临床发现偏阳质、偏阴质体质易患高血压病，应通过"络通阳和"，调阴阳、调体质，以防治高血压病。不同体质的人抑郁、焦虑发病倾向不同：平和质明显低于偏颇质；单一偏颇质明显低于并存多种偏颇质；在不同偏颇质中气虚、湿热、气郁质易有抑郁发病倾向，气虚、湿热、气郁、阳虚、特禀质易有焦虑发病倾向。基于体质可调理论，在出现偏颇体质时，应及早采取针对性的措施，服用适宜的药食，合理运用药食的四气五味、升降浮沉等性能，调整生活习惯，使体质得到改善，有效纠正体质的偏颇；存在气虚、湿热、气郁、阳虚、特禀质的人，更应加强益气、利湿、开郁、温阳等中医治疗，以预防抑郁、焦虑的发病。

类风湿关节炎患者一般有对风寒湿等邪气易感的体质，溃疡性结肠炎患者常具有对情志变异的易感体质。痰湿质易为湿邪所困和膏粱厚味所伤，气虚质不耐外邪及劳倦所伤，气郁质易为情志所伤。研究发现，系统性红斑狼疮患者的体质分布以阴虚质最多，其次为痰湿质及血瘀质。小儿脏腑娇嫩，形气未充，易感外邪，或为饮食所伤而发病；年高之人，脏气已亏，精血不足，易感外邪发病，易为饮食情志所伤，不耐劳伤。鼻咽癌高危人群体质以单纯气虚质为特点，初诊鼻咽癌患者体质以热和瘀为特点，放疗 1 年后鼻咽癌患者体质以气虚质夹热、夹瘀及夹湿为特点。

2. 国外关于体质学的研究　韩医学"四象医学"着重辨析体质，四象人脏局大小不同，其易感性及发病机制也不同。在治疗学上，根据"药乃局限于人"的学术思想，创立了药物归象，按象用药，随证加减，不可混用，防止药物异象反应的独特用药规律。对药物进行归类，确立太阴人用药 106 种，少阴人用药 72 种，少阳人用药 90 种，太阳人用药 10 种。日本汉方一贯堂医学以体质分类用方，热毒证体质按年龄不同用柴胡清肝散、荆芥连翘汤、龙胆泻肝汤，瘀血证体质用导赤散，脏毒证体质用防风通圣散。

哈佛公共卫生学院疾病预防中心的一项研究表明，20 世纪 70 年代中期以来，美国开始注意行为和环境对人类健康的影响，开展以"合理膳食，适量运动，戒烟限酒，心理平衡"为基石的健康教育，使高血压发病率下降 55%，脑卒中下降 75%，糖尿病减少 50%，肿瘤减少 1/3，使美国人均预期寿命延长 10 年，而用于这方面的费用仅为同一时间医疗费用的 1/10。实践证实了预防给人类健康带来的益处，说明防大于治。我们应当充分发挥中医体质学说的优势，真正做到辨体防病和辨体治病。

西方学者主要从遗传性疾病、变态反应性疾病研究体质与疾病的相关性，并重视体质与药物的反应性研究，取得了长足发展。

第七章　病　因

病因，即导致疾病发生的原因，如华佗《内照法·脏腑相入》："病因种种不同，述难尽。"又称病原、病源，隋·巢元方著《诸病源候论》（《巢氏病源》）冠以书名，为中医学第一部病因、病机、证候学专著。唐·杨玄操《难经集注·用针补泻》："若持针者，皆能断其五邪，令中病原，故知针之要妙，在于秋毫，不可不通也。"

中医学探求病因的特点，主要是"辨证求因"即"审证求因"，以疾病的临床表现为依据，通过分析病证的症状、体征来推求病因，为治疗用药提供依据。

中医病因学说，是研究病因分类和各种病因的性质、致病途径、致病特点以及探求病因方法的理论。中医学重视疾病过程中因果联系的多样性、运动性和复杂性，如果脱离人体内外环境的整体联系，脱离病机状态的复杂因素，单纯去探求病因，往往不能获得病变的本质，从而失去病因学对临床的指导意义。

43 论　六淫论

【理论内涵】

六淫，是风、寒、暑、湿、燥、火（热）六种外感病邪的总称。在正常情况下，风、寒、暑、湿、燥、火（热）是自然界六种不同的气候变化，称之为"六气"。当自然界气候变化发生异常，超过人体的适应能力，或人体的正气不足，不能适应气候变化而发病时，六气则成为病因，致病的六气便称之为六淫。

六淫之性质按阴阳属性划分，大体可分为阴邪和阳邪两类。风邪、暑邪、火（热）邪为阳邪；寒邪、湿邪为阴邪。燥邪的阴阳属性，历代多有争议，有人主张燥邪属阴邪，亦有人认为燥邪为阳邪，此外，还有学者提出"凉燥"属阴邪，"温燥"属阳邪。

六淫致病与体质密切相关，当六淫性质与体质属性大致相同时，便会起到一种同化作用；当六淫性质与体质属性不相同时，便会起到一种从化作用。同时，六淫作为病因学概念，还具有特殊的病因病机双重性。

【学术源流】

《周礼·天官》曰："疾医掌养万民之疾病。四时皆有疠疾：春时有痟首疾，夏时有痒疥疾，秋时有疟寒疾，冬时有嗽上气疾。"说明早在先秦时期，人们就认识到气候变化与疾病发生的密切关系。随着人们对异常气候与疾病关系认识的进一步深入，《左传·昭公元年》提出了六气概念，并记载了秦国名医医和在给晋候诊病时论及"天有六气，降生五味，发为五色，微为五声，淫生六疾。六气，曰阴、阳、风、雨、晦、明也。分为四时，序为五节，过则为蕢。阴淫寒疾，阳淫热疾，风淫末疾，雨淫腹疾，晦淫惑疾，明淫心疾。"据此可知，秦国医和之六气论是"六淫"的渊源。

六淫致病说在《黄帝内经》中得以诸多体现，虽然没有明确提出"六淫"的概念，但六气淫胜而成为外感病因的概念已确定，如《素问·阴阳应象大论》说："风胜则动，热胜则肿，燥胜则干，寒胜则浮，湿胜则濡泻。"指出风、热、燥、寒、湿之气的致病特点；并认为风寒暑湿燥火是导致疾病变化的病因，如《素问·至真要大论》："夫百病之生也，皆生于风寒暑湿燥火，以之化之变也。"《黄帝内经》为六淫致病奠定理论基础。

唐代，著名医家孙思邈提到外风向内风的转化，见于《备急千金要方·论杂风状》："风邪客于肌肤，虚痒成风疹瘙疮。风邪入深，寒热相搏则肉枯，邪客半身入深，真气去则偏枯。"王冰将讨论五运六气的七篇大论视作《素问》已佚之卷补入其中，始将火与风寒暑湿燥并列，重点论述季节气候变化与"六气"常变之间的关系。

宋代，陈无择最早明确提出"六淫"之名，见于《三因极一病证方论·三因论》："六淫，天之常气，冒之则先自经络流入，内合于脏腑，为外所因。"金元四大家之寒凉派的代表人物刘完素《素问玄机原病式》在《黄帝内经》病机十九条的基础上，补充对燥邪的论述："诸涩枯涸，干劲皴揭，皆属于燥。"滋阴派代表人物朱丹溪《丹溪心法》对暑淫之邪有所论述，如《丹溪心法·中暑》"暑，乃夏月炎暑也；盛热之气者，火也。"

明清时期，六淫学说的研究得到了更大发展。喻昌《医门法律》专论燥邪，为燥邪兼温伤肺之证而专设了清燥救肺汤，如《医门法律·伤燥门·秋燥论》："其主治必以苦温者，用火之气味而制其胜也；其佐以或酸或辛者，临病制宜，宜补则佐酸，宜泻则佐辛也……"叶天士《临证指南医案》论述湿邪颇有特色："湿为重浊有质之邪，若从外而受之者，皆由地中之气升腾；从内而生者，皆由脾阳之不运……若外感湿邪，不易化热；若内生之湿，多因茶汤生冷太过，必患寒湿之证。"

【基本原理】

1.六淫致病，阴阳两端 六淫作为外感病邪，其致病具有季节性、地域性、相兼性、从化性等特点。六淫之性质按阴阳属性划分，大体可分为阴邪和阳邪两类。风邪、暑邪、火（热）邪为阳邪，寒邪、湿邪为阴邪。

（1）火邪与热邪的异同 火热之邪均属阳邪，皆能伤人导致热性疾病，二者有诸多相同之处，又有明显的区别。火热皆由阳热亢盛所致，同为阳邪，一般而言，热邪多为外感，而火既可外感，又可内生。而内生之火，是体内阳气过盛的表现。可由风、寒、暑、湿、燥邪转化而来，称"五气化火"；也可由情志因素，喜、怒、思、忧、恐在一定条件下化火，称"五志化火"，此外亦可由痰、瘀等病邪郁滞而成，或脏腑阴阳失调而生。

火热来源相同：火热均源于自然界阳邪，异名同类，由阳热亢盛所致，临床上也常常火热混称。

火热致病均有炎热之象，但程度不一：由于火热均为阳邪，其性炎热，故其伤人都会导致外感热病，出现阳热亢盛的一系列临床表现，如高热、面赤、烦渴、汗出、舌红、脉洪数等。但热为火之渐，火为热之极，程度上有差别。火邪入于血分，可聚于局部，腐蚀血肉，还可发为痈疽疮疡。

火热易伤津耗气：火热均为阳邪，阳胜则阴病，损伤津液，壮火食气，消耗元气。加之

NOTE

火热蒸腾，迫津外泄，汗多伤津，故均可见口渴喜饮、小便短赤等症。汗多气随津泄，则致气虚，见气短、乏力、体倦等症。

火热易于扰动心神：心在五行属火，火气通于心，火热之邪上炎，易扰动神明，蒙蔽清窍。临床出现心烦不宁，甚则昏聩、狂躁、神昏谵语等症。故《素问·至真要大论》说："诸躁狂越，皆属于火。"

火热均易化风：火热炽盛，内侵于肝，使肝中阳气亢盛而升动无制，或燔灼肝经，劫耗阴液，筋脉失养而挛急，引起肝风内动，即所谓"热极生风"，症见高热、神昏、四肢抽搐、目睛上视，颈项强直，角弓反张等。

火热均可迫血妄行：心主血脉，火热之邪，内通于心，易入心经，伤及血分，可致血热，热甚则迫血妄行，或灼伤血络而出血。临床上，火热之邪所致血热妄行者颇为常见。

火热致病有虚实之分：热邪受之于外，邪气盛则实，故其所致一般表现为实证。而火邪致病有虚实之别，其感于外者或因于脏腑功能亢进为实，如心火上炎、肝火亢盛、胃火炽盛等；火灼日久，阴津耗伤，或脏腑阴亏，虚火内生等属于虚火。

宋代陈无择《三因极一病证方论·外所因论》强调说："夫六淫者，寒暑燥湿风热是也"，主张以"热"取代《素问·至真要大论》的"火"，更准确指明了六淫性质，也更切合临床实际。其理由有：从自然界气候而言，六气皆无形之气，运行变化滋生万物，而火有形。《素问·五运行大论》说："其在天为热，在地为火。"从致病途径而言，六气皆从外感，而"火常从内生"，从朱丹溪"气有余便是火"及刘完素"六气皆从火化"等论述可以看出，火不是外感邪气。清代林佩琴《类证治裁》指出："风、寒、暑、湿、燥等外因，唯火多属内因。"可资参考。

（2）寒邪与湿邪的异同　寒、湿二邪均为阴邪，其性质和致病特点颇多相似，然又有显著不同。

寒湿皆属阴邪，但主令及形态不同：寒、湿二气虽四季均有，但所属时令不同，致病亦有季节性特点。冬季寒水当令而多发寒病；长夏湿土当令而多见湿病。从形态而言，寒无形而湿有质。寒邪无形可见，只可随感而知。湿则重浊有质，六淫之中，唯湿有形。

寒湿均能伤阳，但程度与机理有异：寒邪最易伤阳，且较直接，一是寒邪外束，郁遏损伤卫阳；二是寒邪可直中脏腑，直犯脾胃则损伤中阳，直中少阴则损伤心肾之阳。寒邪凛冽冰冷，其伤阳程度一般较湿邪为甚，如《诸病源候论·伤寒候》："其伤于四时之气，皆能为病，而以伤寒为毒者，以其最为杀厉之气也。"湿邪主要是困遏清阳，使阳气不能布达，且侧重于伤及脾阳，脾阳不振，水湿内生。如叶天士《外感温热篇》："湿胜则阳微。"

寒湿阻滞气血：寒邪主要影响血行，湿邪则易阻滞气机。寒邪有凝结、收引的特性，寒邪伤人，一是阳气受损，血脉失于温煦、推动无力而气血凝滞；二是经脉收引，闭阻不通，气血停滞而凝结。不通则痛，故谓寒性凝滞主痛。如《素问·举痛论》说："寒气入经而稽迟，泣而不行，客于脉外则血少，客于脉中则气不通，故卒然而痛。"湿为有质之邪，其性重着黏滞。湿邪伤人，易留滞于脏腑经络、肌肤筋骨，阻碍气机。气机不利，以致阻滞不通，而见胸闷、脘痞、腹胀、肢节痹痛等症。

寒湿均易影响津液输布：津液得阳气温煦乃行，遇寒则凝。寒邪伤阳，影响脏腑气化，脾阳亏损则水湿失于温运敷布，肾阳虚衰则水液不能蒸腾气化，均可致津液停聚，为痰为饮。

《金匮要略·痰饮咳嗽病脉证并治》谓："病痰饮者，当以温药和之。"湿邪影响津液输布，一是湿阻气机，阳气不得布达，气不行津，气滞津停；二是脾为湿土，喜燥恶湿，湿邪入侵，脾土先伤，脾阳不振则运化失司，湿浊内停，又成内湿。内外合邪，发为水肿、腹泻、尿少等症。如《素问·六元正纪大论》说："湿盛则濡泄，甚则水闭胕肿。"

寒湿皆可作痹生疮：寒邪与风湿杂合相兼，侵袭肌表，流入经络，着经留骨，殃及关节，发为痹证。寒性收敛凝滞，致气血不通，阳气不温，症见关节冷凉，疼痛剧烈，遇寒加重，得温则减，痛处不移，称为"寒痹"，又称"痛痹"。《素问·痹论》说："寒气胜者为痛痹。"寒邪伤于肌肤，气血壅滞，还可导致冻烂疮。《诸病源候论·卷五十》说："小儿冬月，为寒气伤于肌肤，搏于血气，血气壅滞，因即生疮。其疮亦㾦肿而难瘥，乃至皮肉烂，谓之冻烂疮也。"湿邪最易淫肉侵筋，入经着骨。《素问·阴阳应象大论》说："地之湿气，感则害皮肉筋脉。"湿邪黏滞重着，流滞经络，侵及关节，困着筋肉，闭阻气血，经气不通，阳气不运，湿着而痹。症见肢体关节沉重难举，屈伸不利，酸楚疼痛，麻木不仁等，称为"湿痹"或"着痹"。《素问·痹论》说："湿气胜者为着痹。"湿邪留淫窜入肌表发为丘疹，或泛溢肌肤，浸烂肌肉，溃腐流水而成湿疹疮疡。多见于素体肥胖，湿重体虚，或水湿作业，汗出当风等。

寒湿侵犯部位不同，致病各异：寒邪首先侵犯肌表，卫阳被郁，病发表寒证。如寒自表入经，侵及筋骨，留着关节，则发痹痛。若邪气稽留血脉，则发血寒脉痛。寒邪直中于里，损伤脏腑之阳，称为"中寒"，直中太阴，损伤脾阳，则发中焦虚寒；直中少阴，损伤心肾之阳，则致胸痛，或腰膝冷痛，阳痿等；寒滞肝脉，气血凝滞，则致少腹胀痛，或囊缩坠痛。湿淫伤人的途径多为淫肉侵筋，入经着骨。湿淫犯表，往往是湿夹风邪侵袭肌肤形成表湿证；湿邪留滞经脉，流着筋骨，而成湿痹；湿淫伤脏，首在脾，继在肾，脾肾两伤，聚水从类，泛溢四处，变生百证，或痰或饮，或水或疹。湿淫人体，最易阻遏气机，窜上蒙首，头重如裹；滞留中焦，枢机被塞，痞满溏泻；流入下焦，水溢为肿，带下增多。

此外，湿邪还具有发病隐匿、致病广泛、病证多变、病程缠绵等特性。如《杂病源流犀烛·湿病源流》："湿病之因，内外不同如此，然不论内外，其熏袭乎人，多有不觉，非若风寒暑热之暴伤，人便觉也。"《温病条辨·上焦篇》："其性氤氲黏腻，非若寒邪之一汗即解，温热之一凉即退，故难速已。"

（3）燥邪的阴阳属性 关于燥邪的阴阳属性，历代多有争议。

有人主张燥邪属阴邪，因燥属金，金属阴；从六气制化关系看，湿、燥、寒相生，当皆属阴，热、风为阳，燥与之相胜，故燥当属阴；从燥邪所致病证的治疗看，临床治疗燥证多以通行津液之"辛润"之法为要，燥邪本性大凉，阴阳属性应为阴。也有人认为燥为阳邪，就燥字本义而言，其从"火"性热，就致病特征而言，燥邪易伤津液，与火（热）邪、暑邪有相似之处，故燥邪属阳邪。此外，还有一种折中的方法，认为初秋热未退，燥与热合，为"温燥"，属阳邪；深秋寒凉，燥与寒合，为"凉燥"，属阴邪。

对此，王洪图等认为燥为阴邪，并从四个方面加以阐述：其一，燥与西方、秋季、清凉、收敛、肺脏等同属"金"类，五行之中金、水属阴，吴瑭曾明确断言："风、火、暑三者为阳邪""湿、燥、寒为阴邪"。其二，从六气相互之间的生克制化关系而言，"湿生燥""燥生寒""风胜湿""湿胜寒""寒胜热""热胜燥""燥胜风"。可见制约湿的是风，制约燥的是热，湿燥二气并无相克关系，而且湿性沉静，燥性收敛，二者本性亦不对立，因此以燥与湿现象上的对立而划分阴阳，在局部似乎可行，在六气相关的整体中却讲不通；其三，刘完素、喻昌虽重视燥与火热的内在联系，但刘氏肯定"风、热、火同阳也，寒、湿、燥同阴也"，指出燥"反同于风火热"，是因为后三者皆可损津液而化燥；喻氏也认为燥"属阴经"，而燥之所以"异于寒湿、同于火热"，乃阴阳相互制胜和因果转换之理；其四，《黄帝内经》关于燥气性质及致病、生化特征的论述达数十条之多，无一不表明它属于阴。此外，石寿棠《医原·百病提纲论》曾提出"燥属阳中之阴，湿属阴中之阳"的观点，试图以此来解释燥湿同属阴邪而又相互对立的矛盾，并可显示二气同风、火、寒、暑四气在阴阳程度上的差异，可资参考。

2. 六淫致病的转化及相兼性

（1）六淫致病从体质而化　六淫之风、寒、暑、湿、燥、火（热）有各自的性质和致病特征，六淫邪气致病后，患者所出现的病证可能与初受之邪的属性一致，也可能与初受之邪的属性不一致而发生转化，其关键因素在于患者的体质。六淫之邪大体可分为阴邪和阳邪，每一种邪气又有各自的致病特点。人的体质有偏阴、偏阳、多痰湿、多火热等差异。体质在六淫致病的过程中大致有两个特点：一是当体质属性与六淫性质大致相同时，便会起到一种同化作用，随着病变的发生发展，而加重原来体质的偏颇，表现为证候性质与病邪性质的一致性。如阴虚或阳盛之人，感受温热之邪，发为阳热之证。二是当体质属性与六淫性质不一致时，初受之邪在一定条件下可以发生转化，机体会对病机过程主动起转化作用，可以改变病邪的本质属性，结果证候类型与原来病邪不完全一致，而与体质属性保持一致，即六淫的从化。一般来说，阴虚阳盛体质，易于化热、化燥；阳虚阴盛体质，易于化寒、化湿。如《医原·百病提纲论》曰："六气伤人，因人而化，阴虚体质，最易化燥，燥固为燥，即湿亦化为燥；阳虚体质，最易化湿，湿固为湿，即燥亦必夹湿。"

（2）六淫致病多相兼为患　六淫邪气虽可单独致病，如伤风、中寒、中暑、伤燥等，但更常见的是相兼为患。风邪易兼夹其他五邪共同为患而称为百病之长，其他邪气亦多相兼致病。如湿邪，其兼风、寒、暑、热合为风湿、寒湿、暑湿、湿热致病，则症状随风、寒、暑、热之兼夹而具有多向性。《医学摘粹·伤寒证辨》即有"风寒二者，大率多相因而少相离"之说。

《三因极一病证方论·卷二》说："所谓风寒、风温、风湿、寒湿、湿温，五者为并。风湿寒、风湿温，二者为合。"指出了六淫相兼为病，有二邪相兼，也有三邪相兼。二邪相兼致病称为"并"，三邪相兼致病称为"合"。如《素问·痹论》说："风寒湿之气杂至，合而为痹也。"

六淫邪气相兼为病所展现的病机变化，较单一邪气致病更加复杂，治疗难度亦更大。如湿与热相并，其病兼具湿与热两者的特点，不仅其临床表现是两者的复杂交合，湿遏热伏，蕴结胶着而难解，且在一定条件下，既能从湿化寒伤阳，又可从热化燥伤阴，与纯为湿邪或热邪者比较，病机趋势显然不同。若为风湿热或风寒湿三邪结合，其临床表现类型及病机变化趋势的复杂更不待言。

3. 六淫病因病机的双重性　六淫侵害人体后，使机体发生病机变化时则成为病因，六淫作为病因学概念，是指六淫概括了自然界气候异常变化的致病因素而言。而六淫作为病机学概念，则是根据取类比象的方法，立足于"审证求因"，依据患者的症状、体征，与自然界的自然气候相类比，将其发生本来与六气异常变化无明确关系的病证，归于风、寒、暑、湿、燥、火（热）等，此时，六淫具有病机学意义。《灵枢·百病始生》说："夫百病之始生也，皆生于风雨寒暑，燥湿喜怒。"指出所有疾病的发生，都是在一定的致病因素作用下，机体平衡遭到破坏的结果。临床没有无病因的证候，任何证候都是在某种病因的影响和作用下，机体所产生的一种病机反应。中医学认识病因，除了解可能作为致病因素的客观条件外，主要是以病证的临床表现为依据，通过收集、分析疾病的症状、体征来推求病因，为治疗用药提供依据。如把"善行""数变"者，归为风邪的致病特点；把"重着""黏滞"者，归于湿邪的致病特点；把刺痛固定、久则成块者，归为瘀血的致病特点等。"审证求因"是在中国古代特定历史条件下形成和发展起来的，是中医辨证论治法则在病因探析时的具体应用，集中体现了辨证论治的灵活性及主体思辨性。

六淫作为病因学概念，具有特殊的病因病机双重性，而与饮食劳倦、情志所伤等病因概念有一定的区别。

【临床意义】

外风致病以善动不居为致病特点的核心。过敏性疾病起病急、发病快、传变迅速，与风邪致病的特征形似。因此，在临床上对过敏性疾病，如过敏性支气管哮喘、荨麻疹、过敏性鼻炎、湿疹（过敏性皮炎）、药物（过敏性）性皮炎、过敏性紫癜、卡他性结膜炎、过敏性关节炎和过敏性休克等，均从"风"论治，多以祛风治疗为主。

寒邪具有凝滞、收引的特性，其致病易导致人体气机收敛，气行凝滞，气机不通，不通则痛。因此，在临床上多表现为疼痛类的病证，如胃脘、腹部、四肢的疼痛等，有研究表明寒邪在冠心病发病和发展的过程中起着重要的作用。

暑邪致病，有明显的季节性，多发生于夏至之后，立秋之前。临床上与之相关的多为夏季的特有病证，如中暑，小儿夏季热，夏季感冒等。

湿邪具有重浊、黏滞，致病病程缠绵，临床上多种慢性感染性疾病均与湿邪有关，诸如慢性乙型肝炎、慢性皮肤病等。有研究表明湿邪与艾滋病免疫功能低下存在一定的相关性，并且湿邪可以加重艾滋病免疫功能低下。湿邪还易于侵袭人体阴位、下部，因此，湿邪为患在妇科最较多见，如慢性盆腔炎、反复的阴道感染等。

燥邪侵入人体多表现为一系列以干燥为特点的症状，如皮肤干枯、唇干鼻干、咽干口燥等，临床上有此症状的如干燥综合征、糖尿病等，均与燥邪致病有关，治疗上多以生津润燥为主。

火热之邪具有炎热升腾的特性，其性趋上，易侵害人体上部。因此，火热病证，多发生在人体上部，尤以头面部多见，如面部痤疮、牙痛等。火热之邪还易扰心神，有研究表明火是引起失眠最为常见的病机因素，重者可扰乱心神，出现狂病。亦有学者认为肿瘤放射病的病因为火邪和热毒。

【现代研究】

1. 六淫病因动物模型的建立 根据中医六淫形成的理论，选择符合六淫病因学说的造模因素，模拟不同自然气候环境，使实验大鼠分别在相应环境中自然发病，分别建立风邪、寒邪、暑邪、湿邪、燥邪、火（热）邪动物模型，对丰富六淫论的现代研究内容具有十分重要的意义。有学者采用人工模拟气候箱模拟冬季气温的骤降制作寒邪动物模型。亦有学者根据中医六淫湿邪形成理论，人工模拟潮湿环境，研制湿邪大鼠模型，结果外湿致病动物模型的体征及发病症状，符合中医关于外湿致病的理论及临床情况。还有学者运用 LRH-250 人工智能气候箱，在温度 30℃～ 65℃（±1℃），相对湿度 30%～ 90%（±5%）的条件下，模拟温燥"温度 – 相对湿度 – 风"条件进行制作温燥动物模型；并采用人工模拟气候箱模拟夏季气温骤升的高温状态制作火热邪气动物模型。还有学者围绕临床常见的"二重""三重"病因组所致疾病开展研究，构建"病因组"的复合动物模型，观察不同疾病的"病因组"模型的反应机制和病因之间的相互作用关系。

2. 六淫病因致病机制研究　为了进一步探索六淫的致病机理，很多学者运用现代研究方法，结合传统的六淫形成理论，建立了六淫动物模型，并选择与其相关的生物学指标进行检测，从细胞甚至分子水平来探讨六淫的致病机制。有研究通过观察外寒对小鼠肺组织 BAFF 和 NF-κB 表达的影响，结果表明外寒通过上调 BAFF 和 NF-κB 的表达，促发机会的获得性免疫。亦有研究表明外湿可引起外湿动物模型 T 细胞介导的细胞免疫功能低下，胃泌素分泌减少、胃动素释放增加，肠道菌群失调，能量代谢紊乱，关节、肺、肾、大肠、小肠、肝等产生不同程度的病机学及超微结构等方面的改变，从而造成多系统多器官的形态与功能损害而致病。还有研究表明凉燥对小鼠的主要致病机制为：凉燥伤肺、伤津，致气道"纤毛 – 黏液毯"局部御邪屏障受损；肺津凝滞于肺，以致宣输失司则皮肤失养。温燥对小鼠的主要致病机制为：温燥灼肺伤津，致气道 IgG 抗体持续降低与"纤毛 – 黏液毯"局部御邪屏障受损；津伤则生血不足，继之血液黏度增高；肺津宣输失司则皮肤"枯、涸、皱、揭"，为温燥致病提供组织学基础。

44 论　疠气论

【理论内涵】

疠气，是一类具有强烈传染性的外感病因。因其伤人凌厉、极为毒烈，为病颇重颇险，"如有鬼厉之气"，古称"厉气"；因在同一时期里，众人同时发病，互相传染，症状相似，又名"疫气""疫毒"，如《说文》："疫，民皆疾也。"因其病情变化多端，传变迅速，多有变证、坏证和逆证，而称"戾气""乖戾之气"。

温病大师吴又可提出，疠气是具有特殊传染性的物质，与六淫之邪不同。如《温疫论·原序》："伤寒与中暑，感天地之常气；疫者感天地之疠气，在岁有多寡；在方隅有浓薄；在四时有盛衰。此气之来，无论老少强弱，触之者即病。""邪之所着，有天受，有传染，所感虽殊，其病则一。"

疠气所致疾病，称为疫疠、瘟疠、疫病，为强调其病因多具有温热性质，又称"温疫"，或"瘟疫"。

【学术源流】

早在殷商时期的甲古文中就有关于霍乱的记载。最早对流行性传染病进行论述的医学专著乃《黄帝内经》，从多个方面对疫疠的特点及致病特征进行了总结和论述。如《素问·六元正纪大论》："瘟疠大行，远近咸若""疠大至，民善暴死。"阐述疫疠致病的变化迅速和危险性。《素问遗篇·刺法论》："五疫之至，皆相染易，无问大小，症状相似"，说明疫疠致病具有传染性和症状的相似性。

晋·王叔和《伤寒例》称"时行之气"，总结疫病流行的原因是由于"非其时有其气"所致，其症状"长幼之病多相似"。并且第一次明确地提出了"寒疫"。"从春分以后秋分节前，天有暴寒者，皆为时行寒疫也"。

隋唐时期，对疫疠疾病的认识有了进一步发展。如巢元方《诸病源候论·疫疠病候》："一岁之内，节气不和，寒暑乖候，或有暴风疾雨、雾露不散，则民多疾疫，病无长少，率皆相似，有如鬼疠之气，故云疫疠病。"提到疫疠致病与异常气候有关;《诸病源候论·温病诸候》又言："人感乖疠之气而生病，则病气转相染易，乃至灭门。"同时指出其传染性和危害性。《外台秘要·卷第三十一·解饮食相害成病百件》提出："凡蝇蜂及蝼蚁集食上而食之，致瘘病也。"发现苍蝇等可为致病的媒介，对疫疠疾病传染的预防有其重要意义。

宋金时期，陈无择提出三因致病说，明确具有"传染"的病因，其路径为"气血相传"。见于《三因极一病证方论·大风叙论》："凡因风寒湿热，劳逸饮食，与夫传染，不可混滥。"疠风即今之麻风病，"然亦有传染者，又非自致，此则不谨之故。气血相传，岂宿业缘会之所为也，原其所因，皆不内外涉外所因而成也。证候多端，并见诸后。"

明清时期，对疫疠的研究得到空前的发展，以明代吴有性为代表，所著的《温疫论》为世界医学史上公认的传染病学专著。"温疫（瘟疫）"是对传染病的统称，结束了自汉以后历代医家均沿用"瘟疠""疫疠"这一概念。吴有性首创温病病因疠气学说，如《温疫论·自叙》："夫温疫之为病，非风，非寒，非暑，非湿，乃天地间别有一种异气所感。"又言："疫气者，亦杂气中之一，但有甚于他气，故为病颇重，因命之疠气。"明确指出疠气是有别于六淫而具有强烈传染性的一种外感邪气，突破了"百病皆生于六气"的传统观念。

清·程钟龄《医学心悟》对瘟疫的传染源和传播途径则做了详细的论述："疫之症，来路两条，有在天者，有在人者。非其时而有其气，自人受之，或为大头天行之类，斯在天之疫也；若夫一人之病，染及一室，一室之病，染及一方，一方之病，染及合邑，此乃病气、秽气相传染，其气息俱从口鼻而入，乃在人之疫以气相感，与天无涉。"清·熊立品《治疫全书》论及"瘟疫盛行，递相传染之际，毋近病人床榻，毋食病家时菜，毋拾死人衣服"，提出传染病流行当采取隔离等预防措施。

【基本原理】

1. 疠气的传播途径和传变 疠气可以通过口鼻、蚊虫叮咬、皮肤接触、血液传播、性传播、医源性传播等途径侵入人体，导致多种疫病。疠气入侵人体，可以通过空气由口鼻侵入致病。如《温疫论·原病》："此气之来，无论老少强弱，触之者即病，邪从口鼻而入。"随饮食、蚊虫叮咬、皮肤接触等途径侵入人体；还有经血液制品、医用注射等医源性传播途径致病。

疠气之传变，大体可以分为从表从里两大途径，但其具体方式却错综复杂而有九种：但表不里，表而再表，但里不表，里而再里，表里分传，表里分传再分传，表胜于里，先表后里，先里后表。如《温疫论·行邪伏邪之别》："方其侵淫之际，邪毒尚在膜原，必待其或出表，或入里，然后可导引而去，邪尽方愈。"

2. 疠气的特异性和种属选择性 疠气致病有发病急、病情重、传染性强、易于流行、病位特异性、种属选择性等特点。疠气致病具有病位特异性。疠气种类繁多，但"各随其气而为诸病焉"，不同种类的疠气作用于脏腑组织器官，发为何病，具有病位上的特异性。如《温疫论·杂气论》："为病种种，是知气之不一也。盖当某时，适有某气专入某脏腑经络，专发为某病，故众人之病相同。"同一种疬气致病，患者症状皆相似，即所谓"一气一病"。

疬气致病还具有种属选择性。不同的疬气为患，不仅可以"人病而禽兽不病"，也可"牛病而羊不病，鸡病而鸭不病"（《温疫论·论气所伤不同》）。动物之种属不同，其疫疬之病也互不染易。如《温疫论·论气所伤不同》："穷其所伤不同，因其气各异也。"

3.疬气与六淫的异同　六淫和疬气均存在于自然界，同属外感病邪，发病途径上皆可从口鼻侵入人体，临床上多先是表证，病起于外，故常统称为"外感病"。疬气和六淫之间亦有差别，主要表现在病邪的形成、病邪的入侵和传变、病邪的传染性等多方面。

（1）**病邪形成条件不同**　六淫是由六气的异常变化而形成的致病因素。六气本为自然界六种正常的气候变化，但当气候变化异常，六气发生太过或不及，或非其时而有其气，或气候变化过于急骤时，浸淫侵犯人体而发病，则称六淫。六淫使人致病，还与人体的正气不足有关。六气反常，人体调节适应能力下降是六气变生六淫的条件和内在根据。疬气是具有强烈传染性和流行性的外感致病因素，疬气的形成与气候、环境等因素有关，气候反常、少雨干燥、酷热炎暑、湿气氤氲均有利于疬气的滋生和传播，环境污染，饮食不洁，社会动荡也会滋生和传播疬气，导致疫病发生。疫疬之气受季节气候、地理条件的影响。

（2）**致病轻重及预后吉凶不同**　六淫与疬气虽同存在于自然界但却是两种不同的病邪。六淫致病力轻，人们感受六淫邪气而患普通的外感疾病，病情较轻，病程短，愈后多良好。疬气常兼夹湿、毒、秽浊之气，具有很强的毒力和致病力，比一般的六淫邪气致病紧急，甚可触之者即病。病程中，化火极速，耗津动血之烈尤甚于六淫，极易出现毒热内陷心包，蒙蔽神明等危重症状，死亡率较高。

（3）**侵犯途径不同**　六淫邪气或从肌表，或自从口鼻入侵，或两者同时受邪。而疬气所感，如《温疫论·原序》所说："邪之所着，有天受，有传染，所感虽殊，其病则一。""此气之来，无论老少强弱，触之者即病，邪从口鼻而入。"即强调疬气主要通过空气传染，从口鼻侵入人体，此外也可随饮食、接触、蚊虫叮咬等侵入而致病。

（4）**发病形式不同**　六淫发病多与正气的强弱有关，正气强则感之不易发病；正气弱则感之易发病，且感而即发，随感随发。疬气致病无论老少强弱，触之者即病，且发病急，来势凶猛。有些疫毒内侵之后，并不立即发病，有一定的潜伏期。如《温疫论·行邪伏邪之别》说："温疫之邪，伏于膜原……至其发也，邪毒渐张，内侵于腑，外淫于经，营卫受伤，诸症渐显……"。虽然各病的潜伏时间长短不一，但都必须经过"内伏膜原"阶段以后，"邪毒渐张""诸症渐显"才能进入临床发病阶段，这是疬气致病区别六淫的明显特征。

（5）**传染性与否不同**　六淫邪气致病，可能有流行趋势，但无传染性。疬气则有强烈的传染性，既可引起大面积流行，导致一方一境皆病；也可表现为散在性或小范围的流行，导致一乡一村为病。

（6）**病后免疫性不同**　六淫致病，病后多不具有免疫性。疬气致病，病后多具有免疫性，愈后不再感染，有的可以终身免疫，如天花、麻疹、白喉等罹病之后可以永不再发，获得稳固的终身免疫，因此，可以通过人工免疫的方法预防其发病。

4.疬气与温病的关系　温病是指感受温邪引起的以发热为主症，多具有热象偏重、易化燥伤阴等特点的一类急性外感热病。具有温热性质的温邪，包括六淫之邪从热而化的风热、暑热、湿热、燥热以及寒邪伏藏化热的温热病邪，也包括具有温热性质的"疬气"和"温毒"等邪。由此可见，温邪的范畴比疠气广泛。

温病所致疾病，既包括传染性疾病，也包括非传染性疾病。如《温病条辨·上焦篇》："温病者，有风温、有温热、有温疫、有温毒、有暑温、有湿温、有秋燥、有冬温、有温疟。"温疫即瘟疫的致病因素，即疠气。与导致一般的发热性疾病的温热之邪不同，疠气具有传染性强、易于流行、病位特异性、种属选择性等致病特点，起病急骤，传变较快，病情较重，甚者预后不良。

【临床意义】

近年，多有突发卫生事件的发生。如急性呼吸系统综合征，简称 SARS，2003 年在世界多个国家形成大面积流行，本病为呼吸道传染病，主要传播方式为飞沫传播接触患者呼吸道分泌物，传染性强，病情危重。根据 SARS 的致病性和传染性，中医学将其归于"瘟疫"的范畴。在 SARS 的治疗过程中，中医药的早期及时干预尤为重要。例如，广州中医药大学附二院曾有15 名医护人员在救治 SARS 过程中受到感染而出现了发热等早期症状，单纯经中医辨证施治后，在没有使用西药的情况下，有效控制了疾病的发展，取得了较好的疗效。WHO 专家詹姆斯博士对中医药的干预效果给予很高的评价，称中医的经验"在世界范围内上升为常规治疗有非常大的帮助"。

艾滋病，简称 AIDS，是一种危害性极大的传染病，由感染艾滋病病毒（HIV 病毒）引起。HIV 是一种能攻击人体免疫系统的病毒。艾滋病传染途径主要有三条：性接触传播，血液传播，母婴传播。至今尚未研制出根治艾滋病的特效药物，也还没有可用于预防的有效疫苗。根据 AIDS 的致病性和传染性，中医学将其归于"瘟疫"的范畴。对 AIDS 的中医命名，有"瘟疫""伏气温病""虚劳""艾毒""异湿""阴阳易""虚毒疫"等之称。有学者认为 AIDS 发病的外因为"邪毒入侵"，内因是"正虚"。早在 20 世纪 80 年代末，广安门医院就与坦桑尼亚合作，进行了大量的中医辨证论治的尝试，研究结果表明，中药在提高艾滋病患者的免疫功能、改善症状等方面取得较好的临床疗效，中医药干预可促进艾滋病免疫重建。因此，发挥中医药优势，研发具有多靶点、双向调节作用的中药复方制剂以重建 HIV/AIDS 患者的免疫功能，将是中医药的防治艾滋病研究的重要突破口之一。

人感染禽流感，是由禽流感病毒引起的人类疾病。至今发现能直接感染人的禽流感病毒亚型有：H5N1、H7N1、H7N2、H7N3、H7N7、H9N2 和 H7N9 亚型。中医学者认为：人感染高致病性禽流感属于中医温病学"冬温""温疫"等病范畴。重视发挥中医药对人感染禽流感的优势作用，使中医药及早介入、早干预、早治疗，取得了一定成效。

手足口病是由肠道病毒引起的传染病，多发生于 5 岁以下儿童，可引起手、足、口腔等部位的疱疹，少数患儿可引起心肌炎、肺水肿、无菌性脑膜脑炎等并发症。根据手足口病的致病性和传染性，手足口病属于中医"瘟疫"范畴，依据病程、皮疹特点及全身症状进行辨证论治，一般初起病邪在肺卫，继而邪及气营而见疹，终则邪减正复而向愈。治疗方法有疏风清热、清心泻火、清暑化湿、滋阴降火等。

【现代研究】

1. 近年常见疫病的研究　应用文献计量学和数据挖掘技术进行研究，分析评价 1949 —2005 年 29 种中医疫病的文献，结果表明治疗疫病研究的重点为杆菌性痢疾、流行性腮腺炎、百日咳和麻疹；在 11240 篇文献中，中医治疗疫病的主要治则是清热解毒，使用较多的方剂为银翘散、白虎汤、麻杏石甘汤和小柴胡汤，使用较多的药物为大黄、金银花、黄芩、连翘、黄连、石膏和板蓝根。

有学者对艾滋病的中医病因病机进行临床文献研究，共筛选出 120 篇中医治疗艾滋病的临床文献，统计结果显示，艾滋病的外因为疫气，内因以虚为主，表现为气、血、阴、阳、精亏虚；病机为毒邪入侵机体，日久则正气虚损，以致气虚血瘀，痰、湿、热阻滞，变证丛生。

至于 SARS，多数意见强调热、毒、湿、瘀、虚之病机，主张按温病论治，具体又有湿温、春温、风温、伏暑等不同见解；但也有不少意见考虑寒邪致病，主张按伤寒论治。如邓铁涛先生即曾认为："此次温病属寒邪内侵，应用升阳发散之法。"顾植山也认为："应以寒邪性质解释较为合理。"这些还应当继续深入研究。

2. 疫气的实验研究　对疫气的实验研究往往需要建立动物模型，有学者利用分离的 SARS-CoV（SARS 冠状病毒）毒株 BJ-01，经滴鼻等途径感染大鼠、豚鼠、黑线仓鼠、白化仓鼠和雏鸡等 5 个种属的动物，并选择食蟹猴和恒河猴进行 SARS 的人工感染实验，结果表明，大鼠、豚鼠、黑线仓鼠、白化仓鼠和雏鸡等动物对 SARS 均不易感，不过从感染 2 周后的大鼠和豚鼠的肺和咽等组织样本中检测到了的特异的核酸，提示 SARS-CoV 能够在这两种动物的体内复制。从感染猴子的分泌物和脏器中分离出了病毒，证明 SARS-CoV 也能够在猴子体内复制。

艾滋病的疫毒也十分明确，主要分为 HIV-1（人类免疫缺陷病毒 -1）和 HIV-2（人类免疫缺陷病毒 -2）两种亚型，在病毒分类学上属反转录病毒科慢病毒属，有高度的宿主专一性。目前已知除人类以外，只有长臂猿和黑猩猩对于 HIV 敏感，但长臂猿和黑猩猩感染 HIV 后无法发展为艾滋病。以上实验均说明疫气致病具有种属选择性。

45 论　七情内伤论

【理论内涵】

七情，是指人的喜、怒、忧、思、悲、恐、惊七种情志活动，是人类对外界事件和机体内环境变化产生的情绪、情感反应。

七情内伤，是指异常的七情刺激引起脏腑精气功能紊乱而致疾病发生或诱发的致病因素，亦可因人体正气虚弱，脏腑精气虚衰，对情志刺激的适应调节能力低下，导致疾病的发生。

【学术源流】

有关七情的描述早在先秦著作中即有，如《礼记·礼运》："何为人情，喜、怒、哀、惧、爱、恶、欲，七者弗学而能。"

《黄帝内经》未见"七情"的名称，但已有对七情致病较为系统的论述。如《素问·举痛论》："余知百病生于气也，怒则气上，喜则气缓，悲则气消，恐则气下，惊则气乱，思则气结。"明确指出情志异常会导致人体气机的紊乱。《灵枢·本神》："肝气虚则恐，实则怒……心气虚则悲，实则笑不休。"亦说明了五脏的功能紊乱也可出现情志的异常变化。

首次提出"七情"，并将其作为病因进行论述者，为宋代著名医家陈无择，《三因极一病证方论·三因论》明言："七情，人之常性，动之先自脏腑郁发，外形于肢体，为内所因也。""喜、怒、忧、思、悲、恐、惊，七者不同，各随其本脏所生所伤而为病。"明确将"喜、怒、忧、思、悲、恐、惊"定名为七情，并认为七情内伤是内伤杂病的主要致病因素。

金元四大家之一的张从正，对情志病变及其治疗有专门研究。如《儒门事亲·九气感疾更相为治术》："故悲可以治怒，以怆恻苦楚之言感之；喜可以治悲，以谑浪亵狎之言娱之；恐可以治喜，以恐惧死亡之言怖之；怒可以治思，以污辱欺罔之言触之；思可以治恐，以虑彼志此之言夺之。凡此五者，必诡诈谲怪，无所不至，然后可以动人耳目，易人听视。"情志病变可以根据五行相胜原理，"以情制情"加以心理疏导治疗。该书记载："余又尝治一妇人，久思而不眠，余假醉而不问，妇果呵怒，是夜困睡。"因"思气所至，为不眠，为嗜卧。"故以怒治疗因思所致之失眠而获效，具有一定的指导意义。

及至明清，关于七情内伤的研究多有发挥。明·张介宾《类经·会通类》首次提出"情志病"病名。明·绮石《理虚元鉴·虚症有六因》指出七情内伤为虚劳病因之一："因境遇者，盖七情不损，则五劳不成，唯真正解脱，方能达观无损，外此鲜有不受病者。从来孤臣泣血，孽子坠心，远客有异乡之悲，闺妇有征人之怨，或富贵骄泆滋甚，或贫贱而窘迫难堪。此皆能乱人情志，伤人气血。医者未详五脏，先审七情，未究五痨，先调五志，大宜罕譬曲喻，解缚开胶。"

【基本原理】

1.七情内伤，失于节制 《素问·阴阳应象大论》说："人有五脏化五气，以生喜怒悲忧恐。"七情的发生根源于五脏生理，是脏腑功能活动的外在表现。五脏精气充盛，相互协调配合，功能正常，人体对外界事物的反应就适度，七情活动则能维持常度。七情是人体对外界刺激的一种本能的、必然的反应，属正常的精神活动。适度的情绪变化不仅无害，反而有助于宣泄情感、宣畅气血，是心理健全的标志。如清·费伯雄《医醇賸义·劳伤》："喜怒忧思悲恐惊，人人共有之境。若当喜而喜，当怒而怒，当忧而忧，是即喜怒哀乐，发而皆中节也。此天下之至和，尚何伤之有？"情志变化失于节制，超过或不及一定限度，即便是良性情绪也会引发疾病。

情志刺激的强度和持续时间是七情内伤的条件之一。当单一或复合情志表现过极及持续不止，超越了机体自身可能承受的"生理阈值"，势必造成脏腑气血的紊乱而发病。暴怒、狂喜、骤惊、卒恐等应激状态，往往使自身调节功能难以发挥而致病迅速。如《灵枢·口问》说："大惊卒恐，则气血分离，阴阳破散，经络厥绝，脉道不通。"另一方面，久悲、过忧、思恋等慢性情志虽然刺激量不大，情志变动也不强烈，但其作用时间长期持久，也可导致忧悲焦心、积渐成疾。尤其这些不易显露于外被人察觉的隐曲之情，其致病之深、危害之大，也易被人们忽视。一般而言，恐、惊、怒、喜四种情志以刺激量大为致病条件；而悲、忧两种情志以刺激时间长为致病条件；思则以刺激量和时间并重为条件。

2.七情伤脏，气机紊乱

（1）损伤五脏 思维、意识、情志等精神活动为心主宰，故七情内伤皆伤心神，导致心神不宁，甚至精神失常。如《灵枢·本神》说："是故怵惕思虑者则伤神……喜乐者，神惮散而不藏；愁忧者，气闭塞而不行；盛怒者，迷惑而不治；恐惧者，神荡惮而不收。"

五脏藏神，七情分属五脏。七情内伤可损伤相应之脏，即心在志为喜，过喜则伤心；肝在志为怒，过怒则伤肝；脾在志为思，过度思虑则伤脾；肺在志为悲为忧，悲忧过度则伤肺；肾

NOTE

在志为恐，过恐则伤肾。

七情内伤五脏，具有一定的相对性。由于五脏之间具有密切联系，七情内伤未必一定损伤相应之脏。如《灵枢·本神》："肾盛怒而不止则伤志，志伤则喜忘其前言，腰脊不可以俯仰屈伸，毛悴色夭，死于季夏；恐惧而不解则伤精，精伤则骨酸痿厥，精时自下。"《诸病源候论·妇人杂病诸候》："忧思恐怒，居处饮食不节，伤动肺气者，并成病。"

（2）气机紊乱　怒则气上，气机上逆为怒伤肝的致病特点。暴怒则肝气上逆，或血随气逆，并走于上。可见面红目赤、胸中气满、呼吸急促、头晕头痛，或呕血、甚则卒然昏厥。《素问·生气通天论》说："大怒则形气绝，而血菀于上，使人薄厥。"亦可因郁怒不解，使肝失条达疏泄，导致肝气郁结，可见胸胁、乳房、少腹胀痛，善太息；气郁化火，肝火偏旺，出现烦躁口苦，头痛眩晕，小便赤热、大便秘结；气病及血，则血瘀于内，出现胸胁刺痛、月经不调、痛经等症。

喜则气缓，气机涣散为喜伤心的致病特点。暴喜，导致心气涣散不收，神不守舍，甚则心神散越，出现心悸失眠，注意力不集中，举足无措；甚则喜笑不休，失神狂乱等症。如《灵枢·本神》："喜乐者，神惮散而不藏。"《医碥·气》："喜则气缓，志气通畅和缓本无病。然过于喜则心神散荡不藏，为笑不休，为气不收，甚则狂。"

思则气结，气机郁结为思伤脾的致病特点。思虑过度，以致脾气郁结，失于健运；苦思凝神，暗耗心血，可见不思饮食，脘腹胀满，便溏泄泻等症。如《素问·举痛论》："思则心有所存，神有所归，正气留而不行，故气结矣。"

悲则气消，忧则气聚，气机消耗或收敛聚塞为悲忧伤肺的致病特点。悲哀太过，失于节制，则消耗肺气，神气消沉。可见泪涕皆出，气短懒言，周身乏力，精神萎靡等。如《医醇賸义·劳伤》："悲则……膹郁不舒，积久伤肺。"忧愁太过，可使气机收敛，肺气聚塞，宣降失权。可见呼吸不利，胸闷气窒，善太息，咳嗽喘促等症。如《灵枢·本神》："忧愁者，气闭塞而不行。"《三因极一病证方论·七气叙论》："忧伤肺，其气聚。"

恐则气下，气机下陷为恐伤肾的致病特点。卒受恐吓而不释，或长期恐惧伤肾，气趋下行，封藏不固，导致精气耗泄的病变，可见二便失禁，面色苍白，遗精，腰酸腿软等症。如《灵枢·本神》："恐惧不解则伤精，精伤则骨酸痿厥，精时自下。"《素问·举痛论》："恐则精却，却则上焦闭，闭则气还，还则下焦胀，故气下行矣。"

惊则气乱，气机逆乱为惊伤心的致病特点。突然受惊，损伤心神，心气紊乱，气血失调。可见心悸，惊慌失措，甚则语无伦次，卒然昏厥。如《素问·举痛论》："惊则心无所倚，神无所归，虑无所定，故气乱矣。"

3. 七情致病，体质相关　七情内伤的发病与体质相关。不同的个体体质存在阴阳偏盛偏衰的差异，可使机体形成某种情感情绪好发的潜在环境，使机体在应对外界事件发生某种情志时具有一定的倾向性。人体脏腑功能的偏盛，脏气的偏聚，也可影响七情的发生而形成倾向性。如《素问·宣明五气》："精气并于心则喜，并与肺则悲……并与肾则恐。"个体的脏气盛衰会影响七情病变的发生。

不同体质的人对情志刺激的耐受性不尽相同。情志刺激能否引起心理应激并导致疾病，关键在于个体能否恰当地适应、耐受和处理。个体调适耐受能力与身体素质、禀赋勇怯、气质人格、文化修养、性别年龄有关。一般而言，性格开朗、形体壮实的勇者，对外界刺激因素的承受和调节能力较强，不易发生情志病；性格内向，形体瘦弱的怯者，对外界刺激因素的承受和调节能力较差，易发生情志病。个人的文化修养良好，思想境界宽，个人阅历深，通常能正确处理、把握尺度、胸怀豁达，对事物的承受能力大、耐受能力强，对外界刺激的敏感性较低，不易出现异常的情志病变。不同的性别年龄，生理特点不同，也影响情志刺激的易感性。另外，人体在病变状态下，使机体对情志刺激的耐受性下降而敏感性增高，易发生情志异常疾病。如《灵枢·本神篇》："肝气虚则恐，实则怒。""心气虚则悲，实则笑不休。"

4. 七情交织，错综复杂 临床上单一情志致病的情况较少，多数情况下是两种或两种以上情志，同时或间断、交叉反复地作用于人体，如喜怒无常、悲喜交加、又怒又忧、忧思相并、惊中有恐等相兼为病，致使多脏受累。七情乃人之常性，若过分抑制自己的情感，使正常情志变化不得表达，当怒不得怒，当喜不得喜，长期压抑于内，则更容易造成机体心理创伤而致病。

七情内伤，致病复杂。七情具有生理、病理以及致病、治病的双重性，七情变化是脏腑功能活动的表现形式之一，机体可以自我调节，以防御外界不良因素的袭击，促使或保持机体生理平衡；但七情太过或不及对脏腑也有反作用，可导致机体生理平衡失调，引起脏腑气血逆乱，营卫不和而发病。喜、怒、忧、思、悲、恐、惊，依五行而各有归属的脏腑，与五行相匹配，生克环绕，相互制约。因此，可以利用情志间相互克制的特点，"以情制情"加以干预。此外，七情内伤具有相对性。构成相对性的因素很多，首先是先天禀赋的个体差异，这种差异还取决于后天的影响，包括社会环境、文化教养、家庭传统、道德观念、风俗习惯、地理气候等。

【临床意义】

七情内伤，多导致精神心理疾病，如抑郁症、强迫症、焦虑症、自闭症、恐惧症、老年痴呆、癫狂等。若暴怒太过，大动肝火，可导致晕厥，甚至狂证；若肝气郁结，疏泄不及，易导致抑郁症、癫证、自闭症等。过度悲忧哀愁能加速人体衰老，易使意志薄弱的人，尤其是老年人发生精神障碍而轻生。受到威胁容易产生恐惧心理状态，可发生坐卧不安，惶惶不可终日，心理受到极度创伤而发为精神病、痴呆、癌症等病，甚至因精神失常而死亡。过喜导致心气耗散，伤神耗血可引起心神不安、神志恍惚、不寐、脏躁等症。

七情内伤，还可诱发或加重多种疾病，如心脑血管疾病、肿瘤、消化系统疾病、神经系统疾病等。如中老年人若暴喜过度，极易诱发心肌梗死、高血压、卒中等。如过喜可加速血液循环，使脉搏加快，呼吸次数增加，血压增高，心脏耗氧量增加，使冠心病病人易诱发心绞痛，甚至可出现心肌梗死。对某些有脑血管疾病的患者，还可突然发生脑栓塞、脑出血，甚至出现猝死。七情太过或不及，能引起体内气血运行失常及脏腑功能失调，亦可导致肿瘤的发生与发展，肿瘤患者容易出现恐惧、焦虑、抑郁等不良情绪，对治疗缺乏信心，悲观失望。如果这种情绪长期持续，会导致一系列的神经、内分泌和免疫功能的变化，从而加重病情。肠易激综合征是一种典型的心身疾病，精神刺激及情志因素经常是促进本病发生、发作和恶化的主要因素。

七情内伤可引起多种妇产科疾病。女子为阴柔之体，在性情方面，女性多怯懦好静，不耐情伤，情绪易于波动。女性对激烈的社会竞争，工作压力影响，再加上家务烦劳、生活琐事、婚姻情感及经产生育等，使生理心理失调，易造成情志改变。如更年期综合征、月经不调、大

NOTE

怒小产、气逆难产、产后郁结乳汁不通等。女子以肝为先天，以血为本。因此，对于妇人情志病的治疗重在调肝，常选柴胡、川楝子、青皮、橘叶、白芍、郁金、佛手、香附等，代表方剂如逍遥散、柴胡疏肝散等。此外，情志可以致病，亦可治病，针对七情而起病者，可运用情绪疏导法，如引导患者通过诉说、宣泄，调畅情志，解除胸中郁结，达到"木郁达之"的目的；或根据五行相克规律运用情志相胜法，如"恐胜喜"等达到治病目的。

【现代研究】

1. 七情内伤致病的动物模型研究　目前，研究较多的七情内伤致病动物模型研究有"怒伤肝""恐伤肾"动物模型。有学者运用激怒法复现"怒伤肝，久则郁"的临床表现来制造肝郁证动物模型；运用猫吓鼠、人吓猫、爆竹吓狗等方法复现"恐伤肾"的临床表现来制造肾虚证动物模型。还有学者运用药物加情志刺激方法来复制七情内伤动物模型，如用贴有胶布的夹子夹动物的尾巴，使之保持激怒争斗状态，同时每天皮下注射肾上腺素，逐渐出现肝郁证的行为学特征：容易激怒、咬人、喜欢扎堆、贴边，遂复制肝郁证动物模型。亦有学者结合现代生理病理学来复制七情内伤模型，如用电刺激猫"怒吼中枢"和破坏大鼠双侧膈区的方法复制中医"怒伤肝"模型。此外，还有根据中医情志病的特点，复制中医情志病动物模型，如抑郁症模型、睡眠障碍模型等。有研究通过腹腔注射 D- 半乳糖以制备亚急性衰老动物模型，然后采用夹尾刺激法致肝郁，最后放入自制睡眠剥夺箱中进行快速眼动睡眠剥夺，从而复制复合型老年肝郁失眠证候模型等。

2. 七情内伤致病的机理研究　为了进一步探索七情内伤的致病机理，很多学者运用现代研究方法，结合七情内伤理论，建立了七情内伤动物模型，并选择与其相关的生物学指标进行检测，从细胞甚至分子水平来探讨七情内伤的致病机制。有研究发现激怒大鼠血小板聚集率、全血黏度、血浆比黏度都有显著升高，细胞免疫功能低下，下丘脑 – 垂体 – 肾上腺轴兴奋性升高。还有学者认为"怒伤肝"的机制有 5 条途径：①怒 – 交感神经 – 肾上腺髓质系统兴奋；②怒 – 肾素 – 血管紧张素（Ⅱ）– 醛固酮系统兴奋；③怒 – 应激反应 – 丘脑 – 垂体 – 肾上腺皮质兴奋；④怒 – 垂体 – 甲状腺兴奋；⑤怒时，胰高血糖素分泌增高，而胰岛素分泌减少，从而减少胰高血糖激素和胰岛素的刺激肝细胞再生及护肝的作用。有关"恐伤肾"的机理研究，有研究表明恐伤肾的病理形态上的改变主要在垂体 – 性腺轴。还有研究发现恐伤母鼠可使其仔鼠海马神经突触结构异常及海马 CA3 区 p–CREB、SYN–1 表达减少。

46 论　饮食失宜论

【理论内涵】

　　饮食失宜，包括饮食不节、饮食偏嗜、饮食不洁、饮食不合时宜，导致以脾胃为主的脏腑功能失调，而发生疾病。饮食不节，过饥过饱，不仅易损伤脾胃，还会导致气血不足、机体失养，或痰瘀内生，从而导致多种疾病的发生；饮食偏嗜，久之可导致机体阴阳失调，百病丛生；饮食不洁，可因食物的病变或有毒，而导致机体中毒；饮食不合时宜，容易损伤脏腑。在病变过程中，饮食失宜还可导致食积、痰湿、火热等疾病。

【学术源流】

早在《尚书》就有"食哉惟时"的记载。《黄帝内经》对于饮食有诸多论述，如《素问·脏气法时论》："五谷为养，五果为助，五畜为益，五菜为充，气味合而服之，以补精益气。"饮食对于机体生存非常重要，食物之四性五味，各有归经，可补充和调节脏腑气血阴阳。饮食失宜又是致病因素之一。如《灵枢·五味》："谷不入，半日则气衰，一日则气少矣。"《素问·调经论》："夫邪之生也，或生于阴，或生于阳……其生于阴者，得之饮食居处。"《素问·痹论》："饮食自倍，肠胃乃伤。"《素问·五脏生成》："多食咸，则脉凝泣而变色；多食苦，则皮槁而毛拔；多食辛，则筋急而爪枯……多食甘，则骨痛而发落。"明确指出过饥、过饱、饮食偏嗜均可致病。

汉·张仲景《伤寒杂病论》对饮食失宜亦有阐述，如《金匮要略·禽兽鱼虫禁忌并治》："秽饭、馁肉、臭鱼……食之皆伤人……六畜自死，皆疫死，则有毒，不可食之。""所食之味，有与病相宜，有与身为害，若得宜则益体，害则成疾。"食物要新鲜、干净，禁食腐烂、变质、污染的食物，而合理的饮食结构对健康及疾病康复具有重要意义。

唐·孙思邈《备急千金要方·食治》："不知食宜者，不足以存生也。"饮食营养对保持健康有十分重要的意义。《备急千金要方·道林养性》："饱则伤肺，饥则伤气，咸则伤筋，酢则伤骨。"饮食不节或偏嗜又是导致疾病的直接原因。还指出饮食禁忌等，如对肾性水肿："大凡水病难治，瘥后特须慎于口味"（《备急千金要方·水肿》）。

金元四大家之一李东垣《内外伤辨惑论·辨阴证阳证》："遍观《内经》中所说，变化百病，其源皆由喜怒过度，饮食失节，寒温不适，劳役所伤而然。"提出饮食失宜是重要内伤病因之一。明·张介宾《景岳全书·劳倦内伤》："凡饥饱劳倦，皆能伤人。盖人以饮食为生，饮食以脾胃为主，今饥饱不时，则胃气伤矣。"亦对饮食劳倦致病有着深刻的认识。

后世医家更加注意饮食调护，如清·黄元御《四圣心源·杂病解·霍乱根原》："夏秋饮冷食寒，水谷不消，其在上脘则为吐，其在下脘则为泄。"吴鞠通《温病条辨·下焦篇》："饮食之坚硬浓厚者，不可骤进。"如此等等，皆强调饮食质量及寒温对于维护健康的重要性，自当谨慎调养。

【基本原理】

1. 饮食不节，易伤脾胃 人体饮食以适量为宜，摄食过多或过少均会损伤脾胃，导致疾病的发生。摄食不足，即过饥，脾胃生化乏源，气血化生不足，一方面胃腑失于濡养，可损伤胃气导致胃脘不适或疼痛；另一方面，机体其他脏腑组织因气血亏虚失养，功能活动减退，导致多种疾病的发生。妇女妊娠期若饮食不足，则会影响胎儿的生长和发育。儿童时期，若饮食过少，亦会影响其正常发育。摄食过多，即过饱，可加重脾胃负担，致脾胃难于消化运输而致病。如宋·严用和《济生方·宿食门》："善摄生者，谨于和调，使一饮一食，入于胃中，随消随化，则无留滞之患。"难于消化的食物，以病理产物"积食"形式停于胃腑，可致胃脘胀痛；"积食"停滞过久，会进一步损伤脾胃，致脾胃运化功能不足而生湿生痰。暴饮暴食可导致胃肠受损，筋脉受伤，气机逆乱，后患无穷。如《素问·生气通天论》："因而饱食，筋脉横解，肠澼为痔。"营养过剩，可发展至肥胖、消渴等病证。如《素问·生气通天论》："高粱（膏粱）之变，足生大丁（疔）。"此外，小儿喂养过量，易伤脾胃，久则可致"疳积"等。

2. 饮食偏嗜，百病丛生 不同的饮食对机体有不同的营养作用，只有全面均衡的饮食才能保证人体的健康。饮食偏嗜作为致病因素，久之可导致人体阴阳失调，或导致某些营养物质的缺乏，从而导致疾病的发生。饮食偏嗜有寒热偏嗜、五味偏嗜和食物种类的偏嗜。

良好的饮食习惯，应寒温适中。如《灵枢·师传》："食饮者，热无灼灼，寒无沧沧。寒温中适，故气将持，乃不致邪僻也。"若过分偏嗜寒热饮食，可导致机体阴阳失调，从而导致多种疾病的发生，如偏嗜生冷寒凉之品，则易损伤脾胃阳气，导致寒湿内生，出现泄泻、浮肿等病证。若偏嗜辛温燥热之品，可致胃肠积热，而致胃火亢盛、痰火、湿热等病证。

五味，指酸、苦、甘、辛、咸，各有不同的作用，且五味与五脏各有不同的亲和性。如《素问·至真要大论》："夫五味入胃，各归所喜，故酸先入肝，苦先入心，甘先入脾，辛先入肺，咸先入肾。"五味入五脏，不可偏废，但长期偏嗜某种性味，则会导致与之相对该脏的脏气旺盛，从而导致脏腑功能失调而发生病变。五味必须调和均衡，不能太过，太过则损伤其相应的脏腑，而产生相应的病证。故《素问·生气通天论》说："阴之所生，本在五味；阴之五宫，伤在五味。"

此外，偏嗜某些种类的食物也会导致疾病的发生，如嗜酒成癖，易聚湿生痰化热，而导致痛疽、癥积等。若过食肥甘厚味，亦可致肥胖、眩晕、中风、消渴等病证。如《素问·奇病论》："肥者令人内热，甘者令人中满。"《诸病源候论》对此也有论述，概括酒癖候的发生是因"人有性嗜酒，饮酒既多，食谷常少，积久渐瘦"；消渴候的发生是因"此人必数食甘美而多肥"。若偏嗜腌制、油炸、霉变之品，会导致各种癌症的发生。此外，因偏嗜某些食物，而导致营养不均衡，如维生素A的缺乏可导致夜盲，钙、磷代谢障碍会导致佝偻病的发生，如果碘摄入量过少是地方性甲状腺肿的主要原因，而碘摄入量过多亦可引起具有潜在性甲状腺疾病者发生甲减，也可诱发和加重自身免疫性甲状腺炎和甲状腺功能亢进的发生。

3. 饮食不洁，易致中毒　饮食不洁，是指进食被污染或有毒的食物而导致疾病的发生。如进食腐败变质之品，则易导致胃胀、胃痛、泄泻等肠胃疾病。进食被疫毒污染之品，可发生某些传染性疾病。食物被寄生虫污染而食入，则可导致各种寄生虫疾病。进食有毒或剧毒之品，如化学性物质农药、兽药、假酒、甲醇、硝酸盐及亚硝酸盐为主，有毒动植物及毒蘑菇以及河豚、毒蕈等，轻者脘腹疼痛、呕吐腹泻，重者可导致死亡。

4. 饮食不合时宜，易伤脏腑　五行学说将自然界的五气、五味、五色、五方等与人体的五脏联系起来，建立了以五脏为中心的四时五脏阴阳系统。一年中有春、夏、长夏、秋、冬五气，饮食有酸、苦、甘、辛、咸五味，与之对应的五脏为肝、心、脾、肺、肾。因此，饮食与季节密切相关，符合季节特点的饮食能较好地濡养脏腑，以达到天人相应。反之，饮食不合时宜，容易损伤脏腑。如《金匮要略·禽兽鱼虫禁忌并治》："春不食肝，夏不食心，秋不食肺，冬不食肾，四季不食脾。辨曰：春不食肝者，为肝气王，脾气败，若食肝，则又补肝，脾气败尤甚，不可救。又肝王之时，不可以死气入肝，恐伤魂也。若非王时即虚，以肝补之佳。余脏准此。"此外，对某些季节的特点食物禁忌也有相关论述，如《金匮要略·果实菜谷禁忌并治》说："正月勿食生葱，令人面生游风。"《备急千金要方·食治方》："六月勿食羊肉，伤人神气。"

【临床意义】

饮食失宜与多种疾病的发生和发展有着密切的关系，如癌症、高血压病、糖尿病、肥胖、高脂血症、各种消化系统疾病、甚至各种传染病和急慢性食物中毒等。

饮食失宜与多种癌症的发生有关，有研究表明，乙醇增加口腔癌、咽癌、喉癌、食道癌等的发生；嚼槟榔是口腔癌的重要危险因素之一；高摄入传统的腌制食品，尤其是肉和泡菜、盐本身都使胃癌发生的危险增加。摄入较多的肉或脂肪，较少的纤维、水果和蔬菜是结直肠癌危险的危险因素。食用被黄曲霉毒素污染的食物、过度消耗乙醇均为肝癌发生的危险因素。食管癌的发生与长期进食含亚硝胺类化合物的食物及含真菌毒素的各种霉变食物有关。

饮食失宜与"三高症"，即高血压、高血糖、高血脂的发生发展也密切相关。饮食中钠盐摄入过多是高血压的主要危险因素。过食甜食、油腻食物、嗜酒是糖尿病发生的危险因素。有文献报道，酒精能引起胰腺炎从而导致糖尿病。不同的饮食方式对血脂水平有一定影响，其中，嗜油脂饮食及甜食者血脂水平明显增高。

饮食失宜还可以导致各种消化系统疾病的发生，大量饮酒和暴饮暴食是急性胰腺炎发生的常见病因。

【现代研究】

1. 饮食失宜致病的疾病动物模型研究 目前，利用饮食失宜诱导的疾病动物模型有肥胖、脂肪肝、肝硬化、糖尿病、动脉粥样硬化等疾病模型。有研究用高脂饲料喂饲健康大鼠，饮食诱导肥胖大鼠动物模型，结果发现在体重、各部位脂肪湿重、体脂肪含量、血糖、甘油三酯等指标方面，动物模型组与正常对照组动物比较，各项指标升高，且差异有统计学意义。模拟符合脂肪肝患者饮食习惯，用脂肪乳、高度白酒灌胃制作脂肪肝大鼠模型，结果发现肝脏体积增大，边缘钝而厚，表面光滑，有油腻感，触之如面团，表面色泽较苍白，部分略带灰黄色，切面呈淡黄色，触压时可见凹陷。用高糖高脂饲料喂养大鼠诱发胰岛素抵抗，然后用亚致病剂量链脲佐菌素（STZ）腹腔注射，诱发高血糖症。

2. 饮食失宜致病的证候动物模型研究 利用饮食失宜诱导的证候动物模型有脾气虚证、痰湿证等。如根据"苦寒伤脾胃"的论述，运用给大鼠灌胃大黄水浸煎剂的方法，制作脾虚模型，发现自造模第 2 天起，模型动物相继出现便溏、脱肛、纳呆、腹胀、消瘦、四肢不收、毛枯槁、畏寒、体重下降等脾虚证表现。运用饮食失节法制作脾虚证动物模型，给造模组动物喂食甘蓝，加喂猪脂，实验动物出现了体重减轻、纳呆、泄泻等脾虚证的一般状态改变。运用"偏嗜五味法"制作脾虚证动物模型，将脾虚造模组大鼠，灌胃山西白醋，大鼠出现竖毛，被毛失去光泽，拱背，活动减少，腹胀；续之，被毛枯槁，蜷卧，嗜睡，活动明显减少，四肢乏力，腹胀明显，便干或便溏，肛周污秽，体重减轻等脾虚证表现。关于痰湿证动物模型的制作，有学者根据"肥人多痰"的原理，采用高脂饮食的方法建立湿证大鼠模型，结果发现高脂饮食大鼠体重明显增加，运动迟缓，并具有肥胖、脂肪肝、高脂血证及糖耐量异常等特点，符合痰湿证的表现。

47 论　过劳所伤论

【理论内涵】

过劳所伤，是指较长时间的形体、精神过度劳累，包括劳力过度，劳神过度和房劳过度三个方面。人体正常的劳动和体育锻炼，有助于气血流通，增强体质。但过劳所伤，则伤形耗

NOTE

气，导致脏腑经络及精气血津液神的失调，因而百病丛生。

【学术源流】

过劳所伤，《黄帝内经》有诸多论述。如《素问·举痛论》："劳则喘息汗出，外内皆越，故气耗矣。"《素问·宣明五气》："久视伤血，久卧伤气，久坐伤肉，久立伤骨，久行伤筋，是谓五劳所伤。"明确提出了过劳和过逸均可伤气，气伤则脏腑功能失调而使人致病。

劳力过度导致过劳，如《素问·生气通天论》："因而强力，肾气乃伤，高骨乃坏。"劳神过度导致过劳，如《素问·汤液醪醴论》："嗜欲无穷而忧患不止，精气弛坏，营泣卫除，故神去之而病不愈。"房事过度导致过劳，如《素问·痿论》："入房太甚，宗筋弛纵，发为筋痿。"

《伤寒杂病论》对过劳使人致病也有阐述，如《金匮要略·血痹虚劳病脉证并治第六》："五劳虚极羸瘦，腹满不能饮食，食伤、忧伤、饮伤、房室伤、饥伤、劳伤、经络荣卫气伤，内有干血，肌肤甲错，两目黯黑。缓中补虚，大黄䗪虫丸主之。"

宋·陈无择《三因极一病证方论》论及过劳所伤属不内外因范畴。金元·李东垣提出劳倦内伤脾胃的观点，见于《脾胃论·脾胃盛衰论》："脾为劳倦所伤，劳则气耗。""形体劳役则脾病……脾即病，则其胃不能独行津液，故亦从而病焉。"明·张介宾在《类经·摄生类》说："欲不可纵，纵则精竭，故善养生者，必宝其精。"明·琦石《理虚元鉴》指出"酒色劳倦""色欲过度"是虚劳的成因。

【基本原理】

1. 劳力伤形，耗气损脏　劳力过度，又称"形劳"，是指较长时期的体力过劳，积劳成疾。多见于长时期过度从事体力劳动和超负荷运动，或强力、负重、远行、久立等，超过身体的承受能力，对人体造成形体的损伤，导致筋骨、关节、肌肉的劳损。《素问·宣明五气》所说"久立伤骨，久行伤筋"，即指此而言。

劳力过度则伤气，出现体倦乏力，汗出喘息等。《素问·举痛论》说："劳则气耗。""劳则喘息汗出，外内皆越，故气耗矣。"劳倦过度还易内伤脾胃，导致运化无力，气血不生，而见疲乏无力，形体消瘦等；耗伤肺气，可见气短、自汗，声低息微等。

2. 劳神伤脑，伤及心脾　劳神过度，又称"神劳"，为长期从事脑力劳动，或平素思虑过度，用心无度等所致。多见于长期用脑过度或思虑不解，劳心耗神。心之官则思，脾在志为思，思虑劳神过度，耗伤心脾，心神失养，精神疲惫，临床可见心悸、健忘、失眠、多梦；脾气郁结，气机不畅，运化失常，可见食少不化，纳呆、腹胀、便溏等。

3. 房劳伤肾，耗伤精气　房劳过度，又称"肾劳"，为性生活不节，纵欲过度，房事过频等所致。肾藏精，主封藏，肾精不宜过度耗泄。若房劳过度，则肾精耗伤，临床常出现腰膝酸软、眩晕耳鸣、精神萎靡、性功能减退，或遗精、早泄，甚或阳痿等病症。房劳还与女子早婚多育，或有手淫恶习等有关，则耗伤肾中精气，损伤真元。临床可见女子月经失调、带下过多或不孕，甚则早衰等。

形劳、神劳、肾劳诸劳伤，可以导致脏腑经络形体，精气血津液功能的损伤，临床上导致诸多疑难杂证等复杂疾病的产生。

【临床意义】

过劳所伤与多种疾病的发生和发展有着密切的关系，如疲劳综合征、心脑血管疾病、糖尿病、各种消化系统疾病、抑郁症、癌症等。

当今社会快节奏的生活方式，使人们经常无论工作和生活都处于过度紧张状态，有研究表明，城市人的睡眠状态和精神紧张感明显高于农村，近年患焦虑、抑郁症的人数较 10 年前显著上升。由于长期体力或脑力劳动强度过大，或睡眠时间不足，导致人们心身皆疲，劳倦过度，损伤心脾，心脾两虚，日久及肾，心脑失于精血濡养和充养，而致各种心身疾病的发生。

过劳所伤还表现为现代人生活无规律，纵欲无度，欲望无穷，不知固肾保精，使肾精亏虚，出现不孕不育症等生殖系统疾病，以及未老先衰等病证的发生。有学者研究近十年男性不育症患病率在明显提高，女性更年期较早出现。

近年来，随着生活方式的变化，从小学生到成人的户外体育运动的减少，使青少年的体质明显减弱，各种退行性病变如颈椎病、腰椎间盘膨出症的发病率增加和低龄化。由此可见，过劳已经成为各种慢性疾病发生的危险因素，需要引起全社会的高度重视。个人需要注意养生，运用各种合理的方式，缓解压力，释放休息空间，走向自然，进行适当体育运动，以促进身心平衡发展，而起到预防疾病的目的。

【现代研究】

过劳致病的证候动物模型研究

利用过劳诱导的证候动物模型有脾气虚证等。有学者根据"过劳伤脾"的论述，运用给大鼠游泳和跑步的方法，制作脾虚证动物模型或者脾虚型慢性萎缩性胃炎病证结合动物模型，发现自造模第 4 天起，模型动物相继出现便溏、纳呆、腹胀、消瘦、四肢不收、毛枯槁、体重下降等脾虚证表现。运用健脾益气的四君子汤上述症状在一定时期有恢复正常趋势，治疗结果明显优于模型对照。

有学者根据"形寒饮冷则伤肺，劳倦内伤而耗阳气"，将经典的烟熏与寒冷结合的方法上加以改进，采用烟熏（外邪犯肺）、冰水游泳（形寒劳倦）、常温游泳（劳倦）、服用甲巯咪唑冰水溶液（免疫抑制、内生生冷）多因素复合造模法来制备肺阳虚动物模型。发现造模后，大鼠出现喘鸣、呼吸急促、畏寒少动、精神萎靡、毛发凌乱而无光泽，饮水量下降等症状。模型大鼠体重下降；低切变率下的全血黏度、全血还原黏度、红细胞刚性指数、电泳指数均显著性升高，认为该造模方法能较好地与肺阳虚之临床症状相吻合。

还有学者在 D- 半乳糖制作亚急性衰老模型的基础上，采用多平台水环境持续睡眠剥夺法，并腹腔注射咖啡因，扰乱了动物的正常睡眠及昼夜节律，较好地模拟了老年失眠患者昼夜节律紊乱的状态，研制阴虚血少证失眠大鼠模型，发现模型组动物睡眠时间显著减少，精神萎靡，目光呆滞，行动迟缓，呼吸频率加快，心率加快，血压升高，力竭性游泳时间缩短，摄食量减少，体重减轻，耳温升高，运用天王补心丹治疗可有效缓解上述症状。根据中医过劳所伤的病因学理论，模拟病证结合动物模型，做出了有益的尝试。

48 论　痰饮论

【理论内涵】

痰饮是脏腑功能失常所致水液代谢障碍形成的病理产物，属于继发性病因。痰饮主要由肺、脾、肾三脏气化功能失调，影响津液的正常输布与排泄，以致水湿停聚而成。稠浊者称为

NOTE

"痰"，清稀者称为"饮"，两者形态不同，但性质相同，统称为"痰饮"，常相提并论。

痰有广义与狭义之分。广义之痰，指由水液代谢障碍所形成的病理产物及其病机变化和临床表现，由脏腑功能失调，津液停蓄蕴结而成；而狭义之痰，指肺部渗出物和呼吸道的分泌物，由咳吐而出。

痰饮作为病名，即《金匮要略·痰饮咳嗽病脉证并治》所谓"其人素盛今瘦，水（饮）走肠间，沥沥有声"之痰饮病。

【学术源流】

痰饮学说萌芽于先秦时期，《黄帝内经》无"痰"字及"痰饮"一词，有"溢饮""水饮""积饮""饮发"等记载，如《素问·脉要精微论》："溢饮者渴暴多饮，而易入肌皮肠胃之外也。"

痰饮之名，出自东汉·张仲景《金匮要略》。《金匮要略》专论"痰饮咳嗽病脉证并治"，开宗明义指出："夫饮有四，何谓也？师曰：有痰饮，有悬饮，有溢饮，有支饮。"载有"其人素盛今瘦，水走肠间，沥沥有声，谓之痰饮。"创立"病痰饮者，当以温药和之"的总治则，以苓桂术甘汤为主方，温阳化饮。然并非专事温补，还需根据临床辨证，采用发汗、利小便、逐水等方法。《金匮要略》对痰饮论治的总结，形成了痰饮学说的系统理论，为痰饮学说的发展奠定了基础。

隋·巢元方《诸病源候论》是中医学关于痰病最早的证候分类和病因病机专论。创造性地将痰和饮分别加以论述，各列篇章，从脉象、病机上对"痰"与"饮"加以区别，见于《诸病源候论·诸痰候》："脉偏弦为痰，浮而滑为饮。""痰者，涎液结聚，在于胸膈；饮者，水浆停积，在膀胱也。"

唐·孙思邈《备急千金要方》设大五饮丸，主治五种痰饮病：一曰留饮，水停在心下；二曰澼饮，水澼在两胁下；三曰痰饮，水在胃中；四曰溢饮，水溢在膈上五脏间；五曰流饮，水在肠间，动摇有声。论述五饮者，皆由饮酒后及伤寒饮冷水过多所致，病因相同，因此治法亦同。并载有"温胆汤"，治疗虚烦不眠，后世发挥为治痰的经典名方。

由北宋太医院编写的《圣济总录》专列痰饮门，将其主要病因归纳为"三焦气涩"，并提出治疗原则"以宣通气脉为先"。宋·严用和《济生方·咳喘痰饮门》说："人之气道贵乎顺，顺则津液流通，决无痰为咳。"特别提出"顺气为先"的治疗大法，非常可贵，与"宣通气脉为先"有异曲同工之处。元·朱丹溪论痰433条，立"肥人多痰多湿"之体质说，对后世具有重要影响。

明清时期，痰饮学说的研究逐渐完善。很多医家主张痰饮分治，逐渐改变了以往痰饮混称、混治的局面，痰饮学说发展为独立体系。如明·张介宾《景岳全书·痰饮》认为痰与饮的形态和病位不同。"痰之于饮，虽曰同类，而实有不同也。盖饮为水液之属，凡呕吐清水，及胸腹膨满，吞酸嗳腐，渥渥有声等证，此皆水谷之余，停积不行，是即所谓饮也。若痰有不同于饮者，饮清澈而痰稠浊。饮惟停积肠胃，而痰则无处不到。水谷不化而停为饮者，其病全由脾胃；无处不到而化为痰者，凡五脏之伤皆能致之。故治此者，当知所辨，而不可不察其本也。"明·李中梓《医宗必读》痰饮分论，证不同，治法也不同。如："痰有五，饮亦有五，而治法因之而变，五痰五饮，证各不同，治法迥别，稍或不详，妄投药剂，非徒无益，而又害之。"并根据脉象判断痰饮的类型："肝脉软而散，色泽者，当病溢饮。偏弦为饮，浮而滑者为饮，沉而滑者悬饮。饮脉皆弦、微、沉、滑。左右关脉实者，膈上有痰，可吐之。"指出"痰得涩脉难愈"。

明·李中梓《医宗必读·痰饮》引用先哲"脾为生痰之源，肺为贮痰之器"的观点，对后世关于痰饮的论治产生了深远的意义。尤在泾《金匮翼》对痰饮概念加以区分，认为："痰之与饮，同类而异名耳。痰者，食物所化；饮者，水饮所成，故痰质稠而饮质稀也。痰多从火化，饮多从寒化，故痰宜清而饮宜温也。"进一步区分了痰饮病因和治则的不同。

清·吴瑭不仅在温病学发展史上做出了突出贡献，也是治疗痰饮病的高手。《温病条辨·下焦篇》有"（水湿）中焦与脾合者，脾主湿土之质，为受湿之区，故中焦湿证最多，脾与胃为夫妻，脾病而胃不能独治。胃之藏象为土，土恶湿也，故开沟渠，运中阳，崇刚土，作堤防之治，悉载中焦。"此处虽指水湿而言，其实水湿痰饮，同源异流，痰饮为水湿停蓄不化而成，故病不同而治有相类，水湿得治，痰饮自化。

现代，关于痰病学专著《论中医痰病学说》《痰证论》《中医痰病学》的相继问世，运用现代科学技术开展了"从痰论治"各种常见多发病的研究，研究不断向纵深发展。

【基本原理】

1.水湿痰饮，同类异名 水湿与痰饮，同类而异名。所谓同类，即四者皆为水液代谢失常所形成的病理产物；皆为阴邪，具有阴邪的一般特点；致病特点大体相同。所谓异名，即四者性状有所区别：稠浊者为痰，清稀者为饮，更清者为水，湿则呈一种弥漫状态。其关系是：湿聚为水，积水成饮，饮凝成痰。

2.痰饮的分类 在历代医著中关于痰饮的病名、分类方法较多，主要从以下几个方面进行分类。

（1）以疾病的发生部位分类 痰饮、溢饮、支饮、悬饮。

（2）以病因性质分类 风痰、热痰（痰火）、寒痰、湿痰、燥痰、气痰、食痰、酒痰、郁痰、瘀痰等。

（3）以痰的形质分类 清稀痰、泡沫痰、滑痰、稠痰、老痰等。

（4）以痰病伴随症状分类 痰晕、痰厥、痰胀、痰结、痰喘、痰哮、痰躁、痰串、痰注、痰膈。

（5）以痰病发病规律分类 初病之痰、已病之痰、久病之痰。

（6）以痰证的外在表现分类 有形之痰和无形之痰。有形之痰，即视之可见、闻之有声的痰液，如咳嗽吐痰、喉中痰鸣等，或指触之有形的痰核；无形之痰，即不见其形质，只见其征象，如眩晕、呕恶、癫狂、昏不识人等。

3.痰饮与脏腑的关系 机体的水液代谢主要由肺、脾、肾、肝及三焦等脏腑共同完成，痰饮形成多与这些脏腑的功能异常密切相关。

（1）脾为生痰之源 脾主运化水湿，若脾胃升降失常，胃阳虚衰，无力行水是痰饮发病的首要环节，饮聚于胃，寒留则水液不行，从而泛滥，或停心下，或渍肠间。故有"脾胃为生痰之源"之说。治痰饮尤当调脾胃，务使"胃强脾健，则饮食不失其度，运行不停其机，则痰饮自除"。

（2）肺为贮痰之器 肺主治节，肺为水之上源，外邪袭肺，肺卫失于宣降，津液凝聚而成痰。肺主治节功能失常，气机阻滞，则导致津液代谢失常而产生痰饮。故有"肺为贮痰之器"

NOTE

之说。

（3）痰之本于肾　见于《医贯·痰论》引王节斋云："痰之本，水也，原于肾。痰之动，湿也，主于脾。"肾司开合，为气化之本，若肾阳不足，蒸化无力，肾的功能失常是形成痰病的重要原因。无论是脾的运化，肺的宣降都依赖于肾的气化，一旦气化失职，开合不利，水液的输布调节失常，清津不能运化，浊阴不得排泄，水湿停滞，便酿为痰浊，命门火衰，不能温运脾阳，即"火不生土"，水反乘脾，聚而成痰。

（4）肝失疏泄而酿痰　肝主疏泄，调畅气机，气机的疏泄和生发，对整体气机的畅通和津液的生化、输布有广泛的影响。若肝气郁滞，气化不能，升降运动受阻，水液停聚而酿成痰饮。如张介宾《景岳全书·痰饮》："木郁生风，本肝家之痰。"即肝失疏泄，郁而生痰。

（5）心阳不振而痰阻　心阳不振，胸阳痹阻，湿浊聚积而成痰饮，痰饮向上凌心，发生短气、心悸。痰饮阻于心，心血不畅，可见胸闷、心悸。《金匮要略心典·胸痹心痛短气病脉证治》解释痰阻心阳："以阳痹之处，必有痰浊阻其间耳。"从痰饮论治冠心病，振奋心阳，温化寒痰，多有良效。

此外，三焦为水液与气运行之道路，若三焦失于通调，则水停气滞，水气互结，亦可发为痰饮；膀胱的贮尿和排尿功能异常，也可使水液停留而成为痰饮。

各脏腑虽均与痰饮有密切的关系，但最主要与肺脾肾和三焦更为密切，而提示在治疗痰饮病时，注意调整脏腑使其水液代谢功能得以复常，才是治疗之根本。

4.痰饮的致病特点　《杂病源流犀烛·痰饮源流》说：（痰）"其为物则流动不测，故其为害。上至巅顶，下至涌泉，随气升降，周身内外皆到，五脏六腑皆有。"故有"百病多由痰作祟"之说。

（1）阻滞气血运行　痰饮为有形之邪，可随气流行，或停滞于经脉，或留滞于脏腑，阻滞气机，障碍血行，引发多种病证。痰饮在发病部位上来说，痰多流窜全身各处，饮多停聚于身体某一部位，从而影响气血运行。

（2）影响水液代谢　痰饮本为水液代谢失常的病理产物，但是痰饮一旦形成之后，可作为继发性致病因素，可进一步影响肺、脾活动，而使水液代谢障碍加重，导致水湿不运，或水液不布，或水液停蓄。

（3）易于蒙蔽心神　痰饮为浊物，而心神性清静。痰浊为病，随气上逆，易于蒙蔽清窍，扰乱心神失常，出现头晕目眩，精神不振等某些神志病证。如《金匮要略·痰饮咳嗽病脉证并治》："心下有支饮，其人苦冒眩"，饮停心下，清阳不升，浊阴上冒，蒙蔽清窍。

（4）阻滞气机升降　痰饮为水湿所聚，停滞于中，易阻遏气机，使脏腑气机升降失常，如痰饮阻肺，则肺失宣肃，出现胸闷、咳喘；痰饮停于胃，则胃失和降，出现恶心呕吐等；痰浊痹阻心脉，可见胸闷心痛等。

（5）致病广泛，变幻多端　痰饮之邪，随气流行，内而脏腑，外而四肢百骸、肌肤腠理，可停滞于某些部位而引发多种病证。临床表现，可归纳为咳、喘、悸、眩、呕、满、肿、痛等症。由于致病面广，发病部位不一，且易于兼邪致病，故病证繁多、症状复杂，故称"怪病多属痰"（《杂病源流犀烛·痰饮源流》）；"百病中，多有兼痰者，世所不知也"（《丹溪心法·痰》）。

【临床意义】

1. 痰病的主要临床表现

（1）年龄多在中年以上，形体肥胖，或肥肉松软如绵，指短掌厚，项背、手足作胀。

（2）皮肤油垢明显，前阴、腋窝或手足心汗出较多，秽气甚大；或面垢眵多。

（3）头眩头重，头颈僵硬不适，嗜睡困倦。

（4）口黏口腻，多涎；咽喉中似有物梗阻，吞咽不利；恶心呕吐。

（5）咳喘痰多，喉中痰鸣，胸闷胀满。

（6）心悸、心痛，胸闷憋气。

（7）失眠难寐，或健忘痴呆，或昏厥抽搐，或神志失常。

（8）肢体麻木，或沉重；或半身不遂。

（9）舌体胖大，舌苔厚腻或滑腻。

（10）脉象多见弦、滑、沉、缓。

2. 从痰论治疑难杂症 痰饮是很多疾病的病机基础，痰饮导致的疾病十分广泛，应当祛除。中医历来有"痰生百病""百病皆由痰作祟"之说。临床实践表明，对于一些无证可辨的疑难杂症，其病机多与痰有关，近年来对于很多现代病如心脑血管疾病、糖尿病、代谢综合征、癌症等的治疗多从痰浊、痰瘀、痰毒等角度切入，运用化痰、导浊、散结等综合治法从痰论治，往往可以取得意想不到的治疗效果。

痰病临床表现复杂，因痰之与饮，俱有寒热之分，亦有虚实之别。临床运用掌握其特点，辨证求因、辨别虚实，分析其兼夹证候，熟悉其各种祛痰涤饮之法，针对病性、病位，随证遣方用药，皆能获效。但有一点值得注意，凡过于滋腻、收涩、酸敛、凝滞之品，均须慎重，恐用之不当，痰饮留恋不去，反增他患。因此深入开展中医痰病研究，提高临床治疗效果具有深远的意义。

3. 痰饮的治则

（1）温药和之 对痰饮的治疗，仲景概括性地提出"病痰饮者，当以温药和之"。一个"和"字，指出了治疗的精妙和关键所在。痰饮的形成是因为水液代谢的气化失常，气不化水所致，温药则可以"温阳化气""温化痰饮"，从而促进津液的气化。所以，"温药"是治痰饮的物质条件，"和之"是治痰饮的技术要求，"气化"则是所要达到的目的。

（2）顺气为先 《丹溪心法·痰》说："善治痰者，不治痰而治气，气顺则一身之津液，亦随气而顺矣。""古方治痰饮用汗吐下温之法，愚见不若以顺气为先，分导次之。"气机调畅，经络疏通，脏腑功能得复，则痰饮可消。

（3）治痰求本 《医贯·痰论》治以脾肾为本。《医贯·痰论》说："善用者，若能于肾虚者，先以六味八味，壮水之主益火之原；复以四君子或六君子，补脾以制水，于脾虚者，既补中理中，又能以六味八味制水以益母。子母互相生克，而于治痰之道，其庶几矣。"脾阳不运者，用苓桂术甘汤健脾利水；肾阳不化者，用肾气丸以温肾化饮。

在痰饮治则指导下，主要治法有行气祛痰法、涌吐排痰法、健脾化痰法、温阳化饮法、利水除饮法、泻水逐饮法、扶正散饮法、活血利水法等。临床尚需结合具体病证，灵活辨证施治，不宜拘于一法，常可多法配合使用。

NOTE

【现代研究】

1. 痰证与脂质代谢紊乱 很多文献提出，痰证与脂质代谢紊乱有密切关系。有学者对痰浊证患者的血脂水平进行研究，表明痰浊证患者血清总胆固醇（TC）、甘油三酯（TG）、低密度脂蛋白（LDL）含量高于正常人组和非痰浊证组，提示 TC、TG、LDL 指标可作为痰浊证病程进退和临床药物疗效的参考标准。冠心病痰浊型与冠心病非痰浊证比较发现，痰证患者确实存在血脂、脂蛋白组分及载脂蛋白的紊乱，apoA1 显著降低，apoB、apoB/apoA1 比值明显升高，血清 HDL-C、HDL2-C 水平明显降低，提示痰证与脂质代谢紊乱有关联，尤其与胆固醇、甘油三酯代谢紊乱关系密切。由此可见，血清总胆固醇、甘油三酯、低密度脂蛋白的升高是痰浊的主要生物学基础。

2. 痰证与血液流变学异常 有研究表明，对肥胖人痰湿型体质组与非痰湿型体质组进行血流学指标和甲皱微循环观察，发现痰湿体质者的全血黏度的低切率和红细胞电泳时间明显高于非痰湿体质组，流态异常的增多，管袢周围渗出增多，甲皱微循环观测结果提示痰湿体质存在微循环障碍，从而佐证了传统中医的"痰可夹瘀""痰可致瘀"的理论。通过对 91 例痰邪阻滞脉络所致缺血性中风患者血液流变学指标的观察，认为痰邪实质是血液稠浓、黏滞，与血液凝固性无关。

有学者认为，痰和瘀共存是痰瘀互结致病的前提。痰瘀互结互生，滞络损脉，胶结不解，渐成窠囊，日久蕴毒是其病机演变过程。痰瘀致病，易滞络脉，固着难除，持续进展，可酿化为毒为其致病特点，治疗以痰瘀同治、分清主次，标本兼治、辨别轻重，辨清病位、调理脏腑，疏通经络、软坚散结为治疗原则，为丰富发展中医基础理论，并有效指导临床实践进行探索。

3. 痰证的免疫学基础 痰证患者的 T 淋巴细胞值低于非痰证患者和正常人，而免疫球蛋白 IgG、IgM、补体 C3、C4 增高，痰证患者的血清总补体活性（CH50）亦高于正常人，认为细胞免疫功能低下可能是心血管疾病痰证形成的免疫学基础；而体液免疫活跃，可能与痰饮形成后作为新的致病因素，引起应激反应导致激素与介质释放，以及激活补体系统有关。此外，其补体成分的紊乱，提示心脑血管病痰证可能存在着自身免疫性疾病的倾向，其组织损伤机制可能通过Ⅲ型或Ⅱ型反应实现，这可能是痰证临床表现复杂多变的免疫学基础。另外，也有学者认为痰证与血糖、胰岛素、红细胞 Na^+-K^+-ATP 酶活性有一定关联。

4. 痰饮与炎症、自由基、代谢 痰饮是机体功能失调所致代谢障碍，其临床表现和部分病机，可能与炎症的渗出、浸润、增生等病理变化有一定程度的相关性。痰证的发病机制可能与体内自由基、黏多糖及黏附分子的异常增多有关。对肥胖人痰湿体质研究发现，肥胖人痰湿体质与代谢综合征的发生具有较强的相关性。亦有从基因和蛋白组学角度，研究痰浊型高脂血症患者的发病机制。水液代谢异常、水钠潴留等亦为痰病形成机制之一。

49 论 瘀血论

【理论内涵】

瘀血是指体内血液运行失常而形成的病理产物，属于继发性病因。瘀血有广义和狭义之分，广义是指多种病因导致血液运行阻滞，或积于脉内，或形成血栓，以及导致血液相关系统异常，使血液成分、性质、功能发生改变者；狭义是指血液运行不畅而停滞于体内者，皆可称为瘀血。

瘀血，又称为恶血、败血、衃血。历代文献又有凝血、著血、留血、死血、积血及蓄血等名称。血液运行阻滞，或停积在身体某部，不仅失去正常血液营养、滋润的功能，反而又影响全身和局部的血液运行，导致经脉瘀滞不通，引起很多疾病。

瘀血是多种因素互相作用产生的病理产物，同时作为继发性病因又参与了多种疾病的形成过程。故血瘀是瘀血形成的中心环节。"瘀血"与"血瘀"概念内涵各有侧重，瘀血是能继发新病或加重原有病情的病理产物，属于病因学概念；血瘀是指血液运行不畅或血液瘀滞不通的病变状态，属于病机学概念；但两者具有共同的病因病机及临床表现特征，故临床多相提并论。

【学术源流】

《黄帝内经》虽未明确提出"血瘀"或"瘀血"概念，但书中出现的"血凝泣""留血"（《素问·调经论》）、"衃血"（《素问·五脏生成论》）、"恶血"（《灵枢·邪气脏腑病形》）、"血脉凝泣"（《素问·至真要大论》）及"脉不通"（《素问·举痛论》）等词语，均包含有"瘀血"的含义。对瘀血形成的病因、病机和治疗法则等方面有详细的论述。

张仲景首次提出"瘀血"之名，见于《金匮要略·惊悸吐衄下血胸满瘀血病脉证治》："病患胸满，唇痿舌青，口燥，但欲漱水，不欲咽，无寒热，脉微大来迟，腹不满，其人言我满，为有瘀血。""病者如热状，烦满，口干燥而渴，其脉反无热，此为阴伏，是瘀血也，当下之。"开活血化瘀法辨证论治之先河。《伤寒杂病论》详细阐述了"蓄血证"，认为其病机为热邪与瘀血相搏结，临床表现为发热、身黄、出血、发狂等，为后世瘀血学说的形成奠定了坚实的基础。《神农本草经》载具有"消瘀血""逐恶血""通血脉""除血痹"之功的药物 70 多种，为瘀血学说奠定了药物学基础。

《诸病源候论·卒被损瘀血候》"夫有瘀血者，其人喜忘，不欲闻物声，病人胸满唇萎，舌青口燥"的论述，为后世临床诊断血瘀证提供了辨证依据。《备急千金要方》有许多瘀血方面的论述。如"月水去留，前后交互，瘀血停凝，中道断绝，其中伤堕不可具论矣"（《备急千金要方·妇人方之求子》）。"又有产乳落胎，堕下瘀血"（《备急千金要方·治病略例》）等。《备急千金要方》还创立了大黄汤、蒲黄汤、破血下癥汤等数十首活血化瘀的方剂，成为治疗血瘀、热入血分之主方，推动了瘀血学说的发展。

宋金元时期，瘀血学说普遍受到重视。宋·杨士瀛认为"盖气者血之帅也，气行则血行，气止则血止，气温则血滑，气寒则血凝，气有一息之不运，则血有一息之不行"（《直指方·血营气卫论》），提出瘀血治疗必兼理气的原则。陈无择提出，发汗不透彻，余邪未尽，离经之血留内而致瘀。金元四大家多重视活血化瘀。张子和强调气血贵流不贵滞，善用攻下法来通畅气机，活血化瘀。李东垣对瘀血理论及活血化瘀不墨执古法，其 300 余首自创方剂中，以活血化瘀为主或兼有活血化瘀功效者有 80 余首，共使用活血化瘀药物 35 味，对瘀血学说的发展做出了重大贡献。朱丹溪认为"血郁"实为早期或轻证之瘀血，而"气血冲和，万病不生，一有怫郁，诸病生焉"（《丹溪治法心要·郁》），故主张解郁散结。

明清时期，瘀血研究更加深入，有所创新。叶天士对瘀血学说有独特见解，认为外感热病

NOTE

热入血分阶段易致血热血瘀，治当凉血活血解毒，倡导"久病入络""久病瘀血"理论，拓宽了活血化瘀的临床应用，丰富和发展了瘀血学说理论。

清·王清任《医林改错》，对瘀血学说贡献重大。该书系统地阐述了瘀血的病因、病机、诊断、治疗。书中共载方 33 首，具有活血化瘀作用的有 22 首。这些方剂中仅通窍活血汤、血府逐瘀汤、膈下逐瘀汤三方所治的病证就达 38 种。这些方剂绝大部分临床效果显著，一直被后世医家推崇，至今仍在临床广泛应用。如将活血化瘀方剂分为益气活血和逐瘀活血两大类，并根据气为血帅、气能行血理论，重用黄芪，独创益气活血法。并且，对气血理论和瘀血证治有独特见解，在细致地观察了人体结构之后，他认识到气血的重要性，得出了"治病之要诀，在明白气血"这一重要结论。主张疑难杂病从血瘀证来辨析，并用活血化瘀法治疗，为中医辨证拓宽了思路，发展了瘀血学说及活血化瘀原则。

清·唐容川《血证论》为第一部血证专著。他对瘀血的概念及瘀血与新血之关系有精辟的论述，对瘀血病证之治疗也有独到见解。关于瘀血的概念，他认为"其离经而未吐出者，是为瘀血"（《血证论·吐血》），并明确指出"世谓血块为瘀，清血非瘀，黑色为瘀，鲜血非瘀，此论不确。盖血初离经，清血也，鲜血也。然既是离经之血，虽清血鲜血，亦是瘀血"（《血证论·瘀血》）。关于瘀血与新血的关系，认为瘀血阻滞必然影响新血之化生，只有祛除瘀血，使经脉通畅，血运旺盛，脏腑得养，才能生化新血；同时，只有新血得生，血气旺盛，才有利于瘀血之消除，如其所言："旧血不去，则新血断然不生……瘀血之去，乃新血日生"（《血证论·吐血》）。而治疗瘀血时，强调以瘀血发生不同部位进行辨证。此外，还认为"止血、消瘀、宁血、补血"是治血证的四大原则。其中许多观点至今仍被临床医生所应用。

中医瘀血理论在现代科学元素的注入下，逐渐步入系统化、科学化、标准化。瘀血学专著《实用血瘀证学》《血瘀证的诊断与治疗》《活血化瘀研究与临床》等 10 余部瘀血病和活血化瘀等专著相继问世，全国中医活血化瘀学术研讨会相继召开，制作中医血瘀证动物模型、血瘀病证结合动物模型，提出了血瘀证的临床诊疗标准。"从瘀论治"各种疑难杂症取得较好临床效果。

【基本原理】

1. 瘀血形成原理

（1）六淫、疠气、外伤致瘀　外感六淫：六淫之中，寒热对血的影响最大。寒邪侵入经脉，血行不畅而形成瘀血，《素问·调经论》说："寒独留则血凝泣，凝则脉不通。"感受火热之邪，血因火热而结，导致血瘀。故血得寒则凝结成块，血受热也能煎熬成块。此外，湿邪阻滞气机，气滞而血行迟；燥邪耗伤津液，津液亏少，血燥亦可成瘀。

疠气致瘀：各种剧烈的传染性疠气，毒力较强，皆可影响血液运行，络脉瘀滞，循环障碍，形成瘀血。

外伤所致：各种外伤，诸如跌打损伤，或金刃，或负重过度，致使脉络损伤，血不循经逸出脉外，离经之血留于皮下肌肉或脏腑瘀结成块，也有血管破裂或局部血流凝滞而致瘀血。

（2）气血津液阴阳失调致瘀

①气虚气滞致瘀　气虚血瘀：气虚无力推动血液运行，导致血行迟缓，经络阻滞；或因气虚统摄血液无权，致使血液逸出脉外，而成瘀血。多由于机体久病不愈，导致脏腑功能衰退；或邪气亢盛，病情危重，元气受损等所致。除瘀血证表现外，兼见头昏眼花，心悸气短，自

汗，语音低微，脉细数无力，或脉微欲绝等气虚症状。

气滞血瘀：气机郁滞，气滞则血滞，遂成血行瘀阻。如《格致余论·经水或紫或黑论》说："血为气之配，气凝则凝，气滞则滞。"多由于情志不遂，思虑过度，导致肝的疏泄条达功能失常所致。临床表现可见胸胁胀满，走窜疼痛，或兼胁下痞块；妇女可见经闭，或痛经，经色紫暗，夹有血块，或伴乳房胀痛，舌质紫暗或舌有瘀斑瘀点，脉弦涩等。

②血虚血寒致瘀 血虚血瘀：血液亏虚，络脉失养，血行涩滞，以成瘀血。多由于机体严重失血，或造血功能障碍，或久病耗伤津血，或血液生化之源衰退所致。瘀血不去，新血不生，形成恶性循环。可见手足麻木，肌肤甲错，经少经闭，脉细或涩等症状。

血寒血瘀：寒性凝滞，寒主收引，使机体经脉痉挛，血行不畅，血液瘀滞凝结。《素问·调经论》说："血气者，喜温而恶寒，寒则泣而不能流，温则消而去之。"多由于机体感受寒邪，易伤阳气，血分受寒所致。可见肢体或腹部刺痛，遇寒痛增，得温痛减，形寒肢冷，四肢不温，舌淡紫，苔白腻，脉沉迟等。

③血热互结致瘀 血分有热，血热互结，煎熬成瘀，或火热内盛，迫血妄行，血流薄疾，血络破裂而出血，致成瘀血。故《金匮要略·肺痿肺痈咳嗽上气病脉证治》说："热之所至，血为之凝滞。"多由于感受火热之邪，邪热亢盛，入于血分所致。可见发热，肌肤瘀斑，或出血夹有血块，舌质红绛，脉滑数等。

④津亏痰凝致瘀 津亏血瘀：津血同源互化，津液亏虚，无以补充血液，则血液黏滞，血脉不利。多由于剧烈汗、吐、泻，或烧伤，或久病伤津等所致。可见形瘦骨立，大肉尽脱，肌肤毛发枯槁，舌光红无苔或少苔，脉细涩等症状。

痰瘀互结：水湿内停，津聚为痰，痰浊阻络，有碍血行，形成瘀血，或瘀血阻滞津液，聚而为湿，形成湿瘀互结；或久瘀津液不行，积聚为痰的痰瘀互结证。

⑤阴阳亏虚致瘀 阴虚血瘀：阴虚津亏，血行瘀滞。多由于阴液亏虚，虚热内生，或虚热及血，血分有热，血热互结；或经脉失养，失于柔润而硬化；或阴亏不足以补充血液，血液黏滞等所致。可见羸瘦，唇口干燥，皮肤干枯或手掌皲裂，少腹里急，或头痛，或暮即发热，或月经不调，闭经不孕等病证。

阳虚血瘀：阳虚感寒，寒凝血瘀。多由于肾阳虚衰，虚寒内生，运血无力；或冲任虚寒阳气不足，瘀血阻滞血脉等所致。可见腰膝冷痛，或小腹冷痛，喜温喜按，月经不调，经色紫暗有块等症状。

⑥久病入络致瘀 凡病日久不愈，邪气循经入于经络，使脉络闭阻，或病久不愈，正气大亏，气血不足，血行不畅等，均可成瘀。《素问·痹论》指出："病久入深，营卫之行涩，经络时疏，故不通。"《临证指南医案·胃脘痛》说："初病在经，久病入络，以经主气，络主血，则可知其治气治血之当然也。"病久气血运行不利，血脉凝涩瘀阻。瘀血既成，盘踞络脉，常致病久不愈。

（3）五脏病变致瘀 心主血脉，若心气虚，则血行失常，瘀滞不行而成瘀血。如《灵枢·经脉》说："手少阴气绝，则脉不通，脉不通则血不流，故其血先死。"手少阴为心之血脉，手少阴气绝则心气虚竭，致血液凝滞，血本色赤，凝则血黑，故面黑如漆如柴，这就是血瘀凝滞的症状表现。

脾为气血生化之源，而统摄血液，若脾气虚，则一身之气皆虚，气虚行血无力，血流涩滞，或气不摄血，离经之血，停而成瘀。

肝藏血，肝能调节全身血量，性喜条达，若七情内伤，肝气郁结，初病在气，久则伤血，肝血停滞而瘀。

肺主气而朝百脉，若肺气虚，则血液不能正常运行，血脉阻滞而为瘀。

肾为元气之根，肾气分为阴阳，肾阳虚，命门火衰，若肾阳不足，寒凝血滞，导致瘀血不行。肾虚和血瘀是人体衰老、老年病及多种慢性病终末的共同病机基础。久病及肾，久病则虚，肾虚为本，肾虚则五脏六腑皆虚，五脏六腑之虚又可致肾更虚，久病则瘀，诸虚致瘀，瘀可致虚，虚瘀相兼。

2. 瘀血致病特点　瘀血停滞体内，不仅失去正常血液的濡养作用，而且会影响全身或局部的血液循环，阻碍气与津液的运行，使痰瘀气滞互见，瘀血日久不散，导致脏腑功能失调，又可阻碍新血生成，故久瘀多伴有血虚之象。唐容川《血证论·吐血》说："旧血不去，则新血断然不生。"瘀血壅积，尤其是离经之瘀血或痰瘀污秽互结之死血，留滞日久不能及时清除，亦可化热化毒，导致机体多部位、多系统发病。

（1）阻滞气机　血为气母，血能载气，故瘀血一旦形成，必然会影响气的正常运行，而导致气机郁滞，即所谓血瘀必兼气滞；气为血帅，气机郁滞又可导致血行不畅，从而形成血瘀气滞、气滞血瘀的恶性循环，如局部外伤，血出致瘀，使受伤部位气机郁滞，出现局部疼痛青紫肿胀等症。

（2）瘀阻经脉　《灵枢·本脏》说："经脉者，所以行气血而营阴阳，濡筋骨利关节者也。"经脉以通为要，瘀血阻于经脉，则血液失于畅行，不通则痛，局部可出现疼痛青紫瘀斑瘀点，或导致癥积肿块，甚则坏死等；经脉瘀阻不通，脉络受损，则血逸脉外而见出血紫暗有块等。

（3）新血不生　瘀血阻于经脉之中，可致血液运行不畅，受阻部位得不到血液的濡养滋润，势必导致脏腑功能异常，影响新血的形成。瘀血不去，新血不生，故久瘀之人，常可见肌肤甲错、毛发不荣等血液亏虚而失于濡润的症状。

（4）病证繁多　瘀血病证因瘀阻的部位和形成瘀血的原因不同而致病证繁多，症状各异。瘀阻于心，可见心悸，胸闷，心前区疼痛，口唇指甲青紫；瘀血攻心，可致心痛，头晕，神昏，发狂；瘀阻于脑，脑络不通，可致头痛、头晕、健忘、痴呆、癫狂，或突然昏倒不省人事、语言謇涩、肢体活动障碍；瘀阻于肺，可见胸痛，咳血；瘀血乘肺，可见咳逆喘促，口目鳏黑；瘀阻胃肠，可见胃脘刺痛拒按，呕血，便黑如漆；瘀阻于肝，可见胁肋刺痛、胁痛痞块；脉络瘀阻，则见腹部脉络怒张、面色青黑、面颈胸臂有血痣；瘀阻胞宫，可见少腹疼痛，月经不调，痛经，闭经，经色紫暗成块，或见崩漏；瘀阻肢体经脉，肢体麻木疼痛肿胀青紫，瘀阻肢体末端可成脱骨疽；瘀阻于肢体局部肌肤，则可见局部肿痛青紫；瘀血在经络脏腑之间，或周身作痛，或结为癥瘕；瘀血阻于头面部，见脱发不生，年久耳聋，白癜风等；瘀血在腠理，见发热恶寒，寒热如疟；瘀阻肌肉，则翕翕发热，自汗盗汗。瘀血在上焦，胸膈刺痛；瘀血在中焦，腹胁腰脐刺痛；瘀血在下焦，少腹胀满刺痛；外伤跌仆，瘀阻肌肤，初见红肿疼痛，不久则见青紫肿痛；瘀血阻滞日久，可致痰浊内停，或郁积化热。

瘀血致病广泛，瘀血停积的部位不同，病证各异，病证繁多，数十种疾病都可因瘀血存在而发生。如积聚、疟母、癥瘕、虚劳、血痹、中风、瘫痪、痿证、痹证等。

【临床意义】

1. 瘀血致病的临床特征

（1）疼痛　因血瘀阻滞，脉络不通所致。瘀血停留在不同部位，可引起不同部位的疼痛。《血证论·瘀血》说："瘀血在上焦……或骨膊胸膈顽硬刺痛；在中焦，则腹痛、胁痛、腰脐间刺痛；在下焦，则季胁少腹胀满刺痛。"瘀血引起疼痛的性质有三种：一是针刺样疼痛；二是刀割样疼痛；三是僵痛；其共性特点是痛有定处、固定不移、痛甚于胀、按之痛甚、夜间明显，活动减轻。

（2）出血　瘀血形成之后，脉络损伤，血不循经，进一步造成出血不止。瘀血所致出血常为紫暗色，或夹杂血块。《伤寒论》论及桃核承气汤证时指出："下焦蓄血，少腹胀满，大便色黑。"其中的大便色黑即为蓄血所致出血。

（3）肿块　肿块固定不移，在体表可见肌肤青紫肿胀，或红肿；在腹部可触到癥积。凡腹内结块，触之有形，盘牢不移，质地坚硬，痛有定处，按之痛甚者，谓之癥积，亦称"积块"。如《医林改错·膈下逐瘀汤所治症目》说："结块者，必有形之血也。血受寒则凝结成块，血受热则煎熬成块。"

（4）肢体麻木　瘀血阻滞，血脉不通，或络脉失养所致。《张氏医通·麻木》说："麻则属痰属虚，木则属湿痰死血。"

（5）神志失常　瘀血阻滞，影响脑络，脑髓失养，神明混乱所致。神志失常，或狂躁刚暴，骂詈不避亲疏，登高而歌，弃衣而走，妄作妄动，逾垣上屋；或神志昏迷，不省人事。如伤寒蓄血之如狂发狂；或中风毒损脑络，或气虚血瘀之昏迷。

（6）面目黧黑　血瘀阻络，气血不能上荣所致。如面色黧黑，《灵枢·经脉》："脉不通则血不流，血不流则髦色不泽，故其面黑如漆柴者，血先死。"久病不愈，口唇、牙龈、眼周紫黑。如《金匮要略·血痹虚劳病脉证并治》："五劳虚极……内有干血，肌肤甲错，两目黧黑。"

（7）皮肤瘀斑　瘀血阻滞，血液离经，逸于肌肤所致。皮肤表面出现紫红色瘀点或瘀斑，按之无碍手之质，压之不褪色。

（8）络脉青紫　瘀血阻滞络脉，络脉失养所致。如腹壁青筋显露，乃肝脾血瘀，为鼓胀之重要体征。

（9）舌象特征　舌质青紫、紫暗、瘀点、瘀斑，为瘀血阻滞之重要体征。如《辨舌指南》："舌边色青者，有瘀血郁阻也……舌青口燥，漱水不欲咽……内有瘀血也。"舌下络脉曲张，其色青黑者，为瘀血阻滞之重症。

（10）脉象特征　脉涩、结、代或无脉，为瘀血阻滞，脉道不利之重要体征。涩脉多见于气滞血瘀，脉道不利；结脉、代脉多见于脏气衰微，脉气不能接续；无脉症是瘀血阻滞，脉道不通所致。

2. 血瘀证的辅助检查结果

（1）血流特点　患肢血流缓慢，血量减少，血瘀成块或成泥沙样。

（2）血液流变学显示　血浆黏度增高，红细胞压积增高，血沉方程 K 值增大，纤维蛋白原含量增加。

（3）甲皱微循环检查　微血管轮廓不清，模糊，袢顶瘀血及血色暗红，流速减慢。

（4）超声多普勒检查　可见肢体动脉狭长，动脉、静脉血栓形成及血流速度减慢。

（5）心电图显示　心肌缺血，心肌肥厚、心房纤颤。

（6）血液生化检查　高脂血症、低密度脂蛋白降低、高胆红素等。

3. 活血化瘀治法　活血化瘀是治疗血瘀证的基本方法。活血化瘀治法的要点：单纯由血瘀所致的病证，治以活血化瘀即可。除血瘀外，兼有其他致病因素或病机变化，以及虚实夹杂，兼见气血阴阳亏虚者，则需适当配伍其他治法，才能更有效地治疗多种类型的血瘀证。

常用的活血化瘀法包括扶正祛瘀法、行气祛瘀法、温经祛瘀法、清热祛瘀法、消肿祛瘀法、利湿祛瘀法、解毒祛瘀法、破血祛瘀法、祛风化瘀法、化痰活血法、祛瘀止血法、祛瘀止痛法等。应当谨慎辨明有无瘀血证候存在，若无瘀血者，不可滥用活血化瘀药，并对有出血和出血倾向者一定慎用，孕妇禁用。

【现代研究】

1. 瘀血与血液循环障碍　现代医学认为，机体血液"浓、黏、聚、凝"的病理过程属于中医学的血瘀范畴。尤其是慢性病变病程较长，根据中医"久病多瘀""久病入络"的理论，多存在瘀血。

现代研究表明，除去外伤因素，血液瘀滞是一个血液循环障碍的病理过程。血液流变学异常有"浓、黏、凝、聚"倾向。浓，是指血液的浓度增高，表现为红细胞压积增加，血浆蛋白、血脂等浓度增高；黏，是指血液黏稠，表现为全血和血浆比黏度增加；凝，是指血液的凝固性增加，表现为血浆纤维蛋白原增加，凝血速度加快；聚，是指血细胞聚集性增加，表现为红细胞和血小板在血浆中电泳缓慢，血小板对各种因素诱导的凝集性增高，红细胞沉降率加快等。以上原因可导致血液运行不畅，形成血栓，血管栓塞。微循环障碍：如微血流缓慢或瘀滞，甚至血管内凝血，微血管变形（管攀扭曲、畸形、顶端扩张等）；微血管周围渗血和出血；微血管缩窄和闭塞等。血流动力学异常：血流缓慢或不畅，多表现为某器官和部位的微循环障碍，血管狭窄或闭塞，血流量降低。

2. 瘀血证的实验动物模型　血瘀证实验动物模型的研究，主要有以下两类：一是根据血瘀的病因病机建立动物模型。如外伤致瘀证的动物模型，热毒血瘀证动物模型，气滞血瘀证动物模型，离经之血型血瘀证动物模型，气虚血瘀证动物模型，寒凝血瘀证动物模型，血虚（脾虚）血瘀动物模型，自然衰老血瘀证动物模型；二是病证结合动物模型，如有学者制作了高脂饮食的基础上加以免疫损伤和经股动脉球囊损伤术的家兔病证结合动物模型，结扎动脉（冠状动脉或脑动脉）造成心梗或脑梗等。血瘀证实验动物模型应用于血瘀证的发病机理的探讨，也应用于活血化瘀治法及其方剂中药的研究，以及新药的研制开发等。

50 论　毒邪论

【理论内涵】

毒邪，是指邪气蕴结不解，对机体产生毒害作用，以败坏形质、损伤脏腑、功能受损为显著特点的病邪，又称毒，或毒气。清·尤在泾《金匮要略心典·百合狐惑阴阳毒病证治》对毒的定义最为著名："毒者，邪气蕴蓄不解之谓。"

毒邪有内外之分。外毒，来自自然界，包括六淫过甚蕴结为毒，时气化毒，疫疠之毒、环境毒邪等，以及有毒致病物质，如毒气、水毒、虫兽毒、漆毒等。内毒，来自机体内部，包括阴阳平衡失调、脏腑功能失调、气血运行紊乱，导致代谢产物不能及时排出，蕴结凝滞而成毒，如阳毒、阴毒、尿毒、瘀毒、痰毒等。

中医学毒的含义范围较广，除毒邪病因外，还包括疾病名称，如丹毒、阴阳毒、疫毒痢等；证候名称，如热毒证、湿毒证、寒毒证、痰毒证、瘀毒证等；治法，如解毒、化毒、排毒、攻毒等；药物毒性，如"大毒、常毒、小毒、无毒"四类中药等。

【学术源流】

据《说文解字》："毒，厚也，害人之草。"中医学论"毒"，首见于《黄帝内经》。如《素问·生气通天论》："故风者，百病之始也，清静则肉腠闭拒，虽有大风苛毒，弗之能害，此因时之序也。"《素问·五常政大论》："故少阳在泉，寒毒不生，其味辛，其治苦酸。"邪气过盛，即可化毒，对人体造成危害。

张仲景《金匮要略》有阴毒、阳毒之病名，"阳毒之为病，面赤斑斑，如锦纹，咽喉痛，唾脓血""阴毒之为病，身垂背强，腹中绞痛，咽喉不利"，并根据证候属性确立证治方药，为后世毒邪论治开辟了先河。

晋·王叔和《伤寒论》序例，依据《黄帝内经》"冬伤于寒，春必病温"的思想，以"内伏寒毒化温"理论来阐述温病之成因，成为"伏邪学说"的病因。隋·巢元方《诸病源候论》首次对毒邪进行系统分类，并论述了临床各科44种毒邪致病的病因病机及证候。唐·孙思邈《备急千金要方》有"温毒"等的记载。

后世，历代医家论述毒邪更多。如《温疫论》有"疫毒"等致人发病的记载。《医宗金鉴·痈疽总论歌》论述外科阳性疮疡的病因："痈疽原是火毒生。"在治法上也有"清热解毒""以毒攻毒"之法。

近现代，对于外毒，重视六淫、疫疬等；同时，对于人为因素造成、与环境污染有关的环境毒邪，导致人体致病的认识更为重视，并加以探讨，如大气污染（雾霾）、水污染（河流、地下水）、海洋污染、辐射污染、生物污染等。在此基础上，还开展了一系列内毒致病的研究，对于由各种病因导致的机体阴阳失衡、气血或脏腑功能紊乱，而形成的气、血、水代谢失调，停于机体形成的湿、痰、瘀等毒邪，使疾病更加复杂多样，变幻无穷。内生毒邪的进一步深入研究丰富和发展了病因学理论。

【基本原理】

1. 毒邪的致病特点　邪气偏盛剧烈，或蕴藏蓄积，郁久顽恶，才是毒邪。毒邪在致病的过程中，很少单独因素致病，多为两种或多种毒邪联合致病，使致病更加复杂多变。

（1）发病急骤，病情较重　毒邪致病具有来势凶猛、传变迅速、病情危笃的特点，其中尤以风毒、火热毒、疫毒邪这一特性表现得更为明显。如暑温（乙型脑炎）方见卫分证，瞬间即出现营分证，神昏谵语。内生毒邪致病后危害严重，其病情多呈现急、危、难治之象，临床症状较危重，诊治上必须引起高度重视。

（2）毒伤正气，致病广泛　毒邪致病性强，易损伤人体正气，导致邪盛正虚，营卫失和，气血失常，形成由实转虚、虚实错杂之复杂病证。毒邪每易侵入脏腑、形体、官窍等，导致难以恢复的恶候，如瘀毒致病，每多夹痰，痰瘀凝结，深入于里，影响脏腑，阻滞经络；癌毒致病，结为癥积，形成瘤疾等。

NOTE

（3）季节地域，环境相关　外毒为天时不正之气，其形成多具有明显的季节性和地域性。如寒毒、暑毒、燥毒、热毒、疫毒致病，皆与时令气候有关；而瘴毒致病，则与岭南地域有关。环境毒邪是由于环境污染所产生，包括大气污染、水源污染、土壤污染、噪声污染、生物污染、辐射污染等。

（4）传变迅猛，易于恶化　由于毒邪不同于一般病邪，危害性大，传变迅速，如感受毒邪后，尤其温热毒邪，不仅发作迅猛，而且病变传变也甚急速，如疫痢（中毒性菌痢）开始只见恶寒发热，腹痛、赤痢（甚至还未见下痢），迅即出现心营证，神志昏迷。所以毒邪为病，其势惊险，其症酷烈，在诊治上必须高度重视。

由于毒邪具有毒害作用，一旦侵害人体，即损伤正气，破坏机体的防御能力，促使病变恶化或并发其他疾病，产生不良后果。如麻疹重证（并发肺炎），初起发热微咳，继而出现红疹，疹子密布，咳嗽气急，鼻翼翕动，烦躁不安，神志不清等；又如急黄（急性肝坏死），初起恶寒发热，继而出现目黄、身黄、黄疸不断加深，神昏谵语等，均为毒邪伤正的特征，不可忽视。

（5）病证复杂，变化多端　毒邪致病，病变复杂，多样无常，变化多端，常根据患者的体质状况的不同，表现出各种的临床特征，如瘀毒所致身体羸瘦，肌肤甲错，面色黧黑，身痛如刺，脉结、代、涩等；痰毒所致咳吐痰涎黏稠而量多，或皮下包块、瘰疬、痰核或关节肿痛，甚或癫、狂、痫等；环境毒所致剧烈呕吐、呼吸困难、腹痛及腹泻、抽搐、惊厥、神昏或死亡等，常根据所侵害机体的状况而表现出多变的临床特征。

2. 毒邪的病变特征　毒邪致病虽然来势凶猛，变化多端，但其发展变化还是有一定规律可循的，在临床诊断上必须掌握毒邪的临床特征，以便于迅速识别证候，有利于治疗，提高疗效。

（1）多兼火热，夹痰夹瘀　从毒邪致病的临床表现，其症可见显著的火热之象，如高热、烦躁、斑疹、吐衄、皮肤红肿、舌绛、苔黄、脉洪数等。毒邪虽有阴邪和阳邪之分，但其性多变，尤其毒从热化者居多，临床上阳毒证明显多于阴毒证。

毒邪其性既好入血分，又善入津液聚集之处，使营血成瘀，津液成痰，故毒邪为病常兼有夹痰夹瘀的病变特征。如王清任《医林改错·论痘非胎毒》说："瘟毒在内，烧炼其血，血受烧炼，其血必凝。"临床如痈疽疔疮、瘀血发黄、痰核肿瘤、斑疹痘疮等毒邪引起的病证，多具有夹痰夹瘀的表现。某些病邪过甚，不断产生继发的毒邪，其毒也能伤血成瘀，伤津为痰，临床屡见不鲜。

（2）毒性秽浊，缠绵难愈　某些毒邪所致疾病的临床表现常有秽浊的特征。如湿毒带下，秽浊不堪；湿毒蕴与肌肤，淫水流溢；湿热疫毒蕴于肝，肝臭难闻；毒热常可引起皮肤黏膜的糜烂、溃疡等。芳香药物可以辟秽化浊，因此古人常用芳香药物预防和治疗毒邪所致疾病。如清·喻昌《尚论篇·卷首》说："未病前预饮芳香正气药，则邪不能入，此为上也。邪既入，则以逐秽为第一要义。"指出了疫病防治的大法。

毒邪的缠绵难愈之顽固性与兼邪固有之特性有关。如湿性黏滞，湿毒则顽固难以速化；又如痰毒、瘀毒，或痰瘀同病化毒，侵入脏腑经络，均可使疾病缠绵难愈。从临床观察，凡是难于治疗的疾病，多由于毒邪内伏，气血阴阳脏腑损伤所致，甚至形成恶性病变，如肿瘤、痴呆、尿毒症、阴疽疮毒等。

（3）伤形败肉，入血入络 无论外毒还是内毒，其性恶而好窜，表现在对人体生理功能和组织器官形体具有严重的破坏作用，如毒邪壅滞，熏蒸血脉肌肉，内攻脏腑可致肺痈、胃痈、肠痈；外趋体表可致痈疽疮疡。毒邪瘀滞脑络，伤络脉消脑髓，可致痴呆癫狂，等等。

毒邪侵袭，易于入血入络。毒邪从阳化火，迫血妄行，外溢肌肤，出现各种出血，或发斑；又可从阴化寒，寒毒与血互结，可发为阴疽恶疮。毒入血络，病位深在，更是毒邪鸱张，入内易攻脏腑，外趋体表易致痈疽疮疡，为患暴戾，缠绵难愈。

【临床意义】

深入研究毒的概念、内涵、从源头上剖析其致病特点，对重大疑难疾病的防治具有重要临床指导意义。

1. 毒邪在温病发病中的意义 毒邪在外感病中的重要地位不断受到医家重视。如姜春华提出截断扭转理论，认为治疗急性热病要重用清热解毒，早用苦寒攻下，及时凉血化瘀，起到了阻挡病邪深入的作用。张学文提出温病病因病机论毒为始，流行性出血热的主要病机，以邪毒致瘀、瘀阻毒盛、毒瘀互结等毒瘀交结为基本病机，立解毒化瘀汤治疗。对于SARS，主要病因为寒毒、湿毒、瘀毒，阻于肺窍，气机内闭，肺失宣降所致，治疗早期祛除外邪，中期祛除内生之邪，后期扶助正气以驱邪，取得了一定的治疗效果。对于手足口病的研究认为，从传播途径、传变规律而言，具有热毒证的特征，而热毒证属温病范畴，具有流行性和传染性；研究对轻症患者治疗更是以清热解毒为主，对重症病例则以清热解毒、凉血清肝为法。毒邪的研究对于指导各种现代流行性和传染性疾病的治疗具有重要的现实意义。

2. 毒邪致病理论广泛应用于临床各科 毒邪致病理论，不仅应用于温病的预防和治疗，在内伤性疾病的发生、演变、恶化及辨证论治规律研究方面亦有广泛应用。毒热、湿毒、瘀毒、痰毒等是很多慢性疾病迁延难愈的重要因素之一。

例如，"毒损脑络"学说对于缺血性中风发病、诊断、治疗、康复，具有重要指导意义。"因瘀致毒"学说对于冠心病病因的新的认识和临床实践，提高中医药学治疗该病的疗效。从热毒、湿毒、瘀毒、脂毒、糖毒等方面对消渴的病因进行新的总结，在以往补益脾肾基础上，重于使用解毒通络中药有助于提高疗效，并避免或减轻其合并症的发生。老年性痴呆的中医病因为痰浊、瘀血、毒邪蒙闭清窍所致，脾肾两虚为其本，瘀、浊、毒为其标，虚与瘀、浊、毒相互影响，交互为患，形成恶性循环而损伤脑络，为其发病根源。

随着对"毒邪"理论的认识，毒邪致病引起了医家的广泛关注，并逐步形成了"从毒论治"的治疗法则，有效地指导着毒邪所致病证的治疗。但是，毒邪研究有一定泛化倾向，所谓"无病不毒"，有背离中医学审证求因、辨证论治之忧。因此，深入开展毒邪病因理论的基础研究至关重要。

【现代研究】

1. 关于"毒"的实验研究 现代，对于毒邪的实验研究，涉及范围很广。总体分析，包括二类：一类是以病原体致病力较强，导致感染性疾病的实验研究，相当于中医学"外毒"范畴，如细菌、真菌、病毒、支原体、衣原体、寄生虫等，以炎症为主要病理变化。所涉及的实验指标有：炎细胞浸润是炎症反应的重要形态特征；血管反应是炎症过程的中心环节，如扩张血管的组胺、缓激肽、前列腺素（PGI2，PGE2，PGD2，PGF2a）、一氧化氮（NO）；增加血管壁通透性的组胺、缓激肽、C3a和C5a，白三烯C4、D4、E4，PAF，P物质等；与免疫系统有关的细胞免疫、体液免疫相关指标，如 T 淋巴细胞亚群（CD3$^+$、CD4$^+$、CD8$^+$）、NK 细胞、白介素（IL-1，IL-2）等；与组织损伤有关的氧自由基、溶酶体酶、NO 等；以及参与炎症反应的各种细胞因子，如肿瘤坏死因子（TNFa）、转化生长因子（TGF-β）、IL-1β、IL-6、IL-8 等。一类是非感染性疾病，以代谢调控失常为主疾病的实验研究，相当于中医学"内毒"范畴。如冠心病、糖尿病、代谢综合征等，有关"脂毒"的脂类代谢障碍相关指标、"糖毒"的糖代谢紊乱相关指标、"瘀毒"的血清超敏 C 反应蛋白（hs-CRP）、单核细胞趋化蛋白（MCP-1）、TGF-β1、核转录因子（NF-κB）活性等相关指标等。肿瘤、自身免疫性疾病，有关痰毒研究，涉及血管基底膜（BM）及细胞外基质（ECM）相关指标、细胞黏附因子及自由基损伤相关指标等。

2. 从毒论治疑难病疗效显著 有学者研究，在肝硬化病变过程中，有疫毒、血瘀、湿、热、虚等多种病因所致，邪毒与湿热共存、痰浊与瘀血交阻，以正虚为本，以疫毒、血瘀、湿、热等为标。临证治疗肝硬化时，以"毒邪为患、瘀滞肝络"为核心病机，采用解毒软坚、清解疫毒之法。为证实该方法治疗肝硬化的有效性，选取了 65 例乙肝后肝硬化患者，随机分为治疗组（32 例）和对照组（33 例），治疗组予解毒软坚方治疗，对照组予鳖甲软肝片治疗。两组疗程均为 3 个月，观察临床疗效、肝功能及主要症状体征变化。结果显示，治疗组、对照组临床有效率分别为 93.8%、54.5%，组间临床疗效具有统计学差异。组间治疗比较，ALT、TBIL、DBIL 差异有统计学意义。研究结果显示，解毒软坚方在治疗毒邪内蕴、瘀阻肝络型乙肝后肝硬化有良好的临床疗效，可明显改善患者的肝功能和临床症状。

文献报道，从毒论治糖尿病亚临床动脉硬化的理论，以益气养阴、通络解毒为糖尿病亚临床动脉硬化的治疗大法，自拟通络解毒汤（黄芪、生地、丹参、葛根、金银花、黄连）为基础方加减治疗 2 型糖尿病亚临床动脉硬化。选取 60 例气阴两虚、瘀毒阻络型糖尿病亚临床动脉硬化患者，随机分为治疗组（30 例）、对照组（30 例），对照组仅采用基础治疗，治疗组在基础治疗的基础上加用通络解毒汤。以 6 个月为 1 疗程，治疗 2 个疗程。观察两组患者治疗前后的临床症状体征、颈动脉内膜中层厚度（TMT）、白细胞介素 -6（IL-6）的变化。经治疗两组间 TMT 具有统计学差异（P < 0.05）；IL-6 水平具有显著统计学差异（P < 0.01）；两组中医证候积分具有统计学差异（P < 0.05）；治疗组中医证候有效率为 83.33%，对照组为 50.00%，治疗组效果优于对照组。通络解毒汤可以明显改善糖尿病亚临床动脉硬化患者的临床症状体征及 TMT、IL-6 的水平。

随着中医学对临床疑难杂症的研究深入，中医病因之"毒邪"则愈加显示出其重要的现实意义。目前对"毒邪"的研究还存在很大的发展空间，认真总结前贤的理论与经验，不断深化毒邪理论的研究，才能为临床"从毒论治"开拓新的途径。

第八章 病 机

病机之名，首见于《素问·至真要大论》"审察病机，无失气宜"；"谨守病机，各司其属"。病机，即疾病发生、发展和变化的机理。它揭示了疾病发生、发展、变化以及转归的本质特点和基本规律。因此，分析病机是认识病证并进行诊治的内在根据和理论指导。

病机学说是研究和阐明疾病发展变化规律的理论。中医病机学说从整体、辩证角度出发，深入研究局部和整体病变的相互影响，脏腑及其所属经络、形体、官窍之间的相互影响，以及内外环境失调的相互影响等，由此形成了中医病机学说的整体观和辩证观，即注重整体联系及运动变化的病机观。

病机研究的主要内容，包括基本病机、系统病机、症状病机等。基本病机包括邪正盛衰、阴阳失调、气血失常和津液代谢失常等；系统病机包括脏腑病机、形体官窍病机、内生五邪病机等；疾病症状病机主要指各种疾病及其临床症状出现的机理。中医基础理论专论以基本病机的邪正盛衰、阴阳失调、气血失常和津液失常为主要研究内容。

51论　邪正盛衰论

【理论内涵】

邪，指邪气，泛指一切致病因素。正，指正气，是机体正常生理功能的高度概括，包括适应能力、防御能力、抗病能力以及康复能力。邪正盛衰，是指在疾病过程中，机体的正气与致病邪气之间相互斗争所发生的盛衰变化。

一般而言，邪气侵犯机体之后，正气与邪气即相互发生作用，一方面是邪气对机体的正气起着破坏和损害作用；另一方面，正气对邪气有着抗损害及驱除邪气，消除其不良影响的作用。因此，邪正之间的斗争及其盛衰变化，不仅关系着疾病发生和病证虚实，并且直接影响着疾病的发展趋向与转归。

【学术源流】

出自《素问·通评虚实论》："邪气盛则实，精气夺则虚。"首明邪正盛衰所致虚实之内涵。《素问·玉机真脏论》关于"五虚""五实"的论述，可谓虚实症状鉴别之范例。《黄帝内经》对邪正盛衰所形成虚实变化多有表述，为邪正盛衰病机奠定了理论基石。

东汉·张仲景将虚实与表里阴阳结合起来论述，提出邪正盛衰所致的临床症状存在差异，如《伤寒论·辨阳明病脉证并治》"实则谵语，虚则郑声"之论，更是承前启后。三国时期华佗的《中藏经·论五脏六腑虚实寒热生死逆顺之法》较为系统地论述了脏腑虚实病机及症状表现，对后世产生了重要影响。

唐·孙思邈《备急千金要方》所载的脏腑虚实辨证法，以五脏六腑为纲，虚实为目，且认为每一脏腑都有"实热"和"虚寒"之证，相为表里的脏腑又有"俱实""俱虚"或"俱实热""俱虚寒"的情况。金·张元素《医学启源》及《藏府标本虚实寒热用药式》，从脏腑虚实寒热谈病机辨证，丰富完善了脏腑辨证论治理论。金·张从正极为重视虚、实二证的研究，尤其重视邪实的一面，提出"先论攻邪，邪去而元气自复"的观点。

明清时期，邪正盛衰病机理论不断得到完善和丰富。如明·张介宾从表实、里实、阳实、阴实、气实、血实、五脏郁结成实，以及表虚、里虚、阴虚、阳虚、气虚、血虚、五脏虚损不足等方面进行深入分析，并明确提出以阴阳为"二纲"，以表里、寒热、虚实为"六变"之说。清代，程钟龄《医学集成》提出"医门八法"："论病之情，则以寒热、虚实、表里、阴阳八字统之。"经历代医家传承和创新，邪正盛衰作为基本病机变化蔚为系统。

【基本原理】

邪正的消长盛衰，不仅可以决定是否发病，而且可以决定疾病的虚实变化，其发病学的基本原理有三，即正气存内，邪不可干；邪之所凑，其气必虚；两虚相得，乃客其形。其虚实变化主要机理有四，即邪气盛则实；精气夺则虚；大实有羸状；至虚有盛候。

1. 邪正盛衰与发病原理

（1）正气存内，邪不可干　中医发病学特别重视人体的"正气"，认为在一般情况下，如果人体正气旺盛，则邪气不易侵犯机体，或虽有侵袭，亦不至于发生疾病。正如《素问·刺法论》所说："正气存内，邪不可干。"即是说明当人体内部阴阳气血、脏腑经络的运动变化仍处于生理活动的范围，即"正能御邪"，则不发病。

（2）邪之所凑，其气必虚　《素问·评热病论》明确指出："邪之所凑，其气必虚。"说明如果人体正气虚弱，抗病能力低下，不足以抗御邪气，则病邪即可乘虚而入侵，使体内矛盾运动的发展变化，超出其生理活动的范围，从而导致机体脏腑组织阴阳气血的功能失调，即"正不胜邪"而发病。

（3）两虚相得，乃客其形　中医学的发病学说，既强调人体正气是疾病发生的内在根据，又不排除致病因素的重要作用。任何疾病的发生，都是在一定的条件下，正邪相争的结果，正能胜邪则不发病，邪胜正负则发病。如病邪入侵，正气充足，则驱邪外出，机体不受邪气的侵害，即不发病。若病邪入侵，正气虚弱，抗邪无力，邪气得以入侵，造成阴阳气血失调，则引起疾病发生。如《灵枢·百病始生》说："风雨寒热，不得虚，邪不能独伤人。卒然逢疾风暴雨而不病者，盖无虚，故邪不能独伤人。此必因虚邪之风，与其身形，两虚相得，乃客其形。"所以说，疾病的发生，关系到正与邪的两方面，必须是"正虚"与"虚邪"相互作用才会导致疾病的发生。虚邪，是指四时不正之气，即六淫邪气。

2. 邪正盛衰与虚实变化

（1）邪气盛则实　病机原理："邪气盛则实"形成因素有四：其一，外感邪气偏盛。主要是六淫、疠气等外邪入侵，造成邪正斗争剧烈。其二，饮食不节。饮食不洁、误食虫卵、饮食过饱，造成虫积和食积。其三，七情内伤。情志变化过激，脏腑功能失调。其四，气机郁滞，痰饮、水湿、瘀血、结石等病理产物及有形之邪滞留。上述原因均可引起脏腑经络、气血津液阴阳偏盛，或邪实阻滞。此时，邪气盛而正气并未虚衰，故易于形成邪正俱盛而相互斗争的局面，从而产生多种多样亢奋性（实证）的病机变化和证候。一般多见于外感疾病的初、中期，或内伤气血、痰食虫阻滞。

病机特点：邪气亢盛，正气未衰的实证。

病机演变：邪气盛则实的病机演变主要有三：其一，实中夹虚。邪气亢盛初期表现为实证，随着邪正斗争的进一步发展，邪气必然损伤正气，出现实中夹虚的病机转化。其二，由实转虚。若实中夹虚病变状态进一步发展，到后期阶段，邪气稽留日久，而气阴耗伤越来越重，则会出现由实转虚的病机转化。其三，真实假虚。邪气亢盛有时还会妨碍气血津液周流畅达，出现体表官窍失濡的假象，此为"真实假虚"的病机。

（2）精气夺则虚　病机原理："精气夺则虚"形成因素有五：其一，先天不足。如先天禀赋不足，素体虚弱。其二，后天失养。如后天饮食失养，气血津液阴阳生化不足。其三，情志劳倦伤正。如七情太过、劳倦失度，耗伤气血阴阳。其四，疾病耗伤正气。久病失治、误治，消耗精气，或大汗出、大吐泻、大出血等耗伤气血津液。其五，房劳伤肾。如房事不节，损伤肾精元气。一般多见于疾病的后期，或慢性疾病，正气大衰，邪气不盛，邪正斗争不剧烈，在临床上出现一系列虚损不足的证候，主要表现为精气血津液阴阳不足，脏腑经络功能减退等。

病机特点：正气不足，邪气不盛的虚证。

病机演变：精气夺则虚的病机演变主要有三：其一，虚中夹实。由于精气血津液阴阳等亏虚，或脏腑经络功能减退，还会继发痰湿、瘀血、食积等病邪的产生，从而产生虚中夹实的病机转化。其二，因虚致实。在虚中夹实病变状态的基础上，由于痰湿、瘀血、食积等病邪越来越盛，当处于疾病主导地位时，则会出现因虚致实的病机转化。其三，真虚假实。精气血津液亏虚日久，如果出现郁滞不通病机，则会出现"真虚假实"的病机转化。

（3）大实有羸状　出自李中梓《内经知要·病能》："大实有羸状，误补益疾。"指在某些特殊情况下所产生的疾病本质与现象不一致的病机变化。一般情况下，临床所见实证，即反映了邪气亢盛；但在病证危重或病情复杂的情况下，可以出现类似虚弱的假象，为真实假虚证。

病机原理：形成机理多因热结肠胃、痰食壅滞、湿热内蕴、大积大聚等，致经络阻滞，气血不能畅达，出现一些类似虚弱的假象。如《景岳全书·传忠录·虚实篇》所云："大实之病，反有羸状。"其病机关键为气血津液被实邪阻滞不能畅达于外，四肢、体表、脑窍等失于濡养。

病机特点：里有实邪，外有假虚的真实假虚证，实质是危重而复杂的实证。

病机演变：真实假虚病机演变主要有二：其一，实中夹虚。真实假虚虽为危重而复杂的病机变化，但邪气盛极时除了阻遏气血不能外达于周身外，邪气盛还会损伤正气，还会出现"邪盛正衰"的病机转化，从而出现实中夹虚的病理变化。其二，由实转虚。真实假虚在病机转变过程中，由于邪气过盛还会损伤正气，当正气损伤程度超过邪气时，还会出现由实转虚的病机。一旦由实转虚，则成为正气虚的虚证，此时，邪气已祛或不甚。

（4）至虚有盛候　出自李中梓《内经知要·病能》："至虚有盛候，反泻衔冤。"指在某些特殊情况下所产生的疾病本质与现象不一致的病机变化。一般情况下，临床所见虚证，即反映了气虚表现；但在病证危重或病情复杂的情况下，可以出现类似盛实的假象，为真虚假实证。

病机原理：形成机理多为精气血津液不足，脏腑虚衰，运化无力所致。具体表现为精亏无力运化而精瘀（时通）；气虚运化无力而腹胀（时减）等，此时正气虚为本，为真虚，壅塞不通为标，为假实。正如《景岳全书·传忠录·虚实篇》所云："至虚之病，反见盛势……此不可不辨也。"

病机特点：里有正气虚损，外有假实之象。实质是危重而复杂的虚证。

病机演变：真虚假实病机演变主要有二：其一，虚中夹实。真虚假实虽为虚证危重而复杂的病机变化，但由于精气血津液之间可以相互转化，相互影响，因此，气虚可以气滞，也可以气虚无力行血而见血瘀，无力行津而见水湿痰饮内停，或气虚无力运化水谷而见食积。另外，正虚还易招致外邪的侵袭，凡此种种，皆为虚中夹实的病机。其二，因虚致实。正虚初期表现为虚证，如果气虚无力运化出现胀满（但有时减轻），则表现为真虚假实。如果气虚无力行津、行血而水湿痰饮内停，或瘀血停留，初期表现为虚中夹实；若进一步发展，当水湿痰饮内停或瘀血处于主导地位，而气虚不甚明显时，则会出现因虚致实的病理机转。

总之，在疾病的发生和发展过程中，病机的虚和实，只是相对的。由实转虚、因虚致实、虚实错杂和虚实真假常常是疾病发展过程中的必然趋势。因此，在临床上不能以静止的、绝对的观点来看待虚和实的病机变化，而应以运动的、相对的观点来分析虚和实的病机。

【临床意义】

1. 指导疾病的虚实辨证 正邪斗争贯穿于疾病发生、发展和转归的全过程。邪正盛衰决定疾病的虚实变化，因此，临床上可以根据邪正盛衰的不同情况，判断为虚证、实证、虚实夹杂证、虚实真假证、虚实转化证等。根据临床上邪正斗争剧烈出现一系列反应较剧烈的证候判断为实证；根据临床上正气虚弱，邪正斗争不剧烈，出现一系列虚弱不足的证候判断为虚证；临床上还可以在疾病由急性转为慢性过程中，根据邪正盛衰所导致的虚或实各自临床表现的多少，或其动态变化，或其真假，来判断其虚实夹杂、虚实转化、虚实真假等不同状态的病机变化。因此，邪正盛衰对临床重大、疑难及常见慢性疾病的中医虚实辨证具有重要应用价值。

2. 确立扶正祛邪治疗原则 基于邪正盛衰的虚实变化，临床上可以确立"扶正祛邪"的基本原则，即实则泻之，虚则补之；虚实夹杂，则攻补兼施，或攻补先后使用；虚实转化则需根据虚实转化的阶段和主次分别施治。因虚致实者，以泻实为主兼以扶正；由实转虚者，则以扶正为主，兼以祛邪；虚实真假者，则需塞因塞用以治疗真虚假实，或通因通用以治疗真实假虚。在扶正祛邪过程中还要掌握好"扶正不留邪，祛邪不伤正"的基本原则。

3. 判断疾病发展趋向和转归 正邪斗争及其在斗争中邪正双方力量的盛衰变化，直接影响着疾病趋向和转归。一般而言，表现在以下五个方面：其一，正盛邪退，疾病向好转或痊愈方向发展；其二，邪正相持，致使病势处于迁延状态；其三，邪盛正虚，病势向恶化或危重发展；其四，邪去正虚，疾病过程中正气被耗伤而虚弱，有待恢复；其五，正虚邪恋，正气大虚，余邪未尽，致使疾病处于缠绵难愈。

【现代研究】

1. 邪正盛衰与病理形态学改变 实证，病理形态多见于急性炎症、肿瘤、便秘、瘀血等。急性炎症病理改变是变质、渗出、增生；肿瘤病理改变是肿瘤细胞异常增生，血液供应异常增强，表现为组织瘀血改变；便秘病理组织改变是发热后水分缺少，肠道再吸收水分增加，以致大便干结，加之细菌毒素导致肠道蠕动减慢所致；瘀血在病理生理上表现为血液循环障碍和受累组织的损害，如组织细胞的炎症、水肿、糜烂、坏死、硬化、增生等继发性改变。虚证，病理形态可见到内分泌腺变性或萎缩、实质脏器的细胞变性或萎缩、实质脏器的慢性炎症，以及网状内皮系统吞噬功能低下与神经系统的退行性变化。

2. 邪正盛衰与神经功能改变 实证的病理变化，一般属于神经功能较好，或过度兴奋，交感神经紧张度的异常上升，使心肌功能增强，心跳过速，血循环增多，血压升高，血管跳动幅度增大以及基础代谢率上升等。虚证的病理变化，主要是由于神经功能低落，或过于抑制，副交感神经紧张度异常上升（非保护性），使心肌功能低落，心跳减慢，循环量不足，血压下降，血管跳动幅度缩小，基础代谢率下降。

3. 邪正盛衰与免疫功能紊乱 中医学的虚证多表现为免疫功能下降，实证多表现为免疫功能正常、亢进或紊乱，但急性感染严重者，往往导致免疫功能低下。有学者认为，肾、脾、肺三脏之虚，都能影响免疫功能，其影响程序是肾＞脾＞肾。对 20 例卫气虚外感病人测定其血清免疫球蛋白及淋巴细胞转化率，并与正常组对照，发现卫气虚组病人 IgG、IgM 的均值都比正常人明显偏低，提示卫气虚患者体液免疫低于正常人。肾阳虚病人的神经体液系统处于反应过低的状态；肾阴虚病人的神经反应性增高；肾阴阳两虚病人的 T 细胞比值均低，经采用补肾等治疗后，T 细胞比值显著增高。肺虚证、肺虚夹实证患者存在明显的细胞免疫功能低下及免疫调节功能紊乱；而肺实证患者除 $CD3^+$ 较高外，其余指标与正常对照组相比无明显差异。

4. 邪正盛衰与内分泌功能失调 肾虚证与下丘脑－垂体－肾上腺皮质轴、下丘脑－垂体－甲状腺轴以及下丘脑－垂体－性腺轴这三者的关系尤为密切。多数学者认为，肾阳虚证 24 小时尿 17－羟－皮质类固醇低下，脾阳虚证、肺气虚证、胃阳虚证研究中也得出了类似的结果。肝郁证的研究发现：血清泌乳素（PRL）水平是肝郁证的特异性指标之一，而脾虚证性激素水平无明显变化。脾气虚证存在消化系统功能障碍和内分泌及免疫功能异常。

52 论　阴阳失调论

【理论内涵】

阴阳失调，是指机体在疾病的发生、发展过程中，由于各种致病因素的影响，导致阴阳两方面失去相对的协调与平衡，从而形成阴阳的偏盛、偏衰、互损、格拒、转化、亡失的病机变化。阴阳失调主要体现在"寒""热"证候变化。凡人体各种功能性和器质性病变，中医学皆高度概括为阴阳失调。因此，阴阳失调病机对疾病的诊治，具有纲领性的指导意义。

【学术源流】

阴阳失调思想，发轫于先秦时期医和的"阴淫寒疾，阳淫热疾"的理论。《黄帝内经》为阴阳失调病机的奠基之作。如《素问·阴阳应象大论》"阴胜则阳病，阳胜则阴病"之阴阳偏盛；"重阴必阳，重阳必阴"之阴阳转化；《素问·生气通天论》"阴不胜其阳""阳不胜其阴"之阴阳偏衰；"阳强不能密，阴气乃绝""阴阳离决，精气乃绝"之阴阳亡失；《灵枢·五癃津液别》"阴阳不和"以及《素问·四气调神大论》"从阴阳则生，逆之则死"等。

东汉·张仲景进一步提出"亡阳""阴虚""阴阳俱虚竭"等，还用"阴阳气不相顺接"病

NOTE

机解释厥逆发生机理。唐·王冰指出心阳不足和肾阴亏损导致虚寒、虚热的机理。

宋金·刘河间主张"六气皆从火化""五志过极皆能化火",发展了《黄帝内经》"阳胜则热"的实热病机；李东垣《脾胃论》深入阐发了脾胃内伤,阳气不能升浮,郁而化火的"阴火"病机；朱震亨倡导"阳常有余,阴常不足",发展了《黄帝内经》"阴虚则热"的虚热病机。

明·赵献可《医贯·阴阳论》根据阴阳互根理论,进一步阐释真阴、真阳不足病机；张介宾《类经附翼·求正录》提出"阳常不足,阴本无余",认为命门真阴真阳的亏损乃是脏腑阴阳病变之本。喻嘉言根据阴阳互根理论,还提出阴阳亡失尚存在上脱和下脱的问题。清·叶天士《临证指南医案》指出阴阳失调会产生内风,其机理在于"阳化内风"。徐大椿《医学源流论·亡阴亡阳论》对亡阴亡阳病机进行了进一步阐发。经过历代医家的发展,阴阳失调的病机趋于完善。

【基本原理】

阴阳失调基本原理,主要包括阳盛则热、阴盛则寒、阳虚则寒、阴虚则热、阴盛格阳、阳盛格阴六个方面。阴阳互损、阴阳转化、阴阳亡失在阴阳失调病机演变过程中体现出来。

1. 阳盛则热

（1）病机原理　阳盛则热形成因素有三：其一,阳邪偏盛为热。多由于感受温热、暑热、火热之邪所致。其二,邪气郁滞为热。多见于六气化火、五志化火、病理产物郁而化火。其三,体质阳盛,或从阳化热；属于阳邪的,如风暑热外邪,辛辣食物等,合于人身之阳,两阳相加而阳亢热盛；属于阴邪的,如寒湿、血瘀、痰饮、食积、情志内伤等,作用于人体,则通过偏阳质而化热。

（2）病机特点　阳盛而阴未虚（或虚损不甚）的实热证。

（3）病机演变　阳盛病机演变主要有四：其一,阳盛则阴病。阳盛则热为实热,是阳盛阴未虚,或虚损不甚。若阳盛进一步发展,则可导致阳盛则阴病,出现实热兼阴虚之象,即"阳胜则阴病"。其二,实热转虚热。在阳盛则阴病的基础上,如果阴液损伤占主导地位时,则疾病会由实转虚,可形成阴虚则热的病机转化。其三,阳盛格阴。若阳邪盛极,闭阻阳气不能外达,还会形成阳盛格阴的病机,出现真热假寒证。其四,亡阴。若邪热炽盛,大量煎灼津液,导致机体阴液突然大量亡失,还会出现全身属阴的功能活动突然严重衰竭的亡阴证,此为邪热亢盛至极的危重证候。

2. 阴盛则寒

（1）病机原理　阴盛则寒形成因素有三：其一,寒湿之邪外感。外寒或外湿袭表,卫阳被郁或损伤,出现外寒病证。其二,寒湿之邪直中。如过食生冷,寒湿之邪直中脏腑,使脏腑阳气功能障碍,产热不足,阴寒性病理代谢产物积聚。其三,素体阴气胜,或从阴化寒。因素体阴气偏盛,寒湿内聚,从而导致阴寒内盛,或虽感受阳邪,但从阴化寒。

（2）病机特点　阴盛而阳未虚（或虚损不甚）的实寒证。

（3）病机演变　阴盛病机演变主要有四：其一,阴盛则阳病。阴寒内盛,久则必损阳气,故常可伴有机体生理功能减退,阳热不足等阳虚征象,出现实寒兼阳虚之象。其二,实寒转虚寒。阴盛伤阳日久,会由实转虚,出现虚寒证。其三,阴盛格阳。如果阴邪偏盛或素体阴气偏盛,还会导致阴寒之邪盘踞于内,逼迫阳气浮越于外,使阴阳之气不相顺接而出现真寒假热证。其四，亡阳。若寒邪亢盛，导致机体阳气突然大量耗伤而脱失，或素体阳虚又过劳、大汗，阳随津泄而阳气暴脱，则为亡阳证。此为亡阳虚脱的危重证候。

3. 阳虚则寒

（1）病机原理　阳虚则寒的形成因素，多由于先天禀赋不足，或后天饮食失养，或劳倦内伤，或久病损伤阳气所致。阳虚病机形成的关键是阳气不足和阳气自身温煦、气化、推动、兴奋等功能的减退。阳虚不能制约阴，阴相对偏盛，产热减少，因而导致人体热量不足，难以温煦全身，气化功能减退，因而出现虚寒之象。

（2）病机特点　机体阳气不足，阳不制阴，阴相对亢盛的虚寒证。

（3）病机演变　阳虚则寒病机演变主要有四：其一，阳虚则阴盛。阳气虚损，久则必致痰饮水湿内停，或易招致外感寒湿之邪，故阳虚的虚寒病证，常可伴有机体内生痰饮水湿停聚，或外感寒湿之征象。其二，虚寒转虚实错杂。阳虚日久，阴寒病理产物堆积，会由虚转实，出现实寒（寒湿）证，但此实寒（寒湿）证严格意义上来说，是实寒（寒湿）兼阳虚，即以实寒（寒湿）为主，兼阳虚。其三，阳损及阴。由于阳气虚损，无阳则阴无以生，久之阴气亏虚，阴液生化不足，从而在阳虚的基础上又导致了阴虚，形成了以阳虚为主的阴阳两虚病机变化。正如《理虚元鉴》所说："阳虚之久者阴亦虚，终是阳虚为本。"其四，阴盛格阳。如果慢性病长期消耗阳气，或素体阳虚，阴气偏盛，还会导致阴寒之邪盘踞于内，逼迫极度虚弱的阳气浮越于外，使阴阳之气不相顺接而出现真寒假热证。其五，亡阳。若阳气虚损日久，或阳气突然大量耗伤而脱失，或素体阳虚又过劳、大汗，阳随津泄而阳气暴脱，则为亡阳证。此为亡阳虚脱的危重证候。另外，亡阳可致阴精无以生化而耗竭，出现阳亡阴竭之变。

4. 阴虚则热

（1）病机原理　阴虚则热的形成因素有四：其一，阴液不足则热。热病、气郁化火致阴虚，宁静、潜降、成形作用减弱等导致津液耗伤太过或化生不足，致使肺脾胃阴气化生不足、无力制约阳气而出现虚热病机。其二，阴血不足则热。产后失血或阴气虚，宁静、潜降、成形作用减弱等，导致血液耗伤太过或化生不足，致使心肝阴血化生不足、无力制约阳气而出现虚热病机。其三，阴精不足则热。久病或房劳太过致阴虚，宁静、潜降、成形作用减弱等导致肾精耗伤太过或化生不足，致使肾阴化生不足、无力制约阳气时即会出现虚热病机。其四，阴气不足则热。素体阴气不足，或阴液、阴血、阴精不足，化气减弱，导致阴气虚弱，无力制约阳气而出现虚热。

总之，阴气不足与阴液、阴血、阴精亏耗在阴虚则热病机形成过程中既有联系，又有区别。前者是功能的低下，后者是物质的损耗。二者互为因果，互相影响，在阴虚则热病机中密切相关。但阴虚则热病机形成的关键是阴气不足和阴气自身的制约阳热，以及滋润、宁静、潜降、成形的功能减退。阴虚不能制约阳，阳相对偏盛，出现全身虚热之象，这是阴虚则热的主要病机变化。

（2）病机特点　阴虚而致滋养、内守、宁静功能减退，阴不制阳，阳气相对亢盛的虚热证。

（3）病机演变　阴虚病机演变主要有四：其一，阴虚则阳盛。阴虚则热为虚热，是阴虚阳邪不盛，或阳盛不甚。若阴气虚较甚，阳气盛日久，或饮食辛辣，五志化火，则可导致阴虚则阳盛，出现阴虚兼实热之象。其二，虚热转虚实错杂。在阴虚则阳盛的病变基础上，如果阳气

NOTE

盛日久抟聚为阳邪，或又为阳邪侵犯，当阳邪盛占主导地位时，则疾病会因虚致实，可形成实热的病机转化，但严格意义上来说是实热兼阴虚为多见。其三，阴损及阳。由于津液、精、血亏损，阴气不足，累及阳气生化不足，或阳气无所依附而耗散，致使在阴虚的基础上又导致了阳虚，就形成了以阴虚为主的阴阳两虚病机变化。正如《理虚元鉴》所说："阴虚之久者阳亦虚，终是阴虚为本。"由于肾所藏之精气，是肾阴肾阳共同的物质基础，而肾阴、肾阳是全身阴阳的根本，当全身任何脏腑的阴或阳虚损到相当程度时，必然会损及其根本——肾阴或肾阳。无论阴虚或阳虚，多在累及肾阴或肾阳，及肾本身阴阳失调的情况下，才易于发生阴损及阳或阳损及阴的阴阳互损病机。其四，亡阴。若素体阴气亏虚，或阴液、阴精、阴血不足，长期慢性消耗，或邪热炽盛，大量煎灼津液，均导致机体阴液突然大量亡失，还会出现全身属阴的功能活动突然严重衰竭的亡阴证，此为阴虚至极的危重证候。另外，亡阴可致阳无所附而浮散于外，出现阴竭阳脱之变。

5. 阴盛格阳

（1）病机原理　阴盛格阳的形成因素，多因久病阳衰阴盛，或阴寒之邪伤阳所致。多见于虚寒性病变发展至严重阶段。阴盛格阳主要机理在于阴寒偏盛至极，或阳虚阴盛至极，阴邪过盛，盛者盘踞壅滞于内，将极端虚弱的阳气排斥于外，或浮越于上或虚脱于下（如下脱于足等），因而出现内真寒外假热、下真寒上假热、上真寒下假热的临床表现。

（2）病机特点　阴盛格阳是阳与阴之间不相维系的一种特殊表现，表现为真寒假热证，实质是极重的虚寒证。

（3）病机演变　阴盛格阳病机演变主要有二：其一，阳损及阴。阴盛格阳日久，一方面由于阳气虚损，阴寒之气极盛，阳气被格拒于外；另一方面，阳虚也可能累及阴气化生不足，出现阴液阴血阴精等的亏损，从而由极严重的虚寒证（真寒假热证）转为兼有阴虚的阴阳两虚证。其二，由虚寒转为寒热错杂：阴盛格阳本为极严重的虚寒证，但虚阳外越日久，聚集在局部，也会阳气郁滞，由假热转为真热（实热），由极严重的虚寒（真寒假热）转为阳虚与实热兼见的复杂证候。如肾阳虚无力潜降而浮越于上、外，初期仅见面白颧赤如妆，进一步发展虚阳可聚集于面、耳而见面部红肿痤疮、耳轮红肿热痛。

6. 阳盛格阴

（1）病机原理　阳盛格阴的形成因素，多由邪热炽盛，阳热亢极所致，多见于外感热病病情发展的极期阶段。阳盛格阴主要机理在于阳热之邪偏胜至极，阻遏阳气不能外达，使阴气独留于外，阴阳之气不相顺接，而出现内真热外假寒的临床表现。所谓"热深厥亦深，热微厥亦微"的病证即属此类。故《医宗金鉴·伤寒心法要诀》说："阳气太盛，不得相荣也，不相荣者，不相入也，即不相入，则格阴于外，故曰阳盛格阴也。"

（2）病机特点　阳盛格阴是阴与阳之间不相维系的一种特殊表现，表现为真热假寒证，实质是极重的实热证。

（3）病机演变　阳盛格阴病机演变主要有二：其一，阳盛则阴病。阳盛格阴日久，一方面由于阳邪偏盛，阻遏阳气不能外达，独留阴气于外；另一方面，阳邪偏盛也可导致阳盛伤阴，随着伤阴加重，也会由极重的实热证（真热假寒证）转为实热兼阴虚证。其二，由阳转阴。阳盛格阴本为极重的实热证（真热假寒证），为阳邪阻遏阳气不能外达。同时，由于热邪极盛，耗伤元气，如李东垣《脾胃论·饮食劳倦所伤始为热中论》所云"火，元气之贼。火与元气不两立，一胜则一负"；或热盛伤津，累及阳气化生不足，或治疗失当伤及阳气，出现阳气暴脱之危象。

【临床意义】

阴阳失调为临床判断疾病寒热证候变化的基本病机。对于疾病的病因病机认识及疾病的诊断和治疗均具有指导意义。

1.治病必求于本，本于阴阳 《素问·阴阳应象大论》指出："阴阳者，天地之道也，万物之纲纪，变化之父母，生杀之本始，神明之府也，治病必求于本。"可见，《黄帝内经》把阴阳失调作为治病必须要探求的根本原因。临床上正气可分阳气与阴气，邪气可分阳邪和阴邪，正邪斗争的结果引起机体阴阳失调则发病，通过阴阳失调的不同类型如阴阳偏盛、阴阳偏衰、阴阳互损、阴阳格拒、阴阳亡失、阴阳转化等的分析，就可以分析证候病机变化。这是治疗所必须依赖的根本。

2.察色按脉，先别阴阳 疾病本质在于阴阳失调，对于任何疾病，无论其病情如何复杂多变，都可以用阴阳学说加以诊断。中医诊断疾病首先要分清阴阳，既可以用阴阳来分析四诊，又可以用阴阳来概括证候，如望诊色泽鲜明者属阳，晦暗者属阴；闻诊声音洪亮者属阳，语声低微者属阴；脉象浮、数、洪、大者属阳，沉、迟、细、小者属阴等等。从证候来看，病位在表属阳，实证属阳，热证属阳；而病位在里属阴，虚证属阴，寒证属阴等。

3.谨察阴阳所在而调之，以平为期 在决定治疗原则和临床用药时，中医学也是以阴阳学说作为指导的。如根据阴阳偏胜而有"实则泻之"原则，阳偏盛者，热者寒之；阴偏盛者，寒者热之；根据阴阳偏衰而有"虚则补之"原则，阳偏衰者，扶阳以制阴；阴偏衰者，滋阴以抑阳；根据阴阳互损病机而有阴阳双补治法，阴损及阳者，滋阴为主兼以补阳；阳损及阴者，补阳为主，兼以滋阴。根据阴阳格拒病机则用反治法则，阴盛格阳者，热因热用；阳盛格阴者，寒因寒用等。在临床用药时，应当根据疾病的阴阳性质决定治疗原则，再根据药物的阴阳属性来决定用药。在养生方面还有春夏养阳、秋冬养阴等法则。

【现代研究】

1.阴阳失调与物质和能量代谢紊乱 研究表明，寒证的发病学原因可归之于机体热量不足，寒证的症状可以用热量不足解释。阳虚患者的红细胞糖酵解作用减慢，红细胞中获得的能量减少；阴虚患者的红细胞糖酵解作用加强，即能量产生加速，因此热量的散发也加快。这种现象颇符合中医学"阳虚生寒"和"阴虚生热"的观点，而补肾药物有调整代谢的作用。阳虚证畏寒肢冷的可能实质是疾病造成的体表组织血流量（热量）减少。已知的病理性因素有心衰、循环功能障碍和甲状腺功能减退。

2.阴阳失调与神经系统异常 研究观察到虚热大鼠交感神经兴奋，虚寒大鼠副交感神经偏亢，机体对外来刺激的反应性较差，表现为阳虚。寒证、热证是整体的变化，其形成的机制主要表现在中枢神经系统功能的变化，虚寒证的形成与脑内抑制物和5-羟色胺（5-Hydroxytryptami，5-HT）增多、儿茶酚胺减少有关。虚热证则与中枢兴奋物质、儿茶酚胺的增多而5-HT的减少有关。

3.阴阳失调与内分泌系统病变 对肾虚的研究中发现，阳虚患者垂体-肾上腺皮质功能低下，24小时尿17-羟-皮质类固醇排泄量显著低于正常，阴虚大多数为正常值或高于正常值，肾阳虚与下丘脑-垂体-肾上腺皮质反应系统功能低下有密切关系，其中肾上腺皮质功能低下是主要的。临床观察还表明，雌激素水平偏高多属肾阴虚，偏低多属肾阳虚。肾阳虚患者的垂体与肾上腺的稳态常被打破，处于低水平的平衡。病理尸检发现，脾肾阳虚患者中，肾上腺皮质明显萎缩变薄，甲状腺功能活动低下，睾丸或卵巢功能减低。

4. 阴阳失调与免疫系统紊乱　虚热大鼠 T 细胞的功能增强，虚寒大鼠免疫功能降低。阳虚证畏寒肢冷与甲状腺功能减退相关。热证患者血中游离 T3、T4 高于寒证患者。寒、热证在临床辨证中又有虚实之分。通过对实热、虚热证患者和实热、虚热大鼠进行综合比较发现，虚热证患者的 T3、T4 水平均显著高于对照组，而实热证患者上述指标与对照组比较差异无统计学意义。虚热证模型大鼠血清 T3、T4 水平显著升高，内分泌变化以甲状腺功能变化为主，且甲状腺组织病理呈功能亢进征象；而实热证模型大鼠血清中 T3、T4 水平等均无明显变化。实热证患者以免疫功能亢进为主，虚热证以免疫功能低下为主。

5. 阴阳失调与血液流变学和微循环改变　结合中医理论和现代医学知识研究畏寒肢冷的实质，发现阳虚证畏寒肢冷与体表组织血流量（热量）的减少密切相关，而与此病理变化相关的因素有循环功能障碍、心功能衰竭和甲状腺功能减退。

6. 阴阳失调与环核苷酸紊乱　20 世纪 70 年代，国内外学者提出，环核苷酸变化是阴虚阳虚病人的共有特征。cAMP 的作用偏盛同阴虚相联系，cGMP 的作用偏盛同阳虚有联系，阳虚者血中 cAMP/cGMP 的比值均降低，而多数阴虚者 cAMP 含量则明显升高，而比值却无明显升高。有人将阳虚者 cGMP 占优势，阴虚者 cAMP 占优势，称为 A 型调节方式，这是一般规律。但是在特殊情况下，则以 cGMP 升高为阳，cAMP 升高为阴，其后者与前者比值仍低于正常人，这是 B 型调节方式。人体通过这种"双向控制系统"的调节方式，使细胞和各器官功能处于稳定变化，从而使整个机体维持阴阳动态的平衡，这与阴阳学说的基本观点是一致的。

53 论　气血失常论

【理论内涵】

气血失常，是指气血亏虚、运行失常以及气血互根互用功能失调等的病机变化。气血是脏腑气化活动的产物，又是脏腑经络等组织器官进行功能活动的物质基础。气血失常，必然会影响及机体的各种生理功能，从而导致疾病的发生。因此，气血失常是分析和研究临床各种疾病的基本病机要素。

【学术源流】

气血失常病机首见于《黄帝内经》，散见于多篇。如《素问·调经论》："血气不和，百病乃变化而生。""气血以并，阴阳相倾，气乱于卫，血逆于经，血气离居，一实一虚。"《素问·疏五过论》："离绝菀结，忧恐喜怒，五脏空虚，血气离守，工不能知，何术之语。"

历代医家皆重气血，对气血病机多有传承和创新。东汉时期，《难经·二十二难》说："气主煦之，血主濡之。气留而不行者，为气先病也；血壅而不濡者，为血后病也。"对气血失常进一步加以阐述。张仲景《伤寒杂病论》首创调治气血的方剂，如黄芪建中汤、炙甘草汤、当归四逆汤、胶艾汤等。

隋唐时期，巢元方《诸病源候论》最早将气血病证系统分类，专设"气病诸候（凡二十五论）"和"血病诸候（凡九论）"。孙思邈重视脏腑经脉气血病机，并总结了调治脏腑气血的方法。如《备急千金要方·心藏脉论》："血气少者属于心，心气虚者，其人即畏，合目欲眠，梦远行而精神离散，魂魄妄行，阴气衰者即为癫，阳气衰者即为狂。"

宋金元时期，杨士瀛《仁斋直指方论·血营气卫论》对气血关系的认识极为精辟，启迪后学，继往开来。论曰："盖气者，血之帅也，气行则血行，气止则血止，气温则血滑，气寒则血凝，气有一息之不运，则血有一息之不行。病出于血，调其气犹可以导达病源。于气，区区调血何加焉？故人之一身，调气为上，调血次之，是亦先阳后阴之意也。若夫血有败淤滞泥乎诸经，则气之道路未免有所壅遏，又当审所先而决去之。经所谓先去其血，而后调之，又不可不通其变矣。"陈自明《妇人大全良方》运用气血理论，分析和诊治妇科疾病，对临床实践具有指导作用。李东垣《脾胃论》立补中益气汤，"甘温除大热"，以治疗内伤热中证。朱丹溪《丹溪心法》善用四君子汤、四物汤补益气血，以越鞠丸等调治气郁、血郁等六郁，有所创新。

明清时期，气血病机已臻大成。如张介宾《景岳全书·诸气》："盖气有不调之处，即病本所在之处也。"赵献可《医贯·血证论》："阳随乎阴，血随乎气，故治血必先理气，血脱必先益气。"清·唐宗海《血证论·脉证死生论》专论血病，发前人之所未发，"夫载气者，血也；而运血者，气也""火盛则逼血妄行""气伤则血无以存"，至今仍为气血病机之名言。

【基本原理】

气血失常病理变化，内容广泛，但其主要原理有气血不足、气血有余、气血关系失调三个方面。

1.气血不足　气血不足主要包括气虚和血虚两个方面。

（1）气虚　病机原理：引起气虚的形成因素有三：其一，化源不足。如饮食水谷之气不足。其二，脏腑气化减弱。如脾胃功能低下，不能将水谷之气化为精微之气、津血化气功能低下等。其三，消耗太多。如过度劳累或思虑过度伤脾气、热邪伤元气等，故《素问·举痛论》说："劳则气耗"。

病机特点：元气不足，脏腑功能减退，抗病及康复能力低下。以肺脾胃气虚为多见。

病机演变：气虚病机演变主要有四：其一，气滞。气虚无力运化造成气滞，形成虚中夹实证。其二，气逆。气虚无力潜降而逆于上。其三，气陷。气虚无力升举而下陷。其四，气脱。气虚无力内守而散脱于外。

（2）血虚　病机原理：血虚病变的形成因素有三：其一，失血。急性失血，或慢性失血较多，新生之血来不及补充而血虚。其二，血的生成不足。水谷精气、营气及津液亏虚，精髓不生，或脾胃、肝肾等脏腑生血功能失常，或瘀血不去、新血不生。其三，慢性消耗。久病不愈，慢性消耗，或劳神太过，耗伤精血。

病机特点：血液亏虚，濡养功能减退。以心肝血虚为多见。

病机演变：血虚病机演变主要有二：其一，血瘀。血虚循环缓慢而成瘀，形成虚中夹实证。其二，血热。血虚而瘀久，郁遏阳气而化热。其三，亡血。血虚的严重阶段。见于《金匮要略·血痹虚劳病脉证并治》："男子面色薄者，主渴及亡血，卒喘悸，脉浮者，里虚也。"

2.气血有余　气血有余病机，是指邪气偏盛，影响气血运行的病机变化。见于《素问·调经论》："气血以并，阴阳相倾，气乱于卫，血逆于经……有者为实。"所谓"有者"，即邪气有余偏盛。气血有余，包括气盛和血盛。

（1）气盛 气盛是指由于外感病邪或内伤病因、病理产物性病因等，导致气的运行失常的病机变化。如《灵枢·经脉》："气盛有余，则肩背痛风寒，汗出中风，小便数而欠。"气盛包括气滞、气逆、气闭等。

病机原理：

①气滞 由于情志抑郁，或外邪、痰浊等阻碍气机，使气机不畅，形成气滞。如《圣济总录纂要·心痛门》："肝心痛，胸膈气滞，四肢厥逆，两胁痛。"

②气逆 由于火热之气逆乱上冲，或大怒，或痰壅、食积、形寒饮冷等也会造成气逆，如《素问·举痛论》："怒则气逆。"《杂病源流犀烛·诸气源流》："气逆，火病也。""皆由火热上冲，气不得顺之所致也。"

③气闭 由于情志抑郁，或外邪、痰浊等阻碍气机，使气机闭阻不通，外出受阻，则会出现气闭。如《金匮要略·杂疗方》："尸厥，脉动而无气，气闭不通，故静而死也。"无论气滞、气逆、气闭都是气运行障碍的表现形式之一。

病机特点：气滞的病机特点为气的运行流通障碍为主，多见肝气郁滞、肺气壅滞、脾胃气滞，以胀痛、痞闷等为主要症状。气逆的病机特点为气的上升太过或下降不及，多见肝气上逆、肺气上逆、胃气上逆。气闭的病机特点为气机闭塞不通，多见心肺气闭、气闭于脑。

病机演变：气滞病机演变主要有二：其一，气逆。气滞主要是气运动停滞，若气滞不通，会引起气机升降失常而气逆，如肺胃气滞而上逆。其二，气闭。气滞不通日久，还会引起气的出入不畅，进而引起气闭。气逆病机演变是形成气闭于脑窍出现昏厥，如《素问·生气通天论》："大怒则形气绝，而血菀于上，使人薄厥。"气闭病机演变是形成内闭外脱，邪气盛实瘀闭于内，元气衰微脱失于外。

（2）血盛 血盛是指血分之中，邪气偏盛，导致血液运行失常的病机变化。如《黄帝内经太素·补泻》："血盛上冲心，故心烦闷而喜怒。"血盛包括血瘀、血寒、血热、出血等。

病机原理：

①血瘀 由于气滞、气虚、痰浊、寒凝、热邪煎熬等，导致血运行缓慢或停滞，或使血液离经，停滞局部而形成。如《诸病源候论·妇人杂病诸候》："血瘀在内，则时时体热面黄，瘀久不消，则变成积聚癥瘕也。"

②血寒 多因外感寒邪，侵犯血分，或阳气不足，血脉失于温煦所致。如《金匮要略·妇人杂病脉证并治》："妇人之病，因虚、积冷、结气，为诸经水断绝，至有历年，血寒积结胞门，寒伤经络，凝坚。"

③血热 由于外感温热邪气，或外感寒邪，入里化热，伤及血分，或五志过极，郁久化热伤及血分，或阴虚火旺所致。如《内照法·脏腑相入》："心热入小肠，令人渴，血热，闷烦痛，肠中如热汤不安。"

④出血 外伤，或火热之邪，迫血妄行；或气虚不摄，血逸脉外，或瘀血阻滞，血不循经而形成。如《针灸甲乙经·邪在肺五脏六腑受病发咳逆上气》："咳上气，喘不得息，暴瘅内逆，肝肺相传，鼻口出血，身胀，逆息不得卧，天府主之。"

病机特点：血瘀的病机特点为血行迟缓，运行涩滞，甚则血液停滞，瘀阻于脏腑、经络、形体、官窍的某一局部，或全身血液运行郁滞不畅。血寒的病机特点为血脉受寒，血流滞缓，乃至停止不行。血热的病机特点为血行加速，血脉扩张，或灼伤脉络，迫血妄行。出血的病机特点为血不循经，逸出血脉。

病机演变：血瘀病机演变是导致血虚或出血。瘀血积存日久，会出现"瘀血不去，新血不生"，日久导致血虚；而瘀血内存阻滞脉络，血不循经则血逸于脉外而出血。血热病机演变是导致血瘀或出血，血分有热，煎熬津液，导致津枯血瘀，或热迫血妄行而出血。出血病机演变是形成血虚或血瘀。因出血日久，血量减少，濡养功能减退，则见血虚；血逸出脉外后，血瘀阻在局部而成血瘀。

3. 气血关系失调 气与血之间具有互根互用的关系。气对于血，具有温煦、推动、化生和统摄的作用。血对于气，则具有濡养和运载等作用。故气病可以及血，血病亦可及气。气血关系失调主要表现为气病及血和血病及气两个方面。

（1）气病及血

①气滞血瘀 气能行血，气滞导致血液行障碍，则会出现气滞血瘀病机变化。如《灵枢·百病始生》："卒然外中于寒，内伤忧怒，气上逆则六输不通，温气不行，凝血蕴里而不散。"

②气虚血瘀 气虚，推动无力，血行迟缓，继而形成血瘀的病机变化。如《医林改错·论抽风不是风》："元气既虚，必不能达于血管，血管无气，必停留而瘀。"

③气不摄血 气虚无力统摄血行，血逸脉外，从而导致各种失血的病机变化。如脾气虚损或因肝气不足，肝不藏血，或两者同虚，则藏统失司，或肾气虚，冲任不固等，皆可导致各种出血病变的发生。

④气血两虚 气虚无力化生血液，导致气血两虚的病机状态。如脾肺气虚无力化生血液，肾气虚，无力生精化血等，皆可导致血虚病变的发生。

（2）血病及气

①气随血脱 大量失血，气随血液的流失而外散，从而形成气血两虚或气血并脱的病机变化。如《景岳全书·杂证谟·血证》："暴吐暴衄，失血如涌，多致血脱气亦脱。"

②血瘀气滞 血能载气，当血行缓慢而瘀滞时，气必随之而停滞的病机变化。如因闪挫等损伤而导致血瘀与气滞同时形成。

【临床意义】

气血失常是疾病发生的基本病机之一，对于临床指导气血辨证和调理气血治则的确立有重要指导意义。

1. 指导气血辨证 气血失常病机是气血辨证的理论基础。气血辨证的临床应用广泛分布在心血管、呼吸、消化、皮肤、骨骼、神经等系统疾病中。如缺血性心脑血管疾病主要属于气虚血瘀；肿瘤病机主要属于气滞血瘀；糖尿病主要属于气阴两虚；慢性粒细胞性白血病在慢性期、加速期、急变期都有不同程度的气血失常证候的分布，说明气血失常证候既有广泛性，又有复杂性，两者之间也有相关性。运用气血失常病机就可以指导临床进行气血辨证，从而为治疗提供理论基础。

2. 指导调和气血治则 疾病的机理之一在于气血失常，因此，治疗上就要调和气血。如《素问·至真要大论》指出："定其血气，各守其乡，血实宜决之，气虚宜掣引之。"临床上，气虚者，补气；气滞者，行气；气逆者，降气；气陷者，补气升提；气闭者，开窍通气；气脱者，补气固脱；血虚者，补血；血热者，凉血；血瘀者，活血化瘀；出血者，止血涩血。如气血关系失常，又需调理气血关系，如气血双补、补气摄血、理气活血等。

【现代研究】

1. 气的失调

（1）气虚与新陈代谢异常　气虚患者血液红细胞糖酵解活力显著低于正常人，气虚患者的尿肌酐、尿酸、尿素氮含量也较正常人低。阳虚动物代谢功能普遍低下，且参与代谢调节的内分泌腺体萎缩，血浆 c-AMP 减少等。

（2）气虚与免疫功能失调　气虚与免疫功能紊乱密切相关。对 54 例气虚证患者的免疫球蛋白和补体水平进行测定分析，其体液免疫功能仍具有较强的反应性。有研究表明肺气虚型慢支患者其免疫功能低下。补气助阳药对于用环磷酰胺抑制的小鼠免疫功能有恢复作用。

（3）气滞与神经内分泌紊乱　气滞病理过程可以表现为三个层次：①最高层次：为交感中枢的调节失常（为紧张性调节和适应性反应异常）②中间层次：一方面是交感肾上腺系统调控异常（肾上腺皮质结构的变化），继而神经体液的异常（儿茶酚胺升高），由此引起血液系统高黏凝倾向和血小板功能与形态异常（血小板聚集增加与超微结构改变）；另一方面，外周各交感特异性同路调节功能紊乱引起心、血管功能的改变（心肌电活动的异常），尤其是外周阻力血管运动功能的紊乱引起微循环的严重障碍。③细胞水平和分子水平上，是血管内皮细胞的改变（形态损伤，PGI2 分泌减少，LPO 增多），继发产生血管活性物质 PGI2-TXA2 及 cAMP-cGMP 的平衡失调。

2. 血的失调

（1）血虚与血液系统异常　血虚组患者红细胞数（RBC）、血红蛋白值（HGB）、血细胞比容（HCT）、红细胞平均血红蛋白量（MCH）、平均红细胞体积（MCV）、血小板（PLT）、白细胞（WBC）含量均低于正常对照组，差异有统计学意义，其中 RBC、HGB、MCH 的差异尤为明显。

（2）血虚与神经免疫及造血和水盐代谢异常　血虚时，机体造血功能抑制，免疫功能降低，红细胞膜的酶活性降低，水盐代谢紊乱及细胞内一些信使物质含量异常等。传统方药对血虚证的治疗作用机制都能增强机体免疫，促进造血干祖细胞的增殖分化，促进血细胞的生成从而发挥补血作用。肝血虚证患者存在外周交感—肾上腺髓质功能降低，副交感偏亢，卵巢功能减退，舒缩血管的活性物质含量异常，水盐代谢紊乱及细胞内第二信使物质含量异常。

（3）血瘀与炎症　瘀血是多种疾病共同存在的病因及病理产物，而炎症反应是现代医学多系统疾病研究中的热点，大量研究表明炎症和血瘀证在病理、病机及治疗方面存在密切的关系。血瘀相关的炎性因子有以下几种：C 反应蛋白（CRP）、血清白介素 26（IL26）、肿瘤坏死因子（TNF2α）、黏附分子等。并且，活血化瘀药物具有较强的抗炎作用。

（4）血瘀与血液流变学　研究发现血瘀证患者存在血液流变学、微量元素、血流动力学、ET、NO、CD62p 等微观指标的异常和 c-fos、c-jun、HSP70 基因的异常表达，并且其指标异常与基因表达水平的高低与血瘀证各型之间存在密切关系。血瘀证的主要病理基础是微循环障碍。

（5）血瘀与纤维蛋白溶解活性　纤维蛋白的形成和溶解在人体正常生理情况下维持着动态平衡，血瘀证患者纤维蛋白溶解活性较正常人低，而增强纤维蛋白溶解活性则是活血化瘀方药防治血瘀证的一个主要作用环节。肾小球内纤维蛋白的沉积与瘀血密切相关，血液高黏滞综合征和血瘀证发生率也随着病情恶化而显著增加。

（6）血瘀与免疫功能 检测 20 例血瘀证患者、20 例非血瘀证患者、17 例健康人的 RBC–C3b 受体花环率，结果显示血瘀证患者高于非血瘀证患者及健康组，非血瘀证患者低于正常组，这种改变可能是血瘀证出现高、黏、凝、聚状态的原因之一，且结果提示 RBC–C3b 在血瘀证中有特异性。西红花使小鼠免疫器官重量增加，血清免疫球蛋白（IgA、IgG、IgM）及淋巴细胞转化率增高，说明西红花对小鼠细胞免疫、体液免疫均有促进作用。

（7）血瘀与基因表达 关于活血化瘀药物对基因表达影响的研究主要集中在原癌基因 c-fos，c-jun，c-myc 和血小板源生长因子（PDGF），以及热休克蛋白（HSP）70 等基因上。c-fos，c-jun，c-myc 可作为细胞核内调控基因，参与调节血管平滑肌细胞的正常生长分化，受到刺激后可异常表达，促进细胞的增殖，并可促进 PDGF 及 JE 基因的表达。PDGF 是由 PDGF –A 和 PDGF － B 链通过二硫键相连接的二聚体，是一种细胞的致分裂原和趋化剂，在动脉硬化、动脉搭桥术后再狭窄的发生中起重要作用。

（8）出血与神经激素 研究表明，功能性子宫出血脾不统血证大鼠模型脑组织 POMC 基因表达增强、下丘脑 β–EP 含量较正常升高；下丘脑 – 垂体 – 卵巢轴雌性激素 LH、FSH、E2、P 均下降；前列腺素 6-k-PGF1α 及 6-k-PGF1α/TXB2 比值升高；血液红细胞、血红蛋白和血小板均下降，且有形成分的形态改变；卵巢、子宫重量下降；子宫内膜细胞周期中 G_1 期细胞增多。

（9）血热与表皮细胞代谢 研究表明，祛银颗粒临床治疗银屑病血热证具有明显抑制表皮细胞增生过快和促进表皮形成颗粒层的作用，提示祛银颗粒具有抑制银屑病表皮增生过快和改善表皮角化不全的作用。

3. 气血关系失调的研究 通过对 48 例患者气血变化的观察，发现甲皱微循环有以下共同点：①无论是在生理性的气血未充，气血衰退还是在气血发生病机变化时，甲皱微循环均可见到正常管袢数目显著减少，异形管袢明显增多。②气虚时均可见到管袢数目减少，长度缩短，张力差，流态多虚线，流速慢。③血虚者可见管袢色泽度淡红居多，充盈度差，流态多虚线，流速中等。④气血两虚者，管袢张力、充盈度均差，流态多不清，流速慢，动静脉口径均见明显扩张，极度衰竭时基地色度（即血管轮廓）显示模糊不清。⑤气滞者主要为管袢排列不整齐，乳头下静脉丛多暴露，其积分比正常高。⑥血瘀者流态多呈断状，流速中等或慢。⑦气滞血瘀者管袢排列多紊乱不齐，动静脉口径比例失常，或动脉痉挛，或静脉瘀张，血流慢，血球聚集而呈断状流态。⑧虚实相间者，兼见虚实两者的变化。气虚血瘀组的 SV、CO、SI、CI 均明显低于正常对照组，RT 也明显高于正常范围。说明气虚血瘀组的血流动力学特征是高黏血症、低血容量和微循环血流缓慢。

54 论 津液失常论

【理论内涵】
津液失常，是指人体津液的生成、输布和排泄失去正常的协调平衡，而发生紊乱或障碍的病机变化。津液代谢是人体新陈代谢的重要组成部分，津液的正常代谢，不仅维持着津液的生成、输布和排泄的正常的协调平衡，而且也是各脏腑组织正常活动的必要条件。津液代谢与肺、脾、肾、膀胱、三焦、肝及心等脏腑的生理功能密切相关。因此，津液代谢失常，必然导致机体一系列功能障碍。津液失常主要表现为津液亏损不足和津液的输布、排泄障碍两个方面。

【学术源流】

津液一词首见于《黄帝内经》，如《灵枢·决气》："腠理发泄，汗出溱溱，是谓津……谷入气满，淖泽注于骨，骨属屈伸，泄泽，补益脑髓，皮肤润泽，是谓液。"《黄帝内经》还提出津脱、液脱的病机及其症状表现，并指出津液代谢失常病位主要在脾胃、肺、肾。

东汉时期，张仲景《伤寒杂病论》学术思想以"重阳气、存津液、护胃气"为根本；所著《金匮要略》首创由水液代谢障碍所致的"痰饮"病名，并根据水饮停积部位的不同，分有痰饮、悬饮、溢饮、支饮。并有"痉湿暍病""水气病"专篇，论述水液代谢障碍所致湿阻、水肿，尤重脾、肺、肾对津液代谢的调节作用。

隋·巢元方《诸病源候论·痰饮病诸候》指出："诸痰者，此由血脉壅涩，饮水积聚而不消散，故成痰也。"认为痰的形成与血瘀有关。宋·太医院编《圣济总录·痰饮门》说："三焦气涩，脉道闭塞，则水饮停滞，不得宣行，聚成痰饮，为病多端。"元·朱丹溪曾提出"痰夹瘀血，遂成窠囊"的说法，又云："久得涩脉，痰饮胶固，脉道阻滞也。"可见痰瘀之间有密切关系。

明·喻昌《寓意草·辨王玉原伤寒后余热并永定善后要法》指出："伤寒后，胃中津液久耗，新者未生。"更加强调伤寒邪气伤及胃津之病因病机。清·李用粹《证治汇补·躁症》指出："或饥饱劳倦损伤胃液；或思虑劳神，心血耗散；或房劳太过，肾水干枯，或金石刚剂，欲求峻补；或膏粱厚味，炙煿太多，皆能助火烁阴。"阐述在内伤杂病中导致津液代谢失常的主要病因。经过历代医家的研究和临床验证，津液失常病机的内涵、病因、症状等逐步完善和丰富。

【基本原理】

1. 津液不足　津液不足，是指津液数量亏少，进而导致内则脏腑，外而孔窍、皮毛，失于濡润、滋养，而产生一系列干燥枯涩的病机变化。

病机原理：津液不足的形成因素有三：其一，化源不足。主要是摄入不足，生化乏源。如饮食失调，食少饮乏，则生津乏源。其二，脏腑气化功能减弱。由于劳倦内伤，脾胃虚弱，虽然化源充足，但由于脏腑气化功能低下，将水谷精微转化为津液的能力低下，津液生成减少。其三，耗伤过多。热伤津液；燥伤津液；气不摄津；五志化火伤阴耗液；温热病过程中，热邪炽盛，消灼津液；或热邪内盛，蒸迫津液，汗多伤津；吐泻无度、产后大失血，或外伤出血或大面积烧伤，或误用辛燥之剂、慢性病长期消耗等均可导致津液耗伤太过。

病机特点：津液不足病机包括伤津和脱液。伤津以水分丢失为主要病机特点，脱液以水分及精微物质的丢失为主要病机特点。伤津未必脱液，脱液必兼伤津。津液不足，多见于肺、胃、肾、大肠。

病机演变：其一，津枯血燥。《灵枢·痈疽》说："中焦出气如露，上注溪谷而渗孙脉，津液和调，变化而赤为血。"由于津血同源，故津液亏乏或枯竭，必然导致阴血亏乏，故出现血燥虚热内生或血燥生风等津枯血燥的病机改变。其二，津亏血瘀。若津液耗损，导致血行瘀滞不畅，从而发生血瘀之变，终致津亏血瘀。如《读医随笔·卷三》："夫血犹舟也，津液水也。""津液为火灼竭，则血行愈滞。"此即是津亏可以导致血瘀的机理。其三，气随津脱。气与津液相互依附、相互为用。气能行津、生津、摄津，津也能载气、化气。如人体津液大量丢失，气失其依附而随之外脱则形成气随津脱的病机变化。如《景岳全书·泄泻》："若关门不固，则气随泻去，气去则阳衰。"

2.津液的输布排泄障碍 津液的输布排泄障碍，是指津液在体内不正常的停滞，或尿液、汗液排泄失常的病机变化。津液的输布障碍，是指津液得不到正常的转输和布散，导致津液在体内环流迟缓，或在体内某一局部发生滞留；津液的排泄障碍，主要是指排泄尿液、汗液功能减退，导致水液潴留体内。两者相互影响，互为因果，导致湿浊困阻、痰饮凝聚、水液潴留等多种病变。

（1）病机原理

①肺脾肾三焦气化失司。脾失健运：脾主运化水湿，若饮食、劳倦伤脾或湿邪困脾，水液不能正常转输布散于肺肾排出体外，则停滞而为痰饮水湿，如《素问·至真要大论》："诸湿肿满，皆属于脾。"脾虚，饮停于中，津不上承，又出现口渴症，如《伤寒论》理中丸方注有："渴欲得水，乃脾虚太甚，饮停于中，津液不上承之故。"

肺失宣肃：肺主通调水道，为水之上源。若外邪犯肺，或肺气虚，不得行治节之令，津液不能布散全身，则水泛高源，或气不化水，下元不固。如《伤寒论》第5条："肺痿吐涎沫而不咳者，其人不渴，必遗尿，小便数，所以然者，以上虚不能制下故也，此为肺中冷，必眩，多涎唾，甘草干姜汤以温之。"

肾失气化：肾为水火之宅，阴阳之根本。若房劳过度伤肾，或久病及肾，肾失蒸化，膀胱开合失度，可致水肿、小便清长等。如《伤寒论》282条："少阴病……五六日自利而渴者，属少阴也，虚故饮水自救；若小便利色白者，少阴病形悉俱，小便白者，以下焦虚有寒，不能制水，故令色白也。"316条真武汤证则有"腹痛，小便不利，四肢沉重疼痛"等，则是肾阳虚衰，气化不利，津停为水，泛滥全身所致。

三焦失治：三焦通行元气，为水液运行的道路。三焦对于津液输布，以气化为动力，以水道为路径。若三焦气化失司，水道失于通调，可出现水肿、腹水、尿少、泄泻等症状。如《类经·藏象类》："上焦不治则水泛高原，中焦不治则水留中脘，下焦不治则水乱二便。三焦气治，则脉络通而水道利。"

②心肝二脏功能失常 心阳不足，推动固摄失司：其一，心阳虚排汗失常。汗液之排泄有度，以心血为基础，以心阳为动力，又赖心神为主持，故清·李中梓《医宗必读·汗》说："心之所藏，在内者为血，发于外者为汗，汗者心之液也。"若心阳虚，则汗液排泄异常，多为自汗、漏汗。其二，心阳虚排尿不利。尿液排泄司于膀胱，其主在肾，与心有关。因心阳下温肾阳，则肾水不寒；又心与小肠相表里，小肠泌别清浊，将浊液前渗膀胱。因此，膀胱排尿情况与心功能密切相关。如果心阳不振，则小便排泄异常，少尿或无尿，甚或水肿，《金匮要略》谓之"心水"；或心阳不振，津停为痰。

肝失疏泄，气滞津停：肝气疏泄，调畅气机，气行津布。肝失疏泄，气机郁滞，气化不行，可致津液的输布代谢障碍，出现鼓胀、腹水、癃闭、淋证、梅核气等气滞水停、痰气互结之病变。如《伤寒论》318 条四逆散的主症："其人或咳，或悸，或小便不利，或腹中痛，或泄利下重者，四逆散主之。"肝气郁结，气机不利，阳气郁闭不达，津液输布排泄异常所致。

（2）病机特点   津液输布排泄失常以水湿停滞为病机特点。临床常见湿阻、痰证、饮证、水肿、鼓胀等病证。

（3）病机演变   其一，水停气阻。水湿痰饮停留导致气机阻滞，气机阻滞则气的气化功能及其升降出入运动异常，又可加重津液输布排泄失常。其二，痰瘀互结。痰湿为有形之邪，阻塞脉络必然导致血行不利，滞而成瘀，因而形成痰瘀互结的病机变化。

【临床意义】

津液是脏腑功能活动的产物，也是脏腑功能活动的物质基础。因此，把握津液代谢失常病机对临床诊断治疗具有重要的指导意义。

1.指导津液辨证   津液亏损不足，全身或局部干燥失润：伤津可见机体滋润不足，如咽干、唇干、口渴，皮肤干燥，毛发枯槁，甚则目陷、螺瘪、脉细、汗少或无汗、小便短少、大便干结、转筋挛急等肺胃肠津亏证。脱液的症状主要表现为舌光红无苔或少苔，唇舌干燥而不引饮，关节屈伸不利，脑髓消，胫酸，耳数鸣，大肉尽脱，形瘦骨立、皮肤毛发枯槁，甚则肌肉眴动、手足震颤、蠕动等一派阴液枯涸以及动风的症状。如《医宗必读·泄泻》："水液去多，甚而转筋，血伤，故筋挛急也。"

津液输布排泄失常主要病理产物是水湿痰饮，一经产生，常留滞体内，引起湿浊困阻、痰饮凝聚及水液潴留等病理变化，临床可以根据不同的表现进行津液辨证，为治疗提供依据。

2.确立治则治法   运用津液失常理论还可以指导疾病治疗。对于津液输布障碍所导致的燥证，后人总结张仲景学术思想提出治疗八法：健脾化气，升降津液；疏利三焦，布行津液；泄热逐水，疏导津液；解毒排脓，行气布津；温复胸阳，生津上承；分消水饮，通阳生津；活血化瘀，通络布津；温经祛瘀，畅行津液。根据津液代谢失常的病机，还对小便不利的证治提出九法：化气行水；和解少阳，疏利三焦；宣通肺气，利尿消肿；清热除湿，利尿行水；健脾益气，温阳利水；疏肝理气，通利三焦；补益肾气，化气行水；清热化瘀，通利小便；顾护津液，化通小便。对现代临床小便不利的辨证论治具有重要指导意义。此外，仲景对津液输布障碍所致的汗出异常也确立了不同的治法和方药。如太阳伤寒发热恶寒与无汗并见，用麻黄汤辛温解表。太阳中风发热恶风与自汗并见，用桂枝汤调和营卫。若邪客经输，致经气不利，津液不得上升，经脉失其濡养，兼见"项背强几几"，此即葛根汤证和桂枝加葛根汤证等。

【现代研究】

现代医学研究表明，津液包括各脏腑组织的内在体液及其正常的分泌物，如胃液、肠液、涕、泪、唾等，在这些分泌液中存在着大量不同种类的免疫分子，是机体免疫系统的重要组成部分，如呼吸道和消化道分泌液中的 IgA，这些物质在机体免疫应答中发挥着重要作用。津液不仅指正常人体中所含的水分，也包括溶解于其中丰富的精微营养物质。因此，在某种程度上，可以认为存在于体液中的一切免疫分子都是津液的一部分，包括细胞分泌的乙型溶素、细胞因子、神经递质、激素，以及参与免疫应答的各种离子，如 IgE、IgG，组织液中的补体，唾液、泪液、尿液中的溶菌酶等。因此，津液也是免疫系统的重要组成部分。

1. 胃肠液与免疫功能的研究　对脾虚患者胃液、肠液 SIgA 和血清免疫球蛋白 IgA、IgG、IgM 和补体 C3 含量测定表明脾虚证局部体液免疫功能紊乱或低下，抗体生成能力下降。肿瘤可改变 IgA 分泌，胃癌患者胃液中 SIgA 显著升高。

2. 唾液与免疫功能的研究　唾液中含有多种免疫球蛋白、唾液溶菌酶、乳铁蛋白、唾液黏糖蛋白等免疫物质，其 SIgA 含量高于血清 100 倍，在抵御口腔细菌、病毒感染及口腔防御系统中至关重要。SIgA 有抗龋作用，与龋齿的发生、发展有关。唾液中含有抗 HIV 抗体，可防止易感细胞受到 HIV 的侵害，痰液 SIgA 明显低于正常，因此，艾滋病很少通过唾液传染，津液具有抗病作用。肾阴虚病人唾液溶菌酶含量、唾液流速降低。

3. 涕液与免疫功能的研究　涕液中含有免疫球蛋白（如 IgA、IgE、IgG）、溶菌酶、干扰素、SIgA 等多种免疫物质；肺主呼吸，呼吸道分泌的痰液中也含有免疫物质 SIgA、IgG、IgE 等，均具有消灭细菌和病毒的作用。

4. 泪液与免疫功能的研究　泪液除机械性冲洗清洁湿润眼睛外，还含有多种免疫物质，如泪液溶菌酶、泪液乳铁蛋白、补体 C3 及 C4、免疫球蛋白 SIgA、IgG、IgM 等，它们共同在眼组织的局部体液免疫中发挥作用。泪液溶菌酶等降低时，可见多种眼科疾病，如沙眼、单纯病毒性角膜炎、干性角膜炎、细菌性眼感染等，而慢性结膜炎、过敏性结膜炎、春季卡他性结膜炎等，可见 IgE 含量升高，治疗有效时明显下降。

55 论　内生五邪论

【理论内涵】

内生五邪，是指在疾病发展过程中，由于内在脏腑阴阳偏盛偏衰和气血津液等生理功能异常，而出现内风、内寒、内湿、内燥、内火的病机变化。内风与肝关系密切，内寒与肾关系密切，内湿与脾关系密切，内燥与肺、胃、肾、大肠关系密切。

由于病起于内，其致病特点类似风、寒、湿、燥、火等外邪致病，故分别称为"内风""内寒""内湿""内燥""内火"。因暑邪纯为外邪，故无"内暑"之说。

【学术源流】

《黄帝内经》强调自然界六气之过与不及，如《素问·至真要大论》以六气为纲来论述和归类病机变化，风、寒、暑、湿、燥、火多指感受六淫邪气而出现的病变，概括为以六气命名的证候类型。在此基础上，中医学以取象比类的思维模式，阐述机体内脏腑气血阴阳之变化，形成关于内风、内寒、内热等病变的记述。如《素问·风论》："入房汗出中风，则为内风。"《素问·调经论》："阳虚则外寒，阴虚则内热；阳盛则外热，阴盛则内寒。"此内风，其实仍属外风入中。

张仲景《伤寒杂病论》开创辨证论治先河，载有治疗虚劳发热的小建中汤、治疗津液受损，阴血不足，筋脉失濡的芍药甘草汤，以及治疗内生湿邪的五苓散。《金匮要略》论及中风"中脏腑"，则属内风范畴。故后世有伤寒中风与杂病中风之辨。

隋·巢元方《诸病源候论·湿𧏾病诸候》提出"内湿"导致湿𧏾病变："初不觉他病，忽忽嗜睡，四肢沉重。此𧏾或食心，则心烦闷懊痛，后乃侵食余处。诊其脉，沉而细，手足冷，内湿蛊虫在心也。"

宋·《圣济总录纂要·消渴门》论及："消渴烦躁者，阳气不藏，津液内燥，故令烦渴而引饮且躁也。"说明津液内燥为消渴病机之一。

唐宋之后，医家之论逐渐更加清晰，风、寒、暑、湿、燥、火非尽属外邪，亦有自内而生者。以内风为例，如金元四大家的刘完素提出脏腑六气病机说，其谓："寒、暑、燥、湿、风、火六气，应于十二经络脏腑也。"可见内生脏腑六气之端倪，并以中风瘫痪者"非外中于风尔。由乎将息失宜，心火暴甚，肾水虚衰不能制之"而论，批评"俗云风者，言末而忘其本也"。李东垣亦称："中风者，非外来风邪，乃本气病也。凡人年逾四旬气衰之际，或因忧喜忿怒伤其气者，多有此疾，壮岁之时无有也，若肥盛则间有之，亦是形盛气衰而如此"（《医学发明·中风有三》）。元·朱丹溪《丹溪心法·中风》则主湿痰："湿土生痰，痰生热，热生风。"元·王履《医经溯洄集·中风辨》明确提出真中风（外风）、类中风（内风）之辨："殊不知因于风者，真中风也。因于火，因于气，因于湿者，类中，而非中风也。"

明清时期，"内生五邪"的理论更加全面，如针对中风的病机众医家有不同的见解，包括张介宾提出的"中风非风"论、缪希雍提出的"内虚暗风"说以及叶天士提出的"阳化内风"说等，《临证指南医案·肝风》认为"内风"主要由"肝肾亏虚，精血衰耗"所致，其病机"内风乃身中阳气之动变"，故临床多用滋补肝肾、养阴息风法治疗。

【基本原理】

1.脏腑失调，病情复杂

（1）内风　病机原理：内风，多由于体内阳气亢逆变动，火热之邪燔灼肝经，痰浊与瘀血壅阻经络，阴液精血亏虚，土虚木旺而肝旺动风，导致头目、筋脉失常。内风之生，多与热、痰、瘀、虚有关，与肝的关系最为密切，故又称"肝风内动"。

病机特点：内风病机变化比较复杂，有热极生风之实风，肝阳化风、脾虚肝旺、痰瘀生风之本虚标实，阴虚风动、血虚生风之虚风等。多见头目眩晕，四肢抽搐，震颤强直等症状。

病机演变：肝阳化风、痰瘀生风之中风的病机演变有二：其一，闭脱之证。邪气内闭清窍，属实证。根据有无热象，又有阳闭、阴闭之分。阳闭为痰热闭阻清窍，症见面赤身热，气粗口臭，躁扰不宁，舌苔黄腻，脉象弦滑而数；阴闭为湿痰内闭清窍，症见面白唇暗，静卧不烦，四肢不温，痰涎壅盛，舌苔白腻，脉象沉滑或缓。阳闭和阴闭可相互转化，应依据临床表现、舌象、脉象的变化综合判断。脱证为元气败脱，神明散乱，症见昏愦无知，目合口开，四肢松懈瘫软，手撒肢冷汗多，二便自遗，鼻息低微，为内风危候。临床尚有"内闭外脱"证，即内闭清窍而外脱已现，为疾病安危演变的关键时机，应积极救治。其二，后遗症。在中风恢复期及康复阶段，邪实未清而正虚已现，可见半身不遂，吞咽困难，言语謇涩等症状，往往恢复较慢。

（2）内寒　病机原理：机体阳气虚衰，温煦气化功能减退，虚寒内生。内寒之生，与肾阳不足的关系较为密切。肾阳不足，命门火衰，则阳气虚弱，全身失去温养，虚寒渐生，表现为阳热不足，温煦失职之畏寒肢冷；或血脉收缩、血行缓慢等"收引"症状，故《素问·至真要大论》谓之："诸寒收引，皆属于肾。"

病机特点：内寒的病机特点，其一是温煦失职，虚寒内生；其二是阳气不足，气化功能减退或失司，水液不得温化，从而导致寒性病理产物的积聚或停滞。多见畏寒肢冷，分泌物和排泄物质地清稀，精神状态安静喜卧，舌润、口不渴，面白、舌淡等症状。

病机演变：内寒的病机演变主要有两个方面：其一，寒凝血瘀。阳虚生寒，寒性收引，凝滞血脉，血行不畅，或血脉绌急。如《素问·举痛论》："寒气入经而稽迟，泣而不行，客于脉外则血少，客于脉中则气不通，故卒然而痛。"其二，阳虚水停。脾肾阳虚，虚寒内生，气化功能减退，津液代谢障碍，可见水肿病变。

（3）内湿　病机原理：肺、脾、肾等脏腑调节津液代谢功能失调，津液输布失常，导致湿浊内生。故《景岳全书·湿证》说："湿从内生者，由水不化气，阴不从阳而然也，悉由脾肾之亏败。"脾为土脏，喜燥而恶湿，脾之运化功能减弱，水津不能运行三焦，布散周身，则会出现湿浊内生。因此，脾的运化失职是内湿病机之关键，故《素问·至真要大论》说："诸湿肿满，皆属于脾。"

病机特点：以脾虚，运化无力，或脾肾阳虚，津液代谢功能失调，湿浊困阻为病机特点。多见首重如裹，头痛眩晕，胸腹痞闷，便溏泄泻，带下湿疹等症状。

病机演变：内湿从寒而化，为寒湿；从热而化，则为湿热；甚则化毒，则为湿毒。寒湿夹杂，以分泌物和排泄物质地清稀、色白量多，畏寒肢冷为多见。湿热蕴结，以分泌物和排泄物质地黏稠、色黄，排出不爽为多见。湿毒内壅，可引致不同病变，如带下黄绿如脓、皮肤溃烂、脓疱等。

（4）内燥　病机原理：多由于久病伤阴耗液，或年老精血不足导致阴亏液少，或热病后期，热邪伤阴，或过食辛辣香燥等所致。机体津液不足，人体各组织器官和孔窍失其濡润，干燥枯涩。故《素问玄机原病式·六气主病》说："诸涩枯涸，干劲皴揭，皆属于燥。"

病机特点：内燥以津液不足，脏腑官窍及肌肤失其滋润濡养为病机特点。内燥多见于肺、胃、大肠及肾。可见干咳少痰，饥不欲食，口干口渴，便秘燥屎，皮肤干涩瘙痒，或脱屑皴裂等症状。

病机演变：内燥失于调治，则演变为津枯血燥、或津亏血瘀。津血同源，津液不足，累及血液，则津枯血燥。津液亏少而血液浓缩，使血液循行滞涩不畅，则可发生津亏血瘀之病变。

（5）内火　病机原理：多由偏食肥甘厚味，喜好辛辣香燥，以致伤阴助阳，火热中生；或七情过极者，肝郁化火，思虑过度，心阴暗耗，心火独亢；或劳役过度，"劳则气耗"而气虚发热；或房事过劳，肾阴亏损，而阴虚火旺；或湿瘀化热，瘀血阻滞等病理产物，郁而化热化火所致。脏腑阴阳偏盛偏衰，阳盛有余，或阴虚阳亢，气血失调，或五志化火，而出现火热内扰的病机变化。

病机特点：火热内生病机可概括为阴阳失调、气血不足、五志化火、痰湿瘀血、郁而化火。火热内生有虚、实之分：阳盛有余、五志化火、痰湿瘀血、郁而化火，多为实火；阴虚阳亢，或阳虚发热，气虚而阴火上冲，血虚阴衰阳浮，多属虚火。多见发热口渴，面红目赤，烦躁失眠，分泌物和排泄物色黄黏稠，舌红脉数等症状。

病机演变：实火的病机演变为伤阴、神乱、动血。实火炽盛，煎熬津液，汗出过多，耗伤津液，则伤及阴液。心主血脉而藏神，实火扰神，甚则神志异常，出现神昏、谵语、发狂等症。火热炽盛，灼伤脉络，迫血妄行，常可引起各种出血。

2. 发病缓慢，病程较长　内生五邪致病，始于脏腑气血阴阳失调，发病前期，多先有脏腑气血阴阳失调的表现，常于不知不觉中起病。如内风之发病，如《素问病机气宜保命集·中风论》："中风者，俱有先兆之证，凡人如觉大拇指及次指麻木不仁，或手足不用，或肌肉蠕动者，三年内必有大风。"内湿所致病证，徐而不骤，潜伏于内，积久乃发，始则若隐若现，症状表现多呈缓慢的由轻到重的过程，初期病证难以察辨。

内生五邪所致之病，多具有病程较长并逐渐加重的特点。如肝肾阴虚，肝阳上亢，肝阳化风的病机演变过程，多经过几年，或十几年，逐渐加重。素体阳虚，肾阳不足，历经数年，中年之后，虚寒显著，发为多种病证等。

3. 症似六淫，内外合邪 内生五邪和外感六淫的致病特点有类同之处，故临床表现亦有近似，但临床仔细辨别，结合发病特点和发病前脏腑功能情况自可区分。如中风一病，唐以前多认为外风所致，特点为善行而数变，而肝之内风也有相似表现，但是二者明显区别是：在发病方面，"外风伤表，内风在肝"，症状表现有表里之分；在治疗方面，"外风当散，内风宜息"，组方用药有原则之别。近代北京四大名医孔伯华治疗中风，常将外风作为内风病证的诱发因素看待。他结合前人治疗外风及内风方药的经验，创造性地将二者结合起来，在治疗中风发病初期，见舌边红，脉浮等外风征象明显时，常常选用续命汤中麻黄与石膏配伍；而服药后，当风邪渐为平息，虚象显露，浮脉变为细弦脉时，则随即加减以补益之药。

内生五邪与外感六淫又可内外合邪。大凡内生之邪致病已久，正气抗拒外邪的功能已弱，病情已由轻转重，再加外邪入侵，病情将会进一步加重。临床常见合并外邪发病，或由外感诱发，内外合邪。如内寒，本为阳虚不足所致，但因其阳虚存在，常常招致外寒乘虚而入。如《黄帝内经太素·卷第二十五·伤寒》："三阳俱并于阴，则三阳皆虚，虚为阴乘，故外寒。阴气强盛，盛故内寒。内外俱寒，汤火不能温也。"内湿之病也每与外湿联系，从而形成互为因果、内外夹杂的复杂情况。如《金匮要略心典·痉湿暍病脉证治》："中湿者，亦必先有内湿而后感外湿，故其人平日土德不及而湿动于中，由是气化不速，而湿侵于外，外内合邪。"

【临床意义】

内生五邪为机体脏腑功能失调或功能减退而产生的病机变化，具有缓慢发病，逐渐加重的特点，发病初期临床表现隐而不显，较难察觉。临床所见胃肠道疾病引起的低血糖症、低血钙症等，常出现手足抽搐症，多属于脾虚生风证。内生五邪的缓慢发病，病程较长在很多慢性病中显现出来，如隐匿性肾小球肾炎、隐匿性自身免疫性糖尿病、隐匿性乙型肝炎、隐匿性鼻窦综合征等。此类疾病中医认为多与脏腑虚损，内生湿热瘀毒或内外合邪等因素有关。有资料显示"内生风寒湿杂至"在类风湿性关节炎的病程发展中有重要意义。

【现代研究】

1. 风气内动与疾病 中医学认为"内风"与肝关系密切，肝风内动是其主要病机之一。从蛋白质角度研究肝阳化风、血虚生风和阴虚生风等肝风内动的三种亚型时，发现硫氧环蛋白过氧化物酶（Thioredoxin peroxidase，TPx）是其与健康人组共同的差异蛋白，TPx可能是中医肝风内动证的特异的标志蛋白。在探讨肝阳化风证的实验诊断指标时选择去甲肾上腺素（Norepinephrine，NE）、肾上腺素（Epinephrine，E）、血浆皮质醇（Plasma cortisol，P）及血清三碘甲状腺原氨酸（Triiodothyronine，T3）还有CT等多项指标对肝阳化风证进行检测，并与阴虚风动证、气虚血瘀证及健康人组进行对照，结果显示肝阳化风证血NE、E及P值显著高与其他三组，而T3明显低于健康人组；CT扫描结果显示脑出血以肝阳化风证多见、脑梗塞以阴虚风动证常见，而两证型的病变部位均以基底节区为主，无明显差异。这些指标可作为肝阳化风证诊断参考指标，故而可以看出风气内动是疾病发生发展的重要因素之一。

2. 寒从中生与疾病 "内寒"是机体阳气虚衰的表现，阳气温煦不足，机体动力下降，形成阳虚内寒状态。甲状腺激素是影响机体能量代谢的主要物质，能使细胞内氧化速度提高，产热增多，而阳虚内寒证动物血清 T3、T4 减少，甲状腺轴功能下降。实验表明甲状腺摘除的大鼠肝糖原和肌糖原的含量明显上升，血清游离脂肪酸含量、脂蛋白脂酶、肝脂酶活性均下降，无论是糖代谢，脂肪代谢还是能量代谢都呈下降的趋势呈现阳虚内寒证表现。代谢过程中津液代谢主要依靠肾阳温煦气化，输送到全身，经过代谢后则化为尿液排出体外，因此尿液中代谢产物应能反映肾阳虚证的本质。研究尿液中 25 个差异代谢物排序后，经过标准品鉴定差异性物质的关键代谢成分是丙氨酸、氨基丙二酸二乙酯、脯氨酸、柠檬酸、马尿酸和组胺等物质，明确其变化方向和代谢途径，能够很好地区分阳虚与非阳虚的差异性，对于肾阳虚证的客观化具有重要意义。因此充分地发挥代谢组学的作用，对客观地研究中医证候本质有着更为广阔的前景。

3. 湿浊内生与疾病 "内湿"多与脾肾相关，是水液痰浊积聚的病机变化。若长期饮食结构不合理，过食肥甘可形成内湿，造成颜面虚肿、大便溏薄、小便混浊、舌苔厚腻、血液黏滞度高等人体代谢减慢的状态。体内新陈代谢产物难于排出体外，细胞的能量代谢降低，形成"湿浊内留"的形态学改变，如中央静脉周围肝细胞内含量较少，肝细胞内琥珀酸脱氢酶（SDH）染色较浅；肾上腺皮质"球状带细胞索状化"，观察内湿组肾小球超微结构发现其上皮细胞足突有损伤、融合及基底膜变性。在用芳香化湿药改善脾虚湿阻症状时发现，芳香化湿的不换金正气散可改善湿阻证大鼠胃酸分泌较少、胃壁黏液量降低、胃肠推进运动减弱等现象，促进分泌血浆胃泌素和全血 5-HT、5-HIAA 含量。这与中医认为湿阻证在于脾不健运、本虚标实，其主要病理特征为胃肠道消化、吸收和运动机能的减退相吻合。

4. 津伤化燥与疾病 "内燥"为体内阴液耗伤形成的津液亏损的病机变化。有实验表明，在对内燥组动物饲喂食燥热饲料后，逐渐出现反应更敏捷，大便干燥及色浅，皮毛略松，舌质红等症状，并且体内 T4 含量和血浆醛固酮含量高于正常组。津液损伤导致机体形成内燥状态，在治疗时运用滋阴凉润药物亦可改善内燥状态。有研究表明，滋阴凉润的中药可明显改善糖尿病模型大鼠的症状，降低糖尿病模型大鼠的血糖，提高 SOD 含量，降低 MDA 含量，抗自由基损伤。观察其对气阴两虚型Ⅱ型糖尿病患者应用治疗时发现，可改善糖尿病患者临床症状，使患者的血糖、血脂、糖化血红蛋白和纤维蛋白原均较治疗前明显下降。

5. 火热内生与疾病 "内火"是人体火热内扰，机能亢奋的病机变化。近些年国内许多学者结合现代医学理论，对"内火"进行了广泛、深入的研究。有学者指出，阴虚火旺患者交感神经兴奋性增高，血浆环腺苷酸（cAMP）含量明显上升，细胞免疫功能低下。另有报道，阴亏虚火内生者血清超氧化物歧化酶（SOD）活性明显降低。由于 SOD 是超氧阴离子自由基的清除剂，对机体起保护作用，其活性在一定程度上反映了人体正气的盛衰，故得出结论，火邪耗伤正气，导致机体抗病力减弱。针对气虚发热的机理进行研究，结果发现，气虚发热组家兔出现活动减少、被毛稀疏无光泽、体温升高等气虚发热的症状；气虚发热的机制可能是刺激机体防御系统过度释放炎性因子，如肿瘤坏死因子（TNF-a）及 NO 等，进而引起血清中

TNF-a，IL-1β 含量升高，从而导致发热。更有些学者从治疗的角度来研究"内火"，如有实验表明黄连解毒汤提取物能显著抑制二磷酸腺苷（ADP）引起的家兔血小板聚集，从而具有抑制动脉血栓形成的作用；可显著抑制脂质过氧化反应，并有一定的清除羟自由基活性，以达到膜保护作用，对于颅内出血，脑梗塞和脑一过性缺血及一些感染性疾病均有较好疗效。

第九章　疾病防治原则

疾病防治原则，包括疾病预防和治疗原则二部分。历代医家在长期的医疗实践中，形成了预防疾病和治疗疾病的丰富理论，对中华民族的防病治病、繁衍生息做出了重大贡献，对现代社会的医疗保健事业仍然具有重要指导意义和应用价值。

疾病防治的指导思想，包括治未病、治病求本等基本内容。治未病强调防重于治，是预防疾病发生、控制疾病传变的指导思想；治病求本是疾病发生后治疗疾病的指导思想。疾病防治的指导思想，相互渗透、相互结合、相互为用，贯穿于中医辨证论治的整个过程。

疾病治疗原则，又称治则。《素问·移精变气论》谓之"治之大则"，明·李中梓《内经知要》有"治则"一节，始有"治则"之名。治则是治疗疾病的总则，以整体观和辨证观为指导思想，是指导临床立法、处方、用药的准则。治法是治则在临床实践中的具体体现，对疾病的针对性强，不具备普遍的原则性，具有明确的针对性。

56 论　治未病论

【理论内涵】

"治未病"，即防患于未然，包括未病先防、既病防变和愈后防复三个方面的内容。未病先防，即在疾病未发生之前，采取积极的预防措施，防止疾病的发生，体现了《黄帝内经》未雨绸缪、养生防病的思想。既病防变，即当其欲病之时，强调对疾病的早期诊断和早期治疗，将疾病消灭于萌芽状态；当疾病已成，应掌控病机，阻截传变，防止疾病传变和恶化。愈后防复，即在疾病将愈或愈后，重视综合调理，扶正健体，防止疾病复发。因此，"治未病"的核心，就是一个"防"字，充分体现了"预防为主"的医学思想。

【学术源流】

"治未病"思想的萌芽，散见于《管子》《淮南子》《孙子兵法》《易经》。中医学相关论述，出自《素问·四气调神大论》："是故圣人不治已病治未病，不治已乱治未乱，此之谓也。"并有多篇关于"治未病"之论述，如"善治者治皮毛""上工，刺其未生者也""病虽未发见赤者刺之""上工治未病，不治已病"等丰富记载，为"治未病"的概念、基本理论的形成奠定了基础。

张仲景继承和发展了"治未病"理论，不仅告诫人们要"养慎"，不令邪气侵犯人体，还用以分析疾病的转变规律和治疗，提出"见肝之病，知肝传脾，先实脾气，四季脾旺不受邪"等著名观点。

唐·孙思邈《备急千金要方·论诊候》说："上医医未病之病，中医医将病之病，下医医已病之病"，将疾病分为未病、欲病、已病三种状态，非常重视治未病。

元·朱丹溪《丹溪心法》撰"不治已病治未病"一节，专门论述治未病的概念和优越性。

明清时期，"治未病"的预防思想更为鼎盛，如明·张介宾认为"治未病"的关键之一是"谨于微"，即要谨慎地对待不利于健康的微小变化和征兆，及时地将疾病消除于萌芽状态。温病学派的代表医家叶天士、吴鞠通等将"治未病"思想发挥备至，在对温热病的传变规律的探讨及临床治疗过程中，提出"务在先安未受邪之地"，要主动采用逐客邪、存津液、保阴精、护阳气的治法，以阻止温邪深入，控制病势发展，体现了治未病的思想。

【基本原理】

1. 未病养生，防病于先　根据中医学的发病原理，正气不足是疾病发生的内在原因，邪气是疾病发生的重要条件。因此，未病先防必须从提高正气抗邪能力和防止病邪侵害两方面入手。如《素问遗篇·刺法论》："正气存内，邪不可干。"因此，调养身体，提高正气抗邪能力，是预防疾病的关键。但是，防止病邪的侵害也是阻止疾病发生不可缺少的手段，在某些特殊情况下，邪气亦可发挥主导作用。未病先防的原则和措施有：顺应天时，调和阴阳；积精全神，保养精气；饮食起居有常，劳逸适度；形体运动，气功导引；虚邪贼风，避之有时等。

2. 防微杜渐，欲病而治　任何疾病都是由浅至深、由轻至重地发展，因此，在疾病初发、病位尚浅时，抓紧时机积极治疗，以免病情深入，贻误病情。《素问·八正神明论》说："上工救其萌芽。"就是说疾病虽未发生，但已出现某些先兆，或处于萌芽状态时，即孙思邈所谓"欲病"，应采取措施，防微杜渐，从而防止疾病的发生。《素问·刺热篇》说："肝热病者，左颊先赤；心热病者，颜先赤；脾热病者，鼻先赤；肺热病者，右颊先赤；肾热病者，颐先赤。病虽未发，见赤色者刺之，名曰治未病。"也是在强调病虽未发生、但将要发生之时，采取措施治其先兆。因此，防微杜渐，欲病而治也是治未病的一个重要原则。临床实践表明，一些疾病如中风之类的病证，多数有先兆症状，若能及时发现，采取果断措施，就可避免许多危重症的发生。还有癫痫等一些发作性疾病，当出现先兆症状时，可采取措施，阻止疾病的发作。因此，防微杜渐，欲病而治，在中医临床实践过程中，对于许多疾病的防治具有重要意义。

3. 既病防变，未传而治　《素问·阴阳应象大论》说："故邪风之至，疾如风雨，故善治者治皮毛，其次治肌肤，其次治筋脉，其次治六腑，其次治五脏。治五脏者，半死半生也。"说明外感之邪侵犯人体由表入里、由浅入深的传变规律，如不及时治疗，病邪必然会步步深入，病情也越来越重笃和复杂，造成治疗上的困难，恢复健康也就不易。因此，既病之后，要防止传变，这是防治疾病的重要原则。

由于人体是一个有机的整体，一脏有病，可以影响其他脏腑，所以治疗时注意脏腑之间的传变。如《金匮要略·脏腑经络先后病脉证》："夫治未病者，见肝之病，知肝传脾，当先实脾，四季脾旺不受邪，即勿补之"。在治疗肝病的同时，常配以调理脾胃的药物，使脾气旺盛而不受邪，确可收到良效。又如温热病伤及胃阴时，其病变发展趋势将耗肾阴，清代医家叶天士据此传变规律提出了"务在先安未受邪之地"的防治原则，主张在甘寒以养胃阴的方药中，加入咸寒滋养肾阴的药物，以防止肾阴的耗损。

4. 愈后调摄，防其复发　疾病初愈，患者体质仍较虚弱，此时如不注意适当的调护和休养，可导致疾病复发，病情加重，缠绵难愈；故病后防复决定着疾病能否得到完全缓解或康复，只有做好病后防复，才能避免疾病的复发和后遗症的形成。历代医家十分重视病后调摄，以防复发。如《伤寒论·辨阴阳易瘥后劳复病脉证并治》："大病瘥后劳复者，枳实栀子豉汤主之。""大病瘥后，从腰以下有水气者，牡蛎泽泻散主之。""大病瘥后，喜唾，久不了了，胸上有寒，当以丸药温之，宜理中丸。"瘥，病愈之意。张仲景分析了伤寒初愈后劳复、食复的机理及预防措施。《诸病源候论·时气病诸候》亦说："夫病新瘥者，脾胃尚虚，谷气未复，若即食肥甘、鱼脍、饼饵、枣、栗之属，则未能消化，停积在于肠胃，使胀满结实，因更发热，复为病者，名曰食复也。"疾病复发主要包括复感新邪、食复、劳复、药复等。食复的形成原因为脾胃尚虚，谷气未复，消化力弱，如饮食不节，停积肠胃，化热病复。

【临床意义】

"治未病"主要的服务群体包括六大类：①身体健康、无异常指征、需保持最佳状态者；②体质有偏颇、有疾病易患倾向者；③自觉症状明显、但理化指标无异常者；④理化检查指标处于临界值、但尚未达到疾病诊断标准者，即疾病的易患人群；⑤慢性疾病稳定期需延缓发展、预防并发症者；⑥病已痊愈，但需预防复发者，或大病初愈、大手术后身体虚弱，需进一步调养康复者。

"治未病"主要方法分为三类，即自然调理、药物调理、传统疗法。

（1）自然调理　①自然康复疗法。主要是利用自然景物、环境因素等作用于身心，使机体伤病或功能障碍得以恢复。②运动调理法。如春秋战国时代的"导引术"和"吐纳术"，汉代名医华佗创的"五禽戏"，以及现在普及的八段锦、太极拳、气功等。③饮食调理法：合理饮食是"治未病"的重要内容，任何饮食物都有一定的性味、归经，从而决定了这些饮食物的功效特点，即所谓"食之入口，等于药之治病，同为一理"。因此，以辨证论治为基础，有目的地选择食物，或采用特殊的加工方法，可补偏救弊、协调阴阳，促进病残的康复，如糖尿病、肥胖病等饮食疗法等。④情志调理法。情志愉悦，乐观开朗，对疾病康复具有积极作用。

（2）药物调理　应用中草药预防疾病收到了良好的效果，如用贯众、板蓝根或大青叶预防流感；用茵陈、栀子预防肝炎；用马齿苋预防痢疾；用生黄芪、白术、防风、板蓝根、大青叶预防 SARS 病毒传播；栀子总皂苷具有明显的改善血液循环和保肝、护肝作用等。另外，内服膏方具有营养滋补和治疗预防的综合作用，即有防患于未然之效，广泛用于内、外、妇、儿等疾患及体虚之人。

（3）传统疗法　①针灸疗法。是一种成熟的传统疗法，痛苦轻、见效快、安全可靠，故患者依从性好。②推拿疗法。传统的推拿疗法以藏象经络理论为基础，随着中医学不断吸收、融汇现代医学理论，利用神经生理学和解剖学的原理，创造出许多新的手法，使传统推拿疗法焕发新的活力，广泛应用于疾病康复和治疗。③气功疗法。主要是患者通过自身的锻炼，调节体内的生理机能，对于某些慢性病患者的康复，具有一定的疗效。

"冬病夏治、夏病冬治"是中医学的一种独特的治疗方法。《黄帝内经》指出人有"能夏不能冬""能冬不能夏"的不同。针对这两类阴阳各有其偏的特殊体质，"冬病夏治"适用于素体阳虚，病情冬重夏轻的慢性疾病患者，"夏病冬治"适用于素体阴虚，病情夏重冬轻的慢性疾病患者。其方法很多，有针刺、艾灸、理疗、按摩、穴位贴敷，以及内服温养阳气的中药和食物等。如中药穴位贴敷疗法，古称"贴脊疗法"，是以"春夏养阳、秋冬养阴"理论为基础，选用具有温通经络、温肺化痰、散寒去湿、通行气血、补益阳气等作用的白芥子、元胡、甘遂、细辛等中药研成细末，取汁调成膏状，根据病情选取不同的穴位，使药物沿俞穴、经络、脏腑途径渗透并放大药效，从而增强人体抵抗力。临床上贴敷天突、膻中、肺俞等穴位治疗支气管炎、支气管哮喘，贴敷中脘、足三里等穴位治疗胃痛，贴敷颊车、风池等穴治疗面瘫等均获满意疗效。

【现代研究】

1."治未病"与未病态　有文献提出，"未病态"包括健康未病态、潜病未病态、前病未病态、传变未病态4种形态。通常所说的"未病"状态，主要为前3种，包括亚健康状态、疾病的隐匿未发状态、某些人群对某些疾病的易感状态以及中医所谓的"伏邪"蕴积体内的未病状态，这些未病态都是由健康向疾病转化过程中的过渡阶段。

2."治未病"与循证医学　"治未病"体现了中医的循证医学思想。在辨证论治的过程中，能够摒弃主观的、臆断的思维方式，严密审查病情、精确辨证，始终坚持，"以患者为研究对象，追踪证据、严格评价证据、综合证据，将证据应用于临床实践"，就能够准确地把握病机，实现"治未病"的理想境界。

3."治未病"与慢病风险评估模型　"治未病"对建立慢病风险评估模型具有指导作用。根据"天人相应"的原则，认为疾病是在生理、心理、社会、环境等多种因素的共同作用下形成的。如果在"治未病"理论的指导下，在慢性疾病高危人群出现病理性改变之前，建立适当的慢性疾病风险评估模型，对这部分人群进行早期监测、早期干预、早期治疗，可以阻断慢性疾病高危人群从功能性改变发展成为病理性改变的进程，降低很多慢性疾病的发生率。这种把传统医学的病因、病机与现代医学中疾病的危险因素结合起来，拓宽疾病风险评估模型的研究领域。

4."治未病"与"针灸良性预应激假说"　针刺"治未病"的机制与应激学密切相关。有学者提出"针灸良性预应激假说"，认为针刺作用于人体，本质上讲是一种刺激，若予针刺以强度、时间等变量控制，便可使人产生良性应激，这时的机体就会对各种应激原的刺激（包括各种致病因素以及针刺刺激本身等）产生非特异性适应和耐受，并启动内源性保护体系，增加机体抵抗能力，预防疾病发生或阻止其进一步恶化。其作用机理可能是应激因素可诱生细胞产生热休克蛋白（HSP），并在应激状态下发挥分子伴侣作用，使蛋白质肽链重新折叠，产生抗聚集作用，并有着恢复蛋白质原来构象，恢复变性蛋白活性，以及增加细胞自稳和免疫协同的作用。同时，应激还会启动内源性保护机制，使多种细胞、组织、器官以及系统共同参与影响下，达到"治未病"效应。

5.针灸"治未病"与免疫功能调节　针灸"治未病"，可双向调节免疫功能，对免疫系统疾病的治疗发挥重要的临床作用。针灸作用机制研究已经逐渐从系统水平、器官水平、细胞水平深入到分子水平。现有的研究证明，针刺预处理对基因表达谱的影响和热休克蛋白、递质、受体、转录调控类基因等有关；亦有学者发现针刺对一些体液因子，如一氧化氮、白介素、肿瘤坏死因子的数量和活性改变均可以调节机体内环境的紊乱。因此，在分子水平对蛋白质与核酸的研究，将是针灸对免疫作用机理研究的新领域。

57 论　治病求本论

【理论内涵】

治病求本，即针对疾病的本质进行治疗，任何疾病实施治疗时必须首先遵循，反映了具有普遍指导意义的治疗规律，是贯穿于整个治疗过程的指导思想，也是中医治则理论体系中最高层次的总治疗原则。一般认为，"本"为病证本质的统一。治病求本是整体观念和辨证论治的体现。

治病求本作为中医诊治疾病的指导思想和总原则，其他任何治则都是"治病求本"在不同情况下的灵活运用，是治病求本的进一步具体化。如正治与反治要求医生要透过现象看本质，强调要抓住疾病的本质；治标与治本要求医生正确处理病变过程中矛盾的主次先后关系；扶正祛邪、协调阴阳等则要求医生分别从邪正关系、阴阳平衡的角度进行求本治疗。

【学术源流】

出自《素问·阴阳应象大论》："阴阳者，天地之道也，万物之纲纪，变化之父母，生杀之本始，神明之府也，治病必求于本。"原文在以阴阳变化普遍规律作为天地万物生长、变化、衰亡根本原因的基础上，提出"治病必求于本"，认为治病之本必须求之于"阴阳"。

宋·刘完素《素问病机气宜保命集·病机论》："察病机之要理，施品味之性用，然后明病之本焉。治病不求其本，无以去深藏之大患。"强调病机为本。

明·张介宾继承《素问·至真要大论》"必伏其所主，而先其所因"的观点，《景岳全书·传忠录·求本论》提出："起病之因，便是病本。"明·李中梓《医宗必读·肾为先天本脾为后天本论》说："经曰'治病必求于本'。本之为言，根也。世未有无源之流，无根之本……故善为医者，必责根本，而本有先天、后天之辨。先天之本在肾……后天之本在脾。"

现代，有学者提出，所谓"本"是指人的体质，因为体质在很大程度上决定了人的患病与否和疾病的性质。也有认为"本"必须反映疾病的全部情况（包括病因、病位、病性、症状等）之内在联系和根本属性，治病求本，本于病证本质的统一。上述观点，从不同角度阐述了对病本的认识，而以疾病本质为主的观点，基本符合中医对疾病变化规律的认识。

【基本原理】

1. 治病求本，本于阴阳　"阴阳"是自然界万事万物生长、变化、衰亡的根本原因，是"天地之道"。《素问·阴阳应象大论》以此认识为基础，提出"治病必求于本"。明·吴崑注曰："天地万物，变化生杀而神明者，皆本于阴阳，则阴阳为病之本可知。故治病必求其本，或本于阴，或本于阳，必求其故而施治也。"认为治病之本，必须遵从自然变化的"天地之道"。清·张志聪《黄帝内经素问集注·卷二上》注释："本者，本于阴阳也。人之脏腑气血，表里上下，皆本乎阴阳；而外淫之风寒暑湿，四时五行，亦总属阴阳之二气；至于治病之气味，用针之左右，诊别色脉，引越高下，皆不出乎阴阳之理，故曰治病必求其本。"认为以"阴阳"为本，体现中医学诊治疾病的规律，认为疾病是阴阳失衡的结果，治疗目的就是恢复阴阳相对平衡，所以求阴阳就是求得病本。阴阳的概念和特性，所指为自然界存在的普遍规律。治病求本，本于"阴阳"，强调中医临床治病过程，必须遵从自然万物发生发展变化的普

NOTE

遍规律。

2. 治病求本，本于病因　以病因为本的观点，见诸很多医家之笔端。如明·周子干《慎斋遗书·辨证施治》："种种变幻，实似虚，虚似实，外似内，内似外，难以枚举，皆宜细心求其本也。本必有因，或因寒热，或因食气，或因虚实，或兼时令之旺衰。"病因即导致疾病发生的原因，强调邪气是发病的重要条件，辨证求因，审因论治。

3. 治病求本，先后天之本　在金元时期形成的各种学术流派中，其中补土派、温阳派等非常重视先天之本、后天之本，临证施治崇尚扶正，专防克伐。见于明·李中梓《医宗必读·肾为先天本脾为后天本论》以"先后天之本"为根本的观点，重点强调脾肾的重要性，说明在人体生命活动中的重要作用。

4. 治病求本，标本之本　宋《圣济经·推原宗本》说："治病不求其本，何以去深藏之患邪……盖自黄帝标本之论，后世学者阐以兼治之术，故能智明而功全……诚能由标而探本，斯能由本而明标，五脏六腑之盈虚，血脉荣卫之通塞，盖将穷幽洞微，探颐索隐，而知病之变动，无毫厘之差矣。"所论标本主要是说明病变过程中矛盾有主次，在治疗上要分先后缓急。治病求本之本与标本之本存在着概念上的差异，二者不可等同。

5. 治病求本，本于体质　当代有学者提出新的观点，如"从广义上讲，中医治病求本是着眼于人……人体患病后，出现的'证'，是疾病在一定时期病因、病位、病机等的综合性反映，体现了疾病阶段性的本质……不同体质的人生病后，可出现不同的病机病证。因此，人的体质是中医辨证论治的根本。""所谓'本'，是指疾病的本质，也即人的体质。因为体质在很大程度上决定了人的患病与否和疾病的性质……同样的致病因子，既病之后，有人患实证，有人则呈虚证，就是因为体质之不同。"以"体质"为本，强调人体正气在疾病中的作用，其理可通。

6. 治病求本，本于病机　病机是疾病证候本质的高度概括。刘完素《素问病机气宜保命集·病机论》强调病机为本。《景岳全书·传忠录·求本论》论及："万事皆有本，而治病之法，尤唯求本为首务。所谓本者唯一而无两也……万病之本，只此表、里、寒、热、虚、实而已。"透过疾病现象，探求疾病病机，才能认清本质。王冰说"机者，要也，变也，病变所由出也。"病机能够较正确、全面、深刻地揭示病证的本质。

7. 治病求本，本于辨证　当代有学者认为："治病必求于本之'求'，当释为'辨'；本，当释为'证'，意即治病必须辨证……证反映了疾病某阶段的本质……一个证名的确立，是对疾病本质的高度概括和明确表述……因此，证反映了疾病的本质，故可称之为本。"有文献提出："本，必须反映疾病的全部情况（包括病因、病位、病性、症状等）之内在联系和根本属性。中医治病，不是针对某种原因或几个症状，而是治证。证，是对医生将四诊获得的全部资料进行分析、归纳，概括出能反映病因、病机、病位、病性和邪正盛衰、阴阳失调等情况的诊断结论，是对疾病过程中某些规律的认识，是对疾病的本质的概括……可以认为：本与证相当，求本就是辨证，治病求本，本于证。"

8. 治病求本，病证本质　治病求本就是要寻求病证的本质，然后针对本质进行治疗。治病求本作为最重要的治疗指导思想，不仅要认识疾病某一阶段的主要矛盾，还应该认识整个疾病过程中的基本矛盾。因此，通过辨证求得的根本，是病与证本质的统一。证是疾病发展过程中某一阶段病机变化的本质，即疾病阶段性的主要矛盾，故并不能完全概括疾病整个发展过程的内在规律。就一种疾病而言，总是具有某些区别于其他疾病的特殊本质，即疾病的基本矛盾，包含了确定的病因、发病的机理以及疾病全过程中的病理损害特征等。疾病特殊的本质，决定了各种疾病自身发展变化的规律。从病与证的关系而言，疾病的基本矛盾是导致当前证候的本质性因素。因此，治病求本，应该是辨病求本与辨证求本的有机结合。通过辨病，找到不同疾病各自独有的特殊本质，从全程上把握影响疾病初终转归的基本矛盾；通过辨证，找到疾病处于不同阶段时病机变化的本质，从局部上抓住病变的主要矛盾。在病、证本质明确的基础上，使疾病的基本矛盾和主要矛盾在治疗中得以综合解决。由此可知，治病求本之本，应该既包括病之本质，又包括证之本质，是病证本质的统一。从这个意义上来界定治病求本的概念，则抓住病证本质进行针对性的治疗是其核心所在。

【临床意义】

"治病求本"要求临床诊治疾病时，医生应该全面分析疾病的表象，把握疾病的本质，有针对性地处方用药，或逆其证候性质而治，或顺从疾病假象而治。

对现代文献进行分析，表明"治病求本"适用于内科疾病，如呼吸系统疾病如支气管炎、肺炎、肺结核、肺癌等，消化系统疾病如萎缩性胃炎、慢性肝炎、肝硬化腹水、溃疡性结肠炎等，心脑血管系统疾病高血压、冠心病、中风等；泌尿系统疾病如肾炎、慢性肾衰等，内分泌代谢疾病如糖尿病等；妇产科疾病如不孕、痛经、流产、子宫内膜异位症、多囊卵巢综合征、更年期综合征等，男科疾病如前列腺炎等；肌骨骼系统疾病如肩周炎、骨质疏松、股骨头坏死等；皮肤科疾病如湿疹、银屑病、黄褐斑等；耳鼻喉科疾病如喉痹、牙周炎等。因此，"治病求本"在中医药辨证论治运用十分广泛，是指导中医临床实践的指导思想和最高层次的治疗原则。

【现代研究】

1. 治病求本的系统观　知本求本，注重了解并遵循天地阴阳变化规律，人体阴阳变化规律，以及人体阴阳与天地阴阳的相应关系。强调疾病要素间、疾病与人体系统、人体整体与外环境的时空变化保持动态联系，归为阴阳一体，反映了整体观的深层本质，体现了治病求本的整体性。

协调阴阳并通过阴阳的自我运动、自我衍化，恢复"阴平阳秘"这一求本核心，依靠机体固有的调节机制，在内外条件的动态变化中，即阴阳动态消长过程中，达到"阴阳自和必自愈"的目的，是求本的自组织、自主性、目的性的根本表现，也揭示了疾病调节的重要原则在于把握"自愈"的机制，说明了治病求本的自组性。

通过自我调节，恢复原来有序态和原有结构功能，在非平衡状态下保持自身有序性，以实现内稳态，是中医调治疾病的基本方法，其调节基础是阴阳的消长和互用动态平衡中的稳态。在疾病的非平衡状态下，在阴阳偏倾的消长中去调理阴阳，使其归于平和，形成相对平衡的趋稳态体系，反映了治病求本的稳定性。

求本之道在于明辨阴阳，探求自然规律人体生命规律及疾病变化规律的动态联系，表现为层次性与整体性的统一。进一步落实为治标治本、正治反治、扶正祛邪、三因制宜、调理阴阳；再次为寒热温清补虚泻实等基本治法；再次为指导临床治疗的各种措施。通过各个要素、各个子系统间，向上向下纵横交叉的各层次间的相互控制，以达到最佳状态，反映了治病求本的控制性。

NOTE

掌握人体疾病内在脏腑的生理功能，同时外应自然界四时阴阳变化规律，并注意先病与后病、病机与症状、医生与患者之标本等治疗方式，实为治病求本系统的开放性原理的表现。在临床治疗中，根据天人相应规律，顺阴阳之势而调治，寻找人体局部与自然整体在结构、功能、存在方式、衍化过程的共同性、共通性，则是治病求本相似性原理的表现。

2. 治病求本与 miRNA　microRNA（miRNA）是基因表达的重要调节因子，研究证实miRNA 参与了许多疾病的进程，所以调节 miRNA 的表达也是治疗疾病起效的可能作用途径。miRNA 与靶基因之间存在动态的平衡状态，使细胞生长、增殖、分化和死亡保持在一个正常的水平，以维持人体的正常功能，这与中医的阴阳平衡思想有异曲同工之妙。人体患病的可能分子机制之一是由于体内相关的 miRNA 异常表达，导致受其调控的靶基因异常表达，使相关 miRNA 与靶基因制约关系的消长平衡状态被破坏，即机体阴阳的对立制约关系被破坏，从而导致疾病的发生。中药复方可能是通过直接或间接调节相关 miRNA 的表达，以恢复相关 miRNA 与靶基因之间的消长平衡，从而恢复机体的阴阳平衡状态，从而达到治病求本的目的。

58 论　协调阴阳论

【理论内涵】

协调阴阳，是指根据机体阴阳失调的具体状况，损其偏盛，补其偏衰，促使阴阳恢复相对的协调平衡状态的治则。疾病的发生，从根本上来说，是机体阴阳相对协调平衡的状态被破坏，故有"一阴一阳谓之道，偏盛偏衰谓之疾"的说法。因此，采用一定的治法或者方药使机体的阴阳恢复相对的协调平衡状态，是中医学治疗疾病的最基本原则之一。

【学术源流】

《黄帝内经》没有明确使用"协调阴阳"术语，但"协调阴阳"之义却已经确立，如《素问·至真要大论》："谨察阴阳所在调之，以平为期。"指出协调阴阳是重要治则之一。《素问·阴阳应象大论》："审其阴阳，以别柔刚，阴病治阳，阳病治阴。"《灵枢·终始》："病先起阴者，先治其阴，而后治其阳；病先起阳者，先治其阳而后治其阴。"以上论述体现出《黄帝内经》协调阴阳的治疗原则。

后世医家始终秉承这一思想并发挥之，如唐·王冰对《素问·至真要大论》"诸寒之而热者取之阴，热之而寒者取之阳"注释："益火之源，以消阴翳，壮水之主，以制阳光。"提出阴阳偏衰而导致的虚热、虚寒证的治疗原则，堪称千古绝句。

金元·李东垣提出"内伤脾胃，百病由生"的观点，认为脾胃的功能在于阳气的升发，阳气升发，脾胃才能健运，治疗上尤重升发阳气。元·朱丹溪（震亨）则提出"阳常有余，阴常不足"，秉持"相火论"，确立"滋阴降火"之治则。

明·张介宾则根据阴阳互根的原理，提出了："善补阳者，必于阴中求阳，则阳得阴助而生化无穷；善补阴者，必于阳中求阴，则阴得阳升则泉源不竭。"（《景岳全书·新方八阵》）明·李中梓认为阴阳失调是疾病发生的内在根据，治疗时可通过补气、养阳为主来调阴阳，并且重在调气和养阳，正如《医宗必读·水火阴阳论》所言："故气血俱要，而补气在补血之先；

阴阳并需，而养阳在滋阴之上。"

【基本原理】

"人生有形，不离阴阳"，疾病的发生不外乎阴阳之间的关系出现失常。阴阳是辨证的总纲，疾病的各种病机变化均可以用阴阳的变化来说明，病机上的表里出入、上下升降、寒热进退、邪正虚实，以及气血、津液失常等等，均属于阴阳失调的表现。因此，从广泛的意义来讲，解表攻里，越上引下、升清降浊、寒温热清、补虚泻实和调和营卫、调理气血等诸治法，皆属协调阴阳的范畴。

依据阴阳之间的各种关系，阴阳失调可分为阴阳偏盛、阴阳偏衰和阴阳偏盛偏衰同时存在，故而针对这些类型治疗原则无外是"损其有余，补其不足"。具体到阴阳失调可有损其偏盛、补其偏衰和攻补兼施等，但是在实际运用时还需顾及阴阳之间的对立制约、互根互用等复杂关系导致的各种差异。

1. 阴阳偏盛，损其有余　"损其有余"，是指针对阴阳偏盛的病机变化，而祛除偏盛有余之邪气。临床运用时常要注意阴阳偏盛、阴盛伤阳或阳盛伤阴和阴阳格拒三种情况。

阴阳偏盛要损其有余，即"实则泻之"。适用于阴偏盛或者阳偏盛，而没出现相对一方的不足，或者阳盛伤阴或阴盛伤阳但是受损不甚严重之状态。"邪气盛则实""阳胜则热，阴胜则寒"，故阳邪偏盛形成的实热证，宜用"热者寒之"方法，治热以寒，清泻其阳热；阴邪偏盛形成的实寒证，宜用"寒者热之"的方法，治寒以热，温散其阴寒。

阴盛伤阳或阳盛伤阴要兼顾其不足。适用于阴偏盛或者阳偏盛，已出现对应阳或阴受损且偏虚较明显时。详见损益兼施。

阴阳格拒要分清寒热证候的真假。阴阳偏盛的病机变化发展到极期，可能导致"阴阳格拒"，即阴盛格阳的真寒假热证和阳盛格阴的真热假寒证。治疗时必须抓住阴寒内盛或阳热内盛的病变本质，采用"热因热用"或"寒因寒用"之法，以祛除偏盛已极的阴邪或阳邪。

2. 阴阳偏衰，补其不足　"补其不足"，是指针对阴阳偏衰的病机变化，而补其相应偏衰的正气。临床运用包括阳病治阴，阴病治阳；阳中求阴，阴中求阳；阴阳双补、回阳救阴等。

阴阳偏衰要补其不足，即"虚则补之"。适用于阴或阳偏衰导致对方相对亢盛的病变。"精气夺则虚"（《素问·通评虚实论》），由于"阳虚则寒，阴虚则热"（《素问·阴阳应象大论》），故治疗当"阴病治阳，阳病治阴"。对阳虚不能制阴导致阴盛而出现的虚寒证，宜采用补阳的方法治疗，称为"阴病治阳"，王冰谓之"益火之源，以消阴翳"；对阴虚不能制阳导致阳亢而出现的虚热证，宜采用滋阴的方法治疗，称为"阳病治阴"，王冰谓之"壮水之主，以制阳光"。

阴阳偏衰亦可采用阴阳互济治法。多用于阴或阳偏衰而对方偏盛不显著或可能损及对方的病变。阴阳互根，互生互济，一方能促进另一方的化生与壮大。因此，在治疗阴虚或阳虚时，常酌情使用补益偏衰之对方的药物，借其阴阳互生之机，促进偏衰一方的恢复。如阴偏衰时，可在滋阴剂中适当佐入少量温阳或益气药，以"阳中求阴"，使"阴得阳生而源泉不竭"；在治疗阳偏衰时，常在大队温热药中加入少量滋阴药，以"阴中求阳"，使"阳得阴助而生化无穷"。需要指出的是，这里的滋阴方剂佐以温阳之品、温阳方剂佐以滋阴之品，并不是因为同时有阴虚或阳虚存在，加入温阳药是鼓舞阳气以生阴液，加入滋阴之品是为巩固阳气赖以产生的根基。

阴阳两虚则须阴阳双补。人体内阴阳相互依存，故阴虚可累及阳，阳虚可累及阴，最终出现阴阳两虚的病证，当阴阳双补。但要分清主次，以阴虚为主者，阴阳兼补，当以滋阴为先，在滋阴的基础上，酌配温润助阳之品，以求其阴阳并补；以阳虚为主为重，阴阳兼补，当以温阳为先，在温助阳气的基础上，配合滋阴。阴阳互损的补益法，主要见于肾中阴阳互损的证候病机。肾主藏精，为"水火之宅"，肾虚精必亏。因此，肾阴虚或肾阳虚所致的阴阳互损，在治疗时总以滋肾填精为基础。以阴虚为主者，应补阴为主兼以补阳；以阳虚为主者，当补阳为主辅以补阴。

阴阳亡失要回阳救阴。对于阴阳亡失的病理变化，虽然属阴阳偏衰的病机变化，但发病较急，病情较重，如不及时抢救，最终易出现"阴阳离决，精气乃绝"的严重后果。因此，亡阳者，当回阳以固脱；亡阴者，当救阴以固脱。

3. 损益兼施　损益兼施，是指同时兼顾损其偏盛和补其不足，适用于阴阳偏盛、偏衰并存的情况。阴阳偏盛的病证，日久必致"阴胜则阳病，阳胜则阴病"。故在"损其有余"的同时，应当兼顾补其不足。

对于阴盛阳虚或阳盛阴虚的实中夹虚证，应采取损其有余为主，兼以补其不足之法。如实热证日久伤阴者，当清泻阳热兼滋阴；实寒证日久伤阳者，当温散阴寒兼扶阳。

对于阳虚阴盛或阴虚阳盛的虚中夹实证，应采取补其不足为主，兼以损其有余之法。阴阳偏衰发展到"阴虚则阳亢，阳虚则阴盛"，即相对阳亢、阴盛形成邪实者，又当在滋阴或补阳的同时，配以泻火、潜阳或利水化饮之品，以消除、平抑亢盛之阳热或阴寒。

【临床意义】

协调阴阳作为最基本的治则之一，在临床广泛应用，并使中医学的治则理论充满辩证思维。调理阴阳治则具体运用时，应在扶正祛邪原则指导下，通过扶正以补充人体阴阳之偏衰，通过祛邪以祛除阴阳之偏盛，借药性之偏来协调阴阳之偏，从而达到恢复机体阴阳相对平衡的目的。

临床上治疗疾病时，要时刻注意阴阳之间的互相斗争、互为消长，又互相依存、互相为用的关系。如果在治疗中这种阴阳互根互用、相互依存的关系遭到破坏，会出现"阴损及阳""阳损及阴"的病机变化及其相关的病证表现，甚则出现"孤阳不长，独阴不生"之恶果。明·张介宾深谙此道，不但以此理论为依据，直接用于阴阳失调病证的调治，还推而广之，广泛应用于阴阳、精气、气血同虚等证的治疗及其组方，所创制的右归丸（饮）、左归丸（饮）等著名方剂皆宗此理。

协调阴阳的治则在临床广泛应用到高血压、糖尿病、中风、哮喘、肿瘤、妇科病等疾病的治疗之中。疾病的发生、发展、变化的根本原因是阴阳的偏盛偏衰，即"阴阳失调"，也就是机体内外环境相对恒定状态的破坏。基于调控内因与排除外因的思路，治疗的指导思想若能建立在协调阴阳平衡，调动体内抗病能力为主的"内因治疗"基础上，但不是唯内因治疗论者，内因的调控必须兼顾并与外因的治疗有机地结合起来，医生们就可能掌握治疗的主动权，临床疗效将会大大提高。

【现代研究】

有学者认为，免疫学的稳定平衡观念与中医学阴阳的对立制约、消长平衡理论很相似，既要发挥免疫防御、免疫稳定和免疫监视功能，以维持机体的平衡和健康，同时这些功能还要保持一个适度的状态，不能过高或过低，否则就要发生超敏反应、自身免疫病和肿瘤等疾病。采用免疫学方法防治疾病，在很大程度上与中医学协调阴阳的治则相似，就是用药物或生物制剂进行免疫调节。免疫抑制疗法与协调阴阳治则中的"损其偏盛"类似，免疫增强疗法与协调阴阳治则中的"补其偏衰"类似。

有学者将协调阴阳灵活地运用到妇科病的辨证论治，认为行经期是从重阴必阳、排卵期则为重阳必阴，整个月经周期就是一个阴阳转化的过程，进而有针对性地运用不同的方药治疗妇科病。

有研究运用数学方法求解了以慢性再生障碍贫血为例的阴阳虚实的治则治法，认为将用数学模型算出的数值，应运用到临床实际中，用实际疗效再来校正理论值，算出误差，加以修正，使理论值与实测值拟合，再去指导以后的实践，这是一个值得研究的思路。

59 论　扶正祛邪论

【理论内涵】

扶正，即扶助正气，是指采用补虚方法，以增强体质，提高抗病能力，达到战胜疾病，恢复健康的目的。常用方法有药物、针灸、气功、体育锻炼、饮食营养、精神调摄等。

祛邪，即祛除邪气，是指采用泻实方法，以祛除病邪，达到邪去病愈的目的。常用方法有药物、针灸等。

扶正与祛邪，虽然截然不同，但相互为用、相辅相成。扶正使正气增强，提高机体抵抗和祛除病邪的能力，有利于祛邪，即所谓"正胜邪自去"；祛邪可减轻和中止病邪对正气的损害和干扰，有利于恢复正气，即所谓"邪去正自安"。

【学术源流】

《黄帝内经》虽然没有明确提出扶正和祛邪的概念，但在对正邪盛衰与虚实病机及其相关治则的认识中，渗透扶正和祛邪的治疗思想。如《素问遗篇·刺法论》："正气存内，邪不可干。"《素问·通评虚实论》："邪气盛则实，精气夺则虚。"《素问·三部九候论》："虚则补之""实则泻之"。《灵枢·邪客》："补其不足，泻其有余。"其他如《素问·阴阳应象大论》《素问·至真要大论》《素问·脏气法时论》等篇章也有所体现。可以说，《黄帝内经》奠定了扶正和祛邪治则的理论基础。

扶正祛邪，又称养正祛邪、扶正攻邪、扶正散邪等。如唐·王冰《重广补注黄帝内经素问·脏气法时论》说："药，谓金玉、土石、草木、菜果、虫鱼、鸟兽之类，皆可以祛邪养正者也。"宋·《圣济总录纂要·心痛门》："善医者，惟明攻邪以扶正，则九种之病（九种心痛），其治一理也。"元·朱丹溪《金匮钩玄·喘》："凡久喘，未发以扶正气为要，已发以攻邪为主。"明·张介宾《类经·疾病类·四十九》："有汗要无汗，以扶正为主而兼散；无汗要有汗，以散邪为主而兼补。"《景岳全书·传忠录·虚实篇》："实言邪气实，则当泻；虚言正气虚，则当补。"指出治疗虚证，应当扶助虚弱的正气；治疗实证，应当祛除亢盛的邪气。清·喻嘉言《医门法律·先哲格言》："实而误补，固必增邪，犹可解救，其祸小；虚而误攻，真气忽去，莫可挽回，其祸大。"认识到扶正和祛邪误用的危害性，强调扶正和祛邪应合理运用。

NOTE

清·陈士铎明确提出"扶正祛邪",见于《辨证录·脚疽门》:"今既不痛,而色又不变,是有肿之名而无肿之实,全是气虚而无以养,非邪盛而气不能制也。治法补气以扶正,不须化毒以祛邪。"

清·张璐《张氏医通·虚损》:"治虚邪者,当先顾正气。正气存则不致于害,则补中自有攻意。盖补阴即所以攻热,补阳即所以攻寒。世未有正气复而邪不退者,亦未有正气竭而命不倾者。如必不得已,亦当酌量缓急,暂从权宜,从少从多,寓战于守,斯可矣,此治虚之道也。治实证者,当去其邪,邪去则身安,但法贵精专,便臻速效,此治实之道也。"表明对扶正和祛邪的关系有较深刻的认识。

清代·徐大椿说:"虚邪之体,攻不可过;实邪之伤,攻不可缓。"说明扶正祛邪要准确辨证,掌握适当的时机和分寸。

【基本原理】

1.扶正祛邪,虚补实泻　扶正,适用于以正气虚为主要矛盾,而邪气不盛的虚性病证。当人体的精气血津液的精微物质的不足,或脏腑功能低下时,遵循扶正治则,"虚则补之",可使正气旺盛,邪气自除。针对正虚有精虚、气虚、血虚、阴虚、阳虚、津液不足、气血两虚、阴阳两虚等不同,有填精、益气、养血、滋阴、温阳、补足津液、气血双补、阴阳双补等具体治法。

祛邪,适用于以邪气亢盛为主要矛盾,而正气未衰的实性病证。在疾病过程中,出现六淫、疠气、水湿痰饮、瘀血等邪气亢盛,或脏腑功能亢奋时,遵循祛邪治则,"实则泻之",可使邪气祛除,正气自复。实际运用时,要注意根据病邪性质和侵袭部位的不同,采用不同的治法,尽快祛除邪气。主要有发汗、涌吐、泻下、清热、祛寒、化湿、利水、消食、导积、祛痰、化瘀等具体治法。

2.扶正不留邪,祛邪不伤正　扶正兼祛邪,适用于以正气虚为主,邪盛为次的虚实错杂病证。以扶正为主,兼顾祛邪,旨在补虚泻实。如肾阳虚所致水饮内停,治当以温补肾阳为主,兼利水湿之邪。需要注意的是:扶正虽然有使正盛而邪退的一面,但使用扶正药物的时间不当或药量过大,则有可能导致邪气停留而加重病情,因此要做到"扶正而不留邪"。

祛邪兼扶正,适用于以邪盛为主,正虚为次的虚实错杂病证。以祛邪为主,兼顾扶正,旨在泻实补虚。如夏季感受暑热之邪而伤津耗气,治当以清解暑热为主,兼以益气生津。祛邪虽然有使邪退而正安的一面,但使用祛邪药物时间过长或过量,常会造成耗伤人体正气的弊端,因此要做到"祛邪而不伤正"。

3.扶正祛邪,分清主次先后　先扶正后祛邪,适用于正虚邪实,正气虚弱而不能耐受攻伐的病证。因为正气极度虚弱,兼顾祛邪反能更伤正气,甚至有生命危险,故当先扶正以助正气,待正气渐复,再予以祛邪。如某些虫积患者,因正气太虚弱,不宜先行驱虫,应先健脾扶正,恢复正气,再驱虫消积。

先祛邪后扶正,适用于邪实正虚,扶正反会助邪或正气尚能耐攻伐的病证。在疾病过程中,出现了以下两种情况:一是邪气亢盛为主,兼扶正反会助邪;二是正虚不甚,邪势方张,正气尚能耐攻者。此时先行祛邪,邪气速去则正亦易复,再补虚以收全功。如瘀血所致的崩漏,瘀血不去,崩漏难止,治当先活血化瘀,后补血扶正。

【临床意义】

正气不足，多表现为构成人体的精微物质精、气、血、津液、阴阳的不足，脏腑经络的生理功能减退；邪气亢盛，是指导致人体发病的致病因素存在或亢盛，如外感、六淫、七情、饮食劳倦、痰饮、瘀血等均属于邪气盛的范畴。

现代文献分析结果，表明"扶正祛邪"治则适用于临床很多病证。临床报道较多的有：各种恶性肿瘤的治疗和转移；内科疾病如呼吸道病毒感染、慢性支气管炎等呼吸道疾病，糖尿病及并发症、痛风等内分泌代谢疾病，慢性胃炎、胃溃疡、肝炎、结肠炎等消化系统疾病，慢性肾炎、尿毒症等肾脏疾病，高血脂、心肌炎等心血管系统疾病；慢性盆腔炎、子宫肌瘤、免疫性不孕症等等妇科疾病，前列腺炎等男科疾病；风湿和类风湿性关节炎等骨关节疾病；荨麻疹等皮肤病；慢性疲劳综合征等。通过扶正，人体的免疫功能得到增强，抗病能力提高；通过祛邪，消除了各种病邪对人体的不利影响。因此，通过扶正祛邪，能够阻止病情的发展，促进疾病的康复，对临床常见重大、疑难、慢性疾病的中医药辨证论治具有重要应用价值。

【现代研究】

1. 扶正培本药物治疗恶性肿瘤的机制　扶正培本药物具有增强和调节机体免疫功能，保护骨髓及提高机体造血功能，增加消化吸收功能，改善物质代谢，阻止基因突变，抑制肿瘤细胞增殖，促进肿瘤细胞凋亡，阻止肿瘤侵袭与转移，抑制肿瘤血管形成及肿瘤细胞端粒酶活性等多种作用。由于扶正培本药物的多样性，各种不同类别的扶正药物又有其自身的特异性，其发挥的扶正作用可能是多途径、多靶点联合协同作用的结果。

2. 扶正调节免疫系统功能的机制　虚证对免疫系统的影响是导致免疫系统的功能低下。扶正可能通过以下途径参与免疫调节作用：①促进功能低下的免疫器官的发育，提高机体的免疫能力。②促进免疫细胞的增殖和活化，发挥免疫调节。如 T 淋巴细胞、B 淋巴细胞、自然杀伤细胞（NK 细胞）、淋巴因子激活的杀伤细胞（LAK 细胞）、巨噬细胞、树突细胞等。③调节免疫分子的表达。如促进细胞因子、趋化因子的分泌及活性，促进和调节补体、抗体、溶菌酶的产生。④调节垂体 – 肾上腺皮质系统的作用，促进神经 – 内分泌 – 免疫调节网络的联系。⑤调节细胞内环核苷酸 cAMP/cGMP 的含量比例，提高和改善机体核酸、核苷酸的代谢。

3. 祛邪调节免疫系统功能的机制　实证对免疫系统的影响，或导致免疫系统的功能亢进，或抑制机体的免疫功能。祛邪既可抑制过高的病理性免疫反应，还可通过消除病邪对人体正常生理功能的干扰，使正气恢复抗病作用，达到免疫平衡状态，从而也可增强人体的免疫功能。许多方药对免疫系统具有双向调节作用，能清除免疫复合物、自身抗体、过敏性介质及其某些凝血因子等引起的炎症性损害。祛邪可能通过以下途径参与对免疫功能的双向调节作用：①调节淋巴细胞的功能和比例，抑制肥大细胞的脱颗粒和递质的释放。②促进巨噬细胞吞噬抗原的功能，较多地消除抗原，减少对免疫系统的进一步激发。③提高中和抗体的产生，中和抗原，抑制免疫反应。④改善微循环和毛细血管的通透性。⑤调节神经内分泌免疫调节网络的联系。

60 论　正治反治论

【理论内涵】

正治和反治，是在治病求本精神指导下，针对疾病有无假象而制定的治疗原则。所谓正治，是指疾病的临床表现与其本质相一致情况下的治则，采用的具体治法和药物性质与疾病的临床表现相反，因逆其疾病性质而治，故称为"逆治"。

所谓反治，是指疾病的临床表现与其本质不完全一致而出现假象情况下的治则，具体治法和药物性质与疾病的临床表现假象相同，因顺从疾病假象而治，故称为"从治"。

疾病的临床表现错综复杂，既可见与疾病本质一致的临床表现，又可见与疾病本质不完全一致的临床表现假象。因此，确立治疗原则，无论正治和反治，或从疾病的临床表现而治，或从疾病的临床表现假象而治，其实质皆是针对疾病本质而治。因此，正治和反治，皆属于"治病求本"指导下的治疗原则。

【学术源流】

出自《素问·至真要大论》："微者逆之，甚者从之……逆者正治，从者反治。"唐·王冰以火之大小喻病之微甚，病甚"犹龙火也，得湿而焰，遇水而燔"，这是"不识其性"的结果，如"识其性者，反常之理，以火逐之"，则"燔烁自消"，可见，王冰认为的反治就是用热药治疗热病，用寒药治疗寒病。明·张介宾则对此进一步阐释，如《景岳全书·论治篇》："治法有逆从，以寒热有假真也……夫以寒治热，以热治寒，此正治也，正即逆也；以热治热，以寒治寒，此反治也，反即从也。"明确指出正治适用于疾病现象与本质相符的情况，因采用的治疗原则与疾病临床表现性质相反，故称为"逆"。反治适用于疾病现象与本质不相符的情况，因采用的治疗原则顺从疾病某些假象，故名曰"从"。并明确指出了临证时反治法较难以把握，如《类经·论治类》："寒热有真假，虚实亦有真假。真者正治，知之无难；假者反治，乃为难耳。"其后，中医界对正治、反治的认识基本赞同张介宾的认识。

【基本原理】

1. 微者逆之，逆者正治　微者，即病情较轻，症状亦较单纯，疾病的本质与现象相一致的病证，应采用正治（逆治）之治则。临床上绝大多数病证的本质与现象是一致的，如寒性病证表现出寒象、热性病证表现出热象、虚证表现出虚象、实证表现出实象，治疗疾病需要针对其本质，其现象就会随之消除。其具体应用举例为寒者热之，热者寒之，虚则补之，实则泻之。

寒者热之，是指对于表现出寒象的寒证，须用温热性质的治法或方药来治疗，即以热治寒。"寒"指性质为寒的证候，"热"是指温热的药物或者治法。常有实寒、虚寒之分。实寒证多为寒邪袭表或寒邪直中于里；虚寒证多为内伤久病，阳气耗伤，阴邪内盛所致。无论实寒还是虚寒，都要用温热性质的药物治疗。实寒证需用温热之品温散寒邪；虚寒证当用温热之品以补阳气。具体运用此原则时，还要分清寒证的表、里、虚、实属性，以分别制订出具体的治疗方法。其中，表寒证多为表实证，治用辛温解表法；里寒证则当根据具体病证的虚实情况分别采取温中祛寒、回阳救逆或温经散寒等法予以治疗。

热者寒之，是指对于表现出热象的热证，须用寒凉性质的治法或方药来治疗，即以寒治热。"热"指性质为热的证候，"寒"是指寒凉的药物或者治法。常有虚热、实热之分。实热证多为感受热邪，或其他病邪入里化热；虚热证多为内伤久病，阴虚阳亢，阴不制阳所致。实热证多用寒凉之品清热泻火；而虚热者须用的甘寒之品滋阴降火。无论表热或里热还是虚热，都要用寒凉药物治疗，具体运用此原则时，应分辨热证的表、里、虚、实属性，以制订具体的治疗方法，如表热证用辛凉解表法；里热证则当根据具体病证的虚实情况，分别采取清气分热、清营凉血、清热解毒、清脏腑热或滋阴清热等方法治疗。

虚则补之，是指对于表现出虚象的虚证，要用具有补益功用的治法或方药来治疗，也就是用补益的治法或方药治疗虚性病证。虚证主要是由于正气不足，机体的脏腑、气血、经络等生理功能减退所致。具体运用此原则时，要根据气虚、血虚、阴虚、阳虚等不同证候，分别给予补气、补血、补阴、补阳等方法治疗。

实则泻之，是指对于表现实象的实证，要用具有祛邪功用的治法或方药来治疗，也就是用祛邪的治法或方药治疗实性病证。实证主要是亢盛之邪气侵袭，正气尚未虚弱或虚弱不严重的机体所致。具体运用此原则时，要分清邪气的性质以及邪气所在的部位，分别制订出具体的治疗方法。如瘀阻经脉用化瘀通经法，痰热蕴肺用清肺化痰法，里实积滞用攻下法，水饮停聚证用逐水法，邪侵肌表用发表散邪法，宿食壅滞胸脘用涌吐法等。

寒者热之、热者寒之、虚则补之、实则泻之等正治的具体治法又常交叉使用，如对于实寒证既要用泻法，也要使用寒者热之的方法治疗。

正治的应用范围较广泛，如《素问·至真要大论》所说："结者散之，留者攻之，燥者润之，急者缓之，散者收之，损者温之，逸者行之，惊者平之。"此皆属正治，表明机体脏腑气血阴阳失调可能有多种不同的具体表现，但总的施治原则只能"逆之"，即与疾病性质针锋相对，选用具体治法及其药物或非药物疗法，使机体恢复平衡状态。

2. 甚者从之，从者反治 甚者，即某些比较严重、复杂的病证，可见寒热或虚实的真假之象并存的混杂状况，疾病的本质与临床表现不完全一致，应采用反治（从治）之治则。反治应用的具体治法或药物性质与假象相一致，而对于病证的本质来说，仍然是相逆的，故反治属于特殊的正治，治疗求本是其核心目的。反治法一般多属病情发展比较复杂，病势危重，并且症状出现假象时才可运用，辨证时要特别注意透过现象找到本质，不可被假象迷惑，以免造成治疗上的错误。反治主要包括热因热用、寒因寒用、塞因塞用、通因通用四种常见具体治法。

热因热用，是指用温热性质的治法或方药治疗具有假热现象的病证，即以热治热。前一个"热"，指治法或方药的性质；后一个"热"，指病证出现的假象属性。适用于阴寒内盛，格阳于外的真寒假热证。例如患者四肢厥冷、下利稀溏、小便清长、精神萎靡、舌淡苔白，同时可见身热、口渴、面赤、脉大。前组症状是病证本质寒盛的真象表现；后组症状是阴寒之邪盛于内，逼迫阳气浮越于外的假热表现。因为寒盛是病证的本质，热象属于假象，所以用温热的方药治其真寒，假热便会随之消失。真寒假热证用温热法治疗，温热治法对"假热"现象而言，属于"热因热用"的反治法；而对于"真寒"本质来说，就属于"寒者热之"的正治法。

寒因寒用，是指用寒凉性质的治法或方药治疗具有假寒现象的病证，即以寒治寒。前一个"寒"，指治法或方药的性质；后一个"寒"，指病证出现的假象属性。适用于里热盛极，阳盛格阴于外的真热假寒证。例如患者口渴喜冷饮、烦躁不安、大便干结、小便短赤、舌红苔黄，同时可见四肢厥冷。前组症状是病证本质热盛的真象表现；后组症状是里热盛极，阻遏阳气不

NOTE

能外达的假寒表现。因为热盛是病证的本质，寒象属于假象，所以用寒凉的方药治其真热，假寒便会随之消失。真热假寒证用寒凉法治疗，寒凉治法对"假寒"现象而言，属于"寒因寒用"的反治法；而对于"真热"本质来说，就属于"热者寒之"的正治法。

塞因塞用，是指用具有补益功用的治法或方药治疗具有闭塞不通症状的虚证，即以补开塞。前一个"塞"，指具有补益功用的治法或方药，后一个"塞"，指虚性闭塞不通的现象。适用于真虚假实证，即由于人体精气血津液不足、功能减退而导致的闭塞不通症状，此不通不是实邪阻滞，而是由于人体正气虚弱，运化无力所致，故常被称为"虚闭"。例如脾虚患者，可见少气懒言、神疲乏力、肢体倦怠、舌淡脉弱的气虚症状，同时还可出现腹胀纳呆，此腹胀尤以食后为重，并且无水湿、食积停滞的征象可循，所以用益气健脾法治疗脾虚的本质，脾气充足，运化正常则腹胀自消。久病精血不足导致的便秘、血枯冲任亏损所致的闭经等病证，由于其本质皆为虚，"闭"症乃由虚所致，所以皆应运用"塞因塞用"的反治法，采取补益法治疗，分别给予益精养血、润肠通便和养血调经。真虚假实证用补益法治疗，补益治法对"假实"现象而言，属于"塞因塞用"的反治法；而对于"真虚"本质来说，仍属于"虚则补之"的正治法。

通因通用，是指用具有通利功用的治法或方药治疗具有通泄下利症状的实证，即以通治通。前一个"通"，指具有通利功用的治法或方药，后一个"通"，指实性通泄下利的现象。适用于真实假虚证，即由于实邪阻滞气机，气化传导失司所导致的通利症状。例如饮食积滞导致的腹泻表现，是由食积之邪实的病证本质所导致，故可用"通因通用"的反治法，采取祛邪法治疗，给予消导泻下法。真实假虚证用通利法治疗，通利治法对"假虚"现象而言，属于"通因通用"的反治法；而对于"真实"本质来说，就属于"实则泻之"的正治法。

反治法适用的病证中会真象假象同时出现，一般不会仅出现假象而无真象的症状表现，因此，临床需要医者仔细辨识，以免犯"虚虚实实"之戒！

此外，《素问·五常政大论》还有"治热以寒，温而行之；治寒以热，凉而行之"之说，后世称为"反佐法"，多用寒极、热极之时，或有寒热格拒现象时，为减轻或防止格拒反应而采用的制方、服药的具体方法，以提高疗效。具体方法为于温热方药中佐以少量寒凉药，或治疗寒证用药以冷服法；寒凉方药中佐以少量温热药，或治疗热证用药以热服法。

【临床意义】

正治是临床上最常用的治疗原则。临床上绝大多数病证的本质与现象是相一致的，现象真实地反映出本质，如寒性病证出现寒象、热性病证出现热象、虚证出现虚象、实证出现实象，当针对疾病本质治疗时，疾病的现象当然随之消除。具体运用此原则时，须注意分清证的表、里、寒、热、虚、实属性，以分别制订出具体的治疗方法。如表寒证多为表实寒证，治用辛温解表法；若为表虚寒证，则需调和营卫，解肌散寒；而里实寒证，治用温中祛寒或温经散寒法；里虚寒证，则治用温阳、回阳等法。

反治适用于比较严重、复杂的病证。因此，辨证时要特别注意分清疾病的真象，不可被假象迷惑，以免造成治疗上的错误。但是，临证如何准确自如地运用正治、反治也并非易事，张介宾《类经·论治类》列举"阳证似阴，火极似水""阴证似阳，水极似火"的假寒、假热证等多种表现，指出"不可不辨其真耳"。一般而言，真虚假实总有脉象的虚弱无力、舌质的光剥胖嫩等真虚本质可循，真实假虚则总有脉象的滑数有力、舌苔的黄燥苍老等邪盛征象可循；

真寒假热则多会出现畏寒蜷卧、脉微欲绝等真寒象，而真热假寒则有胸腹灼热、舌红、脉数大有力等真热象。可见，正治、反治之用的前提在于辨明真假，抓住本质，不为假象所迷惑。

【现代研究】

关于正治反治，有学者认为，正治反治应该包括三种含义，其一，即目前之正治法，包括寒者热之、热者寒之、虚则补之、实则泻之等，反治法包括寒因寒用、热因热用、塞因塞用、通因通用。其二，正治是指顺从脏腑气机升降的生理之性而治，而反治则是逆其脏腑逆乱之气机而治。其三，是指从其病发在标或本亦取治于标或本，逆其病发在标或本，反治其本或标。意在根据标本缓急，确定用药的主攻方向。

1. 反治与正治的实质一致 根据"治病求本"的原则，治疗疾病首先必须"求本"，从错综复杂的寒热虚实真假症状中找到疾病的本质，然后针对本质进行治疗，给予与病证本质性质相逆的治法和方药。既然治疗是在已经辨清病证本质之后进行的，并且只能是逆其本质来立法处方用药，那么不论疾病有无假象，只要抓住了本质，就是把握住了治疗的关键。从这个角度来认识正治与反治，应该说二者是不存在本质的区别。故有学者认为所谓"反治"，其实质是与"正治"相同的治则，由于理论上自相矛盾的表达方式，客观上使学习者理解此法带来了困难，且使"实则泻之，虚则补之"的治则节外生枝，把本来简单易懂的问题复杂化了。这一治则在理论上令人费解，与"正治"相比并没有什么创新之处，由此决定了它在临床实践中指导意义有限，完全可纳入"正治"体系中。

2. 反治与正治是一对相反的概念 有学者认为，正治与反治应该是一对相反的概念，所以真正的反治，应该是针对病证本质而采取确实的反治，这样才能与正治构成相反的概念。由于上述所言反治，其实质与正治毫无差异，所以不是真反，而是假反。这种观点认为，如果把正治看作是对病证性质的一次否定，那么真正的反治就是对上述否定的再次否定，而否定之否定的结果，是治法与病势（或病证性质）之间出现了"顺从"现象。同时认为，只有当正治无效时，客观上才产生对正治进行否定的要求。关于真正反治的机制，认为其最根本的机制是"顺从病势而治"，理由是：疾病的任何一种病变反应，如发热、呕吐、泄泻等，都是为了适应机体抵抗疾病的需要而产生的，所以，应该在一定程度上保护这些病理反应，必要时还可促发之，以帮助机体排除病邪。

根据其机制，反治的方法类型主要有三种：一是"时反"，在发病与间歇时间上反向取时治疗，即发病时不治疗（急则治标除外），不发病时抓紧治疗；二是"针反"，在针灸选穴上采取反位治疗，即上病取下，下病取上，左病刺右，右病刺左；三是"药反"，顺从病势，采取与证候性质相一致的方药进行治疗，即以寒治寒，以热治热，以攻为补，以补为泻。

反治的完整表述应该是"甚则从之"。反治不仅仅是寒因寒用、热因热用、塞因塞用、通因通用，而是"甚则从之"。寒因寒用、热因热用是从疾病性质上的反治，塞因塞用、通因通用是从病势上的反治，而甚则从之则是涵盖病因、病位、病情、病势，正邪斗争诸方面的反治，有学者运用这一观点指导临床获得显著疗效。

3. 反治真假研究 有学者认为，反治的完整定义，应包含相互独立的两个部分，一是假反，一是真反。按现行教科书，反治是指顺从疾病假象而治的一种治疗原则，只能称为"假反"，而反治本来意义应是"真反"。《医碥·反治论》指出："以热治寒，以寒治热。谓之正治，又谓之逆治。以热治热，以寒治寒，谓之反治，又谓之从治，而有真反、假反之分。"

所谓真反是指顺从疾病性质而治的一种治疗原则。因其治疗特征是顺从病性，故又称"从治"。反治的概念最早由《黄帝内经》提出。王冰编次《素问·至真要大论》谓之："反治何谓？岐伯曰：热因寒用，寒因热用，塞因塞用，通因通用。"后世为了在文法上与"塞因塞用""通因通用"一致，而对原文表述进行修正。如"热因寒用"之意，当按常规应用寒，反治则用热，其中"寒"与"热"分别指常规治法与反治治法。但在"塞因塞用"中，前一个"塞"指治法，后一个"塞"指病性。显然，《黄帝内经》所说的"反治"其实都是"真反"。如临床上常见的"真反"有"甘温除大热"，即是使用甘温之药物治疗阴火上扰之发热，这就是"热因热用"。这时发热表象是对内在复杂病理变化的真实反映，不属于假象。因此，依据"顺从疾病假象而治"来界定反治法，就违背了定义概念的外延必须和被定义概念的外延相等的规则，犯了"定义过窄"的逻辑错误，并且"顺从假象而治"只是一个辨证诊断问题，而非治疗原则问题，不足以形成"反治"的概念。

所谓的假反是指顺从疾病假象而治的一种治疗原则。从治法与疾病性质上讲，仍属于正治。假反的概念形成于明代。明·肖京《轩岐救正论·治法大要》指出："治有逆从者以病有微甚，病有微甚者以证有真假也。寒热有真假，治法亦有真假。真者正治，治之无难；假者反治，乃为难耳。"罗国纲把这种反治定义的来源认定是来自《黄帝内经》，《罗氏会约医镜·治法精要》论述："凡治法有从逆，以寒热有真假，此《黄帝内经》之旨也。经说：逆者正治，从者反治。"其实，《黄帝内经》原文并未明确指出反治的适应证应有"假象"，因此这只能看作是后世医家对《黄帝内经》所说"反治"含义的理解。虽然"假反"也有其特定的理论和实践意义，但对《黄帝内经》"反治"的原始含义，应当重新认识。

61 论　调理脏腑论

【理论内涵】

调理脏腑，是在整体观指导下，针对脏腑功能失常制定的治疗原则。脏腑失常的病变主要包括脏腑自身的病变和脏腑关系的失常。脏腑自身病变不外虚实，主要表现为各脏腑阴阳气血不足和失调。因各脏腑的生理功能不同，其发生气血阴阳病变的病机特点也各不相同，治疗时当区分虚实，虚则补之，即补益气血阴阳；实则泻之，即祛除实邪。同时还要结合脏腑的生理特点，顺应脏腑的特性。

脏腑关系的失常就是脏腑之间功能关系失调。由于人体是一个有机的整体，脏与脏、腑与腑、脏与腑之间紧密联系、彼此协调。当一脏（或腑）发生病变时，病变就会累及他脏（或腑），影响脏腑之间的协调关系，表现出病机上的传变关系。因此，治疗脏腑病变，除针对本脏（或腑）进行治疗外，还要利用脏腑间的关系，通过治疗上的整体调节，促进各脏腑功能，使其关系恢复到正常协调的状态。

【学术源流】

《黄帝内经》关于调理脏腑治则，见于多篇论述。如《素问·脏气法时论》有"五脏苦欲补泻"治法；《灵枢·百病始生》论及"忧思伤心，重寒伤肺，忿怒伤肝，醉以入房，汗出当风伤脾，用力过度，若入房汗出如浴，则伤肾……有余不足，当补则补，当泻则泻，勿毋天时，是谓至治。"

《难经》时代，调理脏腑治则的理论框架基本形成。如《难经·十四难》："损其肺者，益其气；损其心者，调其荣卫；损其脾者，调其饮食，适其寒温；损其肝者，缓其中；损其肾者，益其精。"《难经·六十九难》："虚则补其母，实则泻其子。"以及《难经·七十五难》"泻南方，补北方"之五脏相胜治法；《难经·七十七难》"见肝之病，则知肝当传之于脾，故先实其脾气，无令受肝之邪"从五脏之间的关系"治未病"等。

其后，随着脏腑辨证方法研究逐渐深入，调理脏腑的治则也逐渐完善。宋·钱乙《小儿药证直诀》重视脏腑寒热虚实辨证，并对此提出相应调理脏腑治法，颇多创见。张元素专论《脏腑标本寒热虚实用药式》，根据脏腑标本寒热虚实病机辨证，确立治法及其用药，对后世影响很大。李东垣继承张氏之学，发扬脏腑病机辨证，以脾胃学说立论，为"补土派"的创始人。

明清时期，调理脏腑治法应用更加广泛，且各有侧重，各有千秋。明·薛己以温补脾肾著称，代表著作《内科摘要》治脾胃亏损者，多以东垣补中益气汤为主；肾中水火不足者，又承仲景八味地黄丸以益火之源、钱乙六味地黄丸以壮水之主。张介宾深研肾与命门理论，重视温补肾命之真阴真阳，创立左、右归丸诸方剂，集补肾治法之大成。清·王旭高《西溪书屋夜话录》对肝病证治颇有研究，号称肝病证治三十法，内容丰富而细致，既有肝气、肝火、肝风治法外，又有根据脏腑关系之间接治法，独具特色，体验良深。

【基本原理】

调理脏腑用于治疗脏腑失常病证，总体以调理阴阳气血、顺应生理特性、调和脏腑关系原则为指导。主要包括调理脏腑自身的病变和调理脏腑关系失常两个方面。

1. 调理脏腑自身病变

（1）调理脏腑的阴阳气血　脏腑的生理功能是阴阳气血等协调配合作用的结果，脏腑的阴阳气血失调是脏腑病机改变的基础。脏腑阴阳气血病证，可分为虚实两类。"虚则补之""实则泻之"。对脏腑虚证，应以扶正为原则，根据阴阳气血虚损的具体情况，选择补阴补阳或益气养血之法予以治疗。脏腑实证，应以祛邪为原则，根据痰饮、食积、瘀血、结石等邪气的种类和性质，选择适当的祛邪方法。当脏腑病变复杂、虚实兼有时，应扶正祛邪并用，并分清邪实、正虚的主次，以决定治疗上的主次轻重。由于各脏腑阴阳气血亦各有其不同的病机特点，因而具体的调理方法亦不尽相同。

调理五脏阴阳气血失调：①心之阴阳失调，其病机特点主要表现为心阳偏盛与偏衰和心阴不足两方面。心火炽盛者当清心火；心阳不足者宜补心阳，心阳欲脱者宜回阳救脱；心阴虚者，则宜补心阴、安心神。心之气血失调，其病机特点主要表现心之气血的偏衰和心脉瘀阻方面。心气虚者宜补养心气；心血虚者宜补养心血；心脉瘀阻者又当以活血化瘀为主。②肺之阴阳气血失调，其病机特点主要侧重于肺气与肺阴的失调。肺气壅滞者宜宣肺散邪；肺气虚衰者宜补益肺气；肺阴不足、阴虚火旺者，宜滋养肺阴、清金降火。③脾之阴阳气血失调，主要侧重于脾阳与脾气虚衰。可出现脾气下陷、脾不统血、脾虚湿阻、脾虚水肿、脾虚带下等病机变化，其治疗方法宜分别采用补气升提、补气摄血、健脾燥湿、健脾利水、健脾利湿止带等。④肝之阴阳气血失调，主要侧重于肝气、肝阳常有余，肝阴、肝血常不足。肝气郁结者宜疏肝理气；肝火上炎者宜清降肝火；肝阳上亢化风者，宜滋养肝肾、平肝熄风潜阳；肝阴不足者宜滋养肝阴；肝血虚者宜补养肝血。⑤肾之精气阴阳失调，历代医家多持肾多虚无实说，侧重于精气阴阳之不足。肾精亏损者宜填补肾精；肾气不固者宜补肾固摄；肾之阴阳不足，多表现为消长失调。肾阴不足无以制阳则阳亢而形成虚热证，治宜"壮水之主，以制阳光"；肾阳虚衰无以制阴则阴寒内盛形成虚寒证，治宜"益火之源，以消阴翳"。

调理六腑阴阳气血失调：常依据六腑的特点而有所不同，如胆腑湿热宜清热利湿通腑；胆气郁滞宜疏肝利胆；胆郁痰扰宜清热化痰解郁；如胃阳热盛宜清泻胃火；脾胃虚寒者常宜温补中焦；胃阴不足者宜滋阴益胃；而大小肠之病变临床上多从脾胃论治。再如膀胱的湿热证常宜清利，其虚寒证多治之以温肾扶阳；而三焦病变常从三焦相应的脏腑来论治。

调理奇恒之腑阴阳气血失调：奇恒之腑的病变，亦多从五脏论治，如骨与髓之病，多从肾论；脑之病常从肾、脾和心论治；女子胞之病，多从肾、肝、脾、心或冲任脉论治；脉之病，则常从十二经脉与奇经八脉论治。

（2）顺应脏腑的生理特性与苦欲补泻　根据脏腑生理特性制订适宜的治法：脏腑苦欲补泻理论源自《素问·脏气法时论》，所谓"苦、欲"，与脏腑之生理特性、气机升降有关，逆之为苦，顺之为欲。所谓"补、泻"，不同于虚补、实泻之补泻，乃顺脏腑之生理特性、气机升降者为补，反之则为泻。特点是以五脏为中心，配合互为表里之六腑而论治。后世多有发挥。张元素不仅以论及脏腑苦欲喜恶，并阐述论治之法，相应地配合中药以调治。如《医学启源·脏气法时补泻法》："肝苦急，急食甘以缓之，甘草。肝欲散者，急食辛以散之，川芎。以辛补之，细辛；以酸泻之，白芍药。"肝在五行属木，五味主酸，五气主风，五化主生；木性曲直，故肝气"软而弱"即具有柔和与伸展条达之性，喜舒畅而恶抑郁；通于春气，阳气始发，内孕生升之机；内寄相火，主升主动；肝气疏泄，畅达气机，藏血而摄血，故称"体阴而用阳"。顺应肝之柔和与条达舒畅之性，助肝气欲升发疏散，故以川芎、细辛为补；若肝失其性，苦抑郁而筋脉拘急，故以白芍药、甘草为泻。余脏仿此。

根据脏腑气机规律制订适宜的治法：如肺之生理特性，主乎宣而宜乎降，故宣肺散邪、降气宽胸常贯穿于肺的疾患的许多方面。如脾宜升则健，胃宜降则和，故在临床上，脾气下陷者治之以益气升提。而六腑的生理特性为"以通为用，以降为顺"，故治疗六腑病证，应时刻注意恢复六腑通降之职。如胃气上逆者治宜降逆和胃。

2. 调理脏腑之间的关系　由于脏腑之间，在生理联系上存在着互济互制互用的关系，在病机上常互为影响和传变，因而治疗时要时刻注意调理脏腑之间的关系。

（1）根据五脏关系运用五行生克规律确立治则治法　根据五行相生规律确立治则主要有"补母"与"泻子"两个方面：滋水涵木、培土生金、益火补土、金水相生等属于"虚则补其母"，肝实泻心、肾实泻肝等属于"实则泻其子"。其中，金水相生法已经突破了简单的五行单向相生，反映出临床实践表明代表着人体五脏之金和水的生理病变关系是双向关系，即已经突破了五行的简单、机械的相生循环；益火补土则借用火能生土的相生关系，实则以温肾阳（命门之火）以温脾阳之治法。

根据五行相克规律确立的治则主要有抑强和扶弱两个方面，常用的有抑木扶土、泻南补北、培土制水、佐金平木等治法。

（2）根据脏腑关系确立治则治法　根据脏腑关系确立治则治法的原则："脏病治腑"和"腑病疗脏"，适用于脏腑表里关系的相关病证，以及脏腑相关的其他病证。由于五脏主藏精气，少用泻法；六腑主通降水谷，少用补法。故临床根据脏腑的生理功能和生理特性，较常用

"实则泻腑"和"虚则补脏"。

实则泻腑：五脏六腑病变多可表现为实证，脏病可通过泻其相合之腑，腑病则可直接泻腑而令邪有去路。如中焦脾胃阳热实证，可治以清胃泻胃；再如"心火上炎者，前贤每用导赤散来通利小肠而心火自降。"此即"治脏先治腑之法"，即"脏病泻腑法"。在实际运用上，泻腑主要是从胃、胆、膀胱、小肠中求之。

虚则补脏：五脏六腑病变也皆可表现为虚证，腑病可通过补其相合之脏，脏病则可直补其脏而恢复其功能。如膀胱功能障碍，水液代谢失常，出现"虚则遗溺"，遗溺则补之，临床上常治以补肾固涩。此即"治腑先治脏之法"，即"腑病补脏法"。再者，由于养脏资于谷气，脾为后天之本；肾为先天之本，肾阴肾阳乃人一身阴阳之根本，在慢性病中，四脏相移，穷必归肾。因此，临床治疗脏腑虚证，常以调补脾、肾为重点。如中焦脾胃虚寒，温补脾阳，则胃阳亦复。

【临床意义】

临床辨证多以脏腑辨证为主，故调理脏腑治则具有重要的临床意义。调理脏腑被广泛地应用于现代中医临床各科，在具体使用时要求我们时刻注意脏腑的阴阳气血、虚实寒热、生理特性、气化特点、脏腑关系以及对五脏苦欲等多个方面，才能收到桴鼓相应的效果。如在治疗中依据五脏藏精气而不泻的特点，脏病多采用补法；依据六腑泻而不藏、以通为用的特性，腑病多用泻法。在辨证治疗的过程中，又可根据脏腑在生命活动中的重要性的不同，结合不同脏腑之间的五行生克关系，制定各种个性化的治疗法则，如脾胃为后天之本、肾为先天之本，故治疗多种疾病均须注意顾护和培补先后天。再如，治疗水液代谢障碍需注意肺、脾、肾三脏，而协调气机升降亦须注意肺、肝、脾胃等密切相关的脏腑。

【现代研究】

调理脏腑治则的具体治法是中医学现代研究中最集中的区域之一，涵盖从养生防病到临床各科疾病治疗，涉及各系统、各器官，应用非常广泛。本文特举数例说明。

1.调理脏腑治则的临床研究 调理脏腑相关临床研究较多。有研究肝肾通治法治疗绝经期妇女骨质疏松症的临床疗效，结果表明这一治法疗效确切有推广价值。归纳老年性痴呆中医治则治法规律特征，认为病位在脑，与肾、肝、脾、心等脏腑功能失调均有关，关键在肾，故以补肾为主，以活血化瘀，化痰开窍为辅，可收良效。从肝阳虚论治中风后患者肢体痉挛的可行性，研究发现温补肝阳之补肝细辛散加减可降低偏瘫侧肢体的肌张力，促进患肢功能的恢复，提高生活自理能力，为治疗中风病痉挛性偏瘫提供新的思路。将脾胃气机升降理论运用于慢性肾衰的治疗，调理气机升降，通腑降浊，使有毒物质得以排泄，血肌酐、尿素氮明显下降。

2.调理脏腑治则的基础研究 中医学的肾、脾、肺、肝、心五脏与全身众多系统、器官的关系非常密切，脏腑功能变化也会影响到机体的方方面面。通过观察补肾益气活血法对老年II型糖尿病颈动脉硬化及血管内皮功能的影响，并通过实验研究证明该治法具有改善血管内皮功能、减轻动脉硬化的作用。温补肾阳法和益气活血法能够有效改善异丙肾上腺素致大鼠心肌肥大的血流动力学状况，改善过度激活的神经体液水平等。五脏与免疫的关系非常密切，很多免疫功能包括在五脏的生理功能之中；五脏发生病机变化时，有些免疫功能亦受到影响。因此，中医治则治法中的调理脏腑功能实际上包括了现代医学免疫调节疗法的内容，如中医学的补肾、补脾、补肺等治法多能增强机体的某些免疫功能，防止疾病的进展并有利于疾病的康复。

NOTE

62 论　调和气血论

【理论内涵】

调和气血，是在整体观念指导下，针对气血亏虚和运行失常以及气血之间关系失调而制定的治疗原则。气和血作为构成人体和维持人体生命活动的基本物质，在生理和病变方面各具特点。因此，应该根据各自不同的病机证候进行治疗，气病治气、血病治血；另一方面，气血作为基本物质，生理上是密切联系的，病变上是相互影响的，对气血病变的治疗，不能孤立地治气、治血，必须顾及其相互间关系失调的一面，即气血同治，通过调和，从整体上恢复气血之间的正常协调关系。

【学术源流】

调和气血治则，散见于《黄帝内经》，如《素问·阴阳应象大论》："血实宜决之，气虚宜掣引之。"《素问·至真要大论》："逆之从之，逆而从之，从而逆之，疏气令调，则其道也。""疏其气血，令其条达，而致和平。"

历代医家言不离气血，治病必调和气血。随着时代的发展，调和气血的治则亦逐渐完善。

调和气血治法，有医家注重以调气为主。如宋·杨士瀛《仁斋直指方》论及："气者血之帅也，气行则血行，气止则血止……故人之一身，调气为上，调血次之。"明·赵献可提出："有形之血不能速生，无形之气所当急固。"以指导治疗出血所致气随血脱病证。李中梓认为"气血俱要，而补气在补血之先。"

有医家从气血关系阐述调血治法。如宋·许叔微指出："人之一身不离气血，凡病经多日，治疗不愈，须当为治血。"清·叶天士更明确提出："初病气结在经，久则血伤入络。"对临床实践具有重要指导意义和应用价值。

明·缪希雍提出论治气血之法，即治气三法为补气、降气调气、破气；治血三法为补血、清热凉血、活血通瘀。对调和气血治则，甚得其要。李梴也有高论："补血以益营，非顺气则血凝；补气以助卫，非活血则气滞。"

对于血证治疗，清代王清任、唐宗海之论很有见地。《医林改错》列出 50 余种瘀血病证，创立益气活血治法的代表方补阳还五汤以及诸逐瘀汤，对后世影响很大。《血证论》有"止血、消瘀、宁血、补血"四法，具有重要临床意义。

【基本原理】

人以气血为本，疾病均会伤及气血，故《医林改错·气血合脉说》说："治病之要诀，在明气血。"调和气血，就是根据气血不足及其各自运动状态的异常，以及气血互用的功能失常等病机变化，采取"有余泻之，不足补之"的方法，恢复气血充盈、流通的生理状态。

气属阳，血属阴，"气为血帅，血为气母"，气血病变的治疗，必须顾及气血相互间关系的失调，而不能孤立地治气或者治血。通过调和气血，从整体上促进气血关系恢复正常。再者，气血生成与运行，均有赖于脏腑经络的正常生理活动，因此，调和气血又必须与调整阴阳、调和脏腑等治则结合运用。

1. 调气

（1）补气　补气是针对气虚病机的治疗方法。气虚有多种表现形式，如元气不足、脏腑气虚、经络气虚等。所以，以补气法治疗气虚，还应根据气虚的具体类型给予相应的补气方法，如补肺气、补脾气、补心气、补胃气等。由于气的生成来源主要为肾所藏的先天精气、脾胃化生的水谷精气和肺吸入的自然界清气，因而，在补气时，应注意调补上述脏腑的生理功能，尤以调补脾胃为治疗气虚证的重点。

（2）调和气机紊乱　调和气机紊乱是针对气机失调的治疗原则。气具有以流通为贵的生理特性。气机失调有多种表现形式，针对不同类型可将调气原则和方法分为两类：①顺应脏腑气机的升降规律。脏腑有着特定的气机升降出入规律，如脾气主升、胃气主降、肝气升发、肺气肃降等，调和气机时应顺应这些规律。如胃气上逆者，宜降逆和胃；脾气下陷者，宜益气升提等。②调和气机紊乱的病变状态。气机紊乱有多种表现形式，针对不同的表现形式给予相应的调和。常见的气机失调形式有气滞、气闭、气逆、气陷、气脱。针对不同病变，治法各异，如气滞者治以行气，气闭者治以开窍通闭，气逆者治以降气，气陷者益气升提，气脱者益气固脱。

2. 调血

（1）补血　补血是针对血虚的治疗方法。血来源于水谷精微，其生成与脾胃、肾、肝、心等脏腑密切相关。故补血时应注意调和这些脏腑的功能，由于脾胃为气血化生之源，故尤以调补脾胃为治疗的重点。

（2）调和血行失常　调和血行失常是针对血液运行失常的治疗方法。血液运行失常的病变主要有血瘀、血寒、血热和出血等，且四者之间又可互为影响。故调和血液运行的方法可概括为：血瘀者宜活血化瘀，因寒致瘀者宜温经散寒行血；血热而致血热迫行者，实热者治宜清热凉血，虚热者治宜滋阴降火；出血病证总以止血为大法，在具体运用时又当根据不同的病因病机施以凉血止血、温经止血、补气摄血、化瘀止血、收涩止血等法，故古人有"见血休止血"之说。

3. 调和气与血的关系　气与血相互为用，气为血之帅，血为气之母。病变上气与血亦相互影响，气病及血，血病及气，终致气血同病。故治疗气血病证时，应注意调和二者的关系。

在气病及血的病机中，气病为基础，以气病为先，因而，应以调气为主，或者先调气后理血，在临床上常用气血双调法。例如，气虚致血虚者，宜补气为主，辅之以补血；气虚致血瘀者，补气为主，佐以活血化瘀；气滞致血瘀者，行气为主，佐以活血化瘀；气虚不能摄血者，补气为主，佐以收涩止血之剂等。

在血病及气的病机中，虽以血病在先，由于气能生血、行血、摄血，故治疗血虚和血行失常，又常调气为上，调血次之。例如，血虚者，治以益气养血，如当归补血汤中黄芪补气五倍于当归；气滞血瘀者，治以行气活血；气虚血瘀者，治以益气活血；气随血脱者，"有形之血不能速生，无形之气所宜急固"，治以益气固脱止血，病势缓和后再进养血之剂。

由于气血之间的密切关系，临床还有血病治气和气病治血的方法。

【临床意义】

《素问·调经论》说："人之所有者，血与气耳。"临床疾病大多与气血相关，故调和气血常常与调和脏腑、扶正祛邪等治则结合使用，在临床使用非常广泛。气为阳，血为阴，两者有着"气为血之帅，血为气之母"的关系，气之与血，两相维附，临证时，应调气不忘血、调血不忘气，时刻注意气血之相互维附的关系，气血之间的气滞血瘀、血瘀气滞、气虚血瘀等极其常见，治疗时要充分考虑到气血以通畅为要，在调整过程中要注意气与血病变的孰轻孰重、孰先孰后。气血失常多与脏腑功能密切相关。临床上，气郁证最为常见，常与肝的疏泄功能异常密不可分，治疗时需充分注意到调和肝脏的功能等。气血病变又会影响全身，继而出现水湿痰饮等变化，治疗时一定要考虑到调和气血。因此，治疗气血失常应统观全局，调和脏腑阴阳气血，使阴阳恢复协调状态，气血和调，则其病自愈。调和气机宜顺应脏腑特性，升降并用以利气机流通。

调和气血治则，广泛涉及临床各科疾病的治疗，如常见重大、疑难疾病的心脑血管疾病、恶性肿瘤、糖尿病、类风湿性关节炎、红斑狼疮、病毒性疾病、血液系统疾病等，对于常见慢性疾病也有很好的治疗效果。

【现代研究】

1. 调和气血治则对重大疾病治疗机制的研究　国医大师颜德馨教授长期从事心血管病研究，认为冠心病多为气血失衡所致，主张采用气血辨证，从调畅气血出发，用"衡法"治疗冠心病，在临床上针对冠心病心绞痛、心律失常、心力衰竭等患者，疗效显著。"衡法"，即"调气和血，燮理阴阳"药物组成，多以活血化瘀、行气益气等中药为主，畅利气机，净化血液，或从气治，或从血治，或气血双治，通过调畅气血，达到"疏其血气，令其条达而致和平"的治疗目的。

有学者提出，气血逆乱是中风病急性期的根本病机，调和气血是中风病的根本治法。溶栓颗粒治疗急性缺血性中风，在改善症状、促进肢体功能恢复、降血脂、改善血流变、降低纤维蛋白原等明显优于对照组；动物实验亦证实溶栓颗粒能明显抑制大鼠血小板及红细胞聚集、提高 t-PA 活性，降低 P/t 比值，增强机体纤溶功能，具有明显的体内、外溶栓及体内、外抗栓作用。

统计分析著名糖尿病专家吕仁和治疗糖尿病医案治则，将医案分成脾瘅期、消渴期、消瘅期三期，结果表明，消渴期行气活血、化瘀散结治则是针对瘀血阻络证，行气、疏肝、解郁也是通过调畅气机，气行则血行以通活血脉；消瘅期治疗策略上更注重"补虚扶正"；补肾助阳、气阴双补、益气养血均在统计的前 10 位以内，与吕仁和教授认识此期"气血阴阳俱虚、浊毒内停"的证候特点吻合。

有研究观察气血双补法联合化疗对结、直肠癌术后复发、转移的作用，结果表明治疗后 6、12、24 个月无病生存率分别为 90%、86.7%、66.7%，可提高免疫功能以减轻化疗不良反应，特别是减轻骨髓抑制，使患者顺利按时完成化疗，从而达到抑制肿瘤的复发及转移。

2. 调和气血治则对疑难、慢性疾病治疗机制的研究　肝纤维化是慢性肝病的共同病理特征，属于中医"癥积""胁痛"等范畴。在慢性肝病肝纤维化的早期阶段，多以气滞血瘀为主，或兼血热；病程日久，正气渐虚，则以气（血）虚血瘀为主要表现。临床治疗慢性肝病肝纤维化重视调理气血，包括理气、益气、活血与养血，尤其是益气活血。

肺间质纤维化是呼吸系统的难治病，有研究认为，肺络痹阻，气血凝滞是肺纤维化的病理特点，本病第二、三阶段，即属中医"肺痹"范畴，此时气血痹阻，不足以荣濡肺脏，进入疾病的发展期；当病情恶化至第四阶段，气血不能正常输布致使脾肾心等多脏器受累，重亡津液，可见肺体积减小、肺叶枯萎不用等，当属中医学"肺痿"范畴；故在治疗肺纤维化时尤要重视调理气血，延缓其发展进程，以提高临床疗效。

应用补益气血、祛湿通络法治疗气血不足、寒湿痹阻型类风湿关节炎的临床研究，对照组口服来氟米特片，经统计分析，治疗组的疗效（总有效率为 84%）优于对照组（总有效率为 68%）。在改善关节疼痛、关节肿胀、关节压痛、晨僵时间、恶寒喜温、乏力气短、肌肉麻木、多梦健忘等方面具有明显优势。

抑郁症是由各种原因引起的以抑郁为主要症状的一组心理障碍，中医称之为"郁证"，以气血理论为指导辨证论治抑郁症，实证气郁多伴血瘀、痰凝，或化火；虚证多因脏腑功能减退。故疏通气机是郁证的基本治则，宣阳开郁为关键，一是宣达抑郁之气血，二是振奋脏腑的阳气，恢复脏腑功能。

综上所述，调和气血治则对防治临床各科疾病具有广泛应用价值，继续深入开展相关基础与临床研究，对提高临床疗效，提高中医基础理论的学术水平具有重要意义。

63 论　三因制宜论

【理论内涵】

三因制宜，是因时制宜、因地制宜、因人制宜的统称。因时制宜，就是根据不同季节的天时气候特点，制订适宜的治法方药的原则。因地制宜是指根据不同的地域环境特点，制定适宜的治法方药的原则。因人制宜，是根据患者的特点，主要是指患者的年龄、性别和体质方面的特点，制定适宜的治法方药的原则。

疾病的发生、发展与转归，受到时令气候、地域环境以及个体差异的影响，因此，在治疗疾病时，要求医生能具体情况具体分析，结合患者所在地域、家庭、体质、年龄、经济状况、经历、观念、生活习惯等情况，选择适合的治疗方法，这是治疗疾病所必须遵循的一个基本原则。

【学术源流】

三因制宜治则的思想，出于《黄帝内经》，散在多篇之中。如《素问·六元正纪大论》："用热远热，用温远温，用寒远寒，用凉远凉，食宜同法。"强调中医学因时制宜的思想。《素问·异法方宜论》："圣人杂合以治，各得其宜，故治所以异而病皆愈者，得病之情，知治之大体也。"叙述在东西南北中的地理、气候、物产等自然条件下，人们的生活习惯、易发疾病均有所不同，治宜分别运用砭石、毒药、灸焫、微针、导引按摩等方法，达到治疗各得其宜的目的，故名"异法方宜"，突出中医学因地制宜的重要医学思想。《灵枢·阴阳二十五人》："必先明知二十五人，则血气之所在，左右上下，刺约毕也。"明确因人制宜的治疗原则。

清·张志聪《黄帝内经素问集注·异法方宜论》注释："所谓病同而异治者，如痈疡之热毒盛于外者，治宜针砭，毒未尽出者，治以毒药。阴毒之内陷者，又宜于艾焫也。又如湿邪之在四肢而病痿厥者，宜于针砭；气血之不能疏通者，宜按跷导引。所以治异而病皆愈者，得病之情者，知病之因于天时，或因于地气，或因于人之嗜欲，得病之因情也；或因五方之民，而治以五方之法；或因人气之生长收藏，而宜于针砭艾焫，或宜于毒药按跷，是知治之大体，而又不必胶执于东方之治宜砭石、西方之治宜毒药也，是以圣人杂合以治而皆得其所宜。"可见，异法方宜，也并非仅仅限于因地制宜，由于地区方域之异，而有气候不同，常见病不同等，必须兼顾因时、因人，采取适宜的治法与方药。

清·徐大椿《医学源流论·五方异治论》说："人禀天地之气以生，故其气体随地不同。西北之人，气深而厚，凡受风寒，难于透出，宜用疏通重剂；东南之人，气浮而薄，凡遇风寒，易于疏泄，宜用疏通轻剂。又西北地寒，当用温热之药，然或有邪蕴于中，而内反甚热，则用辛寒为宜。东南地温，当用清凉之品，然或有气随邪散，则易于亡阳，又当用辛温为宜。至交广之地，则汗出无度，亡阳尤易，附、桂为常用之品。若中州之卑湿，山峡之高燥，皆当随地制宜。故入其境，必问水土风俗，而细调之。皆有极效之方，皆宜详审访察。"阐明五方由于地域、气候、人的不同，治法各异。

《黄帝内经》建立在整体医学理念之上的三因制宜治则，一直贯穿于中医学的发展过程中。

【基本原理】

以整体观念为指导思想，在临证治疗疾病时，要根据时令、地理、患者等具体情况，制定适宜的治疗方法，即是因时制宜、因地制宜、因人制宜。

1. 生物节律，因时制宜　一年之中，由于有春温、夏热、秋凉、冬寒的气候特点，对人体的生理活动与病变带来一定的影响，因而，要注意在不同天时气候条件下的治疗宜忌。炎夏季节，阳盛之时，人体腠理疏松开泄，易于汗出，若感风寒而致病，辛温发散之品亦不宜过用，免致伤津耗气。至于寒冬时节，阴寒大盛，人体阳气内敛，腠理致密，若非大热之证，自当慎用寒凉之品，以防损伤阳气。故《素问·六元正纪大论》提出四时用药"远寒远热"的戒律，并指出食品的食用原则亦当按四时寒热变化而制订。

一日当中，昼夜阴阳之气的变化影响着人体生理活动、病变，所以治疗时顺应这种阴阳消长的日节律，结合人体正气消长和病变规律择时选方服药，就能取得较好的疗效。金元·李东垣曾归纳一日的服药时间有食前服、食后服、食远服、空心服（空腹服）、五更服、上午服、巳午间服、临卧服和不拘时服九种。针灸学中根据人体气血一日周流出入皆有定时而创立的"子午流注针法"，就是择时治疗的最好体现。

2. 异法方宜，因地制宜　异法，指不同的治疗方法；方宜，谓地域环境各有所宜。《素问·异法方宜论》就明确记载了由于东、西、北、南、中五方环境不同，形成不同的饮食、生活习性，从而易患不同的病证，分别适宜于砭石、药物、艾灸、针刺、导引按跷等疗法，说明"一病而治不同，皆愈"的道理。

不同的地域，地势有高下，气候、水质、土质等各异，因而，在不同地域长期生活的人们，其生活、工作环境，生活习惯与方式各不相同，其生理活动与病变亦各有特点，因而在治疗疾病时要因地制宜。即是同一种疾病，地域不同，亦常可采用不同的治法。从临床实际看，江南及两广一带，温暖潮湿，人们腠理开疏，感受风邪而致感冒，以风热为多，常用辛凉解表；而西北地区，天寒地燥，人们腠理闭塞，感受风邪而致感冒，则以风寒居多，常用辛温发汗解表。

此外，由于地域环境因素的不同，某些疾病的发生与地域密切相关，如以前常见的地方性甲状腺肿、大骨节病、克山病、血吸虫病等。现在有些人为因素引起的汞、镉、铝、砷等有害元素污染了土壤和水源，造成了某些特定的地区性疾病，如水俣病、骨痛病、氟骨病等。在治疗疾病的同时，人们必须分析地理环境中这些特殊致病因素，采取相应的治疗措施。

3. 男女老幼，因人制宜　人的年龄不同，则生理状况和气血盈亏等情况不同，因而不同年龄段，其病变的特点也各不相同，所以治疗用药应该有所区别。如小儿生机旺盛，但气血未充，脏腑娇嫩，发病则易虚易实，易寒易热，病情变化较快。所以治疗小儿疾患，既要少用补益，亦应忌投峻攻之剂，用药量宜轻，疗程多宜短，并随病情变化而及时调整治疗方案。老人生机减退，气血阴阳亏虚，脏腑功能衰弱，多为虚证或虚实夹杂证，多用补法，且病程多较长；对实证以攻法祛邪时，要考虑老人衰退、虚弱的生理特点，注意用药量应比青壮年少，并中病即止，防止攻邪过度而损伤原已亏虚的正气。中年人处于生机由盛渐衰的转折时期，其精血暗耗，阴阳渐亏，故容易出现脏腑功能失调的病机特点。所以治疗中年疾患，要及时补益精血阴阳，注意调理脏腑功能，使之重归协调状态，以延缓衰老的发生。

性别不同，男女各有生理病变特点，治疗时应加以考虑。女性一生要经历经、带、胎、产、乳，所以当然就会发生经、带、胎、产、乳方面的病变；在治疗时必须注意其所处的生理阶段，掌握用药的宜忌。如月经期间，应慎用破血逐瘀之品，以免造成出血不止；妊娠期间，当禁用慎用峻下、破血、滑利、走窜伤胎或有毒的药物，以防伤胎；产褥期间，应考虑气血亏虚、恶露留存的特殊情况，在治疗时兼顾补益、化瘀等等。男性则易患精室以及性功能障碍等病症，如阳痿、早泄、遗精、精液异常等等。对男女各自易发疾病，应根据他们的生理特点，分别采取适宜方法进行治疗。

由于先天禀赋、后天环境、生活地域的影响，人群中每个人的体质是不相同的，存在着阴阳、强弱等多方面的差异。一方面表现为体质对病邪的易感性，另一方面表现为外邪入侵随体质而化的"从化"现象，因此，治疗疾病必须考虑体质偏颇的影响，以选择适宜的治法，注意用药的宜忌。

【临床意义】

由于人体生物节律有昼夜节律（经脉气血流注节律、五脏主时辰节律、卫气运行节律等）、月节律、年节律以及发病节律的不同，因此中医临床可以进行适时防病和适时养生。根据文献报道，咳喘、高血压、中风、糖尿病、潮热、五更泄、疼痛、类风湿关节炎、月经失调、痛经等疾病具有时间变化性特点，中医临床治疗时就可以根据季节不同、病情不同、服药时辰不同而择时用药和施针。

在针灸治疗方面，由于人体的阴阳盛衰、气血虚实、经气流注、营卫的浮沉、穴位的开合与四季的循环往复、日月的盈亏、昼夜之更替等天时变化相应，所以针灸治疗时应考虑到时间因素的影响。常用的针刺方法有子午流注开穴法，灵龟八法和飞腾八法。

中华中医药学会于2009年4月9日，发布了《中医体质分类与判断》标准，是我国第一部指导和规范中医体质的研究和文件。该标准中将体质划分为九种，分别是：平和质、气虚质、阳虚质、阴虚质、气郁质、湿热质、痰湿质、瘀血质、特禀质。流行病学调查结果显示：我国东部地区湿热体质较多；南部地区湿热体质和血瘀体质较多；西部地区气虚体质、阴虚体质较多，阳虚体质较少；华北地区湿热体质较多；东北地区气虚体质、阳虚体质较多。气虚体质在西部和东北较多，可能与西部高海拔地区低气压、低氧分压的特殊地理环境，以及东北冬季长、春秋气温比较低有关。阴虚体质在西部较多，可能与西部地区多风、干燥、强紫外线辐

NOTE

射等特殊气候环境有关。湿热体质在南部和东部较多，可能与南部和东部地区高温多雨，易酿生湿热，常吃热量大的饮食有关。上述研究充分体现了因地、因人制宜的治疗学思想，为中医养生保健、疾病防治、健康管理提供了重要依据。

【现代研究】

1. 因时制宜与现代气候环境　由于工业生产、基础建设、汽车尾气等大量排放二氧化碳、尘埃等有害物质，导致雾霾天气增多，气候冷暖异常，有利于细菌、病毒的滋生和流行，以致人们感染性疾病增多。滥用抗生素，导致细菌、病毒对抗生素的耐药性增加。一些过去已被消灭、控制的感染性和传染性疾病相继"死灰复燃"（如肺结核），还出现一些新型传染病，诸如艾滋病、SARS等，甚至超级细菌和病毒的产生（如埃博拉病毒）。因此，中医学重视现代气候环境研究，及时总结因气候变化所造成的各种疾病的传变规律，在感染性和传染性疾病的治疗方面获得显著疗效，丰富了"因时而治"的内容。

2. 因地制宜与都市化综合征　随着城镇化进程的加快，城市既是现代化的重要标志，也是造成疾病传播日趋重要的独立环境因子。从社会因素而言，城市拥挤造成的环境污染、噪音和交通不畅等，容易导致疾病传播；从生物因素而言，拥挤既可因人多而杂而使空气中混杂各种细菌和病毒，又可因人的热量积累而不易发散，使环境温度升高，有利于细菌和病毒活力增强，造成疾病流行和传播。此外，城市居民大多常年在室内工作，现代化的办公条件导致通风不畅、辐射及有害气体等，可造成头痛头晕、眼睛干涩、疲倦等症状。因此，一方面导致恶性肿瘤的发病率逐年增加，另一方面出现了一些现代社会特有的综合征，如城市拥挤综合征、慢性疲劳综合征等"都市化综合征"的产生。中医学既重视传统的"五方之异"，又着眼现代"城乡之别"，充分认识城市拥挤给人们身心造成的负面影响，赋予了"因地制宜"新的内涵。

3. 因人制宜与现代生活方式　当今社会竞争日益激烈，生活节奏加快，工作压力增大，超负荷的心理负担，再加上自我期望值过高，容易引发焦虑、烦闷、忧郁、自卑、情绪低落等种种不良情绪，继而出现失眠、疲劳、头痛、耳鸣等。现代社会不良行为和生活方式是造成各种疾病的罪魁祸首，容易出现持续疲劳、乏力、关节痛、颈椎病、肌肉劳损、胃肠功能紊乱、健忘、心悸、精神恍惚等一系列症状。这种不良生活方式也极易导致心理失衡，神经内分泌失调，免疫功能下降，从而导致高血压、冠心病、恶性肿瘤、性功能减退等疾病发病率的持续上升。因此，中医学针对现代生活方式造成的一系列问题，治疗时更加注重因人而宜，拓展了"因人制宜"的治疗范围。

主要参考书目

［1］印会河.中医基础理论.上海：上海科学技术出版社，1984

［2］吴敦序.中医基础理论.上海：上海科学技术出版社，1995

［3］孙广仁.中医基础理论.第2版.北京：中国中医药出版社，2007

［4］孙广仁，郑洪新.中医基础理论.北京：中国中医药出版社，2012

［5］王新华.中医基础理论.北京：人民卫生出版社，2001

［6］印会河，童瑶.中医基础理论.第2版.北京：人民卫生出版社，2006

［7］李德新，刘燕池.中医基础理论.第2版.北京：人民卫生出版社，2011

［8］邓铁涛，吴弥漫.中医基础理论.北京：科学出版社，2012

［9］曹洪欣.中医基础理论.北京：中国中医药出版社，2004

［10］张其成.中医哲学基础.北京：中国中医药出版社，2004

［11］孙广仁.中医藏象生理学.北京：中国医药科技出版社，2002

［12］王琦.中医藏象学.北京：人民卫生出版社，2012

［13］王琦.中医体质学.北京：人民卫生出版社，2005

［14］郭霞珍.中医基础理论专论.北京：人民卫生出版社，2009

［15］郑洪新.中医基础理论专题研究.北京：人民卫生出版社，2009

［16］郑洪新，吉文辉.中医药文化基础.北京：中国中医药出版社，2011

NOTE